Sharon Gannon & David Life
YOGA der Befreiung

Verlag Via Nova

Sharon Gannon & David Life

YOGA
der Befreiung

Das Praxisbuch des
JIVAMUKTI YOGA

Mit einem Vorwort von STING

vianova
Verlag Via Nova

Achtung: Die Yogaübungen in diesem Buch sollten nur unter Anleitung eines zertifizierten Jivamukti-Lehrers durchgeführt werden. Beraten Sie sich mit Ihrem Arzt, bevor Sie mit diesem oder einem anderen Yogaprogramm beginnen. Die Anleitungen in diesem Buch sind in keiner Weise ein Ersatz für medizinische Behandlung. Die Verfasser übernehmen keinerlei Verantwortung für irgendeine Form von Schaden, der im Zusammenhang mit den Inhalten dieses Buches entsteht, sei er persönlich oder indirekt entstanden.

Englischer Originaltitel:
JIVAMUKTI YOGA
Practices for liberating Body and Soul

Veröffentlicht in den Vereinigten Staaten durch Ballantine Books, einen Zweig der Random House Gruppe, einer Abteilung von Random House Inc., New York, und gleichzeitig in Canada von Random House of Canada Ltd., Toronto.

3. Auflage 2020
Verlag Via Nova, Alte Landstr. 12, 36100 Petersberg
Telefon: (06 61) 6 29 73
Fax: (06 61) 96 79 560
E-Mail: info@verlag-vianova.de
Internet: www.verlag-vianova.de / www.transpersonale.de

Übersetzung aus dem Englischen: Evelyn Horsch-Ihle, Stephanie Orion
Umschlaggestaltung: Guter Punkt, München
Satz: Sebastian Carl
Druck und Verarbeitung: Fuldaer Verlagsanstalt, 36037 Fulda

ISBN 978-3-86616-161-0

Für alle Jivamuktischüler
in Vergangenheit, Gegenwart und Zukunft

Inhalt

Vorwort

Mitten in der Nacht, irgendwo über dem Nordpazifik, in einer DC-10 in 10 000 Metern Höhe....

Das Flugzeug ist leer bis auf meine Band, die Crew und mich – 40 übermüdete Jungs, die nach zu vielen durchgearbeiteten Nächten tief und fest schlafen. Jede Nacht in einer anderen Stadt, manchmal in einem anderen Land oder sogar auf einem anderen Kontinent. Seit Monaten hat keiner von uns mehr in seinem eigenen Bett geschlafen, aber die neun Stunden in der DC-10 sind ideal, um ein bisschen Schlaf aufzuholen.

Ich bin der Einzige, der nicht schläft. Während meine Crew und die Bandmitglieder schnarchen und von Zuhause träumen, stehe ich auf dem Kopf zwischen der geschlossenen Trennwand und der leeren Economy-Class.

Die Stewardessen werfen mir schräge Blicke zu – schon seit ich vor einer Stunde mit meinen Yogaübungen begonnen habe. Nun, verstehen Sie mich nicht falsch – ich bin genauso müde wie die anderen. Aber schon als ich den freien Platz auf dem Fußboden erblickte, war mir klar, dass ich meine freie Zeit nutzen wollte, um dort Yoga zu üben.

Ich kann den Vollmond durch das kleine Fenster erkennen. Ich spüre die Vibration der Motoren durch meinen Kopf bis hinauf zu den Füßen. Es klingt wie ein OM, nur mit der Kraft von 6000 PS. Mein Körper vibriert im Einklang mit dieser Vibration verkehrt herum mit, und auf meinem Gesicht erscheint, ebenfalls verkehrt herum, ein Lächeln. Das nenne ich echt mal fliegen.

Man sagt, wenn ein Schüler bereit ist, dann erscheint der Lehrer. Mein Yogaweg begann im Jahr 1990. Mein erster Lehrer, Danny, betrat damals mein Studio in London und fragte, ob ich etwas über Yoga lernen wolle. Ich wusste damals nicht einmal, was Yoga überhaupt ist, aber ich war fasziniert genug, ihn zu bitten, mir etwas davon zu zeigen. Und genau das tat er. Ich war beeindruckt von seinem ruhigen Selbstvertrauen und der Kraft und Flexibilität, die er an den Tag legte. Nachdem ich versucht hatte, einige seiner Bewegungen nachzumachen, war ich sogar noch stärker beeindruckt.

Ich hatte immer gedacht, ich wäre fit. Das ist notwendig für meine Arbeit. Als ich jünger war, hätte man mich einen Athleten nennen können, ich joggte jeden Tag. Aber konnte ich mich nach vorn beugen, mit geraden Beinen, und meine Handflächen vor mir auf den Boden legen? Keine Chance. Ich konnte auch keinen einfachen Sonnengruß vollständig ausführen, ohne wie ein verrosteter Zug zu keuchen und zu schnaufen. Der Atem meines Lehrers war sanft und mühelos gewesen. Ich bat ihn, am nächsten Tag zu mir nach Hause zu kommen und mich zu unterrichten.

Es ist wohl kein Zufall, dass mein Haus in London dem Meistergeiger Yehudi Menuhin gehört hatte. Es war Menuhin, der den indischen Yogameister B.K.S. Iyengar in den 1950ern nach London brachte, um dort Yoga zu unterrichten. Der Garten, in dem sie jeden Tag übten, führt auf einen ausgedehnten Park mit riesigen alten Bäumen hinaus. Menuhin schrieb sogar das Vorwort zu Iyengars Buch *Licht auf Yoga*, das 1966 erschien.

Ich fühle mich gesegnet, in diesem Haus zu üben, und an der Atmosphäre der vielen *Sadhanas*, die dort stattfanden, sowie an ihrem Wissen und ihrer Hingabe dem Yoga gegenüber teilzuhaben. Ich stelle mir gern vor, dass ihre Hingabe ein wenig auf mich abgefärbt hat, da ich nun schon seit zehn Jahren sechs Tage die Woche Yoga übe. Ich glaube wirklich, dass Yoga mir eine Energie und Zielstrebigkeit gegeben hat, die ich sonst niemals besitzen würde.

Meine Arbeit bei Auftritten ist körperlich fordernd, und meine Arbeit als Komponist und Texter fordert meine Vorstellungskraft heraus. Die Yogapraxis hat meine Fähigkeiten in beiden Bereichen erweitert. Meine Pflichten als Ehemann und Vater sowie meine Fähigkeit, mit anderen Beziehungen umzugehen, wurden durch die Yogapraxis unterstützt, die inzwischen mit allen Bereichen meines Lebens untrennbar verbunden ist.

Durch meine Yogapraxis habe ich begonnen, mein Selbst erkennen zu wollen, und dabei zahlreiche Einsichten gewonnen. Zum Beispiel kann ich jetzt spüren, dass mein Körper alles, was ich in den vergangenen 50 Jahren erlebt habe, vollständig und holografisch in sich gespeichert trägt. Meine Ängste, meine Vorurteile und meine Zweifel spiegeln sich alle irgendwie in der Struktur und Muskulatur meines Körpers wider. Wo er verschlossen und unnachgiebig ist und sich Veränderungen widersetzt, so weiß ich inzwischen, halte ich an emotionalen Wunden fest, die ich in der Vergangenheit erlitten habe. Wenn ich vertrauensvoll, angstfrei und offen bin, zeigt sich dies an der Leichtigkeit, mit der mein Körper sich bewegt.

Meine Yogapraxis hat mir das Handwerkszeug gegeben, meinen unbewussten Anteilen, die sonst im Verborgenen geblieben und ein Leben lang für Verdruss gesorgt hätten, ins Auge zu blicken und sie zu verarbeiten. Es ist eine meiner Aufgaben in meiner Yogapraxis, sowohl die unbegrenzten Aspekte meines Selbst wahrzunehmen als auch die körperlichen Aspekte zu erkennen und zu erweitern, und zwar sowohl die angenehmen wie auch die schmerzhaften.

Die Herausforderung ist emotionaler, intellektueller, psychologischer, körperlicher und spiritueller Natur. Nach meinem Empfinden gibt es eine gegenseitige Durchdringung von Körper, Geist und dem göttlichen Spirit darin. Worüber ich nachdenke, beeinflusst meine feinstofflichen und meinen physischen Körper, und die körperlichen Funktionen wiederum wirken auf den Geist, die Gefühle, den Verstand und auf das, was ich als Seele bezeichne. Es gibt keine Trennung.So viel habe ich gelernt.

Wir sind in ein neues Jahrtausend eingetreten, und ich freue mich, dass ich hier meinen festen Glauben an die Jivamukti Methode zum Ausdruck bringen darf. Iyengar zählt in seinem Buch auf brillante Weise detailliert die Ausdrucksformen von Körper, Geist und Atem auf. Im vorliegenden Buch haben David und Sharon den fließenden Tanz des Lebens sowohl in den sichtbaren wie auch in den inneren Yogapraktiken nachgezeichnet. Seit vielen Jahren sind sie für Trudie und mich Freunde und Lehrer. David und Sharon haben uns inspiriert und ermutigt, Yoga nicht nur als ein System von Übungen zu sehen, sondern auch als ein Tor zur Unendlichkeit. Das Buch, das Sie in den Händen halten, ist das Ergebnis lebenslanger Erfahrung, von Wissen und Leidenschaft, und es ist ein Handbuch für ein Leben, das bedeutungsvoll und tiefgründig ist. Es ist ein königliches Geschenk an die Welt.

Ich spüre eine subtile Veränderung in der Vibration des Flugzeugs. Wir beginnen unseren Landeanflug, gerade als das erste Licht des Tages am östlichen Horizont durchbricht. Die Lichter von New Orleans funkeln unter uns, und ich danke für diesen neuen Tag. Ich danke auch für meine Lehrer und ihre Kette von Lehrern. Und ich danke allen, die dieses Buch lesen werden und die ihre Reise zur Selbsterkenntnis und zur Glückseligkeit damit fortsetzen.

Namaste,
Sting

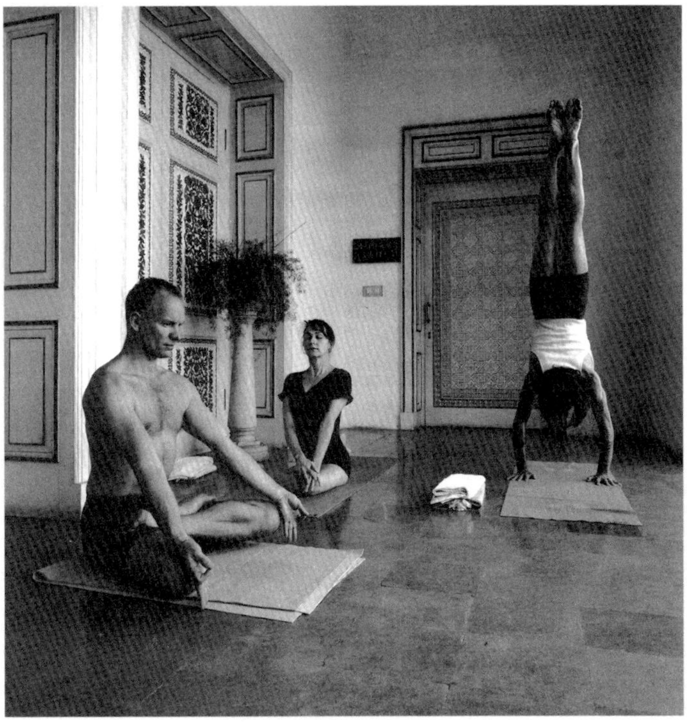

Von links nach rechts: Sting, Sharon, David beim Yogaüben in Jaipur, Indien, 1998.
Foto: Martin Brading

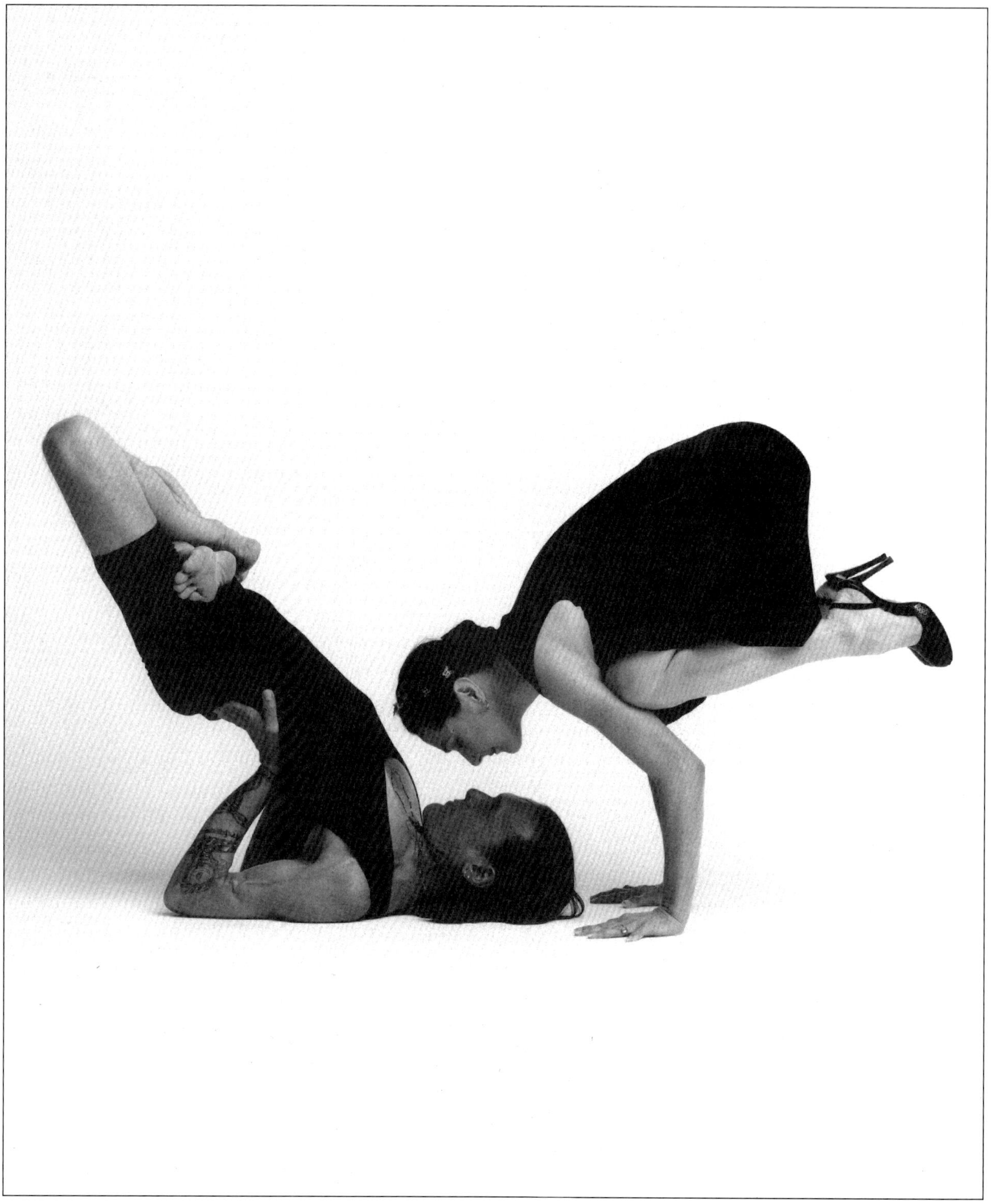

Foto: Dewey Nicks

Einleitung: Wiedervereinigung

Irgendwie macht es Spaß, das Unmögliche zu tun.

Walt Disney

Es heißt, dass zwei Menschen ihren Durst nicht an derselben Quelle löschen und doch einen unterschiedlichen Geschmack im Mund haben können. Es gibt nur einen Yoga, auch wenn es sehr viele Markenbezeichnungen für ihn gibt. Einige dieser „Yoga-Marken" basieren auf der Trennung verschiedener Yogapraktiken voneinander – wie Asanas (Haltungen) oder Pranayama (Kontrolle des Atems) – und sie betonen diese Bereiche besonders. Das kann für einen Anfänger hilfreich sein, um eine solide Grundlage zu bekommen. Aber wenn unsere Praktiken auseinanderdividiert werden, wie soll dann die Vereinigung des sterblichen und begrenzten kleinen Selbst mit dem ewigen und unendlichen Selbst stattfinden, die das wahre Ziel des Yoga ist?

Jivamukti Yoga ist unsere Markenbezeichnung, aber unsere Methode beruht nicht auf der Trennung der Yogapraktiken voneinander. Mit Jivamukti Yoga haben wir versucht, die körperlichen, psychischen und spirituellen Aspekte des Yoga für westliche Übende wieder zusammenzuführen. Unser Ziel ist es, Yoga als eine spirituelle Praxis zu unterrichten und unsere Schüler daran zu erinnern, dass sie sich auf eine anspruchsvolle, mystische Reise zur Erleuchtung begeben haben. Wir haben eine Yogamethode entwickelt, die eine Wegbeschreibung für diese Reise liefert.

Als Kind hast du vielleicht einmal eine Uhr, ein Radio oder ein anderes mechanisches Gerät auseinandergenommen. Relativ schnell musstest du vielleicht feststellen, dass es einfacher war, dieses Gerät auseinanderzunehmen, als es wieder zusammenzufügen! Es ist im Allgemeinen einfacher, Dinge auseinanderzunehmen, als sie wieder zusammenzusetzen – andererseits jedoch weiß man nicht wirklich, wie etwas funktioniert, ehe man es nicht wieder zusammenbauen kann. In diesem Buch führen wir Yogapraktiken wieder zusammen, die von neugierigen Amerikanern auseinandergenommen (oder sogar gänzlich verworfen) wurden, als der Yoga zum ersten Mal in die Vereinigten Staaten gebracht wurde.

Swami Vivekananda stellte 1893 auf der Weltausstellung der Religionen in Chicago Yoga erstmals im Westen vor. Er beschrieb Praktiken, die vor tausenden Jahren von Weisen, *Rishis* genannt, entwickelt worden waren, die danach strebten, einen glückseligen Zustand zu erfahren, den sie „Yoga", die Einheit mit Gott, nannten. Die Praktiken, die sie entwickelten, halfen ihnen, Yoga zu erfahren, indem sie ihre Identifikation mit ihrem Körper und Geist verlagerten hin zu einer Identifikation mit dem Göttlichen oder kosmischen ewigen Selbst. (Die Identifikation mit dem Körper und Geist wird „Ego" genannt und stellt das kleine Selbst dar.)

Die Rishis strebten nach Selbst-Verwirklichung, die auch Gottes-Verwirklichung, Erleuchtung, *Samadhi* oder Glückseligkeit genannt wird. Sie wollten in sich wieder zu einer Einheit werden. Obwohl nach Swami Vivekananda noch viele großartige indische Lehrer in die Vereinigten Staaten kamen, fanden sie es doch schwer, das volle physische, psychologische und spirituelle Potenzial an eine Kultur weiterzugeben, in der die Existenz Gottes umstritten war. Einige der Yogapraktiken konnten dennoch Fuß fassen. Die Praxis der Asanas beispielsweise wurde als ein nützliches Fitnessprogramm akzeptiert, das die Flexibilität und Mobilität steigern, Verletzungen heilen und eine Gewichtsabnahme anregen konnte. Meditation wurde gepriesen als eine Stress abbauende Technik. Aber das wahre Ziel des Yoga wurde damit eher überdeckt.

Spirituell betrachtet waren wir Amerikaner noch Kinder, als die Yogis kamen, um uns ihre Techniken zu zeigen, und wie Kinder es eben tun, haben wir sie auseinandergenommen, um sie genau zu untersuchen. Indem wir das taten, haben wir einige nützliche Übungen gefunden, die die Lebensqualität verbessern können. Aber Yoga nur als eine Ansammlung verschiedener nützlicher Übungen zu betrachten ist so, als ob man einen Fotoapparat in seine Einzelteile zerlegt und sich dann wundert, warum man damit keine Bilder mehr machen kann.

Wir hoffen den Leser dazu zu ermutigen, mehr als nur die unterschiedlichen interessanten Formen und Funktionen der Yogapraktiken zu untersuchen und stattdessen zu beginnen, sie alle wieder zusammenzusetzen. Letztlich ist das Ziel des Yoga nicht ein schönerer Körper oder ein ruhigerer Geist, auch wenn man durch die Übungen sowohl den Körper verschönern als auch den Geist zur Ruhe bringen kann. Das Ziel ist Erleuchtung, der Zustand, in dem alle Teile zusammenpassen.

Von unserer ersten Unterrichtsstunde an haben wir versucht, eine lebensnahe Übersetzung des indischen Yogasystems zu vermitteln, die für unseren westlichen Geist erfassbar ist. Genau diese Umsetzung haben wir in diesem Buch niedergeschrieben. Deshalb finden sich hier sowohl Kapitel über Asanas und Meditation wie auch Kapitel über so wichtige Praktiken wie *Ahimsa* (Gewaltlosigkeit) und *Bhakti* (Hingabe). Keine Sorge, wenn Sie mit diesen Sanskrit-Begriffen noch nichts anfangen können – am Ende dieses Buches werden Ihnen diese und auch viele weitere verständlich geworden sein. (Am Ende des Buches finden Sie ein umfassendes Glossar. Worte, die im Glossar aufgenommen wurden und zum ersten Mal in diesem Buch auftauchen, werden kursiv geschrieben.) Sie werden auch mit einer großen Bandbreite an inneren und sichtbaren Yogapraktiken vertraut werden, die die Rishis entwickelten, um uns dabei zu helfen, den Zustand des Yoga, der Vereinigung mit dem Göttlichen, zu erfahren.

Die Kapitel über die Asanas konzentrieren sich nicht auf die einzelnen Positionen – es gibt schon viele Bücher darüber, die genau dies tun. Wir lehren stattdessen *vinyasa krama*, die Kunst der ineinanderfließenden Asana Positionen. Die Asana-Sequenzen sind mit Fotos illustriert und zu Unterrichtseinheiten zusammengefasst worden, die Sie allein üben können. Sie beginnen in Kapitel 6, „Prana – Die Lebenskraft befreien". Dieses Buch vermittelt außerdem Anleitungen für spezifische Techniken des Pranayama (Kontrolle des Atems), des Kriya (Reinigung) und der Meditation. Wir empfehlen jedoch, gleichzeitig mit einem ausgebildeten Yogalehrer zu arbeiten.

Wir sind Lehrer geworden, weil wir den Ansporn hatten, etwas Ungewöhnliches über das menschliche Potenzial weiterzugeben. Unsere Leidenschaft ist, Yoga als eine spirituelle Praxis zu unterrichten. Wir sind beide Künstler, und deshalb glauben wir daran, dass Unterrichten eine inspirierte, kreative Tätigkeit sein kann. Die kreative Sehnsucht, Menschen aus ihrem Alltag herauszuheben, die uns schon als Künstler von Anfang an inspiriert hatte, wurde zur Basis auch der Jivamukti Methode.

Als unsere informellen Yogaklassen im Appartement eines Freundes in der Avenue B im East Village in Manhattan aus den Nähten platzten, entschlossen wir uns 1989, das erste Jivamukti Yoga-Zentrum zu eröffnen. Wir wählten den Namen Jivamukti (ausgesprochen Dschiwa-Mukti) Yoga, um das wahre Ziel des Yoga zum Ausdruck zu bringen – Befreiung.

Jiva bedeutet die individuelle Seele und *mukti* bedeutet Befreiung. Die exakte Transkription des Sanskritwortes, von dem wir Jivamukti abgeleitet haben, ist *jivanmuktih*, was „Befreiung zu Lebzeiten" bedeutet. Der Name Jivamukti Yoga spiegelt die Tatsache wider, dass es möglich ist, ein segensreiches und erfüllendes Lebens in der Welt zu führen und gleichzeitig spirituell weiterzukommen – vielleicht sogar Befreiung (samadhi) zu Lebzeiten zu erlangen.

Yoga schenkt uns Übungen für den Körper und für den Geist, die die individuelle Seele befreien können. Yoga befreit die Seele, damit sie sich mit Gott vereinigen und erkennen kann, dass sie von nichts getrennt ist, was existiert. Dennoch wird sogar im modernen Indien Yoga nur selten mit dem Ziel der Befreiung praktiziert, wie wir auf unseren ausgedehnten Reisen dorthin entdeckten. Die meisten modernen Inder sehen Yoga nur als eine Ansammlung von Übungen zur Steigerung der Flexibilität, und um Gewicht zu verlieren. Sie können also nicht nach Indien reisen, wie manche Schüler gedacht haben, um dort das ursprüngliche „Jivamukti Yoga Zentrum" zu finden.

Wir haben andererseits von Anfang an daran geglaubt, dass Befreiung der *einzige* Grund ist, Yoga zu praktizieren! Indem wir uns in die alten Schriften versenkt haben, die die philosophische Grundlage des Yoga bilden, sowie durch Meditation, Kontemplation und die Ermutigung durch die großen Lehrer, die wir treffen durften, sind uns Einsichten zuteil geworden, die uns in die Lage versetzten, eine Yogamethode zu entwickeln, die die Kontemplation der yogischen Schriften und der Meditation mit einer fordernden Hatha-Yoga- Praxis verbindet.

Vielleicht weil wir Musiker sind, haben wir von Anfang an geglaubt, dass Musik eine unschätzbare Rolle in einer Yogamethode spielen könnte, die sich der Erleuchtung widmet. Deshalb spielen wir erhebende Musik während unserer Asana-Übungen und bringen unseren Schülern Lieder in Sanskrit bei.

Jiva, die individuelle Seele, ist durch maya gebunden, die Welt der Formen, Erscheinungen und der Zeit. Die Erfahrung von Jiva ist die Erfahrung von Geburt, Wachstum und Tod. Wir sind geboren worden, wir wachsen jetzt gerade und verändern uns und werden eines Tages sterben. Geburt und Tod beziehen sich auf den physischen Körper. Nach dem Tod ist die individuelle Seele frei von ihrem gegenwärtigen physischen Körper und wird sich, ihrem Karma entsprechend, einen neuen auswählen. Dieser Kreislauf von Geburt, Leben und Tod wird samsara genannt. Samsara ist das Rad von Leben und Tod. Samsara bedeutet, an der Gebundenheit der Individuation zu leiden. Samsara hört nicht auf, bis Befreiung erlangt ist. Was bedeutet Befreiung? Sie geschieht, wenn Jiva bemerkt, dass sie in Wirklichkeit nicht individuell ist, sondern absolut. Mit der Erleuchtung löst sich automatisch alles Karma auf. Der Jivanmukta ist befreit von allem vergangenen, gegenwärtigen und zukünftigen Karma – alle Handlungen von Anbeginn der Zeit an lösen sich auf.

Jivamukti Yoga ist außerdem unser Versuch, eine Form ethisch motivierter gesellschaftlicher Veränderungsmöglichkeit anzubieten und etwas in dieser Hinsicht zu tun. In diesem Sinne aktiv zu werden bedeutet jedoch nicht, derzeit herrschende Regierungen stürzen zu wollen oder sie auch nur zu kritisieren. Jivamukti Yoga ist die Praxis einer inneren Revolution, der Befreiung des einzigen Gefangenen, den wir wirklich befreien können – unserer eigenen Seele.

Die Yogaphilosophie behauptet, dass Befreiung und Glück für jeden erreichbar sind, unabhängig davon, welcher Spezies, welcher Rasse, welchem Geschlecht oder welcher Religion er angehört. Tief im Inneren wissen wir dies alle, aber unsere Erkenntnis wird typischerweise durch unsere Gedanken verdunkelt, die dazu tendieren, uns etwas anderes weismachen zu wollen. Das Ziel des Yoga ist also nicht, die Welt zu verändern, sondern unseren Geist. Und das ist eine wesentlich fundamentalere politische Handlung, als irgendeine Regierung zu stürzen.

Manche Menschen werden jetzt sagen, dass sie mit Politik nichts im Sinn haben. Aber es geht ja gar nicht anders. Jede Handlung, jede Wahl, die wir treffen, betrifft uns alle. Zu sagen, dass du ein politischer Mensch bist, bedeutet nur, dass du Interesse an der Welt hast, in der wir leben. Sich um andere zu kümmern, wird dich der Befreiung näher bringen als irgendetwas anderes. Und Yoga schenkt uns ein wunderbares Modell für verantwortungsvolles Handeln.

Wird es eine Bewegung des „Coolen Heldentums" in den USA geben? Werden wir in der Lage sein, solche Führer hier hervorzubringen und zu unterstützen? Und wenn ja, kann er oder sie wirklich an die Macht kommen? Wie könnte eine Wahlkampfstrategie aussehen, die in Übereinstimmung mit einer Politik der Erleuchtung steht? Wie können wir als Individuen selbst ein „Cooles Heldentum" entwickeln? Wie können wir uns in unserem Alltag für eine Politik der Erleuchtung einsetzen?

Robert Thurman, Innere Revolution

Die Yogaübungen nutzen den Körper und den Geist als Werkzeuge zur Befreiung, weil sie Hinweise auf alle Geheimnisse des Universums in sich tragen. Aber warum wollen wir eigentlich unseren Körper und Geist verändern? Was sind unsere Motive? Wie Krishna, der Wagenlenker, Arjuna, dem Prinzen aus dem alten Yoga-Text, der *Bhagavad Gita*, erklärt, müssen wir vollkommen handeln und die Früchte unserer Taten Gott widmen. Das bedeutet, dass unsere Handlungen nicht egoistisch oder selbstverliebt sein dürfen, da die meisten Probleme dieser Welt durch Selbstsucht verursacht werden.

Wenn wir die Selbstsucht als unser handlungsmotivierendes Prinzip aufgeben, öffnet sich das Potenzial für wahres Glücklichsein. Durch das Mitgefühl mit anderen werden wir Glück für uns selbst verwirklichen können. Durch den Dienst an allen Wesen werden wir die Seligkeit erfahren, dass unser eigenes Leiden ein Ende hat.

Ersetze die Frage: „Was wird Yoga mir bringen?" durch: „Wie kann ich dir dienen, Herr?" Lass dich von der Liebe leiten. Wenn wir lieben, was wir tun, werden uns die Mittel und Wege dazu offenbart werden.

Die Yogaübungen sind moralisch einwandfrei. Sie stärken den physischen Körper, verfeinern die Gefühle, fordern den Intellekt heraus und enthüllen die Seele. Solange jedoch deine vordringlichste Motivation ist, was Yoga für dich tun kann, wird dein Leiden unverändert weitergehen, und deine Yogapraxis wird dich binden, statt dich zu befreien.

Yogaübungen reinigen den Geist. Der Schmutz, der weggewischt wird, ist der Schmutz des *avidya* – der Unkenntnis unserer wahren Identität, die das Göttliche Selbst ist. Auf diese Weise hilft uns Yoga, die Trennung zwischen unseren individuellen Seelen und der Göttlichen Quelle zu überbrücken. Es hilft uns, die Spur unseres Weges rückwärts zu verfolgen, von dem Punkt, an dem wir jetzt sind, zu dem, wo wir herkommen.

Das griechische Wort *apokalypse* bedeutet *aufdecken, enthüllen*. Das Ergebnis der Yogapraxis ist Erleuchtung, was ein apokalyptisches Ereignis ist. Erleuchtung ist die Enthüllung des Selbst, die *Atman* zum Vorschein kommen lässt, das Ich-Bin, den Gott in uns.

Jivamukti Yoga ist keine passive Praxis. Das Leben eines *Jivanmukta* ist alles andere als normal. Ein normales Leben wird damit verbracht, Schmerzen zu vermeiden und Vergnügen zu suchen. Der Jivanmukta andererseits erfährt Schmerz und Vergnügen mit demselben Gleichmut, weil er verstanden hat, dass alles, was wir erfahren, das karmische Ergebnis vergangener Handlungen ist. Der Jivanmukta erkennt, dass – auch wenn die Vergangenheit nicht ungeschehen gemacht werden kann – er oder sie die Zukunft durch das beeinflussen kann, was er oder sie hier und jetzt tut. Der Jivanmukta verliert niemals aus dem Auge, dass sein Ziel das Glücklich-Sein ist.

Wir hoffen, dass du Jivamukti Yoga nutzen wirst, um auf deinem Weg zur Befreiung voranzukommen. Wir wollen unabhängige Übende unterstützen, die neugierig und voller Begeisterung sind, und die nicht jemanden suchen, der sie streichelt und ihr Leben kontrolliert. Die Methode des Yoga ist sehr praxisorientiert. Der Wirksamkeitsnachweis der Methode ist in ihren Ergebnissen zu finden. Du kannst dies selbst ausprobieren. Wir ermutigen dich außerdem, die Schriften zu studieren, die die philosophische Basis des Yoga bilden, wie beispielsweise die *Yoga Sutras* von Patanjali und die *Hatha Yoga Pradipika*, und dir dann eine eigene Meinung zu bilden.

Wenn du über diese Texte nachdenkst, wirst du anfangen, deine eigenen Eingebungen zu bekommen. Diese werden in magischen kleinen Eingebungen ganz plötzlich über dich kommen, und sie werden sich anfühlen wie Dinge, die du schon immer gewusst hast, aber von denen du nicht wusstest, wie du sie zum Ausdruck bringen solltest.

Bewusstsein ist etwas Chemisches. Physiologisch gesprochen, legen alle Yogapraktiken den Grundstock für solche Eingebungen dadurch, dass sie die endokrinen Drüsen stimulieren, die Gehirnchemie verändern und dich darin unterstützen, übersinnliche Fähigkeiten zu entwickeln, die deine Innenschau begünstigen. Aber die Sehnsucht nach Befreiung, die du entdecken wirst, war immer schon in dir.

Aus der Freude sind alle Wesen entstanden, durch Freude leben sie alle, und in die Freude gehen sie alle wieder ein.

TAITTIRIYA UPANISHAD[2]

Teil 1 Was ist Yoga?

Einführung

Yoga ist unsere wahre Natur: Einheit mit dem Göttlichen Selbst

Das Sanskritwort Yoga kommt aus der Wurzel *yuj*, was bedeutet *unter ein Joch spannen*. Der Yogaübende strebt danach, seine individuelle Seele mit der kosmischen Bewusstheit unter ein gemeinsames Joch zu spannen.

Wenn Ochsen unter ein Joch gespannt werden, dann sind sie immer noch getrennt, sie werden leicht voneinander entfernt gehalten, aber sie laufen in derselben Richtung, auf demselben Weg. Die verschiedenen Yogapraktiken sind wie der Mechanismus des Jochs: Sie lenken uns auf den Weg und leiten uns, während wir in Richtung auf Gott weitergehen. Sie machen uns für die Möglichkeit empfänglich, dass wir eine barmherzige Auflösung des Jochs und eine Vereinigung mit dem Göttlichen erleben werden, das Samadhi genannt wird.

In gewissem Sinn bitten wir genau darum, wenn wir dieses Gebet sprechen: „Nicht mein Wille geschehe, Herr, sondern der Deinige." Wir bitten darum, dass das Joch um unseren Hals gelegt wird. Wir streben danach, dass unser eigener Wille mit dem des Höheren Selbst verschmilzt, das göttlich ist. Wir versuchen durch diese Praktiken, die über tausende Jahre entwickelt wurden, unsere individuellen Erfahrungen als kleines Selbst mit der Quelle unseres Seins unter ein gemeinsames Joch zu bringen, sodass wir die Illusion der Trennung von dieser Quelle überwinden können.

Die Lehren des Yoga sind aus dem göttlichen Selbst offenbart. Und sie sind prähistorisch. Niemand hat die Einheit mit dem Göttlichen erfunden – tatsächlich hat Patanjali, der vor mehr als 5 000 Jahren die Yoga Sutras zusammenstellte, geschrieben, dass diese Lehren in der Natur um uns herum zugänglich sind. Wir können sie selbst beobachten – wenn wir bereit sind, mit dem Abstand eines Weisen zu schauen. Wir können sie durch die Yogaübungen erfahren.

Yogaübungen wie die Asanas versetzen uns in die Lage zu fühlen, dass etwas unsere körperliche Form lebendig werden lässt. Yogaübungen wie Meditation erlauben uns zu beobachten, wie unser Geist denkt, und zu erkennen, dass wir mehr sein müssen als bloß unser Geist – wenn wir uns zurücklehnen und dabei zuschauen können, wie er unsere Gedanken erzeugt. Das ist die Macht dieser Übungen: Sie zeigen uns, wer wir wirklich sind, statt nur darüber zu reden. Wenn wir das Pulsieren der Lebenskraft während der Asana-Praxis fühlen, können wir anfangen, unsere Identifikation mit unserem Körper gehen zu lassen. Wenn wir unseren Geist beobachten, wird unsere Identifikation mit ihm anfangen abzunehmen. Alle Yogaübungen versetzen uns in die Lage zu bemerken, dass etwas unsere körperliche Form belebt; sie versetzen uns in die Lage, unserem Geist bei der Arbeit zuzuschauen, und sie lassen uns spüren, dass wir mehr sein müssen als nur Körper und Geist.

Yogaübungen helfen uns, ein spirituelles Verständnis zu erlangen und dieses Verstehen in unser tägliches Leben zu integrieren. Manchmal verwechseln Menschen Yogapraktiken mit verschiedenen New-Age-Methoden, die Körper und Geist zu integrieren versuchen, um „Gesundheit" zu erlangen. Aber wenn diese Methoden auch die Gesundheit verbessern können, stellen der Körper und der Geist nur einen der fünf Körper dar – des physischen, des vitalen, des emotionalen, des intellektuellen und des Glücks-Körpers –, die von den Yogapraktiken alle integriert werden. Unsere Vorstellung davon, was möglich ist, schränkt unsere Möglichkeiten ein. Warum sich mit körperlichen Ergebnissen zufrieden geben, wenn wir ein kosmisches Bewusstsein erlangen können? Warum sich nur am Spatz in der Hand erfreuen, wenn auch die Taube auf dem Dach zum Greifen nah ist?

„Ich habe Interesse an der Verbindung von Geist und Körper," sagte uns einmal ein Reporter.

„Geist und Körper sind eng miteinander verbunden," antworteten wir. „Sie werden beide geboren – und sie werden beide sterben."

Was aber nicht sterben wird, ist unsere Seele, das spirituelle Selbst, das jenseits von Körper und Geist zu finden ist, jenseits der Persönlichkeit, jenseits des Ego. Unser Ziel als Yogaübende besteht darin, uns von der Selbstbezogenheit zu befreien und unsere Verbindung mit dem göttlichen Selbst zu stärken. Yoga ist die Verbindung des getrennten Selbst und des universellen Selbst: Es ist der Prozess der Synthese.

Die meisten Menschen sind nicht wirklich daran interessiert, die Illusion der Trennung zwischen dem kleinen Selbst und dem universellen Selbst infrage zu stellen. Es kann Angst machen, über die Auflösung unserer Persönlichkeit, unseres Ego, unseres kleinen Selbst nachzudenken. Unsere Kultur beschenkt uns dafür mit vielen Werkzeugen, die diese Trennung noch vergrößern. Wir können intellektuelle Analysen, die Sprache, die Religion, Wissenschaft und sogar Yoga dazu benutzen, unser kleines Selbst zu stärken.

Wir Westler sind sehr angezogen davon, Dinge auseinanderzunehmen. Wir sind überzeugt, dass wir, indem wir dies tun, die „Wahrheit" entdecken werden. Dieser Ansatz jedoch kann eine negative Wirkung auf unsere Yogapraxis haben. Er kann uns beispielsweise dazu bringen, die Asanas in diejenigen einzuteilen, die wir mögen, und diejenigen, die wir nicht mögen. Oder unsere guten Tage von den Tagen zu trennen, an denen wir uns schlecht fühlen, und nur an unseren guten Tagen zu üben. Das wahre Ziel der Yogapraxis jedoch ist, die Gleichheit in allem wahrzunehmen, und zwar gleichzeitig mit der Erfahrung aller Unterschiedlichkeit.

Darüber hinaus haben wir in unserer Kultur die Angewohnheit, dem, was wir nicht sehen können, weniger zu glauben, als dem, was wir sehen. Dennoch werden wir alle ständig von dem Unsichtbaren beeinflusst. Wir leiden beispielsweise unter Unruhe,

Traurigkeit, Depression, Verzweiflung und Verwirrung. Die Übungen des Yoga rüsten uns mit Mitteln aus, über diese Leiden hinauszugehen – ebenso wie über unsere Zeiten des Glücklichseins. Denn letztlich tragen sogar die Zeiten der Hochstimmung, der Zufriedenheit und der Freude den zukünftigen Schmerz ihrer Begrenztheit und ihres Endes in sich.

Die Yogapraktiken können helfen, Gleichmut in all diesen Situationen zu bewahren, indem sie uns beibringen, durchlässig zu werden, und so in der Lage zu sein, sowohl Freude als auch Leid durch uns hindurchfließen zu lassen, ohne unseren Seelenfrieden zu zerstören.

Niemand kann „Yoga machen". Yoga bedeutet die Einheit mit Gott. Yoga bedeutet *ewiges* Glück, Seligkeit, Freude und bedingungslose Liebe. Yoga ist, wer wir wirklich sind. Es ist unser natürlicher Zustand. Was wir tun können, ist, Übungen zu machen, die uns zu einem Leben in unserem natürlichen Zustand führen, und zwar, indem sie uns mit unseren Widerständen gegen eben diesen natürlichen Zustand konfrontieren. Aber die Absicht hinter all unseren Übungen muss klar sein. Die Motivation, die all unseren Yogaübungen zugrunde liegt, muss Yoga, die Vereinigung mit dem Göttlichen Selbst, sein. Damit aus irgendeiner Übung eine Yogaübung wird, müssen wir bewusst und kontinuierlich eine Sehnsucht nach Selbst-Verwirklichung in uns kultivieren. Wenn wir Yoga erfahren, erleben wir Freiheit von Leid und Schmerz, hier und jetzt – eine Freiheit, die niemals endet.

Wo bist du, wenn nicht hier und jetzt?

Sky Cries Mary, „Chickaboom Cocktail"

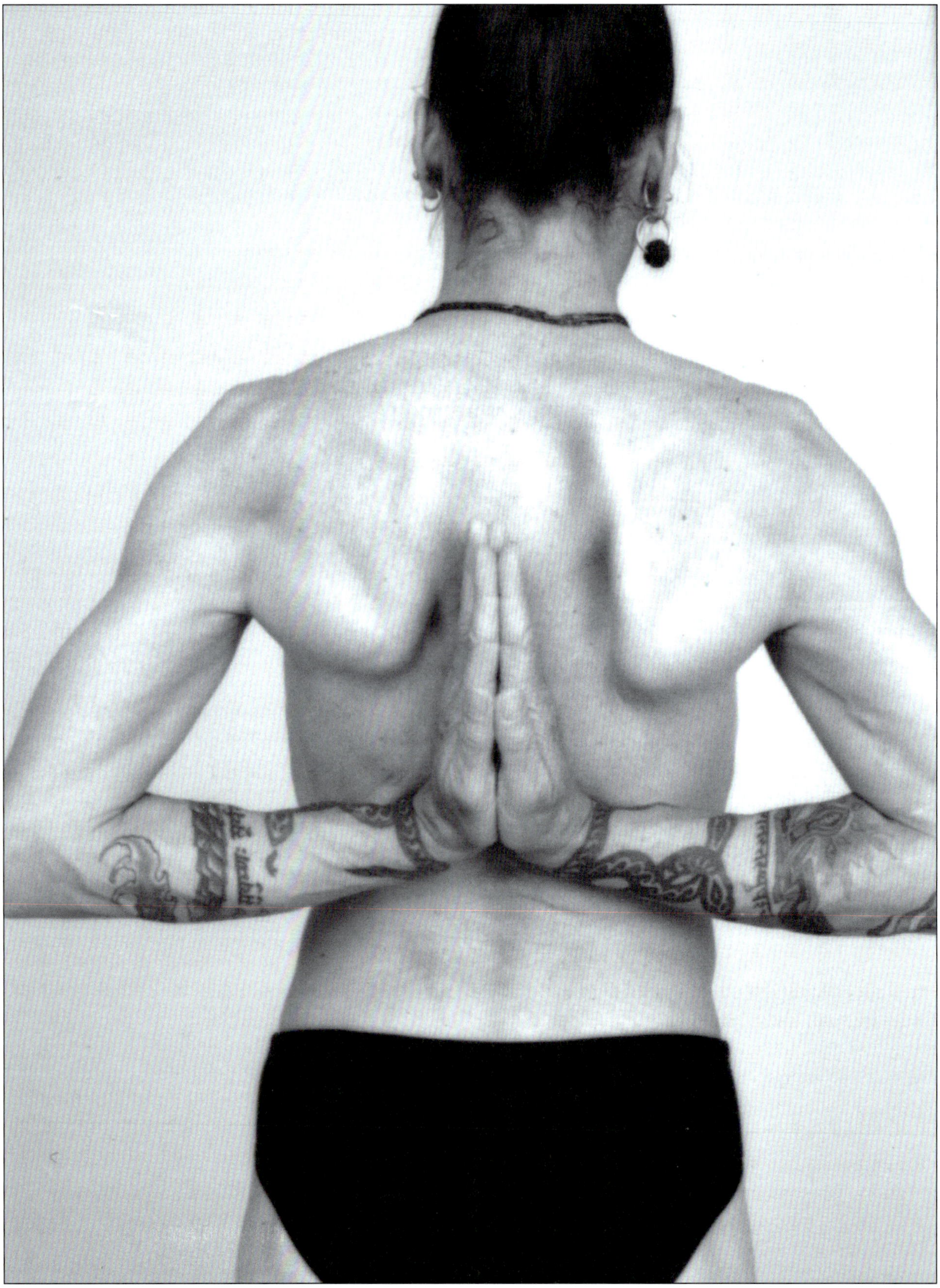

1 Jivamukti Yoga: Yoga im Westen wiedervereinen

Der Jivanmukta wird nicht verändert durch Vergnügen oder Schmerz.
Freude erhebt den Mukta nicht, noch wird er durch Schmerz niedergedrückt.
Der Jivanmukta betrachtet die Welt nicht mehr als real.
Der Jivanmukta ist rein wie Akasha.
Der Jivanmukta ist weder Bindungen unterworfen noch Egoismus.
Der Jivanmukta fürchtet die Welt nicht,
und die Welt fürchtet den Jivanmukta auch nicht.
Der Jivanmukta ist im Frieden mit den Wegen der Welt.
Der Mukta ist frei von weltlicher Gesinnung.
Zu guter Letzt, der Jivanmukta behält einen kühlen Kopf.

VIDYARANYA, DER JIVAN-MUKTI-VIVEKA

Jivamukti Yoga verbindet die traditionelle Yogapraxis mit einem modernen Lifestyle – ohne dabei das uralte, universelle Ziel der Befreiung aus dem Auge zu verlieren. Wir glauben, dass Befreiung möglich ist – sogar, wenn man einen modernen, urbanen Lifestyle irgendwo auf der Welt pflegt. Wir glauben, dass die alten Lehren und Techniken des Yoga, wie sie in Patanjalis *Yoga Sutras*, der *Bhagavad Gita* und der *Hatha Yoga Pradipika* niedergelegt sind, heute noch genauso gültig und aufregend sind wie vor mehr als 5 000 Jahren.

Wenn man Yoga erforscht, indem man diese Texte liest, chantet, Asanas übt und meditiert, wird man fühlen, dass einem all dies nicht wirklich fremd ist. Es ist eben nicht einfach „kein Teil von mir oder meiner Kultur". Man muss kein Hindu sein, um die Schriften zu studieren oder Yoga zu üben, wenn es auch sicherlich hilfreich ist, sich ein wenig im Hinduismus oder in der Geschichte Indiens auszukennen.

Der Hinduismus ist eine Religion, die auf einer Lebensweise basiert, die *Sanatana Dharma* oder der Universelle Weg genannt wird. Er besteht aus vier Säulen: 1) vegetarischer Ernährung, 2) einer Anerkennung des karmischen Gesetzes von Ursache und Wirkung, 3) einem Glauben an Wiedergeburt und 4) einem Glauben an die Möglichkeit von *Moksha,* der Befreiung von allen Formen des Leids. Wahrer Hinduismus schließt alle Religionen mit ein, denn er erkennt an, dass jeder Weg der richtige sein kann, wenn man eine Ausrichtung gefunden hat, die für einen selbst funktioniert – dann kommt er unter das Dach des Universellen Weges. Sicherlich gibt es viele Religionen, Rassen- und Klassenunterschiede in Indien, aber was wir von all unseren Reisen mitgebracht haben, war diese Essenz der Universalität.

Yoga ist keine Religion; er ist eine Schule praktischer Philosophie. Yogapraktiken stehen jedoch in einem unauflösbaren Zusammenhang mit der Entwicklung sowohl des Hinduismus als auch der verschiedenen philosophischen Schulen, die sich im alten Indien herausbildeten, einschließlich Yoga, Vedanta, Samkhya, Jainismus und Buddhismus. Ihre Entwicklung im Zeitalter der Moderne zeigt sich in Gemeinsamkeiten der Sprache, der Mythen, der Grundlagen, der Praktiken und der Überzeugungen.

Als wir anfingen, Yoga zu unterrichten, stellten wir uns einer Herausforderung – die alten Lehren mit der modernen Erfahrungswelt in Beziehung zu setzen, ohne die Yogaübungen zu simplifizieren oder ihr ursprüngliches Ziel zu opfern, das immer und ausschließlich darauf ausgerichtet war, die Vereinigung mit dem Göttlichen Selbst zu erfahren. Deshalb fragten wir uns: Gibt es irgendetwas in unserer eigenen Kultur, das uns bei unserer Suche nach Erleuchtung unterstützen kann? Lass uns die Texte der Beatles daraufhin durchsehen, lass uns hören, was Van Morrison darüber singt, lass uns inspiriert werden von der Mischung östlicher und westlicher Einflüsse in der Musik von John Coltrane und Bill Laswell. Und was ist mit der essenziellen, idealistischen Grundlage der Vereinigten Staaten? Freiheit, Befreiung durch Einheit in Vielfalt – darum ging es doch schon den Gründervätern. Yogaunterricht auf der Grundlage der alten indischen Schriften für moderne New Yorker begann plötzlich nicht nur möglich zu erscheinen, sondern sogar aufregend.

Purusha (reiner Geist) ohne Prakriti (Natur) ist gelähmt,
Prakriti ohne Purusha ist blind.

Ishvarakrishna, Samkhyakarika[1]

Wir waren beide von unseren künstlerischen Karrieren ins East Village geführt worden. Irgendwo auf diesem Pfad hatten sich unsere Wege bereits ungewollt gekreuzt, und wir begegneten auch einigen anderen, die später großen Einfluss auf uns haben sollten.

In den späten 1970ern strahlte ein Radiosender aus Seattle eine Hörspielserie mit dem Titel *Der vierte Turm von Inverness* aus, die Meatball Fulton produzierte und bei der Aufnahmen von Bhagavan Das gespielt wurden, in denen er Sanskrit-Namen Gottes sang. Dieser Gesang nahm Sharon gefangen, die zu dieser Zeit eine sehr gefragte Tänzerin und Musikerin mit einem starken Interesse für indische Philosophie war. Sie hatte das Gefühl, dass sie Bhagavan Das irgendwann treffen würde.

David reiste während dieser Zeit mit seiner Mappe voll Zeichnungen im Land herum und sah sich in verschiedenen Städten um. Als sein alter Chevrolet Suburban nach Seattle hineinschlidderte, bekam er gerade noch die letzten Minuten des *Vierten Turms von Inverness* mit. Seattle nahm ihn nicht gefangen, deshalb fuhr er weiter nach San Francisco. San Francisco, L.A., Palm Springs, Portland, Houston, Austin, New Orleans... irgendwann humpelte David zurück nach Michigan, hinter sich einen zerbrochenen Anhänger voll Speckstein und Serpentingestein. Ein Freund lud ihn ein, nach New York zu kommen. Und es dauerte nicht lange, bis er merkte, dass dies genau die Stadt war, nach der er gesucht hatte.

David zog in eine baufällige Ladenfront zwischen der 10. Straße und der Avenue B. Dass die Mieten in diesem Viertel so niedrig waren, lag nicht zuletzt daran, dass dort wild mit Drogen gedealt wurde. Um die Löcher in den Wänden zu stopfen, verkleisterte er sie mit alten Titelblättern des *Life* Magazins. 1980 eröffnete er dort das Life Café.

In Seattle war Sharon dabei zu tanzen, Gedichte zu lesen, Geige zu spielen und in einer Band zu singen, die Audio Letter hieß. Bei einem Soundcheck rutschte sie aus und stürzte mit Wucht auf ihre Lendenwirbelsäule. Zu dem Zeitpunkt, als die Band sich aufmachte, um nach New York zu fahren und im Life Café aufzutreten, hatte sie wahnsinnige Schmerzen.

Ein Auftritt in New York bedeutete jedoch viel, und dem Publikum im Life Café schien die Show wirklich zu gefallen. Nach dem Auftritt saß Sharon neben dem Klavier und trank eine Tasse Tee. Sie zog eine Grimasse, als der Schmerz durch ihren Rücken schoss. Tara, eine Kellnerin, bemerkte es und fragte sie besorgt aus, deshalb erklärte Sharon ihr, dass sie vor Monaten gefallen war und immer noch Schmerzen hatte. Tara, die auch Yogalehrerin war, meinte, Yoga könne vielleicht helfen. Sharon war schon immer auf Yoga neugierig gewesen; sie hatte klassischen indischen Tanz und Philosophie studiert, während sie an der Universität von Washington ihr Tanzstudium absolvierte.

David war unterdessen von Audio Letter sehr angetan. Sharons Texte, einige davon in Sanskrit, waren wie mystische Rätsel: „Freiheit ist eine übersinnliche Fähigkeit." Als Sharon und die Gitarristin Sue Ann Harkey nach New York zogen, fing auch David an, bei Audio Letter mitzuspielen.

Bald tauchten aus der Nachbarschaft Jazzmusiker auf, wie der Schlagzeuger Denis Charles oder der Trompeter Don Cherry. Sie alle spielten und veranstalteten Jam Sessions in Sue Anns Wohnung in der 7. East Street. Charles und Cherra spielen auch auf dem Album von Audio Letter mit, das 1988 unter dem Titel *It is this, it is not this* veröffentlicht wurde.

Sharon hatte jedoch immer noch starke Schmerzen. Als sie zum Arzt ging, diagnostizierte dieser einen gebrochenen Wirbel und empfahl eine Operation, um ihn zu stabilisieren. Tara drängte Sharon liebevoll, es stattdessen mit Yoga zu versuchen, und erzählte ihr, dass Yoga ihr selbst geholfen hatte, ihre Beweglichkeit wiederzugewinnen, nachdem sie sich das Becken bei einem Autounfall gebrochen hatte. Anfangs hatte Sharon Angst, weil die Yogapositionen ihr wehtaten, aber sie vertraute Tara, die eine sehr einfühlsame Lehrerin war.

Die Mystik des Yoga faszinierte auch David, und mit 34 Jahren wollte er gern die Zipperleins und Schmerzen des Älterwerdens so lange hinausschieben wie möglich. Als er sich mit Yoga intensiver beschäftigte, erkannte er, dass es sich um eine körperlich fordernde, zutiefst mystische Praxis mit einer intellektuell sehr hoch entwickelten philosophischen Grundlage handelte.

Sharon und David probierten verschiedene Yogalehrer in New York aus, waren aber frustriert, weil alle sich nur auf die körperlichen Übungen konzentrierten und die spirituellen und philosophischen Aspekte des Yoga ausschlossen. Inzwischen hatten sie begonnen, Asanas, Pranayama und yogische Lehren in Tanzperformances und Musikauftritte zu integrieren, die sie überall aufführten – in leer stehenden Gebäuden im East Village bis zu Clubs im Stadtzentrum. Sie fingen sogar an, ihrem Publikum Sanskrit-Lieder und einfache Asanas beizubringen.

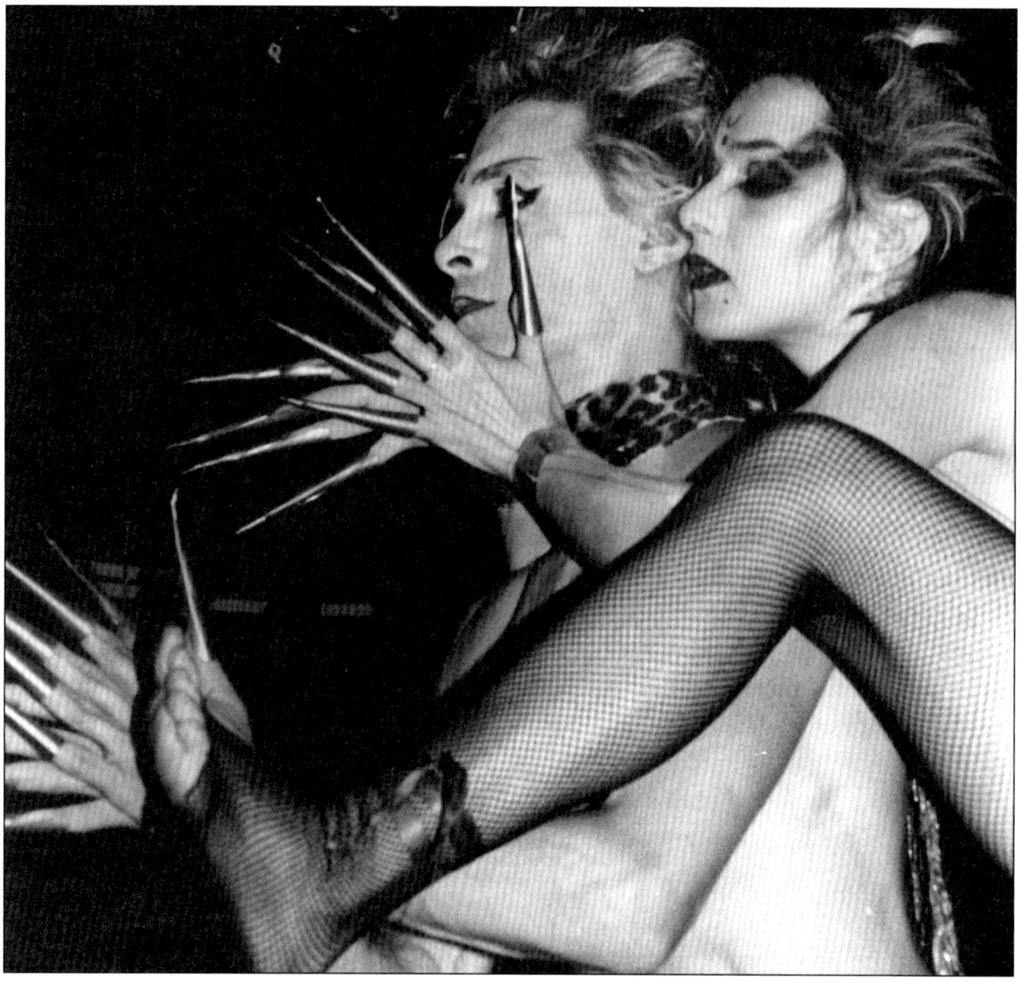

David und Sharon bei einer Performance in New York City, 1985.
Foto: Sue Ann Harkey

Da sie wussten, dass Sharon und David Yoga praktizierten, baten Freunde im Publikum die beiden, sie zu unterrichten. Sharon und David brachten dieselben Elemente aus ihren Performances auch in den Yogaunterricht ein: Musik, Sanskrit, yogische Schriften und ein brennendes Verlangen, sich mit dem Heiligen zu verbinden.

Da sie spürten, dass sie mehr zu lernen hatten, wenn sie wirklich unterrichten wollten, entschlossen sich Sharon und David, nach Indien zu gehen.

Wir verbrachten 1986 vier Monate in Indien. Im ersten Monat erwarben wir die Lehrer-Urkunden der Shivananda Organisation. Wir waren beide so begeistert von den alten Texten wie Patanjalis *Yoga Sutras*, die für uns so bedeutungsvoll für das moderne Leben zu sein schienen.

Nachdem wir das Shivananda Programm abgeschlossen hatten, reisten wir mit dem Nachtzug nach Norden, um Swami Nirmalananda, den „Anarchisten-Swami", aufzusuchen. Sharon hatte mit ihm schon von New York aus korrespondiert. Er und andere unglaubliche Lehrer, die wir in Indien trafen, ermutigten uns, unsere Vision einer modernen Yogamethode auf der Basis der alten Traditionen weiter zu verfolgen. Vor allem bestätigten sie unser zunehmendes Gefühl, dass ein Yoga, der auf den alten indischen Schriften basiert, spirituelle Substanz in den westlichen Lifestyle mit seinem schalen Materialismus bringen würde.

Wir eröffneten das erste Jivamukti Yoga Zentrum in einem künstlerischen Brennpunkt in Manhattan, wo bekannte Dichter des Viertels wie Allen Ginsberg Lesungen veranstalteten. Wir waren inspiriert – nicht nur von unseren Lehrern in Indien, sondern auch durch unsere Freunde, die tätowierten, gepiercten, blau- und grünhaarigen nonkonformistischen Künstler, Dichter und Musiker, die um uns herum lebten. Wir erinnerten uns daran, wie die Beatles aus Indien zurückgekommen waren und die Farben, Bilder und Klänge Indiens so hip gemacht hatten, dass sie auf die westliche Kultur abfärbten. Wir wollten einen Ort schaffen, der jeden genauso in Bezug auf den Reichtum von Yoga anturnte.

Während der 1970er reiste der Schriftsteller Ken Kesey nach Ägypten. Zurück in Amerika, schrieb er eine Fortsetzungsreportage im Magazin Rolling Stone, in der er seine Reise und seine Recherche über die Mysterien Ägyptens schilderte. Im letzten Teil berichtete Kesey, dass die alten ägyptischen Lehren nach wie vor lebendig und wohlauf wären, und zwar wegen des offensichtlichen Desinteresses der modernen Ägypter.

Was uns jedoch nicht anturnte, waren die weißen Wände und die Topfpflanzen in den anderen Yogazentren, die wir in New York besuchten. Deshalb bemalten wir die Wände in allen möglichen wundervollen Farben, stellten Bilder von indischen Gottheiten auf und rollten riesige orientalische Teppiche auf dem Boden aus. Wir hängten Bilder von unseren Gurus und Menschen, die uns inspiriert hatten, über unseren Altären auf, angefangen von Swami Shivananda bis zu unserer ersten Lehrerin Tara, von der Heiligen Teresa von Avila bis zu Glinda, der Guten Hexe. Und wir spielten alle möglichen Arten von spirituell inspirierender Musik, von Bhagavan Das über Van Morrison bis zu der Mischung aus traditioneller indischer Musik und Jazz von Bill Laswell.

Manche Menschen könnten es gotteslästerlich finden, wenn sich die Gottesmutter Maria mit Hindugöttern einen Altar teilt. Nun ja, in gewissem Sinn war Yoga von Anfang an gotteslästerlich, weil es die Macht in die Hände des Volkes und nicht in die der Priester legte. Die Yogaphilosophie sagt: Du selbst bist die direkte Verbindung zu Gott. Im Jivamukti erweitern wir diese Idee sogar noch. Wir versuchen die Trennung zwischen den Religionen zu verringern, indem wir nach ihren essenziellen Gemeinsamkeiten Ausschau halten. Beispielsweise findet man die Essenz der Göttin in der Gottesmutter Maria, in der Hexe Glinda, in Isis und in der Hindugöttin Lakshmi. Sie alle repräsentieren ihre Fülle und ihre barmherzige Kraft.

Als wir das Zentrum eröffneten, gingen wir zu einigen Yogalehrertreffen, und, um ehrlich zu sein, die anderen Yogalehrer dachten, wir wären ein bisschen verrückt. Sie sagten Dinge wie: „Ihr werdet in einem Jahr bankrott sein. Ihr könnt doch nicht all diese Bilder aus Indien aufhängen. Ihr könnt doch nicht die Wände in diesen schrecklichen Farben bemalen." Vor allem aber warnten sie uns: „Ihr dürft nicht über Gott sprechen."

Wir haben in Indien wie auch in New York Yogalehrer gesehen, die aus finanziellen, selbstsüchtigen Gründen sehr darauf bedacht waren, ihre Schüler zu halten, und die manchmal ihren Schüler sogar verboten, bei jemand anderem Unterricht zu nehmen. In Indien erlebten wir Yogaunterricht mit Teepausen und oberflächlichem Geklatsche, wo die Gerüchteküche brodelte. Wir erlebten Lehrer von Kinderyogaklassen, die ihre Schüler mit Stöcken schlugen. Nur wenige Lehrer bauten ihre Stunden nach den yogischen Schriften auf. In Amerika wussten die Lehrer entweder gar nichts von diesen Schriften, oder sie fanden sie nicht wichtig, und in Indien fanden viele Lehrer sie veraltet und überholt.

Wir bauten unseren Unterricht auf den großen alten indischen Schriften auf – den *Upanishaden, der Bhagavad Gita*, den *Yoga Sutras* von Patanjali und der *Hatha Yoga Pradipika* –, weil wir sie wirklich aufregend fanden. Wir luden viele Lehrer und Vortragende aus anderen Yogaschulen ein und ermutigten unsere Studenten, sich selbst weiterzubilden. Wir entschlossen uns, so lange zu unterrichten, wie Leute kommen würden.

Zu unserer großen Überraschung war das Jivamukti zu einem äußerst populären Yogazentrum geworden. Lehrer anderer Yogazentren waren ebenso überrascht und wurden auf uns neugierig. Eine Lehrerin aus einem anderen Yogazentrum rief an, um uns zu fragen, ob wir den Sommer über schließen würden. Wir hatten keine Klimaanlage, weil uns das Geld dafür fehlte, und auch in Indien ist es schließlich sehr heiß. Wir sagten ihr deshalb, wir würden nicht schließen. Und sie sagte: „Geht die Zahl der Teilnehmer während der heißen Monate nicht zurück?" Nein, antworteten wir, der Juli war sogar in diesem Jahr unser bester Monat.

„Nun ja", sagte sie, „Sie müssen wohl eine wirklich teure und moderne Klimaanlage bei sich eingebaut haben. Dürfte ich fragen, welche Sie benutzen?"

„Wir haben keine Klimaanlage", antworteten wir ihr.

Eine lange Pause entstand. Dann fragte sie: „Und was macht ihr stattdessen?"

Und Sharon antwortete: „Wir beginnen den Unterricht damit, dass wir OM chanten."

Zu der Zeit war es ziemlich verrückt, eine Yogaklasse damit zu beginnen, OM zu chanten. Aber die Praxis des Yoga von ihrem ursprünglichen kulturellen, spirituellen und philosophischen Kontext zu trennen ist, als ob man den Motor aus einem Düsenflugzeug ausbaut und dann erwartet, dass es fliegt. Das Düsenflugzeug kann äußerlich immer noch genauso gut aussehen, und es wird vielleicht sogar die Landebahn herunterrollen, aber es wird nicht fliegen können. Yogi Shri Krishnaprem beschrieb alle spirituellen Wege als Schatten auf der Erde, den diejenigen werfen, die wirklich gelernt haben zu fliegen. Wir wollten wirklich fliegen! Deshalb beginnen wir im Jivamukti den Unterricht damit, OM zu chanten.

Wir glauben, dass die Lehren des Yoga auf den yogischen Schriften aufgebaut sein sollten. Yogalehrer sollten in der Lage sein, die Bedeutung der alten Schriften zu erfassen, und sie auf das moderne Leben anwenden können. Traurigerweise sehen wir uns in dieser Hinsicht mit einer Menge Widerstand konfrontiert, denn viele Yogalehrer haben diese wichtigen Texte nicht einmal angeschaut. Viele glauben nicht, dass es wichtig wäre, sich Kenntnisse über diese alten Schriften anzueignen, oder dass die Yogapraktiken im Westen einen religiösen Aspekt haben sollten – weil wir hier ja keine Hindus sind. Sie haben das Gefühl, dass eine Yogapraxis körperorientiert sein kann und dennoch ihre volle Wirkung entfaltet. Wir stimmen damit nicht überein, und deshalb chanten wir OM am Anfang jeder Yogastunde.

Ein anderer Grund, weshalb wir OM chanten, ist der, dass diese Silbe absolut nichts bedeutet. Sie gehört zu keiner Religion oder Sekte. Sie ist viel zu ursprünglich dafür. OM umfasst die drei fundamentalsten Laute, die ein Mensch von sich geben kann: Ah, Ooh, Mmm. Dies nimmt sie aus dem Bereich des Intellektuellen heraus. Sie ist jenseits des Denkens, deshalb bedeutet sie nichts. Es ist befreiend, eine Praxis mit der erfahrbaren Bestätigung zu beginnen, dass man über die Gedanken hinausgelangen kann.

Eine Jivamukti Yogastunde ist körperlich fordernd, man geht dabei auf Messers Schneide. Unsere vorgefertigten Meinungen über unsere Fähigkeiten infrage zu stellen hilft uns, jenseits der Begrenzungen unseres Verstandes anzukommen. In einer Jivamukti

Yogastunde werden wir ermutigt, die Früchte dieser anstrengenden Praxis Gott zu widmen, in welcher Form auch immer wir anerkennen können, dass es Gott gibt.

Die Übungen sollten schwer genug sein, Widerstände mit deiner essenziellen Natur zu wecken. Deine essenzielle Natur ist glückselig, aber wenn der Lehrer dich bittet, deinen Fuß hinter deinen Kopf zu legen, dann setzt du dieser glückseligen Natur in diesem Moment vielleicht Widerstand entgegen und identifizierst dich stattdessen mit dem körperlichen Unbehagen angespannter hinterer Oberschenkelmuskeln und deinem Ärger über diese Aufforderung.

Wenn solche Widerstände zutage treten und mit einem distanzierten Geist betrachtet werden, können sie leichter losgelassen werden. Die meisten von uns tendieren dazu, sich mit ihren Problemen zu identifizieren. Wir identifizieren uns mit den Kämpfen der Ego-Persönlichkeit, die davon überzeugt worden ist, dass Glück durch äußere Gegebenheiten erlangt werden kann. Yogaübungen verschieben unsere Identität weg von der Ego-Persönlichkeit und ihren Kämpfen, sodass wir anfangen können, uns wieder mit der essenziellen Natur unseres Wesens zu verbinden, die Glückseligkeit ist. Wir fangen an zu verstehen, dass beständiges Glück in uns ruht. Wir werden unabhängig – nur abhängig von unserem Inneren.

Wenn wir die Wissenschaft des Yoga praktizieren, was nützlich für die gesamte menschliche Gemeinschaft ist und für das Glück sowohl hier als auch im Jenseits sorgt – wenn wir sie also gewissenhaft praktizieren, dann werden wir körperliches, mentales und spirituelles Glück erlangen, und unser Geist wird dem Selbst entgegenfließen.

SHRI K. PATTABHI JOIS, YOGA MALA[2]

In einer Jivamukti Yogastunde werden wir OM chanten und Gebete in Sanskrit singen. Wir werden uns unseres Atems bewusst werden und Pranayama-Techniken erlernen, um ihn zu kontrollieren. Wir hören vielleicht dem Lehrer zu, wie er eine Passage aus einer Yogaschrift vorliest und bespricht. Wir werden fließende Asanas üben, die mit dem Atem und unserer Absicht verbunden sind, und wir werden meditieren. Wir werden ermutigt werden, Ahimsa (Gewaltlosigkeit) zu üben, was eine vegetarische Ernährungsweise beinhaltet. Wir werden auch mit anderen inneren und äußeren Übungen bekannt gemacht, die uns dabei unterstützen, den Zustand des Yoga zu erlangen, wie beispielsweise *Satsang* (sich in guter Gesellschaft aufhalten), Kriya Yoga (Reinigungsübungen) und Nada Yoga (die Verfeinerung des Zuhörens). Und wir werden richtig gute Musik hören!

Obwohl der Schwerpunkt einer Jivamukti Yogastunde auf dem Hatha Yoga in seiner höchsten und esoterischen Form liegt, bilden fünf Elemente die Grundlage des Jivamukti Yoga. Diese sind:

1. Schriften

Die Quellen der Lehren sind alte Sanskrit-Schriften, vor allem:

- Patanjalis *Yoga Sutras* (die Schrift, die erklärt, wie man die geistigen Hindernisse überwindet, die der Erleuchtung im Wege stehen)

- die *Hatha Yoga Pradipika* (ein technisches Handbuch über Hatha Yoga)

- die *Bhagavad Gita* (Krishnas Erläuterung der drei Yogawege: Bhakti, Hingabe, Karma, Dienen, Jnana, Wissen)
- die *Upanischaden* (die ältesten Schriften, die die nicht-duale Natur Gottes beschreiben)

Wir ermutigen ebenso dazu, das Sanskrit-Alphabet und die Grammatik zu lernen.

2. Bhakti (Hingabe)

Wir erkennen an, dass die Gottes-Verwirklichung das Ziel aller Yogapraktiken ist. Deshalb

- ermutigen wir ein religionsübergreifendes Verständnis und Toleranz
- verwenden wir Altäre, religiöse Bilder und Ikonografie, um eine andächtige Stimmung zu erzeugen
- ermutigen wir die Praxis des *Kirtan* (des andächtigen Chantens) und des *Japa* (der Wiederholung der Namen Gottes).

3. Ahimsa (Gewaltlosigkeit)

Wir erkennen in der Gewaltlosigkeit die grundlegende Ethik des Yoga, und deshalb fördern wir

- eine moralisch begründete vegetarische Ernährung
- die Rechte der Tiere
- Umweltschutz und soziales Engagement.

4. Musik

Nada Yoga ist ein wichtiger Bestandteil des Hatha Yoga. Musik wird in einer Jivamukti Yogastunde eingesetzt, um

- das Gehör durch das Hören inspirierender, spirituell ausgerichteter Musik während einer Asanapraxis zu schulen
- die Sprache durch Kirtan (Gesang im Ruf- und Antwort-Modus) zu veredeln.

5. Meditation

Wir ermutigen die Praxis und das Studium der *Meditation*. Wirhaben das starke Gefühl, dass ohne Meditation der Yoga nicht erreicht werden kann. Es macht keinen Sinn, beispielsweise Asanas zu üben, ohne auch Meditation zu üben. Sie muss Teil jeder Yogastunde und auch jeder privaten Übungsstunde sein.

Unsere Methode unterscheidet sich von anderen Ansätzen, weil wir von unseren Schülern erwarten, dass sie all diese Elemente auch in ihre privaten Übungsstunden einschließen und nicht beispielsweise lediglich Asanas getrennt vom Studium der Schriften, vom Chanting und von Meditation üben. Wir tun dies, weil das Üben von Asanas biochemische

Veränderungen hervorruft, die die Fähigkeit eines Menschen erweitern, einen meditativen Zustand zu erlangen und Einsichten über die Schriften zu gewinnen. Ebenso, wie es wichtig ist, vom Aufsagen des Alphabets zur Konstruktion von Sätzen weiterzugehen, hoffen wir, dass unsere Studenten von den Versuchen, auf dem Kopf zu stehen, zu einer wirklich befreienden spirituellen Praxis gelangen.

Während einer Stunde spielten wir einmal „Across the Universe", ein Lied der Beatles, in dem das Sanskrit Mantra *Jaya Gurudev* vorkommt. Nach der Stunde kam eine aufgeregte Yogaschülerin in unser Büro gerannt und rief: „Wusstet ihr, dass sie dasselbe Sanskrit-Mantra singen, dass ihr uns neulich beigebracht habt?"

Sie hatte beinahe 30 Jahre lang diesen Song gehört, ohne jemals das Mantra wahrgenommen zu haben. Die Stunde schenkte ihr eine Erfahrung, die zu einem meditativen Zustand der Empfänglichkeit führte, in dem sie Dinge hören konnte, die zuvor ihrem kognitiven Geist nicht zugänglich waren. Auf diese Weise kann Kunst den Abstand zwischen dem Yogi im Himalaja und dem modernen urbanen Yoga-Übenden verkleinern. Und bei dieser Performance gibt es kein Publikum, sondern nur aktiv Beteiligte.

Ursprünglich war die Aufgabe des Künstlers eine schamanische, und zwar sollte er die Menschen durch authentische Transzendenz-Erfahrungen erheben und sie inspirieren, das Weltliche zu verlassen und sich dem Göttlichen zuzuwenden. Heutzutage jedoch sind wir zu einem stummen Publikum geworden: Voyeure mehr als Beteiligte, Konsumenten mehr als Erzeuger. Wir sammeln, kaufen und horten. Durch seine wachsende Popularität könnte Yoga selbst auf ein nichtssagendes Konsumgut reduziert werden. Deshalb betonen wir unseren Studenten gegenüber, dass ihre Praxis in Demut und Selbstlosigkeit gegründet sein und auf das Göttliche zustreben sollte.

Ich erzähle oft meinen Künstlerfreunden, dass ich durch meine Vorträge vielleicht einige hundert, vielleicht einige tausend oder ein Maximum von hunderttausend Menschen erreichen kann. Aber Künstler können Millionen erreichen, durch Musik, Malerei oder Bildhauerei, egal, ob sie eine aufbauende oder eine zerstörerische Botschaft verbreiten. Deshalb können Künstler den Frieden, die Liebe, das Mitgefühl und die Harmonie erzeugen, die sich jeder wünscht, wissen Sie? Jeder betet doch eifrig dafür.

SEINE HEILIGKEIT, DER DALAI LAMA[3]

Für uns war die Entwicklung des Jivamukti Yoga eine natürliche Weiterentwicklung unserer eigenen künstlerischen Forschungsreise in die Geheimnisse des Lebens. Es war ein Weg für uns, unsere Entdeckungen mit anderen zu teilen, die sich auch dafür interessierten. Im Jivamukti setzen wir Kunst, Musik, Tanz und Poesie ein, ähnlich wie sie bei den „Happenings" der 1960er eingesetzt wurden (nur ohne die Drogen!), um eine Umwelt zu erschaffen, die Menschen dazu inspiriert, aus ihrem kleinen Selbst auszubrechen und zu fühlen, dass das Göttliche Selbst durch sie fließt. Auf diese Weise wird die Welt der Erscheinungen ein Spielfeld für ein tieferes Lernen und ein Testlauf für die Entwicklung der unsterblichen Seele.

Die Upanishaden berichten uns, dass ein befreiter Mensch alles mit Gleichmut betrachtet und keinen Unterschied zwischen einem Schlammloch und einem kristallklaren See macht oder zwischen einem Diamanten und simplem Staub. Deshalb haben wir, statt unsere Umgebung abzulehnen, uns dafür entschieden, Yoga mitten in New York City zu üben, zwischen heulenden Sirenen und schreienden Menschen, als eine Art Abkürzung auf dem Weg der Befreiung. Diese Wahlmöglichkeit – das Weltliche zum Göttlichen zu erheben – ist für uns immer vorhanden, egal, wo wir leben.

Es ist natürlich vorteilhaft, in der Einsamkeit zu sein, in einem Ashram zu leben und sich auf die Natur beziehen zu können, aber wir haben nie gefühlt, dass New York City nicht natürlich ist. Schließlich kommt alles von Mutter Natur. Wenn du dich von Vorlieben abhängig machst – dies ist gut, dies ist schlecht, dies ist natürlich, dies ist unnatürlich, dies ist sauber, dies ist schmutzig –, dann kannst du die Wahrheit nicht kennenlernen. Du bist gefangen in *chitta-vritti*, den Bewegungen des Geistes. Dafür ist der Geist ausgestattet: ein Ding vom anderen zu trennen. Yogaübungen bringen uns bei, über den Geist hinauszugelangen und das kosmische Bewusstsein wahrzunehmen, das alle Wesen beseelt.

Nimm alles von mir, was nicht frei ist.

Bhagavan Das, ein Chant an Kali Ma[4]

Die meisten Menschen merken nicht, dass ihr eigenes Leben den Schlüssel zu ihrem Glück enthält. Stattdessen suchen sie das Glück anderswo. In unserem Leben gibt es jedoch bereits viele Lehrer, wie dieser traditionelle Chant an den Guru, den Befreier von der inneren Dunkelheit, uns versichert:

Guru Brahma, Guru Vishnu, Guru Devo Maheshvara,
Guru Sakshat, Param Brahma, Tasmai Shri Guruvey Namaha

Dieser Chant ist fundamental, denn er erkennt an, dass die eigene Geburt, die gegenwärtige Lebenssituation, Unfälle und Krankheiten die Schlüssel zum Tor des Glückes sind. Lasst ihn uns deshalb genauer unter die Lupe nehmen.

Guru Brahma: Brahma ist der Schöpfer. Damit erkennen wir unsere Erschaffung als einen kraftvollen Guru an und geben ihr Wertschätzung. Unsere Geburt und alles, was dazu gehört, sind potenzielle Helfer für unsere Erleuchtung. Diese Teile, die dazugehören, schließen unsere Eltern ein, den Körper, den sie uns gaben, und seine genetische Ausstattung, die Umstände, die unsere Geburt umgaben, und die Techniken, die angewandt wurden, um unsere Geburt zu unterstützen. Der Ort, wo wir geboren wurden, fällt ebenso darunter: das Land, die Kultur, die sozioökonomischen Verhältnisse und so weiter.

Indem wir Guru Brahma chanten, erfassen wir ein weites Gebiet. Zum Beispiel: Wie viele von uns schätzen wirklich ihre Eltern ohne Einschränkung? Themen im Zusammenhang mit unseren Eltern verursachen eine Menge Unglück. Wirklich und wahrhaftig das Geschenk des Lebens annehmen, das wir von unseren Eltern bekommen haben, ist ein großer Schritt in Richtung Erleuchtung.

Guru Vishnu: Vishnu ist der Erhaltende. Vishnu repräsentiert die Dauer unseres Lebens und alle Erfahrungen, die wir in unserem Leben sammeln. Vishnu repräsentiert die Gegenwart, das, was wir gerade in diesem Moment durchleben. Dies schließt unsere Arbeit ein, unsere Lebenssituation und die Umgebung, sowie die Menschen, mit denen wir jeden Tag zusammenleben, arbeiten und umgehen. Wir schätzen unser gegenwärtiges Leben und nehmen es als einen Schlüssel zu unserer Erleuchtung an.

Wenn wir mit aufrichtigem Herzen Guru Vishnu chanten, dann wird sich die Art ändern, mit der wir unseren Alltag betrachten. Wir werden beginnen, die magischen Eigenschaften wahrzunehmen, die sich hinter der gewöhnlichen Existenz verbergen. Wir erkennen, dass alles und alle unser Lehrer werden können, und uns Hinweise auf unsere glückselige Essenz geben. Es beginnt alles damit, dass wir anerkennen und wertschätzen, dass dies geschehen könnte. Selbst wenn unsere Alltagserfahrungen nicht gerade erleuchtend wirken – wird unser normales Leben schlechter, wenn wir es wertschätzen?

Guru Devo Maheshvara: Devo Maheshvara ist ein anderer Name für Shiva, den Zerstörer. Dies ist der transformierende oder aufdeckende Aspekt des Lebens, einschließlich all der Krankheiten, Tragödien, Unfälle, Schwierigkeiten und letztlich des Todes unseres Körpers. Wenn wir wahrhaftig Devo Maheshvara als Guru anerkennen können, dann sind wir eine sehr entwickelte Seele. Eine spirituelle Reife ist nötig, Schwierigkeiten anzunehmen und sie als ein Potenzial für die Erleuchtung zu erkennen. Das größte spirituelle Wachstum kann geschehen, wenn wir die schwierigen Zeiten in unserem Leben annehmen und ihnen mit einem offenen Herzen begegnen.

Guru Sakshat: Sakshat ist der Guru, der in der Nähe ist. Dein Lehrer ist dein Guru. Wie tief ist deine Fähigkeit, deinen Lehrer wirklich wertzuschätzen und ihn anzuerkennen? Letztlich ist der Guru, das erleuchtende Prinzip, in uns selbst. Aber ehe wir diese Qualität nicht in einem anderen erkennen können, werden wir ihr auch in unserem eigenen Inneren nicht begegnen. Das Ziel aller Yogapraktiken ist, Mittel und Wege zu finden, das innere Licht des Selbst durch alle Schichten der Persönlichkeit und Projektion scheinen zu lassen, die uns verwirren. Jemanden als Spiegel handeln zu lassen kann uns helfen, das göttliche Selbst in uns zu erkennen. Der äußere Lehrer hilft uns dabei zu erkennen, wo wir uns noch diesem Selbst widersetzen.

Param Brahma: Dies ist der Guru, der unbeschreiblich und jenseits jeder Form ist.

Tasmai Shri Guruvey Namaha: Dies bedeutet „Ich widme all meine Anstrengungen meinem Lehrer". Ohne die Anstrengungen des Schülers kann keine Lehre wirklich vermittelt werden. Ich verbeuge mich, ich gebe mein ganzes Selbst diesem Selbst hin. Nicht mein Wille geschehe, sondern der deinige. Wir lassen all unsere Anstrengungen und Übungen und auch die Früchte dieser Praxis los und legen sie unserem Guru zu Füßen.

All die Gurus, die in diesem Chant besungen werden, sind Lehrer, die jederzeit erreichbar für uns sind, um uns zu dem zu erwecken, was wir wirklich sind – wenn wir bereit sind, sie als solche wahrzunehmen. Dieser Chant fordert uns auf, die Menschen und Situationen in unserem eigenen Leben zu bemerken und sie dafür wertzuschätzen, dass sie uns Gelegenheiten zur Selbst-Erkenntnis geben. Wir müssen nicht irgendwo hingehen oder jemanden finden: Es ist schon alles da, hier, direkt in unserem eigenen Leben. Zu erkennen, wie wichtig und bedeutsam dieser alte Sanskrit-Chant in unserem modernen Leben ist, und dies wertzuschätzen – darum geht es im Jivamukti Yoga.

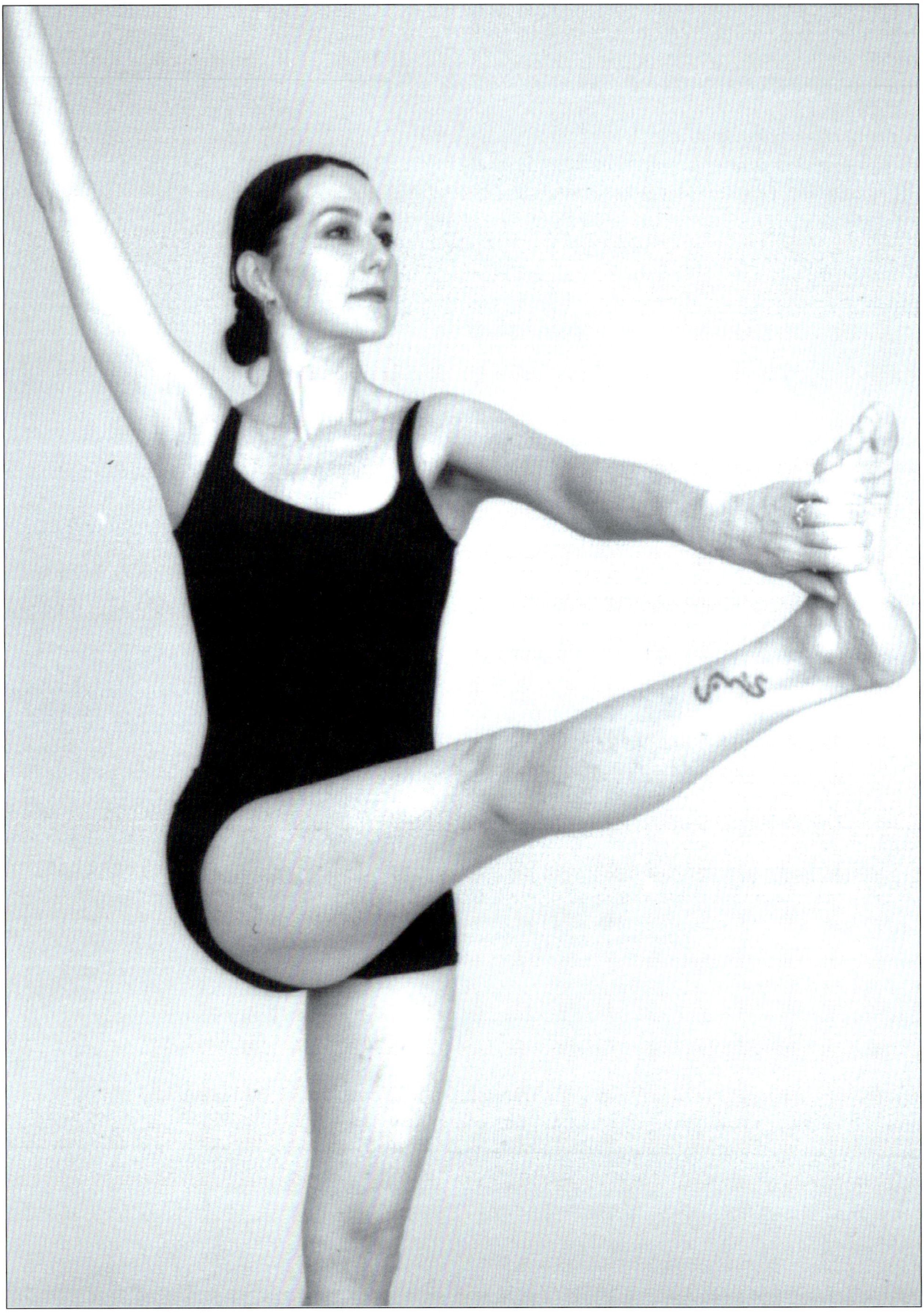

2 Die Wurzeln des Yoga ... Zurück zur Quelle

Wenn die unermesslichen Traditionen der indischen Philosophie und Literatur alle verschwänden und nur die Yoga-Sutras von Patanjali gerettet werden könnten, dann könnte daraus jede dieser Philosophien und literarischen Texte zu gegebener Zeit wieder erschaffen werden.

Pandit Usharbudh Arya, Die Yoga Sutras von Patanjali

Der Sanskritbegriff Yoga stammt aus den Veden, den ältesten bekannten Schriften aus praehistorischer Zeit. Ein indischer Philosoph namens Patanjali hat Yoga nicht erfunden, aber er schrieb vor mehreren tausend Jahren ein Handbuch darüber, die Yoga Sutras.

Einige westliche Verfechter des Yoga nennen ihn wissenschaftlich und meinen damit, dass er praktisch und systematisch ist. Yoga ist jedoch mehr als eine Wissenschaft, denn diese basiert lediglich auf den Ausdehnungen unserer fünf Sinne. Das Teleskop und das Mikroskop sind nichts als Ausdehnungen des Auges. Autos und Raumschiffe sind Ausdehnungen unserer Arme und Beine. Computer sind Ausdehnungen unseres Gehirns. Diese wissenschaftlichen Geräte dehnen die Reichweite der Sinne aus, sind aber immer noch durch die Begrenzungen der Technologie und Materialien eingeschränkt, ebenso wie durch unsere Fähigkeit, das zu verstehen, was uns gezeigt wird.

Die Wissenschaften helfen uns, die Unterschiede zwischen Dingen zu analysieren. Yoga dagegen sucht zu verbinden, nicht zu trennen. Die Yogapraktiken sind Werkzeuge, die uns in die Lage versetzen, Erfahrungen jenseits der Begrenzungen der fünf Sinne zu machen.

Yoga ist das zweitälteste der insgesamt sechs philosophischen System Indiens, die man auch als *Darshanas* oder Sichtweisen bezeichnet und von denen man annimmt, dass sie sich eher gegenseitig ergänzen, als dass sie unabhängig voneinander sind.

Nach ihrer Geistesverwandtschaft zusammengefasst, sind diese Systeme Yoga und *Samkhya* (die ältesten), Vaisesika und Nyaya sowie Purva Mimamsa und Vedanta. Zusammen mit den im hohen Maße differenzierten Philosophien des Buddhismus und Jainismus bilden sie die Bestandteile einer vollständigen indischen Philosophie.

Die Gründer der sechs philosophischen Systeme Indiens:

System	***Vertreter***	***Zeit (umstritten)***
Samkhya	*Kapila*	*700-600 (?) v.Chr.*
Yoga	*Patanjali*	*300 (?) v. Chr.*
Vedanta	*Vyasa*	*200 (?) v. Chr.*
Nyaya	*Gautama*	*150 (?) v. Chr.*
Vaisesika	*Kanada*	*200 (?) n. Chr.*
Purva Mimamsa	*Jaimini*	*200-250 n.Chr.*

Yoga, Samkhya und Vedanta beschäftigen sich vor allem mit dem spirituellen und metaphysischen Zweck der menschlichen Existenz. Purva Mimamsa ist weitgehend beschränkt auf Rituale, die als vorläufige Helfer für den Aufstieg auf der spirituellen Leiter angesehen werden. Und Vaisesika und Nyaya liefern uns eine Analyse des Universums, die hauptsächlich auf empirischen Beobachtungen basiert. Zusammengenommen schenken uns diese sechs Systeme die Metaphysik, eine Religion, eine Erklärung der höchsten und der weltlichen Wirklichkeit und ein Mittel zur spirituellen Befreiung. Yoga verbindet sie wegen seines praktischen Ansatzes alle miteinander. Die Gründer all dieser Systeme waren Yogis.

Jeder Gründer kodifizierte sein philosophisches System in Form von kurzen Sutras, kompakten Weisheitspaketen, die Studenten durch eine mündliche Lehrtradition auswendig lernen konnten. Das Wort Sutra bedeutet „Faden", und, wie Stiche in einem Kleidungsstück, hängt ein Sutra von den anderen ab.

Sutras sind kurz, bilden nur selten vollständige Sätze und sind nicht mehrdeutig – dennoch ist ihre genaue Bedeutung vielschichtig. Hier ein Beispiel aus Patanjalis *Yoga Sutras* (der Vermerk YS I:23 bedeutet, dass es hier um Sutra Nummer 23 aus dem ersten von vier Bänden handelt).

Ishvara-pranidhanad-va. (YS I:23)
Indem man seine Identität Gott schenkt, erlangt man Gottes-Identität.

Ein Sutra wie dieses ist im Laufe der Zeit von verschiedensten Kommentatoren bis ins kleinste Detail interpretiert worden, um seine volle Bedeutung zu erfassen. Der indischen Philosophie zufolge wurden die *Yoga Sutras* wie auch andere yogische Schriften von Rishis verfasst. Das waren Weise, die durch Yogapraktiken in den Zustand von Samadhi oder Gotteseinheit eingetreten waren und von dort Informationen mitbrachten, die dann die Basis der indischen Wissenschaften und Künste wie Mathematik, Astronomie und Lyrik bildeten. Patanjali etwa schrieb ein Werk über die ganzheitliche medizinische Wissenschaft des *Ayurveda* und ein weiteres über die Grammatik des Sanskrit.

Sowohl Patanjali selbst als auch der bekannteste Kommentator seiner Yoga Sutras, Vyasa, werden als Rishis betrachtet. Vyasas Kommentare sind so dicht, dass sie wiederum ihre eigenen Kommentare nach sich zogen.

Manche Gelehrte setzen Patanjalis Geburt um das Jahr 300 v. Chr. an, aber niemand ist sich dessen wirklich sicher. Es wird angenommen, dass er eine Wiedergeburt von Adisesha („Endlos") war, des lebendigen Fahrzeugs des Gottes Vishnu – einer tausendköpfige Kobra, die das Schlangenrennen beherrscht, von dem man sagt, dass es die geheimen Schätze der Erde bewacht.

Der Legende zufolge bemerkte Vishnu, der sich ja mit dem Erhalten beschäftigt, dass die Menschen auf der Erde sich zu sehr von weltlichen Dingen gefangennehmen ließen und ihre Fähigkeit verloren, sich mit dem Ekstatischen zu verbinden. Vishnu macht sich immer Sorgen, wenn Menschen unglücklich sind, und hatte darum eine Idee, während er sich auf seiner Couch ausruhte, die zufällig die Schlange Adisesha war. Vishnu schlug vor, dass sich Adisesha als ein Weiser verkörpern sollte, um die Methode zum Erlangen von Samadhi in einer präzisen Struktur zu kodifizieren, die die Menschen dann anwenden konnten. Der Legende zufolge war Patanjali dieser Weise. Er kodifizierte die Schlüssel zum Glück in Form der *Yoga Sutras*, die schon vor tausenden Jahren nützlich waren und in unserer heutigen Zeit gerade wiederentdeckt werden.

Für uns als moderne Yogis ist es schon aufregend genug, dass wir überhaupt Zugang zu diesen *Yoga Sutras* haben. Aber die *Yoga Sutras* werden uns die Bedeutung des Lebens nicht in Worten vermitteln. Mystische Schriften sind wie Noten: Wenn man sie liest und dann spielt, erfährt man die Musik. Man muss also die Noten spielen, um die Musik zu hören. In derselben Weise beschreibt Patanjali nicht Samadhi, er gibt Anweisungen. Wenn man sie befolgt, wird man eine Erfahrung machen, die in Worten nie beschrieben werden könnte.

Patanjali benennt fünf Hindernisse, die uns davon abhalten können, Samadhi zu erfahren. Diese Hindernisse sind die *Kleshas*, und sie beeinträchtigen uns heute ganz genauso (wenn nicht sogar noch mehr), wie sie die Inder beeinträchtigten, die vor tausenden Jahren die Erleuchtung anstrebten:

1. *Avidya*: Unwissenheit oder unrealistische Wahrnehmung
2. *Asmita:* Selbstsucht
3. *Raga*: übertriebene Bindung an angenehme Dinge
4. *Dvesa:* übertriebe Abneigung, Hass
5. *Abinivesha*: Angst vor dem Tod

Falsche Wahrnehmung, Avidya, ist der Hauptgrund allen Leidens.

Shri Brahmananda Saraswati, The Textbook of Yoga Psychology[1]

Alle fünf Kleshas entstammen dem ersten, Avidya. Wir verbringen die erste Hälfte unseres Lebens damit, eine Persönlichkeit zu entwickeln, und die zweite damit, diese zu verteidigen, weil wir ja schließlich so hart für sie gearbeitet haben. („Natürlich bin ich stur – ich bin schließlich Stier.") Während wir uns immer stärker an die Persönlichkeit binden, die wir geschaffen haben, fangen wir an, sie fälschlicherweise für unsere wahre Identität zu halten. Und dies beginnt dann unseren Körper und unseren Geist zu formen. Diese falsche Überzeugung ist Avidya, die Unwissenheit über unsere wahre Natur, die das unsterbliche, unveränderliche Selbst ist.

Wenn wir von der Persönlichkeit abhängig sind, dann können wir leicht verletzt werden, wenn uns jemand missversteht. „Ich dachte, du kennst mich!", rufen wir aus. Die Persönlichkeit andererseits wird dadurch immer rigider und beginnt unsere Möglichkeiten zu begrenzen. Das nächste Mal, wenn du dich selbst dabei ertappst zu sagen „Ich bin einfach nicht der Mensch dafür" oder „Das ist wirklich nicht mein Ding", denke darüber nach, dass du nicht unbedingt so handeln *musst,* wie es der Persönlichkeit entspricht, die du bis jetzt geschaffen hast. Lass los (deine Identifikation mit dem Körper/Geist, das ist gemeint!).

Um von den Kleshas loszukommen, empfiehlt Patanjali ein achtgliedriges System des Yoga, das er Ashtanga oder Raja Yoga nennt. Jedes Glied des Baumes des Raja Yoga repräsentiert eine reinigende Yogapraxis:

1. Yama: Beherrschung oder Enthaltung
2. Niyama: Regeln
3. Asana: Haltung, Sitz
4. Pranayama: Beherrschung und Kontrolle der Lebenskraft
5. Pratyahara: Zurückziehen der Sinne
6. Dharana: Konzentration
7. Dhyana: Meditation
8. Samadhi: Glückseligkeit, Über-Bewusstsein

Durch diese Yogapraktiken versuchen wir den Körper und den Geist zu reinigen, damit wir uns von den Kleshas befreien und die unglaubliche Glückseligkeit und die Selbsterkenntnis des Samadhi erfahren können. Yogapraktiken wie Asanas oder Pranayama wühlen unsere Ängste, unsere Unwissenheit und unsere Anhaftungen auf. Und indem wir uns ihrer bewusst werden, können wir beginnen, sie loszulassen.

Die Yogapraktiken sind psychotherapeutische Werkzeuge. Meditation versetzt uns in die Lage, den Geist zu beobachten, ebenso wie unsere Gewohnheiten, Vorlieben und Neurosen, und so Einsichten in unsere Psyche und auch in unseren unbewussten Geist zu gewinnen. Der psychotherapeutische Aspekt des Yoga entsteht dadurch, dass Yoga anfängt, den Körper, die Gefühle und den Geist zu reinigen und zu integrieren, indem er sie mit Bewusstsein durchzieht. Dennoch ist Yoga der Wissenschaft der Psychologie überlegen, weil letztere Erleuchtung oder Befreiung nicht als ein erstrebenswertes Ziel betrachtet oder sie überhaupt in Betracht zieht.

Die so genannte Tiefenpsychologie und die Parapsychologie sind nicht tiefgründig genug, um Befreiung zu bewirken. Die Unterdrückungen der Kindheit und ihre Aufarbeitung durch die Psychoanalyse kann den Menschen vielleicht dazu befähigen, erfolgreich den Problemen des Lebens zu begegnen, aber damit ist er immer noch weit von der Realität seiner Psyche (Seele) entfernt. Er ist immer noch ein sterbliches, materielles Wesen. Es gibt kein Ziel einer Loslösung von der Kette der auf Beziehungen ausgerichteten Existenz.

Shri Brahmananda Saraswati, The Textbook of Yoga Psychology[2]

Die erste Pflicht derer, die wahrhaftig Yoga üben wollen, besteht darin, mit aller Kraft, aller Aufrichtigkeit, allem Durchhaltevermögen, dessen sie fähig sind, selbst den Schatten von Angst aus ihrem Bewusstsein zu verbannen. Um diesen Weg zu gehen, muss man unerschrocken sein und sich nie in dieses unbedeutende, kleine, schwache, boshafte Zurückschrumpfen in das kleine Selbst, das Angst bedeutet, hineinfallen lassen.

Die Mutter, The Sunlit Path: Passagen aus Gesprächen und Schriften der Mutter

Wie aber jetzt mit der Erforschung der eigenen, wahren Natur beginnen? Fangen wir mit Patanjalis erstem Sutra an:

Atha yoganushasanam (YS I:1)
Und so geht Yoga weiter, wie ich es in der natürlichen Welt beobachtet habe.

Dieses Yogasutra hat uns schon immer inspiriert, denn es beinhaltet, dass alles, was wir wissen müssen, um zu unserem natürlichen Zustand zurückzukehren, bereits vor unseren Augen sichtbar ist, wenn wir uns nur erlauben würden, dies zu erkennen. Das ist unglaublich aufregend. Aber wie verbinden wir das Sichtbare mit dem Unsichtbaren?

Wir können damit beginnen, dass wir uns während der Übung eines Asana beobachten. Es gibt ein Yoga Asana, das Setu Bandhasana genannt wird, was wörtlich „die Konstruktion einer Brücke" bedeutet. Während man dabei langsam den Rücken vom Boden hebt, bis nur noch die Füße und der Kopf den Boden berühren, erfährt man, wie es ist, ein Ufer mit einem entfernt gelegenen anderen zu verbinden. Man steht nicht einfach da und schaut auf das gegenüber liegende Ufer, man wird die Verbindung. Brücken verbinden oder binden einen nicht verbundenen Teil mit einem anderen. Wenn Unverbundenheit eine Illusion ist, dann muss die Brücke etwas sein, das diese Illusion infrage stellt.

Vielleicht nimmst du wahr, während du Sethu Badhasana praktizierst, dass dein Verstand anfängt zu rasen, wenn deine Beine anfangen, müde zu werden. Vielleicht merkst du auch, dass dein Verstand wieder langsamer wird, wenn du die Atmung vertiefst, um mehr Stärke in deine Beine zu bringen. So beginnst du eine subtile Verschiebung im Bewusstsein zu erfahren. Auf diese Weise lernen die Yogis, sich in tiefere Bewusstseinszustände hinein zu bewegen und Kontrolle über den Geist zu gewinnen, indem sie, wie Patanjali vorschlägt, beobachten, wie sich Yoga in der natürlichen Welt fortsetzt.

Im zweiten Sutra definiert Patanjali Yoga:

Yogash chitta-vritti nirodha. (YS I:2)
Yoga wird verwirklicht, wenn die Identifikation
mit den Bewegungen des Geistes aufhört.

Yogash:	Vereinigung mit der Quelle von Allem
Chitta-vritti:	Bewegung (von *vritti*: Wirbel) des Verstandes, Modifikation von *chittam*, Verstand (von *cit*: wahrnehmen)
Nirodha:	Ende, Auflösung

Wir alle sind schon einmal der Gnade der Bewegungen unseres Geistes ausgesetzt gewesen. Unsere Gedanken können uns in Unruhe versetzen, oder sie gefallen uns, oder sie quälen uns – aber sie können uns nicht in den Zustand des Yoga bringen. Um diesen Zustand zu erreichen, sagt Patanjali, müssen wir zulassen, dass sich unsere Aufmerksamkeit von den Bewegungen des Geistes löst, sodass wir über die Gedanken hinausgelangen, in einen höheren Bewusstseinszustand.

Unsere wichtigste Aufgabe ist, über die Gedanken hinauszugelangen.
SWAMI NIRMALANANDA

Samadhi bedeutet „dem Höchsten gleich"

Sam – dasselbe,

verbunden mit Adhi – das Höchste

Und das Höchste ist Eins.

Im Zustand von Samadhi erkennen wir, dass wir nicht allein sind, einsam, nur einer im Meer von vielen. Wir sind vielmehr das Eine, das viele Formen angenommen hat.

In der Philosphie des Vedanta wird das Sanskritwort *Brahman* benutzt, um das zu bezeichnen, was real ist. Nach dem Vedanta ist nur Brahman selbst real. Es ist die höchste unwandelbare Wirklichkeit. Etwas ist nur dann real, wenn es sich nicht verändert, egal, unter welchen Umständen.

Dieses Konzept lässt einige interessante Fragen aufkommen:

Ist unser Körper real?
Ist unser Geist real?
Ist diese Welt real?

Nach dem Vedanta sind sie es nicht, weil etwas nur dann real ist, wenn es durch alle Formen von Zeit und Raum dasselbe bleibt.

Es ist nützlich, eine Grundlage in der Philosophie des Vedanta zu haben, wenn man über Yoga diskutiert, denn Vedanta ist die logische Erweiterung des Yoga. Die Yoga-Philosophie ist dualistisch: Da gibt es uns, und da gibt es Gott, auch wenn wir einen Zustand des Yoga oder die Einheit mit Gott erreichen können. Vedanta trägt die Vorstellung von der Vereinigung mit Gott weiter, in eine nondualistische Philosophie mit dem Konzept des Einsseins als Herzstück: Du bist Gott und Gott ist Du.

Die Idee, die in der Schrift *Chandogya Upanishad* ausgedrückt wird, „Tat Tvam Asi" oder „DU bist DAS", ist grundlegend für das vedantische Denken.

Brahman ist Gott, die Quelle des gesamten Universums: Liebe selbst, grenzenlos, unendliche Freude. Die *Taittiriya Upanishad* verkündet, dass Liebe die Quelle von allem ist. Alles ist aus Liebe entstanden, und in die Liebe wird alles zurückkehren.

Brahman projiziert sich selbst als das greifbare Universum durch die Kraft von *Maya*, was in der etymologischen Begrifflichkeit „Messung" bedeutet. Maya wird üblicherweise als „Illusion" übersetzt, denn was man versucht zu messen, ist Ewigkeit oder das Unendliche. Im Versuch, das Unendliche zu messen, schufen die Menschen das Konzept der Zeit, und wo es Zeit gibt, gibt es das relative Universum. Maya, Messen, Meter, Materie, Musik – dies sind alles aufeinander bezogene Ideen, die in Zeit und Raum existieren.

Unsere gesamte Vorstellung der Wirklichkeit ist eigentlich auf den Kopf gestellt worden. Statt dass Gott eine riesige eingebildete Projektion ist, zeigt sich, dass er in Wirklichkeit das einzige Reale ist, und das gesamte Universum, trotz seiner Ausdehnung und Festigkeit, ist eine Projektion der Essenz Gottes.

Deepak Chopra, How to know God[5]

Maya hat das Universum geboren. Maya ist die Mutter des materiellen Universums, und sie ist fremd, mysteriös und unbeschreiblich. Maya verschleiert die wahre Natur Brahmans, die absolut und bedingungslos ist, und verursacht, dass das Eine als Viele erscheint.

Vedanta schreibt Maya zwei Kräfte zu:

- Die Kraft, zu verschleiern oder zu verbergen (das Ergebnis von Maya ist bekannt als Avidya, das nach Patanjali das wichtigste Klesha ist).

- Die Kraft, zu manifestieren oder zu projizieren (auch als Schöpfungskraft bekannt).

Maya zeigt diese Kräfte durch drei Eigenschaften, die *Gunas* genannt werden. Eigenschaften sind Begrenzungen; wenn man sie entfernt, dann verschwindet die illusionäre Erscheinung einer Sache. Wenn man ein „reales" Gebäude besitzt, das aus Wänden, einem Fundament und einem Dach besteht, und man nimmt all diese Qualitäten fort, dann ist nichts übrig. Das Gebäude verschwindet. Ohne die Qualitäten eines Gebäudes kann ein Gebäude nicht existieren.

Alle Aspekte der materiellen Realität können nach den folgenden drei Eigenschaften oder Gunas zusammenfasst werden:

- *Sattva*: Leichtigkeit, Reinheit, Ruhe, Güte, Gleichgewicht. *Sattva* bindet mit einer Anhaftung an Glück oder Vergnügen.

- *Rajas:* Aktivität, Leidenschaft, Wachstum, Veränderung, Evolution. *Rajas* bindet mit einer Anhaftung an Aktivität.

- *Tamas*: Dunkelheit, Trägheit, Schwere, Widerstand, Involution. *Tamas* bindet mit einer Anhaftung an Täuschung und Unwissenheit.

Die Gunas können mit drei Räubern verglichen werden, die einem Mann im Wald auflauern. Tamas, einer der Räuber, will ihn töten und ihm sein Geld stehlen. Rajas, der zweite Räuber, überredet die Gruppe stattdessen, ihn an Händen und Füßen an einen Baum zu binden und ihm all sein Geld und seine Besitztümer zu stehlen. Nach einiger Zeit kommt Sattva, der dritte Räuber zurück, bindet den Mann los, bringt ihn aus dem Wald heraus bis zu einer vielbefahrenen Straße. Dann verlässt Sattva den Mann, denn da er auch ein Räuber ist, traut er sich aus Angst vor der Polizei nicht, den Mann weiterzubegleiten.

Tamas möchte den Mann zerstören, Rajas bindet ihn an die Welt und beraubt ihn seiner spirituellen Schätze, Sattva bringt ihn auf den Weg zur Freiheit. Tamas muss von Rajas überwunden werden und Rajas von Sattva. Aber letztlich muss auch Sattva überwunden werden, wenn der Mann wirklich vollständige Freiheit sucht. Die Wahrheit liegt nämlich jenseits der drei Gunas.

Es ist gut, sich mit diesen drei Begriffen vertraut zu machen, denn sie sind eine nützliche Kurzform, um Menschen oder Dinge zu beschreiben. Spirituelle Suchende beispielsweise können beschrieben werden als:

Sattvisch: interessiert an der Wahrheit, sich ihres Selbst bewusst
Rajasisch: abhängig, gebunden
Tamasisch: machtgierig, manipulativ

Sattvische Suchende verlangen nichts. Sattvische Sucher sind diszipliniert. Deshalb werden sie auch Schüler (engl.: disciples) genannt. Sattvische Sucher nutzen ihren Lehrer, um sich mit Gott zu verbinden. Ihnen geht es nicht darum, Aufmerksamkeit von ihrem Lehrer zu bekommen. Sie haben nur Interesse an der Wahrheit.

Vor langer Zeit gab es einmal einen großen Lehrer, von dem man sagte, er sei eine Inkarnation von Shiva. Sein Name war Dakshinamurti, der Lehrer, der in Stille lehrt. Er saß in tiefer Meditation in einer Höhle und suchte nach Wahrheit. Er hatte drei Suchende, die zu ihm kamen, um sich unterrichten zu lassen. Alles, was er tat, war, seinen Daumen und seinen Zeigefinger im Chin Mudra zu verbinden, und als sie das sahen, *wussten* sie plötzlich, sie hatten verstanden – sie erkannten das Selbst! Das ist ein Beispiel für einen sattvischen Lehrer und sehr reife sattvische Suchende.

Rajasischen Suchern fehlt im Gegensatz dazu die Disziplin, sie predigen mehr, als dass sie üben. Rajasische Suchende sind keine Schüler, sie sind Gefolgsleute, denen das Durchhaltevermögen fehlt, hart an sich zu arbeiten, um die innere Essenz zu entdecken. Sie können leidenschaftliche Fanatiker werden. Sie tendieren dazu, die äußere Erscheinung ihres Lehrers nachzuahmen. Wenn die Haltung ihres Lehrers ihnen gegenüber sich ändert, dann können sie davon emotional sehr betroffen sein.

Das Wort Anhaftung charakterisiert die Natur rajasischer Schüler. Ihre Anhaftung gilt der äußeren Erscheinung einer Sache. Erinnert euch, rajasisch sein bedeutet, an Aktivität gebunden zu sein. Sie sind nicht gut in Meditation oder im Dienen. Rajas kann aber auch eine Phase sein, durch die man durchgehen muss, wenn man mit seiner Sadhana beginnt, der spirituellen Praxis.

Tamasische Sucher haben kein Interesse daran, die disziplinierte Arbeit des Sadhana zu leisten. Sie sind faul. Sie nehmen die Lehren und kehren sie um, damit sie mit ihren eigenen schlechten Gewohnheiten und Verhaltensweisen übereinstimmen. Sie haben Freude daran, dem Lehrer das Leben schwer zu machen. Sie versuchen gerne, dem Lehrer Zeit zu stehlen, nur einfach, um zu sehen, ob sie es schaffen. Sie könnten sogar versuchen, den Lehrer zu verführen, unter dem Vorwand, besonderes Interesse an spirituellen Lehren zu haben. Gewöhnlich suchen sie nur Aufmerksamkeit, Zeit oder Sex. Natürlich müssen sie wenigstens *irgendein* Interesse an dem Thema der Gottesverwirklichung haben, aber ihre tamasische Tendenz, sich grundsätzlich nicht ändern zu wollen, herrscht vor und verursacht ihnen selbst und ihrem Lehrer Probleme.

Als individuelle Seelen oder *Jivas*, die durch Maya gebunden sind, sind wir alle bis zu unserer Befreiung Mischungen aus den drei Gunas. Yoga ist das Mittel, mit dem der Jiva sich von den Bindungen durch Maya befreien kann. Diese Befreiung wird *mukti* genannt, der Jivanmukta ist jemand, der sich von Bindungen befreit hat.

Entsprechend den Gunas gibt es drei Arten von Jivas:

Pravahi (Tamas): Weltlich, nicht interessiert an Befreiung oder Erleuchtung; ziemlich beschäftigt damit, die Welt kennenzulernen.

Maryada (rajas): Interessiert an Befreiung; fühlt, dass es „einen Weg" geben muss. Maryada-Seelen suchen nach Systemen, die sie studieren und denen sie folgen können. Weltliche Aktivitäten befriedigen sie nicht; sie möchten gern unter die Oberfläche der Erscheinungen schauen.

Pushti (Sattva): Pushti bedeutet „Nahrung". Dies sind gnadenvolle Seelen, die von der Gnade Gottes genährt werden. Sie suchen nicht nach einem Weg, um Befreiung zu finden; sie überlassen alles Gottes Gnade.

Wenn ein Jiva schließlich bemerkt, wer oder was er oder sie wirklich ist, dann trifft der Begriff Jiva nicht länger zu. Die verwirklichte Seele wird zum Atman. Der Atman sieht alles, er ist der innewohnende Zeuge. Er ist reines Bewusstsein, in einem Zustand absoluter Freude. Er ist ungeboren und unsterblich, keinem Wachstum oder Verfall unterworfen, ebenso wenig wie den drei Gunas. Er ist unveränderlich und ewig, und er wird nicht zerstört, wenn der Körper zerstört wird. Der Atman ist das ICH-BIN.

Wenn Jivas ihre wahre Identität realisieren, dann sind sie nicht länger mit ihrem Geist oder ihrem Körper identifiziert. Sie haben den unsterblichen Atman verwirklicht und sind selbst verwirklichte Wesen oder Jivanmuktas geworden.

Es ist schwer, eine menschliche Geburt zu erhalten. Rein und mit einer Sehnsucht nach Lernen und spirituellem Wachstum geboren zu werden ist sogar noch seltener und geschieht erst nach tausenden Inkarnationen... Strebe danach, einen echten spirituellen Lehrer zu finden, einen Guru, und lerne durch die Yogapraxis die Fähigkeit der Unterscheidung. Studiere die alten spirituellen Schriften, und durch innere Ruhe und Reinigung versuche Wissen über den Atman zu erlangen.... Aber unter all den Mitteln, die zur Suche nach Befreiung eingesetzt werden, ist das wichtigste die Hingabe. ... Es gibt ein Mittel, den Ozean der Weltlichkeit zu überqueren und das andere Ufer zu erreichen. Es ist das Mittel, mit dem die Yogis hinübergekommen sind. Die alten Schriften haben gesagt, dass Shraddha (Lernen), Bhakti (Liebe), Dhyana (Meditation) und Yoga (Selbst-Disziplin) die Ergebnisse bringen werden, die du benötigst. Diese werden dich aus der Bindung der Wiedergeburt befreien.

Sankaracharya, Der Viveka Chudamani (Das höchste Juwel der Unterscheidung), die klarste Aussage der Philosophie des Vedanta[6]

Es ist schwer, eine menschliche Geburt zu erhalten. Es ist genauso unwahrscheinlich, wie wenn ein Seehund, der mitten im Ozean schwimmt und nach Luft schnappend an die Wasseroberfläche kommt, merkt, dass er zufällig seine Nase durch einen Rettungsring gesteckt hat, der zufällig und genau an diesem Punkt auf dem Wasser treibt. Wir sind gesegnet, dass wir als Menschen geboren wurden, weil wir als Menschen in der Lage sind, Techniken zu lernen, die seit tausenden Jahren durch mündliche Überlieferung von Lehrer zu Schüler weitergegeben worden sind. Diese uralten Techniken können uns zeigen, wo wir unserem natürlichen Zustand, dem Glück, noch Widerstand leisten.

Wenn man ein Interesse an Befreiung hat, ist es wahrscheinlich, dass man schon in früheren Leben Yoga geübt hat. Man ist in diesem Leben kein vollständiger Anfänger mehr, sondern kann da weitermachen, wo man aufgehört hat.

Zu sagen, dass eine menschliche Geburt von größtem Vorteil ist, bedeutet keine Diskriminierung der Fähigkeit eines Tieres, Erleuchtung zu erlangen. Tiere sind nicht weniger intelligent oder weniger bewusst als Menschen. Es ist nur so, dass die Menschen in dieser Epoche wohl oder übel die dominante Spezies sind. Die Wahlmöglichkeiten im Leben sogar des ärmsten Menschen sind vielfältiger als die der meisten Tiere – weil Menschen eben das Schicksal so vieler Wesen kontrollieren.

Das war nicht immer so. Als Vishnu beispielsweise in seiner frühesten Inkarnation auf die Erde kam, wählte er, als Fisch zu erscheinen, Matsya, da damals die Fische die dominante Spezies waren. Und als die Reptilien aus dem Meer auftauchten, wählte er als zweite Inkarnation eine Schildkröte, Kurma. Und als die Säugetiere dominanter wurden, erschien der Avatar als Wildschwein, Varaha.

Ob man nun den Körper eines Menschen oder einer Schildkröte hat – der eigene Körper ist immer ein komplexes Hilfsmittel, um in Richtung Erleuchtung weiterzugehen. Als Menschen stehen uns Yogatechniken zur Verfügung, die das Hilfsmittel von Körper/Geist benutzen. Alle Yogatechniken sind Techniken zur Reinigung dieses Körpers und Geistes, der eigentlich aus fünf Körpern besteht: dem physischen, dem vitalen, dem emotionalen, dem intellektuellen und dem Glückskörper.

Reinigung bedeutet aus yogischer Sicht, alle fünf Körper des kleinen Selbst in einen sattvischen (balancierten) Zustand zu bringen, in dem weder Tamas (Trägheit) noch Rajas (Aktivität) dominieren.

Die fünf Körper umhüllen das wahre Selbst wie ein Behälter, der *Upadhi* genannt wird. Upadhi bedeutet Hilfsmittel. Es ist gut, einen Körper zu haben, denn er ist ein Hilfsmittel für das Bewusstsein. Das Problem ist, dass wir das Hilfsmittel mit dem verwechseln, was wir wirklich sind. Durch Yogaübungen jedoch können wir unsere fünf Körper reinigen, die das Selbst umgeben, sodass das absolute Bewusstsein, Brahman, hindurchscheinen kann.

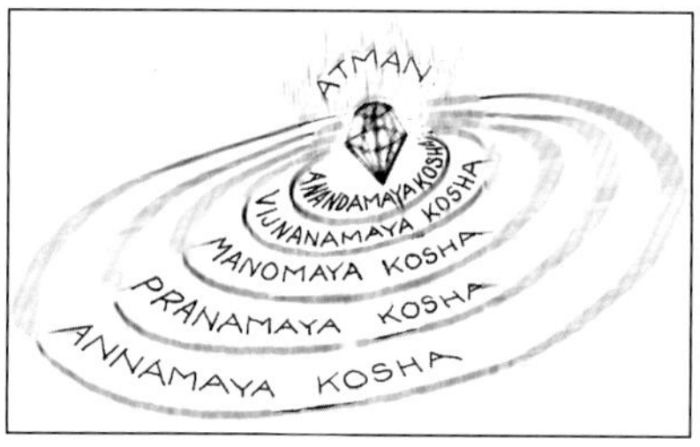

Die fünf Körper
Künstler: David Life

Die fünf Körper werden in drei Kategorien unterteilt: materiell, astral und kausal. Die Namen jedes dieser Körper bestehen aus zwei Sanskrit-Begriffen. Der erste Teil bezeichnet das, was den Körper ausmacht, der zweite Teil, *kosha*, bedeutet Hülle oder Bedeckung. Jeder Körper kann durch bestimmte Yogaübungen gereinigt werden.

Materieller Körper

1. Annamaya Kosha (physischer Körper)
Annamaya=Nahrung; Kosha=Hülle

Technik: Da Annamaya Kosha aus der Nahrung besteht, die wir zu uns nehmen, kann er durch eine vegetarische Ernährung, durch Asanas und Kriya (Reinigungs-Techniken) gesäubert werden.

Astralkörper

2. Pranamaya Kosha (Vitalkörper)
Pranamaya=Vitalität; Kosha=Hülle

Technik: Da Pranamaya Kosha aus Energie und Vitalität besteht, kann er durch Pranayama (Atemübungen) und Kriya gereinigt werden.

3. Manomaya Kosha (Emotionalkörper)
Manomaya = Emotionen; Kosha=Hülle

Technik: Da Manomaya Kosha aus Emotionen besteht, kann er durch Karma Yoga (selbstloses Dienen), Bhakti (Hingabe an Gott), Chanten, Frömmigkeit und das Praktizieren der Yamas und Niyamas gereinigt werden.

4. Vijnanamaya Kosha (Intellektueller Körper)
Vijnanamaya = Intellekt; Kosha=Hülle

Technik: Da Vijnanamaya Kosha aus Gedanken und Vorstellungen besteht, kann er durch Satsang gereinigt werden. Satsang bedeutet, sich in die Gesellschaft anderer zu begeben, die ebenfalls Befreiung suchen oder Heilige sind. Er kann ebenso durch das Studium der Schriften oder des Sanskrit sowie durch Meditation gereinigt werden.

Kausal-(Samen) Körper

5. Anandamaya Kosha (Glückskörper)
Anandamaya=Seligkeit; Kosha= Hülle

Technik: Anandamaya Kosha kann durch Ekstase, Samadhi, gereinigt werden.

Alle diese Körper des kleinen Selbst durchdringen einander. Sie manifestieren sich alle zur selben Zeit, und die Befindlichkeit eines Körpers beeinflusst alle anderen. Unser emotionaler Zustand beeinflusst zum Beispiel unsere Gesundheit; das Essen, das wir zu uns nehmen, beeinflusst unsere Vitalität. Die Körper existieren nicht unabhängig voneinander, außer im Tod, wenn der materielle Körper sich von den astralen und vom Kausalkörper trennt. Diese feinstofflicheren Körper existieren weiter und gehen in einem neuen physischen Körper in eine andere Inkarnation über.

Wir können anfangen, unsere eigenen Subtilkörper während der Asanapraxis zu fühlen, wenn uns bewusst wird, dass wir uns nicht mit Muskelkraft durch die schwierigeren Haltungen kämpfen müssen. Zum Beispiel kämpfen wir vielleicht mit dem Gleichgewicht in Bakasana (der Krähe), weil unsere Arme nicht stark genug sind, aber wenn wir den Vitalkörper anzapfen, dann heben sich plötzlich die Füße, und, siehe da, wir fliegen. In einem solchen Moment können wir merken, dass der Vitalkörper den physischen Körper belebt. Die Asanapraxis kann uns helfen, einen gesunden physischen Körper zu entwickeln, aber es geht dabei eigentlich darum, die Grenzen des physischen Körpers zu überschreiten. Es ist eine Methode, die feinstofflichen Körper zu erfahren.

Es gibt zwei Stadien von Samadhi. Der erste ist Samprajnata oder Sabija Samadhi (mit Samen). In diesem Zustand nimmt man andere noch wahr. Man sieht ihre Essenz, ihre essenzielle Natur, ihre Seele. Man nimmt wahr, dass sie nicht von einem getrennt sind, dennoch zieht einen irgendetwas zurück in die Welt.

Das zweite Stadium, Asamprajnata oder Nirbija Samadhi (ohne Samen), überwindet alle Formen. Hier gibt es kein Subjekt und kein Objekt mehr, alles ist mit allem vereint. Andere existieren nicht mehr. Zeit hat keine Auswirkungen, die Gunas haben keine Auswirkung. Es gibt nur vollkommene Einheit, die sich nicht mehr auflöst.

In jedem beliebigen Moment sind wir entweder wach, wir träumen oder wir sind im Tiefschlaf. Eine unerleuchtete Seele kann keinen anderen Bewusstseinszustand erfahren. Die Yogaübungen helfen dabei, diese drei Zustände wieder zu integrieren und einen erhöhten Bewusstseinszustand hervorzurufen. Die Wahrheit beginnt dann durch alle unsere fünf Körper hindurchzuscheinen und bereitet uns auf die Erfahrung der ersten Stufe von Samadhi vor.

Solange wir jedoch weiterhin unerleuchtete Seelen oder Jivas sind, können wir nur drei Bewusstseinszustände erfahren:

Jagrat (Wachzustand, objektive Realität): Dies ist die Wirklichkeit, über die wir uns im Wachzustand alle einig sind. Im Wachzustand identifiziert sich die Seele mit dem Ego, nicht mit dem Atman. Zeit und Raum sind vorherrschend. Maya täuscht uns.

Swapna (Traumzustand, subjektive Wirklichkeit): Wenn wir träumen, ist dies *unser* Traum, nicht der von irgendjemand sonst. Wir existieren in einem Zustand subjektiver Wirklichkeit, in der die Seele sich weiterhin mit dem Ego identifiziert, nicht mit dem Atman. Zeit und Raum existieren weiter, auch wenn sie verzerrt werden können. Maya täuscht uns weiter.

Sushupti (Tiefschlaf, Bewusstlosigkeit): In diesem Zustand träumen wir nicht, und es gibt auch keine schnellen Augenbewegungen (REM=engl. Rapid Eye Movement). Der Jiva ist in Atman aufgegangen. Zeit existiert nicht. Die einzige Art, wie wir merken können, dass wir tief geschlafen haben, ist, wenn wir erfrischt aufwachen. Tiefschlaf ist ausschlaggebend für körperliche und geistige Gesundheit. Ein Mensch, dem längere Zeit der Tiefschlaf fehlt, wird mit der Zeit verrückt und stirbt irgendwann.

Was motiviert uns, aufzuwachen und den Einheitszustand des Tiefschlafs zu verlassen? Unsere ungetanen Taten und das unerlöste Karma. Diese motivieren uns, erneut zu träumen und dann für einen weiteren Tag aufzuwachen.

Wie Swami Satchidananda sagt: „Wenn du einen verschmutzten und gesprungenen Spiegel hast und hineinschaust, dann wirst du ein schmutziges und zersprungenes Gesicht sehen. Deshalb wirst du den Spiegel doch reinigen und reparieren, und dann wirst du ein sauberes und heiles Gesicht sehen. Wenn du den Geist reinigst, geschieht das Gleiche: Er wird das Wahre Selbst reflektieren, strahlend und hell."[7]

Die höchste Ebene von Asamprajnata wird Dharma-Mega-Samadhi oder Kaivalyam genannt. Kaivalyam bedeutet „All-Ein", „nur Eins". Hier gibt es nur einen Zeugen und Atman – das gesamte Universum ist ein Ausdruck dieses Einen, und dieses Eine ist man selbst.

Wenn dieses Licht zu scheinen beginnt, dann können wir eine neue Bewusstheit erfahren, die *Turiya* genannt wird. Dieses Wort bedeutet „Der Vierte" oder „Über die anderen drei hinaus". Es überschreitet Zeit und Raum und ist das erste Stadium von Samadhi, dem Überbewusstsein. Turiya geschieht, wenn der Jiva nach vielen Inkarnationen schließlich erwacht und realisiert, dass er nicht der Körper und nicht der Geist ist, sondern Atman, die unsterbliche göttliche Seele.

Zum Zeitpunkt unseres physischen Todes bekommen wir einen Moment lang Einblick in diese Erkenntnis. Die Seele verlässt den physischen Körper, schaut auf ihn zurück und fragt: „Wer ist das?" Der Jiva erkennt, dass dieses „das" nicht der Körper ist, aber er weiß noch nicht vollständig, wer „das" eigentlich ist.

Das Sanskrit-Wort OM bringt sowohl visuell als auch im Klang auf wunderschöne Weise die vier Stadien des Bewusstseins zum Ausdruck – Jagrat (Wachbewusstsein), Swapna (Traumzustand), Sushupti (Tiefschlaf) und Turiya (Samadhi). Jeder Teil des Symbols für OM repräsentiert einen anderen Bewusstseinszustand.

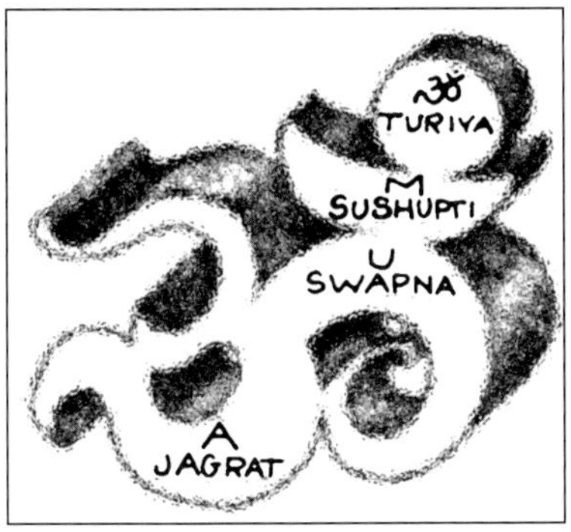

OM und die drei Bewusstseinszustände
Künstler: David Life

Wenn wir OM chanten, dann singen wir eigentlich einen dreigeteilten Klang: AUM, AH.....Ooooh..... Mmmm. Jeder Teil vibriert in einem anderen Bereich des Körpers und repräsentiert einen anderen Bewusstseinszustand. Das AAH erklingt im Unterbauch und repräsentiert Jagrat, den Wachzustand. OOOH vibriert im Solarplexus und im Herzen und repräsentiert Swapna, den Zustand des Träumens. MMM geschieht, wenn wir unsere Lippen zusammenpressen und die Vibration zu unserer Schädeldecke schicken. Mit diesem Klang rufen wir uns Sushupti, den Tiefschlaf, ins Bewusstsein. Und schließlich gibt es Turiya, in der kontinuierlichen Vibration, dem immer wieder klingenden, unerzeugten Klang des OM.

Om ist der Klang, der der Name Gottes ist. Er ist identisch mit Gott. „Am Anfang war das Wort, und das Wort war Gott", sagt uns die Bibel. „Dieses Wort ist OM", fügten die Yogis hinzu. Wenn wir Om chanten, dann widmen wir unsere Praxis Gott, und zwar in der ursprünglichsten, abstraktesten Art und Weise. Der stets praktisch denkende Patanjali jedoch schlägt in seinem 23. Sutra eine konkretere Art vor, sich mit dem Unendlichen zu verbinden:

Ishvara-pranidhanad-va (YS I:23)

Indem man sein Leben und seine Identität Gott gibt, erlangt man Gottes-Identität

Ishvara ist die erste, ursprüngliche, willentlich angenommene Gestalt von Brahman. Ishvara manifestiert sich als Form und besitzt so die Eigenschaften von Maya (Illusion), ist aber nicht durch die Gunas (Qualitäten) gebunden. Ishvara erscheint in Form der Dreieinigkeit von

- Brahma, dem Schöpfer
- Vishnu, dem Erhalter
- Shiva, dem Zerstörer oder Transformierer.

Vishnu ist immer auf das Wohlergehen aller Wesen bedacht. Im Hinduismus wird Jesus als eine von Vishnus Inkarnationen betrachtet, und genauso Buddha, da es der Lebenszweck beider war, das Bewusstsein zu erheben und auf diese Weise das Leid zu vermindern. Vishnu ist sattvisch, er ist der Sonnengott. Licht ist seine vorherrschende Qualität.

Brahma andererseits erschafft, sehr ähnlich dem alttestamentarischen Gottvater. Brahma ist rajasisch, er erschafft kontinuierlich, manifestiert, gebiert das Universum immer wieder neu in jedem Moment. Ohne Brahmas Schöpfung würden Shiva und Vishnu sich in unbeweglicher Gegensätzlichkeit gegenüberstehen, ohne etwas zu haben, auf das sie Licht werfen oder das sie auseinanderreißen könnten.

Shiva ist die tamasische Kraft der Veränderung und des Aufruhrs, der das nivelliert, was von Brahma erschaffen und von Vishnu zu erhalten versucht wird. Shiva ist notwendig zur Erneuerung und Weiterentwicklung. Im Christentum ist der Heilige Geist, der mit einer Botschaft zur Jungfrau Maria kam, die ihr gesamtes Leben auf den Kopf stellen würde, analog zu Shiva zu sehen.

Wir wissen nicht wirklich, was Liebe ist, bis wir uns verlieben. Wir wissen nicht wirklich, was Gott ist, ehe wir uns Gott in einer Form vorstellen, auf die wir uns beziehen können. Es ist schwer, sich auf Nichts zu beziehen. Gott muss eine Form werden, die irgendwie der unsrigen ähnlich ist, damit wir unsere Liebe auf diese Form richten können.

Patanjali sagt, dass die Hingabe an Gott ein notwendiger Bestandteil der Yogapraxis ist. Deshalb schlagen wir oft am Anfang einer Yogastunde vor, wenn die Schüler stehen und bereit sind, mit den Sonnengrüßen zu beginnen, dass sie sich einen Moment Zeit nehmen, um ihre Praxis Gott zu widmen. Gott ist Liebe, und Liebe ist das Werkzeug, das schließlich befreit.

Wir empfehlen diese Widmung, weil die Asanapraxis sehr kraftvoll ist. Sie kann eine Menge Energie freisetzen, und der Schüler fragt sich vielleicht dann: „Was mache ich mit dieser Energie, die ich in meinem Körper überall pulsieren fühle?" Ein Lehrer, der Yoga nur als körperliches Training unterrichtet – und nicht als sowohl körperliches wie auch psychologisches und spirituelles System der Reinigung – und antwortet: „Ich habe keine Ahnung, mach doch damit, was du willst", könnte den Schüler genauso gut an den Rand eines Abgrunds führen und dann sagen: „Und jetzt los, spring!"

Schüler, denen nicht beigebracht wird, die Energie, die durch die Asanapraxis freigesetzt wird, Gott zu widmen, tendieren dazu, eines von zwei Dingen zu tun. Sie könnten all diese Kraft sich in ihren Körpern und Persönlichkeiten manifestieren lassen und dann sehr hoch geladen und sehr charismatisch werden. Wenn man jedoch in ihre Gesichter schaut, dann kann man Wut erkennen, ebenso Ärger, Eifersucht und Selbstsucht. Dieses sind Emotionen, die durch die Praxis aufgewühlt, aber nie Gott übergeben wurden. Die andere Möglichkeit ist, dass die Schüler zerbrechen, emotional und körperlich durch die Praxis zerstört werden. Diese Schüler werden dann wahrscheinlich das Interesse an Yoga verlieren.

Nichts davon wird jedoch geschehen, wenn man Patanjalis klugen Rat befolgt: Gib alles Gott. Widme alle deine Anstrengungen der Gottes-Verwirklichung.

Pranidhana bedeutet zu opfern, aufzugeben. Ishvara-pranidhana-va bedeutet, sich selbst zum Opfer zu bringen, sich mit seiner gesamten Praxis und allem, was man in sie hineinträgt, Gott hinzugeben.

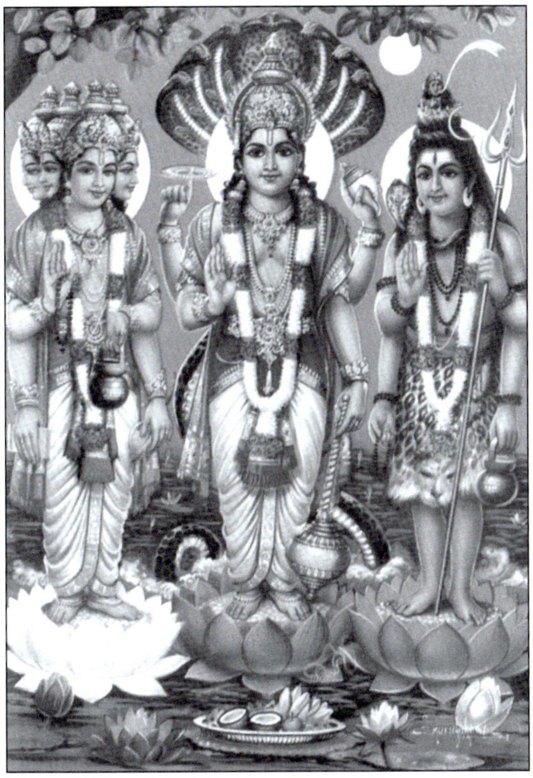

Brahma, Vishnu, Shiva

Gib es auf. Widme die Früchte deiner Praxis Gott, und deine Praxis wird von Gnade erfüllt sein.

Es gibt zwei Wege, Yoga zu erlangen: den Pfad der Mühe und den Pfad der Gnade – maryada marga und pushti marga. Marga bedeutet Weg. Maryada beschreibt die Seele, die nach einem System sucht, dem sie folgen kann, um Erleuchtung zu erlangen, und Pushti beschreibt die Seele, die sich einfach in allem Gott hingibt.

Der Unterschied zwischen Maryada Marga und Pushti Marga wird durch die alte indische Geschichte vom Babyaffen und der Babykatze veranschaulicht. Wenn ein Babyaffe von seiner Mutter getrennt wird, dann wird er herumrasen und sich durch die Bäume schwingen, um nach ihr zu suchen. Er ist entschlossen, sie zu finden. Und wenn er sie dann tatsächlich gefunden hat, dann greift er ihren Körper und hält sich an ihr fest, als ob es um sein Leben ginge, und die beiden, wieder vereint, schwingen sich durch die Bäume. Wenn aber ein Kätzchen von der Mutter getrennt wird, dann bleibt es ganz still sitzen. Es läuft nicht herum und sucht nach seiner Mutter. Das Kätzchen bleibt da und miaut: „Miau, Mama!" Das Kätzchen ruft, bis die Mutter es hört. Dann kommt die Mutter zum Kätzchen, hebt es am Nackenfell hoch, und die beiden gehen glücklich kuscheln.

Der Affe ist auf dem Maryada Weg, dem Pfad der Mühe. Das Kätzchen vertraut der Mutter und chantet so lange ihren Namen, bis sie zu seiner Rettung eilt. Das Kätzchen ist auf dem Pushti Marga, dem Weg der Gnade.

Patanjalis achtgliedriges System ist hauptsächlich ein Maryada Marga, ein mühevoller Weg, aber die letzten beiden Glieder – Dhyana (Meditation) und Samadhi (Erleuchtung) – können durch Mühe allein nicht erlangt werden. Sie sind das Ergebnis von Gnade. Dennoch können wir uns nur durch intensive Mühe darauf vorbereiten, dass wir solche Gnade erhalten.

Ahh, Samadhi.
Yoga ist Samadhi.
Gott ist Eins.
Yoga ist Eins.
Das ist alles.

Shri K. Pattabi Jois[8]

Im heutigen Sprachgebrauch hat Hatha Yoga die Bedeutung „Einfacher Yoga" bekommen, aber das Wort Hatha kann mit „entschlossen an einen Pfahl binden" übersetzt werden. Hatha Yoga ist eine strikte Reinigungspraxis, die zu einer transzendentalen Erfahrung führt. Es ist ein Weg der Handlung, der geführten Bewegung, die auf Gottes-Verwirklichung ausgerichtet ist. Durch Übungen, die durch Jahrtausende hindurch weitergegeben wurden, bauen wir eine Brücke zwischen unserer individuellen Erfahrung und unserer Quelle und zerstören so die Illusion der Trennung.

Man muss nur einen Schritt auf die Göttliche Mutter zugehen, und sie wird durch Galaxien eilen, um an deiner Seite zu sein.

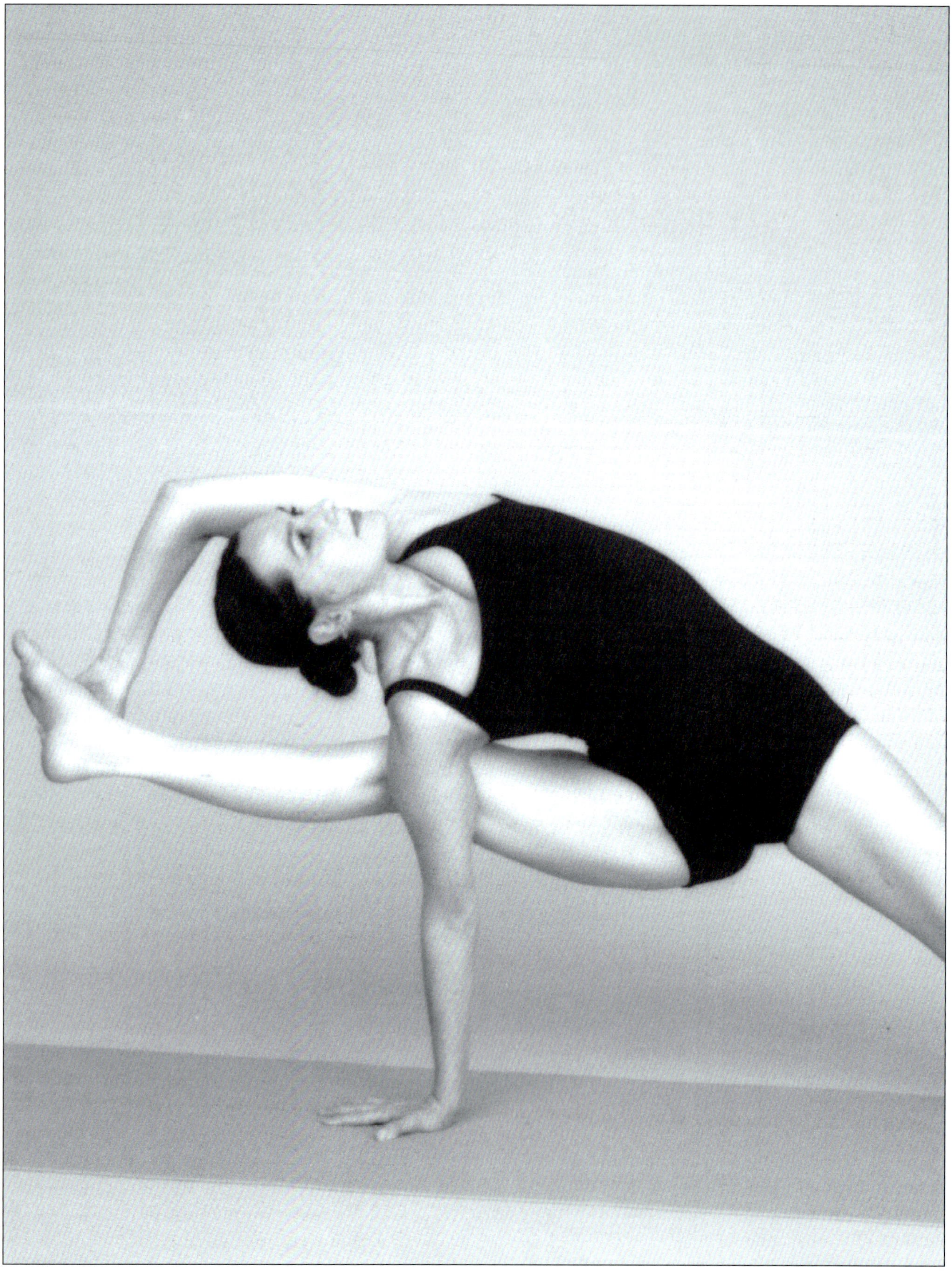

3
Karma: Was du denkst, sagst und tust

Das starke Verlangen nach Gottes-Verwirklichung ist in sich selbst schon der Weg dorthin.

Shri Anandamayima, Matri Darshan

Unser Guru Swami Nirmalananda lehrte uns ein kraftvolles Mantra: *Lokah Samasta Sukhino Bhavantu.* „Mögen alle Wesen überall glücklich und frei sein. Und mögen meine Gedanken und Taten einen Beitrag zu diesem Glück und dieser Freiheit aller leisten." Indem er das tat, ermutigte er uns zu Taten, die allen Wesen zugute kommen würden, menschlichen und nichtmenschlichen. Darin liegt die Essenz des Karma Yoga. Karma Yoga bedeutet „selbstloser Dienst". Diese praktische Methode, das Leid auf der Welt zu verringern, ist die Grundlage, auf der alle Yogapraktiken beruhen. Wenn wir unter Selbst-Mitleid und Einsamkeit leiden, ist die sicherste Heilung dafür, sich um andere zu kümmern und deren Leid zu vermindern. Wenn wir unsere Gedanken von unserem eigenen Leid abwenden, verringert es sich.

Egal, welche Yogapraktik man übt, man kann sie zu Karma Yoga machen, indem man die Früchte der Praxis Gott widmet, wie Patanjali es in den *Yoga Sutras* vorschlägt: *Isvara-pranidhanad-va.*

Karma Yoga sollte nicht mit dem Gesetz des Karma verwechselt werden, das besagt, dass jede Handlung unzählige Folgen nach sich zieht. Das Gesetz des Karma ist das Gesetz von Ursache und Wirkung.

Karma Yoga ist andererseits eine Methode sicherzustellen, dass die Handlungen, die wir ausführen, gute karmische Folgen *nach sich ziehen.*

Das Gesetz des Karma ist ein universelles Gesetz, das genauso sicher in Kraft tritt wie das Gesetz der Schwerkraft. Man kann es in der natürlichen Welt beobachten, wenn man sich die Mühe macht, genau hinzusehen. Wenn man einen Samen in den Boden pflanzt, dann ist es das Karma des Samens zu wachsen. Wenn man etwas in die Luft wirft, ist die karmische Folge, dass es wieder herunterfällt.

Karma bedeutet Handlung. Das Wort entstammt der Sanskritwurzel *kr*, die handeln bedeutet. Dies schließt alle Bewegungen ein, die des Geistes ebenso wie die des Körpers. Diese Bewegungen können bewusst oder unbewusst sein; dennoch haben wir die karmischen Folgen zu tragen.

Das Wort Karma wird ebenfalls verwendet, um die angehäuften Folgen vergangener, gegenwärtiger und zukünftiger Handlungen zusammenzufassen. Das Karma der Vergangenheit, Gegenwart und Zukunft kann in drei Formen dargestellt werden:

Sanchitta: Dies ist das Karma, das durch vergangene Handlungen angehäuft wurde, bzw. das Karma, das darauf wartet, Früchte zu tragen. Sanchitta ist das Lager aller Handlungen, die man je begangen hat, in allen Leben, die man jemals gelebt hat. Hier befinden sich all die ungelösten Handlungen, die darauf warten, gelöst zu werden.

Purabda: Dies ist das gegenwärtige Handeln: das, was man jetzt gerade in diesem Leben tut, und dessen Folgen. Man entnimmt dem Lager, Sanchitta Karma, eine bestimmte Menge ungelöster Sehnsüchte und Ambitionen, und wird versuchen, sie in diesem Leben „durchzuarbeiten."

Agami: Zukünftige Handlungen, die aus den gegenwärtigen Handlungen resultieren, werden Agami Karma genannt. Während man den Versuch unternimmt, vergangenes Karma zu lösen, erschafft man unvermeidbar neues Karma, das man in diesem Leben entweder lösen kann oder auch nicht. Wenn man es jetzt nicht löst, wandert es in das Lager, um in einem zukünftigen Leben gelöst zu werden.

Jede Handlung erschafft in der feinstofflichen Atmosphäre einen Abdruck, der ein *Samskara* genannt wird. Samskaras stellen unsere unerfüllten Sehnsüchte und Ambitionen dar, durch unsere Handlungen in unsere Seele eingeritzt. Diese müssen irgendwann erfüllt werden, in diesem oder in einem anderen Leben.

Das gesamte Karma entsteht durch die Unkenntnis des wahren Selbst. Sagen wir, man raucht zum ersten Mal eine Zigarette. Du willst wissen, wie es schmeckt, also nimmst du einen Zug. Du magst den Geschmack und sagst: „Ich nehme noch eine," und bald bist du an die Zigarette gebunden. Das Faszinierende daran ist, dass es nicht die Zigarette ist, die dir ein gutes Gefühl gibt; es ist die Tatsache, dass du in dem Moment, in dem du einen Zug nimmst, einen Augenblick lang kein anderes Verlangen mehr hast. In diesem Moment erfährst du das wahre Selbst, das nichts anderes ist als Glück, Freiheit von Verlangen. Aber fälschlicherweise setzt du dieses Glück mit der Zigarette gleich, nicht mit dem Selbst, das der wahre Quell der Freude ist. Statt direkt zum Selbst zu gehen, greifst du zur Zigarette. Und du bist eingebunden in den karmischen Kreislauf von Handlung und daraus resultierender Anhaftung.

Der einzige Weg für die Seele, frei davon zu werden, jedes Verlangen stillen zu müssen, liegt darin, das Selbst zu erkennen. Durch Erleuchtung kann Karma dich nicht mehr binden. Du bist ungebunden, befreit.

Wenn eine Handlung selbstlos ist, führt sie zu zukünftigem guten Karma und schließlich zur Befreiung. Als Yogis streben wir nach Befreiung, deshalb bemühen wir uns, unsere Handlungen zu vervollkommnen. Den meisten Handlungen geht ein Gedanke voraus. Um eine Handlung zu vervollkommnen, müssen wir also zuerst unsere Gedanken vervollkommnen. Was ist ein vollkommener Gedanke? Ein vollkommener Gedanke ist einer, der frei ist von selbstsüchtigen Motiven, frei von Wut, Gier, Hass, Eifersucht und so weiter. Die meisten von uns glauben, wir könnten alles denken, was wir wollen, und das hätte keine Konsequenzen, solange wir nicht danach handeln. Aber wie oft hat man etwas im Kopf, und ein Freund schaut einen an und fragt: „Was macht dir gerade zu schaffen?" Unsere Gedanken haben Einfluss auf andere und ziehen karmische Folgen für uns nach sich. Unsere Gedanken sind sogar zum Zeitpunkt unseres Todes bedeutsam, wenn ein einziger Gedanke uns ins nächste Leben schleudern kann – in ein besseres oder in ein schlechteres.

Gedanken führen zu Taten. Dieselbe Handlung kann mit einer selbst*süchtigen* und einer selbst*losen* Absicht unternommen werden. Der Akt des Geschlechtsverkehrs ist ein gutes Beispiel dafür. Wenn er mit der Absicht ausgeführt wird, einen anderen Menschen zu kontrollieren, zu manipulieren, zu verletzen oder zu erniedrigen, wird er Vergewaltigung genannt und als Verbrechen angesehen. Wenn er durch die Absicht motiviert ist, einen anderen zu lieben, zu ehren und zu erheben, dann wird er „Liebe machen" genannt.

Die Absicht hinter jeder Handlung ist immer wichtiger als die Handlung selbst. Die Absicht enthält den Samen der karmischen Folgen der Handlung. Wenn man eine gute Tat mit schlechter Absicht tut, wird man schlechtes Karma durch diese Handlung erhalten.

Ein Mensch etwa, der Sozialarbeiter wird, um anderen zu helfen, wird die Menschen, denen er dient, wertschätzen, weil er erkennt, dass sie ihn mit Gelegenheiten versehen, selbstlosen Dienst zu verrichten. Seine Handlungen ergeben dann gutes Karma für ihn selbst und für die anderen.

Ein anderer wird aber vielleicht Sozialarbeiter, um Menschen „zu helfen." Diese Absicht setzt automatisch eine Dualität von Überlegenem/Unterlegenem in Kraft. Dieser Sozialarbeiter läuft eher Gefahr, beurteilend und ablehnend den Menschen gegenüber zu werden, denen er begegnet, und wird es schwierig finden, sich weiterzuentwickeln.

Die zugrunde liegende Absicht bestimmt, ob eine Handlung befreiend ist oder bindend. Sogar eine Yogapraxis kann die Bindung aufrechterhalten, wenn die zugrunde liegende Absicht selbstsüchtig ist. Die Absicht, die einer Yogapraxis zugrunde liegt, sollte daher immer dem höheren Selbst dienen und nicht dem kleinen.

Wenn wir uns verpflichten, anderen zu dienen, arbeiten wir viel härter und werden davon mehr profitieren, als wenn wir aus egoistischen Motiven heraus handeln. Wenn wir allein sind und Hunger haben, gehen wir vielleicht einfach zum Kühlschrank und nehmen uns einen Behälter mit möglichst frischem Inhalt heraus und essen ihn an Ort und Stelle im Stehen. Aber wenn wir einen guten Freund zum Abendessen einladen, verhalten wir uns ganz anders. Wir legen uns ins Zeug, um die besten Zutaten für das Essen einzukaufen. Wir machen das Haus sauber. Wir verbringen Stunden damit, das Essen vorzubereiten und zu kochen. Schließlich servieren wir dem Gast das Essen auf besonderem Geschirr, um sicherzugehen, dass er oder sie jeden Bissen genießen kann. Wir stellen vielleicht sogar fest, dass wir selbst gar nicht mehr hungrig sind. Wir sind am Brunnen der Liebe und des Dienens satt geworden.

Dem Gesetz des Karma entsprechend ist unsere gegenwärtige Situation das Ergebnis unserer Taten in diesem und in vergangenen Leben. Es ist vollkommen egal, ob man ein Präsident ist, eine Hauskatze, ein Schwein in einem industriellen Viehzuchtbetrieb, ein Baum, ein begabter Musiker, ein bekannter Wissenschaftler, ein Obdachloser, ein Waisenkind, ein kleiner Dieb oder ein von Crack Abhängiger. Irgendwann einmal hat man die Handlungen ausgeführt, die als Ergebnis deine gegenwärtige Situation haben. Es ist eine Verschwendung kostbarer Energie, das Glück eines anderen zu sehen und neidisch zu sein, weil man denkt, es sei ihm oder ihr einfach in den Schoß gefallen. Glück spielt hier keine Rolle.

„Sie haben reiche Eltern."

„Sie wurde so schön geboren."

„Wenn ich so viel Geld hätte, könnte ich es mir auch leisten, mich so anzuziehen."

„Leicht für dich zu sagen – du hast schließlich einen liebevollen Ehemann."

Wie oft haben wir schon solche Aussagen gemacht? Sie mögen oberflächlich gesehen stimmen, aber sie spiegeln nicht die Realität wider. Unser Leiden wie auch unsere Freude werden durch unsere Handlungen bestimmt.

Bitte verwechselt jetzt nicht das Gesetz des Karma mit der beurteilenden calvinistischen Haltung, mit der die Vereinigten Staaten von Anfang an infiziert worden sind. Die Calvinisten, das haben wir bereits in der achten Klasse in Geschichte gelernt, glauben daran, dass reiche Leute reich sind, weil Gott sie liebt, und dass arme Leute arm sind, weil Gott sie nicht liebt. Wenn man also reich ist, wäre dies ein sichtbares Zeichen dafür, dass man ein spirituell sehr entwickelter Mensch ist. Und wenn man arm ist, na ja, dann gibt es nicht viel Hoffnung für die Seele.

Die Calivinisten glaubten an Vorsehung, nicht an Wiedergeburt. Die indische Sicht des Karma ist viel komplexer. Wirkungen entstehen über viele Leben hinweg und sind keine Bestrafung durch einen rachsüchtigen Gott. Unsere gegenwärtige Situation ist die Lösung, nicht das Problem. Karma ist Gottes Geschenk an uns, weil es uns die Möglichkeit gibt, durch eigenes Erleben zu lernen, wie es sich wirklich anfühlt, durch eine bestimmte Erfahrung zu leiden. Durch Leiden lernen wir Mitgefühl, das uns allen Wesen näher bringt.

Das Gesetz des Karma impliziert, dass der Schlüssel zu einem glücklichen Leben eigentlich ziemlich einfach ist. Der Grad des Glücks, das man in seinem jetzigen Leben erleben wird, ist das Ergebnis dessen, wie viel man zum Glück anderer Wesen beigetragen hat, und zwar in diesem Moment ebenso wie in der Vergangenheit. Die jüdisch-christlichen Vorstellungen von Schuld und Strafe passen hier nicht hinein. Im yogischen Modell des Karma ist Schuld spirituell betrachtet weder gewinnbringend noch hilfreich. Schuld entsteht aus der Vergangenheit. Die Vergangenheit ist etwas, das wir nicht ändern können. Also, warum sollte man sich darüber aufregen?

Handle, als ob die Zukunft des Universums von dem abhinge, was du tust, während du gleichzeitig über dich lachst, weil du denkst, deine Handlungen würden irgendeinen Unterschied machen.

Buddhistische Weisheit

Freundlich und heiter anderen gegenüber zu sein ist der kraftvollste Weg, um für sich selbst gutes Karma zu schaffen – und es ist auch nicht so schlecht für die Menschen, mit denen man zu tun hat! Leider haben wir die Tendenz, andere Leute und Tiere gut oder nicht so gut zu behandeln, je nachdem, wie nützlich sie für uns sind. Gegenstände betrachten wir auf die gleiche Weise.

Lass uns ein ganz einfaches Experiment machen: Schau dich um und lass deine Augen auf etwas ruhen – auf einem Stuhl zum Beispiel. Was siehst du? Du siehst etwas, auf dem man sitzen kann. Vielleicht schätzt du auch seine Schönheit, wenn er deinem Sinn für Ästhetik entspricht. Wenn es sich um ein antikes Stück handelt, fragst du dich vielleicht, ob er wertvoll ist.

Kannst du den Stuhl anschauen und seine essenzielle Natur sehen als etwas, das nichts damit zu tun hat, wie nützlich er für dich ist? Kannst du den Stuhl betrachten und ihn in seiner Essenz wahrnehmen als dasselbe, was du auch bist? Das erfordert große Selbstlosigkeit.

Schau, wie die meisten Menschen über den Staat Alaska denken: Eine unbewohnte Wildnis, die auf Entwicklung wartet, was den Menschen zum Vorteil gereichen würde. Dabei ist das lächerlich: Alaska ist nicht unbewohnt. Es wird seit vielen Jahren von Tausenden von Arten bewohnt. Mehr noch, diese Arten haben immer im Einklang miteinander gelebt und die Unberührtheit Alaskas erhalten.

Von frühester Kindheit an wird uns beigebracht, Menschen, Tiere, Pflanzen und Dinge mit folgenden Fragen im Herzen zu sehen: „Was springt für mich dabei heraus? Welchen Nutzen kann ich daraus ziehen?" Unser Kopf verlangt: „Wie kann ich sie beherrschen? Was können sie für mich tun?"

Die meisten von uns wachsen niemals über dieses unreife Verhalten hinaus. Unsere Gesellschaft unterstützt uns natürlich auch nicht bei einer Veränderung. Menschen, die selbstlos handeln, wie etwa der Dalai Lama und Mutter Teresa, werden als ziemlich komisch angesehen. Selbst wenn wir sie bewundern, haben wir die Tendenz zu denken, sie seien einfach anders – keine Menschen wie wir.

Im Grunde gibt es drei Arten von Menschen. Die erste gibt es am häufigsten, die zweite ist eine Minderheit und die dritte gibt es nur sehr selten. Der einzige Unterschied zwischen ihnen ist die Absicht, die ihren Handlungen zugrunde liegt.

Selbstsüchtige Menschen sind am häufigsten anzutreffen. Sie fallen in zwei Kategorien: extrem egoistisch und ein bisschen weniger egoistisch. Extrem egoistische Leute haben das Gefühl, die Welt und alle, die auf ihr leben, schuldeten ihnen ein gutes Leben. Sie arbeiten nur, um ihrem Verlangen zu folgen. Sie dienen niemandem außer sich selbst. Sie können noch nicht einmal ihrer eigenen Familie dienen. Sie sind so selbstbezogen, dass sie gewöhnlich in einem Dauerzustand der Angst leben. Sie haben Angst, etwas zu verlieren – sei es nun Eigentum, Zeit oder das Leben selbst. Sie machen sich Sorgen, dass sie beraubt oder auf irgendeine Art verletzt werden könnten. Tod ist der größte Frevel für diese Menschen, und sie fürchten ihn mehr als alles andere.

Menschen, die ein bisschen weniger egoistisch sind, sind fähig, sobald sie sich selbst versorgt haben, sich um ihre Familie zu kümmern. Sie arbeiten vielleicht sehr hart und glauben, dass sie „alles" für ihre Kinder opfern, aber eigentlich handelt es sich um ein sehr selbstsüchtiges Unterfangen. Sie haben ihre Kinder gezeugt, und ihre Gene leben durch sie weiter. Diese Menschen legen vielleicht Geld für ihre Kinder oder ihren Ehepartner an, aber sie würden niemals auf die Idee kommen, ein Krankenhaus zu bauen oder einen Wohlfahrtsverein zu gründen. Ihre Vision reicht dafür nicht aus. „Überlass das den reichen Leuten," sagen sie vielleicht zu ihrer Verteidigung.

Man findet auch egoistische Menschen unter denen, die Yoga üben. Ihre Absicht ist allerdings typischerweise darauf beschränkt, die Yogaübungen dazu zu nutzen, körperlich attraktiver zu werden, weniger verletzungsanfällig oder in ihrem Job besser. Tänzer und Schauspieler, die Yoga üben, damit sie bessere Darsteller werden, sind ein Beispiel dafür. Solche Übende hoffen darauf, ihre Zukunft zu verbessern. Aber diese Zukunft würde nicht das Ende ihres Leidens und das der anderen beinhalten.

Seltener gibt es wohltätige Menschen, die daran arbeiten, das Leben anderer zu verbessern, selbst wenn sie nicht mit ihnen verwandt sind. Sie mögen jedoch immer noch ein egoistisches Motiv haben, wenn sie Anerkennung für ihren Dienst erwarten. Sie sorgen zuerst für sich und ihre Lieben, und dann, wenn noch Geld übrig bleibt, geben sie diesen Überschuss an andere. Sie helfen vielleicht, Krankenhäuser, Kulturzentren oder Museen zu bauen. Sie versuchen zu helfen, aber ihre Herangehensweise an die Situation beschränkt sich auf die Symptomebene. Selten helfen sie, die Ursache des Leidens auszumerzen, die in der Unkenntnis des eigenen Selbst liegt. Ihren Namen auf einem Programmheft oder auf einer Gedenktafel zu sehen verschafft ihnen beachtliche Genugtuung.

Wissenschaftler und religiöse Führer, die vollkommen davon in Anspruch genommen sind herauszufinden, wie der Kosmos funktioniert, können auch einen wertvollen Beitrag für die Menschheit leisten. Oft jedoch verdirbt der Stolz ihren Beitrag. Dies ist ein weiteres Beispiel dafür, wie ein Mangel an Demut die positiven karmischen Folgen mindern kann, die man durch einen wertvollen Beitrag auslösen könnte.

Gib deine Almosen nicht so, dass es andere sehen können, oder damit sie es sehen: Sonst erhältst du keine Belohnung von deinem Vater im Himmel. Also, wenn du Almosen gibst, lass keine Trompeten erklingen, sodass du von anderen Menschen gerühmt wirst. Gib deine Almosen im Stillen, und Gott wird dich öffentlich belohnen.

Die Bibel, Matthäus 6

Selbstlose Menschen andererseits dienen dem kosmischen Willen und helfen das Bewusstsein eines gesamten Zeitalters zu verändern. Das ist der Weg des Jivanmukta. Der selbstlose Mensch arbeitet um der Arbeit willen, im Wissen, dass das Göttliche der Kern aller Wesen und Dinge ist. Jede Arbeit, alle Mühe geschieht ohne Kampf oder Erwartung einer Belohnung. Diese Menschen stellen sich als Instrumente des Göttlichen Willens zur Verfügung, im Wissen, dass Gott der einzige Handelnde ist. Sie erlauben der Botschaft der Göttlichen Quelle, durch sie hindurchzuscheinen. Die Botschaft dieser Wesen ist immer freudig und erinnert uns alle an unsere wahre Natur.

Gewöhnlich reicht der Einfluss der Arbeit dieser Menschen weit über ihr physisches Leben hinaus. Man denke an Jesus, den Buddha oder Lao-tse. Ihre Lehren erheben das Bewusstsein noch tausende Jahre nach ihrem physischen Tod. Sie erzeugten eine Beschleunigung der Evolution des Bewusstseins. Sie sind wahrhaft berühmte Menschen. Ihr Ruhm schwingt in der gesamten Schöpfung, weil sie sich selbst auf den Kern der Schöpfung eingeschwungenund auf ihre persönlichen Interessen verzichtet haben, um uns alle zu erheben. Zivilisationen kommen und gehen, aber Gott bleibt. Die, die danach streben, Gott zu dienen, bleiben ebenfalls.

Was ein Mensch sät, das wird er auch ernten.

Die Bibel, Galaterbrief 6:7

Die günstigsten Bedingungen für die Entwicklung des Jiva sind durch das vergangene Karma oder die Handlungen der Seele in der Vergangenheit festgelegt worden. Die Wahlmöglichkeiten werden jedoch ständig, bewusst oder unbewusst, verändert, und zwar durch das, was wir täglich tun.

Jede Seele arbeitet sich durch das, woran sie zu arbeiten hat, hindurch, um zur Quelle zurückzukehren. Wenn wir akzeptieren, dass wir niemals die wirkliche Geschichte hinter dem Karma einer Person kennen werden, dann können wir aufhören, andere zu bemitleiden oder sie zu beneiden. Wir können uns stattdessen unserem eigenen Karma, den eigenen Handlungen, zuwenden. Wir sind die Gestalter unseres eigenen Schicksals. Wir selbst haben alles dafür getan, dass wir jetzt da sind, wo wir sind. Was wir früher einmal getan haben, spielt eine Rolle. Was wir jetzt tun, spielt eine Rolle. Was wir jetzt denken, spielt eine Rolle.

Der Yogi akzeptiert eine Wendung der Dinge zum Guten mit Gleichmut, im Wissen, dass Freude und Schmerz vergänglich sind. Yogis akzeptieren Schwierigkeiten als Möglichkeit, schlechtes Karma aufzuarbeiten. Es ist weise, dankbar zu sein für alles, was passiert – im Bewusstsein, dass sich die gegenwärtige Situation in jedem Moment verändern kann.

Hier ist eine Geschichte, die verdeutlicht, wie ein yogischer Geist die Fähigkeit hat, dankbar zu sein für alles, was geschieht:

Es war einmal ein Bauer. Er lebte auf einem Hof mit seiner Frau, seinem Sohn und einem Pferd, das seine Familie selbst aufgezogen hatte. Die Familie wollte das Pferd gern zur jährlichen Landwirtschaftsmesse bringen und hoffte, dass es dort Preise gewinnen würde, um die Zuchtmöglichkeiten zu verbessern. Das würde dem Bauern und seiner Familie nämlich ein nettes Auskommen sichern.

In der Nacht vor der Messe zog ein gewaltiger Sturm über das Land. Und als der Bauer und seine Familie am nächsten Morgen erwachten, entdeckten sie, dass die Zäune umgerissen worden waren. Ihr Preishengst aber war nirgends zu finden. Die Frau des Bauern war außer sich vor Verzweiflung. Die Nachbarn kamen und stimmten in den Kummer der Frau ein. „Welch schreckliches Unglück hat uns befallen!“, rief die Frau. „Ja, ja, das ist wirklich ein Unglück,“ wiederholten die Nachbarn. Aber der Bauer sagte: „Glücklich oder unglücklich, das kann ich nicht sagen. Lasst uns abwarten und sehen, was passiert.“

Eine Woche verging und der Bauer und seine Familie saßen am Frühstückstisch. Als sie aus dem Küchenfenster blickten, sahen sie, dass eine ganze Pferdeherde auf den Hof zugaloppierte. Es war ihr treuer Hengst, der fünf Pferde und ein Fohlen hinter sich herführte. Er hatte eine Herde wilder Stuten gefunden und brachte diese nun mit nach Hause. Die Familie des Bauern rannte hinaus, um das Tor für die Pferde zu öffnen. Die Frau des Bauern war überglücklich und rief aus, „Welch ein glücklicher Umschwung, das ist ja unglaublich!“ Die Nachbarn eilten herbei und riefen: „Wie viel Glück ihr doch habt!“ Der Bauer jedoch sagte nur: „Glücklich oder unglücklich, das kann ich nicht sagen. Lasst uns abwarten und sehen, was passiert.“

Die nächsten Wochen waren der Bauer und sein Sohn damit beschäftigt, die neuen Pferde auszubilden. Eines Tages wurde der Sohn von einem der wilden Pferde abgeworfen. Er stürzte schwer und brach sich mehrere Knochen. Die Frau des Bauern war völlig aufgelöst. Schluchzend sagte sie: „Wir hätten diese wilden Pferde niemals hereinlassen sollen; dies ist so ein unglücklicher Unfall! Mein armer Sohn." Die Nachbarn kamen herbei, um die Frau in ihrem Unglück zu bemitleiden. Und der Bauer sagte: „Glücklich oder unglücklich, das kann ich nicht sagen. Lasst uns abwarten und sehen, was passiert."

Zwei Tage später kamen die Soldaten des Königs auf den kleinen Hof. Der König hatte einem angrenzenden Land den Krieg erklärt, und die Soldaten hatten den Befehl bekommen, alle gesunden jungen Männer in die Armee einzuziehen. Als sie sahen, dass der Sohn des Bauern beide Arme und Beine gebrochen hatte, ganz zu schweigen von den gebrochenen Rippen und den Schnittwunden an Gesicht und Kopf, ließen sie ihn zuhause und zogen weiter zur nächsten Familie. Die Frau des Bauern weinte vor Erleichterung und rief: „Was für ein Glück wir doch haben! Das ist wirklich eine glückliche Wendung." Und die Nachbarn, deren Söhne überwiegend in die Armee eingezogen worden waren, sagten: „Ihr habt wahrhaftig viel Glück gehabt." Der Bauer aber sagte: „Glücklich oder unglücklich, das kann ich nicht sagen. Lasst uns abwarten und sehen, was passiert."

Einige Monate vergingen. Der Sohn des Bauern erholte sich prächtig; er konnte wieder gehen, wenn auch nur mit Gehstock. Ein Bote des Königs kam am Bauernhof vorbei und erkundigte sich nach dem Befinden des Sohnes. Als er sah, dass sich der Zustand des Sohnes verbessert hatte, verkündete er, dass der Sohn auf Befehl des Königs in den Palast kommen sollte, um in den Gärten und Stallungen zu arbeiten, denn wegen des Krieges gab es nicht genug Arbeiter im Palast. Was konnte die Familie anderes tun, als ihren Sohn ziehen zu lassen? Die Frau war sehr verärgert und verfluchte den König. „Wie unglücklich wir doch sind! Wir haben unseren einzigen Sohn verloren, und wir haben niemanden, der uns jetzt auf dem Hof hilft." Die Nachbarn kamen vorbei, um die Frau zu trösten und murmelten: „Welch eine unglückliche Wendung der Dinge." Der Bauer aber sagte: „Glücklich oder unglücklich, das kann ich nicht sagen. Lasst uns abwarten und sehen, was passiert."

Der König hatte eine wunderschöne Tochter. Eines Tages sah sie aus dem Fenster und sah den attraktiven neuen Gärtner. Sie verliebte sich in ihn, ging zu ihrem Vater und sagte: „Vater, ich habe den Mann gefunden, den ich heiraten möchte. Bitte lass zu, dass es geschieht!"

Der König, der seiner schönen Tochter keinen Gefallen abschlagen konnte, antwortete: „Natürlich, so soll es geschehen."

Am nächsten Tage wurde ein Bote vom Palast zum Bauernhof geschickt, der eine Einladung zur Hochzeit für den Bauern und seine Frau überbrachte und zugleich die Einladung für beide, für immer im Palast zu wohnen. Wer kann sich die Reaktion der Bauersfrau vorstellen? Sie fiel regelrecht in Ekstase und konnte vor Freude kaum an sich halten. Auf und ab hüpfend lachte sie: „Das ist unglaublich, welch ein Glück!" Die Nachbarn riefen, „Wirklich, das ist eine glückliche Wendung der Dinge!" Und der Bauer sagte, wie gewöhnlich...!

Der Bauer war ein Yogi – er hatte tiefes Verständnis dafür, was Karma ist. Er verstand, dass es das Beste war, distanziert zu bleiben und dankbar zu sein, ganz gleich, was geschieht. Das Leben besteht aus Höhen und Tiefen. Veränderung ist das Einzige, dessen wir uns sicher sein können, also warum sollten wir sie nicht einfach akzeptieren?

In welche Umständen du auch hineinversetzt wirst, denke so darüber: „Es ist alles richtig, dies war nötig für mich: Es ist Sein Weg, mich näher zu Seinen Füßen zu ziehen", und versuche, zufrieden zu bleiben. Ihm allein sollte dein Herz gehören.

SHRI ANANDAMAYMA, MATRI DARSHAN[1]

Geshe Michael Roach, ein buddhistischer Lehrer, beschreibt einen sehr praktischen Weg, um gutes Karma anzuziehen. Er wird „sich am guten Karma anderer erfreuen" genannt. Jeden Morgen, bevor man aufsteht, sollte man an mindestens fünf Personen denken, die man am Tag zuvor dabei beobachtet oder von denen man gehört hat, dass sie etwas Gutes getan haben. Man schenkt jedem Einzelnen von ihnen Anerkennung und erfreut sich an ihren guten Taten. Wenn man sich über das gute Karma anderer freut, teilt man automatisch dieses gute Karma. Dieses gute Karma summiert sich und erzeugt sein eigenes Magnetfeld, das noch mehr gutes Karma anzieht.

Um gutes Karma sicherzustellen, danke dem Göttlichen für alles, was dir widerfährt. Der Akt des Dankens allein schafft bereits gutes Karma. Wie kannst du lernen, selbst widrige Umstände dankbar anzunehmen? Indem du dir selbst und anderen vergibst. Um zu vergeben, musst du erkennen, dass wir alle unseren Fähigkeiten entsprechend handeln. Wir handeln in jedem Moment unseren Fähigkeiten entsprechend, egal, was wir tun. Aber Fähigkeiten können sich verändern. Wir können im einen Moment etwas unserer Fähigkeit entsprechend tun und dann einen Moment später zurückschauen und unsere Handlung in einem völlig neuen Licht sehen. Wahrscheinlich hätten wir etwas anders machen sollen oder hätten etwas anderes tun können. Wir müssen uns selbst vergeben und uns daran erinnern, dass wir es zu diesem Zeitpunkt nicht besser hätten machen können, als wir es getan haben. Wenn wir erkennen, dass wir in jedem Moment das Bestmögliche tun und dass auch jeder andere sein oder ihr Bestes gibt, dann wird es einfacher zu vergeben. Vergebung befreit uns von negativ bindendem Karma.

Eine weitere Tat, die gutes Karma schafft, ist, sich zu freuen, wenn andere sich freuen. Freue dich an ihrem Glück, einfach nur um der Freude willen. Das ist leicht, wenn die Quelle des Glücks eines Menschen deinen Beifall findet. Aber was, wenn dem nicht so ist?

Nehmen wir einmal an, deine Tochter bringt ihren neuen Freund mit nach Hause, um ihn dir vorzustellen. Deiner Ansicht nach verdient dieser Junge die Liebe deiner Tochter nicht. Im Geiste listest du dann all seine unangenehmen Eigenschaften auf, die deine Unfähigkeit rechtfertigen sollen, dich mit deiner Tochter zu freuen.

Dann verleihst du dieser negativen Meinung über ihren Freund deiner Tochter gegenüber auch noch Ausdruck. Weil du wirklich willst, dass sie versteht, wie unglücklich du bist, drückst du deine Meinung voll Ärger und Frustration aus. Das erschafft schlechtes Karma zwischen dir und deiner Tochter, das in diesem Leben gelöst werden kann oder auch nicht.

Denke stattdessen darüber nach, deine Meinung über den Grund der Freude deiner Tochter beiseitezulegen. Das gibt dir die Möglichkeit, eine liebevoll distanzierte Haltung zu üben. Freue dich selbstlos an der Freude deiner Tochter. Wann immer Selbstlosigkeit entsteht, ist gutes Karma nicht weit.

Aktivitäten, die gutes Karma entstehen lassen:

Akzeptanz

Danken

Vergebung

Sich an guten Taten anderer erfreuen

Sich freuen, wenn andere glücklich sind

Das bedeutet nicht, dass du dir keine Meinung mehr über den Freund der Tochter bilden solltest. Deine Meinung kann wertvoll sein und könnte, wenn sie sie hören möchte, deiner Tochter helfen, Entscheidungen bezüglich ihres zukünftigen Karmas mit ihm zu treffen. Aber erlaube deinem Missmut nicht, deine Handlungen zu leiten. Komm zuerst in einen Zustand der Freude, und dann handle entsprechend. Deine Tochter wird viel eher auf deine Meinung hören, wenn sie frei vonEntrüstung und Abwertung formuliert wird.

Es war einmal ein großer Yogi, der lebte in einer kleinen Stadt. Er praktizierte den ganzen Tag lang Techniken wie Meditation, Japa (Chanten), Puja (ritueller Gottesdienst), Asanas und Pranayama. Eines Tages zog eine Prostituierte in das Haus auf der anderen Straßenseite. Den ganzen Tag lang gingen Männer ein und aus. Der Yogi sah dies von seinem Fenster aus und dachte: „Was geht denn da drüben vor sich? Das ist wirklich schrecklich. Ich bin ein Yogi. Ich sollte nicht in der Nähe einer solch unreinen, schlechten Frau leben müssen. Das ist nicht gut, das habe ich nicht verdient."

Die Prostituierte war sehr beschäftigt, aber ab und zu, wenn sie einmal Pause hatte, schaute sie aus ihrem Fenster und sah den Yogi. Wenn sie das tat, war ihr Herz voller Liebe und Bewunderung für ihn. „Was für ein wundervoller Mann er ist! Den ganzen Tag lang ist er so heilig, denkt nur an Gott, betet zu Gott, was für eine großartige Seele! Schau nur, wie friedlich er ist, sein Geist ist immer Gott zugewandt."

Das ist ein radikaler Ansatz. Aber als Yogis sind wir bereit, einen neuen Ansatz auszuprobieren und zu sehen, ob er geistige Klarheit und Frieden erzeugt.

Durch das Kultivieren von Gefühlen der Freundschaft und Kameradschaft denen gegenüber, die glücklich sind; durch viel Mitgefühl und Liebe denen gegenüber, die unglücklich sind und leiden; durch Freude und Unterhaltung derer, die Anerkennung verdienen und rechtschaffen sind; durch Neutralität und Gleichmut denen gegenüber, die keine Anerkennung verdienen und bösartig sind, sollte ein Yogi unerschütterlichen Frieden und Freude im Geiste, chittam, finden.

Patanjali, Yoga Sutras I:33[2]

Dieser Ansatz hilft uns, geistigen Gleichmut in allen Situationen zu entwickeln. Dies wiederum führt zu der Einsicht, dass es nicht zu nachhaltigem Frieden führen kann, vor unangenehmen Situationen wegzulaufen. Nehmen wir einmal an, man ist unzufrieden mit seiner Arbeit und würde am liebsten kündigen. Jeden Tag geht man grummelnd zur Arbeit und bestätigt sich den ganzen Tag lang im Geiste immer wieder, warum man unzufrieden ist. Eines Tages erreichen Frustration und Ärger den Gipfel, und man reicht seine Kündigung ein. Was könnten die karmischen Auswirkungen dieser Handlung sein?

Wenn man einen neuen Job bekommen hat, mag man anfangs erfreut sein, aber wahrscheinlich ist es nur eine Frage der Zeit, bis Frustration und Zorn wieder die Führung übernehmen. Man ist wieder verärgert und kurz davor, wieder zu kündigen. Karma sorgt dafür, dass wir so lange in „schlechte" Situationen gebracht werden, bis wir über sie hinauswachsen.

Zorn ist niemals stark genug, als dass man durch ihn über eine unangenehme Situation hinauswachsen könnte. Zorn mag sich im Augenblick gut anfühlen, weil er scheinbar Frustration nimmt, aber auf lange Sicht ist sein Einfluss schädlich, denn er stört die Verbindung zum inneren Selbst, der Freude. Zorn lässt uns tiefer in den Sumpf aus Unwissenheit und Schmerz sinken.

Die richtige Reaktion oder besser gesagt diejenige Reaktion, die zur Weiterentwicklung der Seele führt, bestünde darin, niemals eine Situation zu verlassen, während man zornig, eifersüchtig oder verzweifelt ist. Wenn man sich dauerhaft von unangenehmen Situationen befreien möchte, damit man sie nicht wieder und wieder erleben muss, dann sollte man einen Weg finden, dankbar für sie zu sein. Man sollte sie mit einem Gefühl der Dankbarkeit verlassen. Warte nicht damit, erst dann glücklich zu sein, wenn du deinen Job gekündigt hast. Es ist nicht der Job, der deinem Glück im Wege steht; es ist dein Geisteszustand.

Gleichmut führt zur Freiheit von Angst. Dieses Konzept wird wunderschön in der *Bhagavad Gita* veranschaulicht. Die *Gita* beginnt damit, wie Arjuna, der Krieger, und Krishna, sein Wagenlenker und Ratgeber, sich auf dem Schlachtfeld auf den Kampf vorbereiten. Arjuna ist angesichts des bevorstehenden Gefechtes voll Angst, weil er weiß, dass viele Soldaten der Gegenseite seine Familienangehörigen und Lehrer sind.

Arjuna möchte weglaufen. Er will nicht kämpfen. Krishna ermahnt ihn und sagt ihm, dass es sein Job ist zu kämpfen. Er ist Soldat. Er ist sein ganzes Leben lang dafür ausgebildet worden zu kämpfen. Er wurde dazu geboren, ebenso wie sein Vater, sein Großvater und seine Vorfahren vor ihm. Es ist das Ergebnis vergangenen Karmas.

Arjuna ist überwältigt von Reue, Zorn und Verwirrung; sein Geist ist völlig aus dem Gleichgewicht. Krishna sagt ihm, jetzt sei es nicht an der Zeit, über einen Jobwechsel nachzudenken. Krishna erzählt Arjuna: Du bist in einem Zustand von Angst und hast all deinen Gleichmut verloren. Wenn du ernsthaft deinen Job kündigen willst, dann musst du zuerst deinen Gleichmut wiedererlangen, und dann kannst du eine Entscheidung treffen, die auf Klarheit und Weisheit basiert. Du hast Leben damit zugebracht, dies hier in Bewegung zu setzen, und man kann es nicht so einfach verändern. Der Lauf des Lebens kann verändert werden, aber um eine Veränderung zu bewirken, die auch dauerhaft ist, muss sie aus einer inneren Transformation kommen.

Im Rest der *Bhagavad Gita* lehrt Krishna Arjuna Yogapraktiken wie Mitgefühl anderen gegenüber und Hingabe an Gott, die Gleichmut entstehen lassen.

Wann gab es zum ersten Mal Karma? In dem Moment, als Jiva (die individuelle Seele) sich an Upadhi (den Körper/Geist) band und sich mit diesem identifizierte. In dem Moment, als Jiva sich vom „ICH-BIN"-Bewusstsein zum „Ich bin mein Körper/Geist"-Bewusstsein bewegte.

Wodurch ist das geschehen? Niemand weiß es. Und da es sich hier um eine transzendentale Frage handelt, so muss es auch eine transzendentale Antwort geben. Alles, was wir wissen müssen, ist, dass es geschehen ist. Was es verursacht hat, ist an diesem Punkt irrelevant.

Wann ist es geschehen? Es geschah genau in dem Moment, als es passierte. Die erste Zeile der ältesten *Veda*, der *Rig Veda*, sagt: „Wer weiß dies?" Niemand weiß es, weil es nicht zu wissen ist. Der Intellekt kann es nicht erfassen. Es passierte in anfangsloser Zeit. Was Jiva zum Handeln trieb, war die Sehnsucht nach *Wissen* durch die Erfahrung der Sinne.

Yogis erkennen zum Beispiel, dass der Akt des Essens karmische Folgen nach sich zieht. Es hat Sinn, sich vegetarisch zu ernähren, weil dies die geringsten karmischen Folgen erzeugt. Die Tragödie eines nicht-vegetarischen Lebens ist, dass es unnötige, grausame Opfer fordert. Wir tragen nicht nur das Karma für den Tod der Tiere, sondern auch für die zerstörerischen Folgen, die das Fleischessen für unsere Umwelt hat: die Verschmutzung von Wasser und Luft durch die Schlachthäuser und Zuchtbetriebe und das Abholzen der Wälder zur Gewinnung von Weideland. Durch die Gier der fleischessenden Mehrheit hungert ein Großteil der Welt, während das Getreide, das alle ernähren könnte, an das Vieh verfüttert wird.

Glaubt nur nicht, dass unser gutes Leben getrennt werden könnte vom Leid der Tiere, die missbraucht und getötet werden, um dieses gute Leben aufrecht zu erhalten. All unser Karma ist miteinander verflochten. Unsere Handlungen werden entweder zukünftiges Leid erschaffen oder zukünftiges Leid beenden, und zwar nicht nur für andere, sondern auch für uns selbst.

Nach einiger Zeit starben sowohl der Yogi als auch die Prostituierte und kamen zur Himmelspforte. Die Engel und die Heiligen an der Pforte sahen die Prostituierte an und sagten, „Wie wundervoll, dass du hier bist, wir haben schon auf dich gewartet! Bitte tritt ein." Dann schauten sie den Yogi an und sagten, „Du musst noch einmal hinunter!"

Der Yogi war sehr aufgebracht und protestierte: „Das ist unfair, das muss ein Fehler sein. Mein ganzes Leben lang habe ich meditiert und Gott verehrt." Der Pförtner sagte, „Nein, den ganzen Tag hast du nur daran gedacht, was im Haus der Prostituierten vor sich ging, während die Prostituierte den ganzen Tag an Gott gedacht hat. Selbst wenn sie dich ansah, hat sie an Gott gedacht."

„Der Seestern" von Loren Eisley

Ein junger Mann sammelte Gegenstände vom Strand auf und warf sie hinaus ins Meer. Ein zweiter Mann näherte sich ihm und sah, dass es Seesterne waren.

„Warum in aller Welt wirfst du Seesterne ins Wasser?"

„Wenn der Seestern am Strand immer noch am Leben ist, wenn die Ebbe einsetzt, und wenn die Sonne hochsteigt am Himmel, dann sterben sie," erwiderte der junge Mann.

„Das ist doch lächerlich. Es gibt tausende Kilometer Strand und Millionen Seesterne. Du wirst doch wohl nicht glauben, dass das, was du da tust, einen Unterschied macht!"

Der junge Mann nahm einen weiteren Seestern, hielt gedankenvoll inne, und sagte, während er ihn hinaus in die Wellen warf: „Für diesen einen hier macht es einen Unterschied..."

Man erntet, was man sät.

BEKANNTES SPRICHWORT

Lass das kleine Selbst mit seinen niedrigen, egoistischen Sehnsüchten beiseite treten, und erlaube dem mitfühlenden Selbst, nach vorn zu kommen und jeden Gedanken, jede Tat zu leiten. Karma hat Einfluss auf diejenigen, die denken, *sie* seien die Handelnden. Befreite Wesen wissen, dass sie nie etwas getan haben, sondern dass sie einfach verkörpert worden sind, aus dem Gefühl des Mitgefühls heraus und damit sie anderen dienen können.

Um ein universelles Verantwortungsgefühl zu entwickeln – ein Gefühl für die universelle Dimension jeder unserer Handlungen und für das gleiche Recht aller auf Glück und Freiheit von Leid – muss man eine Geisteshaltung entwickeln, durch die man, wenn man eine Möglichkeit sieht, etwas für andere zu tun, diese vorzieht, statt sich nur den eigenen beschränkten Interessen zu widmen.

SEINE HEILIGKEIT DER DALAI LAMA, ETHICS FOR THE NEW MILLENIUM[3]

Wenn gutes Karma wächst, beeinflusst es die Moleküle des physischen Körpers; der Körper erscheint strahlend und gesund. Großzügigkeit ist der Schlüssel zu wahrer Schönheit, einer Schönheit, die von innen kommt.

Das Moksha (Befreiungs-) Mantra beschreibt diesen Zustand der Freiheit von Karma:

Om
Tryambakam Yajamahe
Sugamdhim Pushtivardhanam
Urvarukamiva Bandhanan
Mrityor Mushiya Mamritat

Im Deutschen klingt das Ganze wie ein mysteriöses Rätsel:

Om
Wir verehren den Dreiäugigen (Shiva),
der duftet und der alle Wesen nährt.
Möge Shiva uns vom Tod befreien und uns zur Unsterblichkeit führen,
so wie die Gurke von ihrer Bindung an die Mutter-Pflanze gelöst wird.

Wir verehren den Dreiäugigen (Shiva): Shiva ist die Bezeichnung für unsere Höheres Selbst. Shiva hat drei Augen, weil das Selbst beide Seiten zur gleichen Zeit sehen kann und die Einheit hinter aller Dualität erkennt. Das Auge im Zentrum steht für die Transzendenz der Dualität, aller Gegensatz-Paare.

Der duftet und der alle Wesen nährt: Shiva, das unsterbliche Selbst, riecht gut! Der Geruchssinn entstammt dem *Muladhara Chakra*, dem Wurzelchakra im Beckenboden. Die Fähigkeit zu riechen und gerochen zu werden ist zur höchsten Stufe der Wahrnehmung emporgewandert: zum *Ajna Chakra*, dem Sitz der Freude, zu Shiva. Shiva nährt uns mit Glückseligkeit, Liebe und Freude. Erinnert euch, dass Shiva kein Gott ist, der weit weg auf dem Gipfel eines mythischen Berges lebt – er ist unser eigenes inneres Selbst, die Essenz unseres Wesens.

Möge Shiva uns vom Tod befreien und uns zur Unsterblichkeit führen, so wie die Gurke von ihrer Bindung an die Mutter-Pflanze gelöst wird: Die letzte Zeile dieses Mantras ist eine poetische Interpretation dessen, was bei der Erleuchtung geschieht. Wenn Gurken unreif gepflückt werden, wie es mit den meisten Gurken geschieht, die man im Supermarkt bekommt, haben sie eine kleine Narbe oder einen Stängel, der zeigt, wo die Gurke an der Pflanze angewachsen war. Aber eine Gurke, die reifen kann und durch Sonne, Erde und Wasser genährt wird, wird pushti, so reif, dass sie sanft von der Pflanze abfällt. Es wird wie von selbst geschehen, ganz und vollständig, wie die erleuchtete Seele, die durch alle Erfahrungen des Lebens gegangen und jetzt befreit ist, uns so erscheint, als hätte niemals eine Bindung bestanden.

Die Erkenntnis, die eine Erleuchtung begleitet, ist die, dass die Seele immer frei war, dass sie niemals geboren wurde und niemals sterben wird. Sie ist ganz und vollständig und war es schon immer.

Wenn der Knoten der Unwissenheit in ihren Herzen geplatzt ist,
verschwinden alle Zweifel, und Ihn beobachtend,
lösen alle Handlungen sich auf, angefangen von der anfangslosen Zeit.

YOGA SHIKHA UPANISHAD[4]

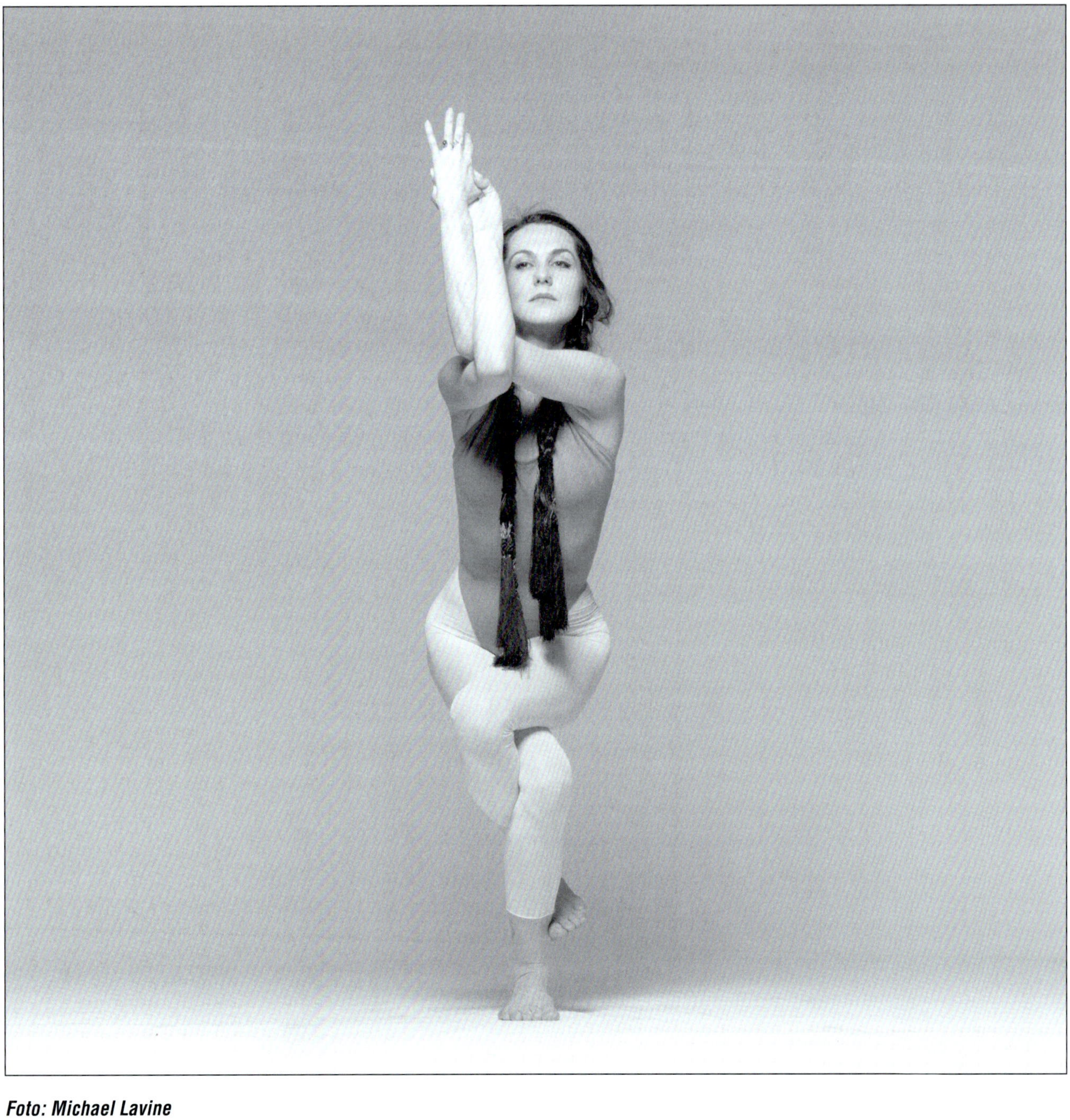

Foto: Michael Lavine

4 Ahimsa: Auf dem gewaltlosen Weg

Ich habe entschieden, mich an die Liebe zu halten; Hass ist eine zu schwere Last.

Dr. Martin Luther King Jr.

Ein Freund erzählte uns einmal, dass es in Wirklichkeit nicht viel Unterschied zwischen einem Helden und einem Feigling gibt: Beide haben dieselben Ängste und Befürchtungen. Der Held handelt jedoch trotz dieser Ängste und Befürchtungen, während der Feigling davor zurückschreckt. Ein kultureller Held versucht die Ketten der besonderen Illusion seiner Kultur zu sprengen; der Feigling verleugnet sie.

Wir können diese Ketten sprengen. Wir haben sie selbst erschaffen.

False Prophets, „Bhagdad Stomp"[1]

Immer wieder haben im Laufe der menschlichen Geschichte kulturelle Helden wie Martin Luther King Jr. und Mahatma Gandhi den Weg der Gewaltlosigkeit, Ahimsa, gewählt. Diesen Weg zu gehen ist eine große Herausforderung, weil es selten der Weg der Mehrheit ist und weil es mehr Mut erfordert, Gewalt mit Güte und Mitgefühl zu begegnen, als Gewalt mit Gewalt zu beantworten. Gewaltlosigkeit ist Patanjalis *Yoga Sutras* zufolge zufälligerweise auch die ethische Grundlage des Yoga.

In den *Yoga Sutras* stellt Patanjali einen achtgliedrigen Pfad zur Befreiung vor, den er Raja Yoga nennt. Der erste Schritt wird Yama genannt, was Beherrschung bedeutet. Er beinhaltet fünf ethische Einschränkungen. Diese fünf Yamas bilden das ethische Rückgrat des Yoga:

1. *ahimsa:* Gewaltlosigkeit, Nicht-Verletzen
2. *satya:* Wahrhaftigkeit
3. *asteya:* Nicht-Stehlen
4. *brahmacharya:* Askese, Abstinenz
5. *aparigraha:* Nicht-Horten, nicht gierig sein

Ahimsa ist ein Yama, eine Einschränkung. Es ist eine Empfehlung, wie man sein Verhalten anderen gegenüber, nicht sich selbst gegenüber, einschränken sollte. Das zweite Glied des Ashtanga Yoga Systems, Niyama, besteht aus Regeln:

1. *shauca:* Reinheit
2. *santosha:* Zufriedenheit
3. *tapas:* Disziplin
4. *svadhyaya:* Selbststudium
5. *ishvarapranidhana:* Hingabe an Gott

Dies sind Empfehlungen, die unser Verhalten uns selbst gegenüber betreffen.

Dessen ungeachtet interpretieren einige zeitgenössische Yogalehrer Ahimsa mehr als eine Regel und nicht als eine Einschränkung, als eine Vorschrift, sich selbst keinen Schaden zuzufügen. „Sei nicht aggressiv in deiner Asanapraxis, sei freundlich zu deinem Körper", sagen sie, oder auch: „Schränk deine Ernährung nicht durch Extreme wie *eine rein vegetarische Ernährung* ein, es könnte dir schaden."

Sich selbst keinen Schaden zuzufügen ist sicherlich ein Aspekt von Ahimsa, aber es ist von geringerer Bedeutung als die Vorschrift, Anderen nicht zu schaden. Wenn man die Praxis von Ahimsa darauf beschränkt, freundlich zu sich selbst zu sein, wird man sich selbst den höchsten Gewinn der Yogapraxis verwehren, der immerwährende Freude ist. Immerwährende Freude wird erreicht, wenn man das Wohlergehen Anderer dem eigenen voranstellt.

Ahimsa umfasst Gedanken und Handlungen. Patanjali empfiehlt, dass man seine Yogapraxis auf der Entschlossenheit gründen sollte, nicht nur schädliche Handlungen, sondern sogar solche Gedanken zu vermeiden, die Anderen Schaden zufügen könnten. Niemandem Schaden zuzufügen ist für einen Yogi essenziell, denn dies erzeugt gutes Karma – nicht nur für die Person oder das Tier, denen kein Schaden zugefügt wird, sondern auch für den Yogi, der darauf verzichtet hat, Schaden zu verursachen. Gutes Karma führt zu ewiger Freude und Glück. Der Yogi, der dies erkennt, versucht, anderen so wenig Schaden und Leid anzutun wie möglich.

Mitgefühl ist ein wichtiger Bestandteil von Ahimsa. Durch Mitgefühl beginnt man sich selbst in anderen Wesen zu sehen. Das hilft dir dabei, dich zurückzuhalten, ihnen Schaden zuzufügen. Mitgefühl zu entwickeln bewirkt noch etwas anderes, das speziell für den Yogi interessant ist. Es schult den Geist, über die äußeren Unterschiede in der Form hinwegzusehen. Man fängt an, für kurze Momente die innere Essenz der anderen Wesen, die Freude, zu erkennen. Man beginnt zu sehen, dass jedes einzelne Wesen nach Glück verlangt. Jedes einzelne Wesen verlangt danach, sein Selbst kennenzulernen, obwohl ihm dieses Verlangen nicht immer bewusst ist.

Wenn du nach Erleuchtung strebst, oder sogar, wenn du auf der Suche nach Glück bist, versuche, die Ursache der Dinge zu ergründen. Nichts existiert außer der Ursache. Der Ur- Grund des Glücks ist Mitgefühl.

Seine Heiligkeit der Dalai Lama[2]

Um Mitgefühl zu entwickeln, prüfe die Motive für deine Handlungen. Sind sie selbstsüchtig oder selbstlos? Zu sagen, es wäre rechtens, Fleisch zu essen, weil es dich gesünder macht, zum Beispiel, ist *himsisch* oder schädlich, weil es eine Handlung ist, die auf einer selbstsüchtigen Motivation basiert. Medikamente oder Kosmetika zu benutzen, die grausamer- und sinnloserweise an Tieren getestet wurden, ist auch himsisch.

Unsere Kultur will uns zum Beispiel glauben machen, dass wir Fleisch essen müssen, um stark und gesund zu sein, aber deine Yogapraxis empfiehlt dir, Ahimsa zu praktizieren. Welchem Weg sollte man nun folgen?

Helden der Kultur riskieren ihr eigenes Glück, indem sie sich dem widersetzen, was ihnen die Kultur vorschreibt, um glücklich zu sein. Sie entscheiden sich dafür, das zu tun, woran sie glauben.

Helden können in jeder Gestalt erscheinen. Der Buddha inkarnierte zuerst als Stier und arbeitete sich durch die Hölle. Er wurde mit einem anderen Stier unter ein Joch gespannt, und zusammen zogen sie schwere Lasten für ihren dämonischen Herrn. Während sie sich damit abplagten, den Wagen zu ziehen, empfand der Buddha Mitgefühl für das schwächere Tier, das mit ihm zusammengespannt war, und sagte dem dämonischen Herrn, er würde die Last alleine ziehen, um dem anderen Stier die Möglichkeit zu geben, sich auszuruhen. Der Dämon war so erzürnt über die Selbstlosigkeit des Buddha, dass er ihm seinen Dreizack auf den Kopf schlug und ihn mit einem Schlag tötete. Auf diese Weise, indem er das Wohlergehen eines anderen vor sein eigenes stellte, begann der Buddha seinen Weg zur Erleuchtung.

In Wahrheit teilen wir alle unser Bewusstsein, und der Schaden, der einem Lebewesen zugefügt wird, sei es Tier oder Mensch, wird früher oder später von allen gefühlt. Wenn man erkennt, dass Kühe und Hühner genau wie wir glücklich sein wollen, dann erkennt man verwandte Seelen. Die Unterscheidung zwischen uns und anderen löst sich auf, wenn das Bewusstsein zu erwachen beginnt.

Es gibt so viel Leid auf der Welt, weil es so viel Gewalt gibt. Das Leid in unserem Leben entsteht durch das Leid, das wir im Leben anderer verursacht haben – nicht unbedingt in diesem Leben, sondern vielleicht in früheren Leben. Wir können nicht ändern, was wir in der Vergangenheit getan haben, und es hat keinen Sinn, sich dafür schuldig zu fühlen. Was wir tun *können*, ist, jetzt damit zu beginnen, ein mitfühlendes Leben zu führen.

Wenn der Geist in den Schwingungen von Ahimsa, Gewaltlosigkeit, verankert ist, geben alle Lebewesen in Gegenwart einer solchen Person ihre Feindseligkeit auf.

Verletzende Gepflogenheiten und Bösartigkeit töten die natürliche Kraft des Geistes, und die Schwingungen dieses verletzenden Geistes erzeugen Verletzung, bewusst oder unbewusst. Sobald diese verletzenden Schwingungen beseitigt werden und der Geist sich gewaltfreie Gewohnheiten aneignet, verteilen sich diese Schwingungen in alle Richtungen. In Gegenwart eines solchen Yogis vergessen alle Lebewesen ihre Animositäten. Himsa bedeutet Schaden zufügen: ahimsa bedeutet keinen Schaden zufügen.

Ahimsa-pratisthayam tat-sanni-dhau vaira tyagah (YS III: 35)

***Pratisthayam**: zur Bestätigung von*
***Ahimsa**: (geistige Wellen des)Nicht-Verletzens, Gewaltlosigkeit*
***Sanni-dhau**: Anwesenheit*
***Tat**: (in) seiner/ihrer (einer solchen Person)*
***Vaira**: Feindlichkeit*
***Tyagah**: (alle Lebewesen) aufgeben*

Es gibt drei Kategorien von Himsa oder Schaden:

1. Physische, durch Körper oder Gegenstände, einschließlich Krieg.

2. Verbale, indem man schlecht über andere spricht, einschließlich psychologischer Kriegsführung.

3. Geistige, indem man schlecht über andere denkt.

Sich all dieser Arten der Verletzung zu enthalten, wird Ahimsa genannt. Dieser Begriff wird ohne ein Adjektiv benutzt; er beinhaltet jede Art von Verletzung, weil es sich um einen weit gefassten Begriff handelt.

Man kann niemanden verletzen, ohne sich selbst dabei zuerst zu verletzen, denn Verletzung ist das Ergebnis von psychologischem Planen. Verbale Verletzung ist schlimmer als physische, und geistige Verletzung ist die schlimmste. Durch physische Gewalt kann man nur physische Formen zerstören. Durch verbale Gewalt kann man sowohl Körper als auch geistige Formen zerstören. Durch geistige Gewalt kann man sogar die Form der Seele zerstören. Als Folge davon geht jemand in eine niedrigere Seelenform über.

**SHRI BRAHMANANDA SARASVATI,
THE TEXTBOOK OF YOGA PSYCHOLOGY**[3]

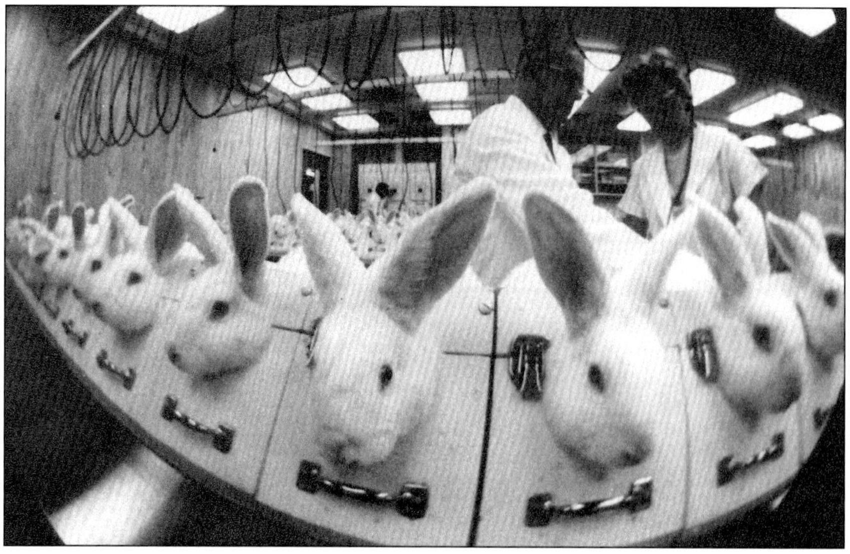

Kaninchen im Versuchslabor für Kosmetika.
Foto: PETA

Patanjali sagt, dass zukünftiges Leid vermieden werden sollte, und er bezeichnet Ahimsa als den Weg dorthin. Verursache kein Leid im Leben irgendeines Wesens, und der Nutzen wird sein, dass du irgendwann selbst frei von Leid sein wirst. Dieser Nutzen entwickelt sich natürlich erst nach vielen Jahren (oder auch Leben), in denen man Ahimsa praktiziert hat.

Wir könnten denken, dass von Akten des Mitgefühls nur die Anderen profitieren, dass wir selbst also unser eigenes Glück dem Wohlergehen Anderer opfern. Kurzfristig mag das so aussehen, aber nur, weil wir das Gesetz des Karma nicht verstehen oder nicht wissen, was Mitgefühl wirklich bedeutet. Das Gesetz des Karma besagt, dass das, was du anderen antust, genauso dir selbst geschehen wird. Gewaltlosigkeit begünstigt also beide Seiten *auf gleiche Weise*.

Viele grausame Gewalttaten werden zum Beispiel im Namen der Medizin gegen Tiere verübt, weil wir denken, sie seien ein notwendiges Übel. Wenn Tiere für die medizinische Forschung genutzt werden, rationalisieren wir die darin vorhandene Grausamkeit weg, indem wir erklären, dass diese Forschung das Leiden vieler Menschen lindern kann. Aber langfristiger Nutzen kann niemals dadurch entstehen, dass wir Anderen Schaden zufügen. Wenn wir das Gesetz des Karma verstehen, erkennen wir, dass wir Tiere nicht foltern und irgendeinen langfristigen Nutzen daraus ziehen können. Nur Törichte könnten sich etwas anderes vormachen.

Ebenso wenig können wir das Gesetz des Karma nutzen, um Gleichgültigkeit gegenüber den Opfern dieser Grausamkeit zu rechtfertigen, etwa mit Sätzen wie: „Sie verdienen es, es ist ihr Karma". Es ist nicht unsere Aufgabe, jemanden zu beschuldigen oder zu verurteilen. Unsere Aufgabe ist es, alles zu tun, was in unserer Macht steht, um das Leid aller Wesen zu lindern, egal, was sie in der Vergangenheit getan haben. Unsere Aufgabe ist es, unsere Handlungen zu vervollkommnen und in der selbstlosesten und mitfühlendsten Weise allen Lebewesen gegenüber zu handeln. Wir müssen danach streben, das Göttliche in allem zu sehen.

Wenn wir hauptsächlich von selbstsüchtigen Motiven angetrieben werden, führt das zum Ich-Mich-Mein Syndrom: Was will ich? Was springt für mich dabei heraus? Das ist meins. Georges Harrisons Text im Lied „I Me Mine" aus dem Album *Let It Be* beschreibt den Zustand eines in selbstsüchtige Motive verstrickten Menschen, der in einer emotionalen Achterbahnfahrt unerfüllter Begierden gefangen ist.

In Harrisons Lied gibt es eine Zeile, die von Tränen spricht, die für *ich, mich* und *mein* vergossen werden. Dies sind Tränen des Ego, die aus egoistischen Gründen vergossen werden. Wie viele Menschen weinen für Gott? Wie viele weinen, weil sie sich in einem unerleuchteten Zustand befinden? Wie viele weinen, weil sie wissentlich Anderen Schaden zugefügt haben? Wie Swami Satchidananda sagt: „Wer wird der glücklichste Mensch sein? Derjenige, der Glück ins Leben Anderer bringt."[4]

Auf der anderen Seite sollte man sich erinnern, dass Ahimsa eine *Praxis* ist. Man kann sie nicht von Anfang vollkommen richtig machen. Auch wenn Perfektion das Ziel ist, unterstreicht der Begriff Praxis die Bedeutung des Prozesses. Die Tatsache, dass wir verkörperte Seelen sind und in einer physischen Existenz leben, setzt voraus, dass wir anderen Wesen Schaden zufügen, um unser eigenes Leben zu sichern. Diese Erkenntnis sollte den Yogi jedoch nicht mit Pessimismus erfüllen. Im Gegenteil, sie könnte die Demut fördern und ein Bewusstsein dafür entstehen lassen, wie viel unermessliches Leid Menschen verursachen können. Bemühe dich einfach, so wenig Leid wie möglich zu verursachen.

Bis wir aufhören, anderen Wesen zu schaden, sind wir alle Barbaren.

THOMAS EDISON[5]

Einige Menschen argumentieren, dass Pflanzen auch Gefühle haben, was würde es also ausmachen, ob wir ein Hühnchen oder eine Möhre essen? Die Antwort ist einfach: Der Yogi strebt danach, so wenig Leid wie möglich zu verursachen, und es ist klar, dass eine vegetarische Ernährung für den Planeten und alle Lebewesen den geringsten Schaden verursacht.

Die Annahme einiger Menschen, dass es weniger Schaden anrichtet, wenn man beispielsweise Fisch statt Kühe isst, basiert auf einer falschen Hierarchie. Es ist eine falsche Annahme zu denken, dass der Verzehr von Fisch weniger Leid verursacht als der Verzehr von Kühen. Alle Tiere – einschließlich Fischen und Vögeln – besitzen fünf Sinne. Fische fühlen genauso viel wie Menschen und andere Tiere.

Pflanzen fühlen auch, aber sie besitzen keine fünf Sinne. Indem wir unsere Ernährung auf pflanzliche Kost beschränken, dämmen wir nicht nur das Leid ein, das wir anderen Wesen antun, sondern auch die Menge des Leides, das wir dem Planeten antun. Fleisch essen schafft eine so negative Umweltbilanz, dass zukünftige Generationen gezwungen sein werden, sie zu bezahlen.

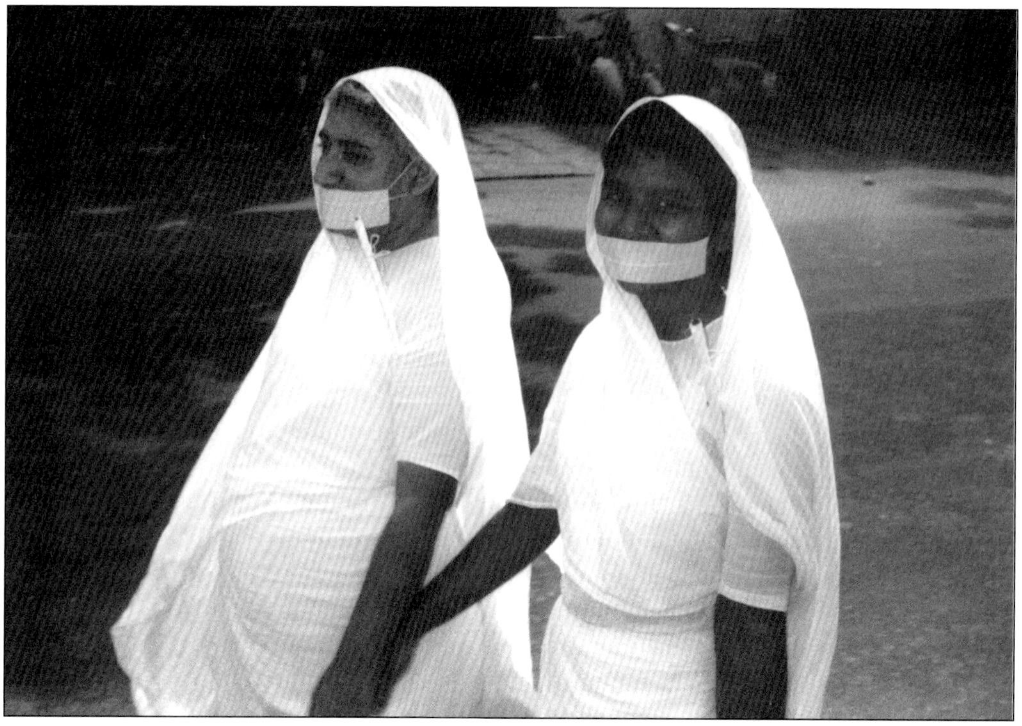

Jaina-Nonnen mit Mundschutz, der verhindern soll, dass sie versehentlich Insekten einatmen und töten.
Foto: Sharon Gannon

Hier ein Blick auf die Fakten:

- Die Aufzucht von Tieren für den Verzehr verursacht in den Vereinigten Staaten mehr Wasserverschmutzung als jede andere Industrie, weil die Nutztiere 130 Mal so viel Abfall produzieren wie die gesamte menschliche Bevölkerung: 87 000 Pfund pro Sekunde! Ein Großteil des Abfalls industrieller Zuchtbetriebe und Schlachthöfe fließt in Bäche und Flüsse und verschmutzt so diese Wasserquellen.

- Jeder Vegetarier rettet jedes Jahr einen Wald – etwa einen Morgen Bäume! Mehr als 260 Millionen Morgen amerikanischen Waldes wurden bisher schon gerodet, um Futterpflanzen für die Zucht von Fleischtieren anzupflanzen, alle acht Sekunden verschwindet ein weiterer Morgen Wald. Die tropischen Regenwälder werden ebenfalls zerstört, um Weideland für Rinder zu schaffen. Für einen einzigen Viertelpfünder-Burger müssen 20 Quadratmeter Regenwald abgeholzt werden.

- Von allen Rohmaterialien und fossilen Brennstoffen, die in den Vereinigten Staaten verbraucht werden, geht mehr als ein Drittel in die Viehzucht für die Nahrungsmittelindustrie. Die Frikadelle für einen einzigen Hamburger herzustellen verbraucht ebenso viel fossile Brennstoffe wie eine Autofahrt von 30 Kilometern und genauso viel Wasser, wie man für siebzehn Mal Duschen brauchen würde.

- Mehr als die Hälfte des Wassers, das in den Vereinigten Staaten verbraucht wird, fließt in die Viehzucht für die Nahrungsmittelindustrie. Man braucht 4000 Liter Wasser, um ein Pfund Fleisch herzustellen, aber man braucht nur 40 Liter, um ein Pfund Weizen zu produzieren. Eine komplett vegetarische Ernährung erfordert 480 Liter Wasser am Tag, während eine Fleisch enthaltende Ernährung mehr als 5800 Liter Wasser pro Tag benötigt.

- In den Vereinigten Staaten werden mehr als 80 Prozent des Maises, der angebaut wird, an Tiere verfüttert, die für den Verzehr gezüchtet werden, ebenso 95 Prozent des Hafers. Die Rinder dieser Welt verbrauchen ebenso viel Nahrung, wie 8,7 Milliarden Menschen an Kalorien zu sich nehmen müssten – mehr als die gesamte menschliche Bevölkerung der Erde.

Es ist offensichtlich, dass die industriellen Großmastbetriebe das fragile Ökosystem des Planeten erschüttern, aber sie sind für noch mehr Schaden verantwortlich. In Zeiten der Überbevölkerung wie heute greift die Agrarindustrie auf unmenschliche Mittel zurück, um die Konsumenten mit tierischen Produkten zu versorgen, deren Verzehr von Werbeagenturen, die von der Fleisch- und Milchindustrie beauftragt wurden, als äußerst gesund gepriesen wird. Das Töten von Milliarden von Tieren jedes Jahr für den menschlichen Verzehr ist jedoch nur ein Teil des Schadens, der angerichtet wird. Das wirkliche Verbrechen ist, dass die Tiere in den industriellen Großmastbetrieben ihr Dasein unter schrecklichen Bedingungen fristen müssen.

Wenn die Leute wüssten, wie schlecht die Tiere in der heutigen Massentierhaltung behandelt werden, wenn die Leute wüssten, wie eingepfercht und bewegungsunfähig diese Wesen ihr ganzes Leben verbringen müssen, wenn die Leute wüssten, wir schlimm und erbarmungslos die Grausamkeit ist, die diese Tiere erdulden müssen, dann würde sich etwas verändern. Wenn die Leute wüssten. Aber zu viele von uns entscheiden sich dafür, sich abzuwenden, den Schleier nicht zu lüften, unbewusst zu bleiben und gefangen in der kulturellen Trance. So ist es für uns bequemer. So ist es praktisch. So müssen wir nicht zu viel riskieren. So können wir einfach weiterschlafen.

JOHN ROBBINS[7]

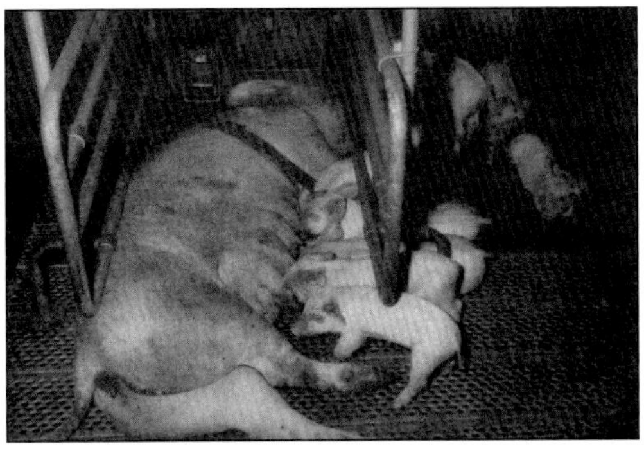

Mutterschwein mit seinen Ferkeln
Foto: PETA

Tiere, die für die Nahrungsmittelherstellung gezüchtet werden, werden schrecklich behandelt. Sie werden als Maschinen gesehen, die Milch, Eier, Würstchen, Steaks, Schweinerippen und vieles mehr ausspucken.

Die Werbemacher für die Fleisch- und Milchindustrie wollen nicht, dass die Verbraucher wissen, wie die Tiere wirklich leben. Wenn die Öffentlichkeit es wüsste, würde die Industrie ihren Profit aufs Spiel setzen. Aber langsam nähert sich die Zeit des Schlummerns in seliger Unwissenheit für alle, die diesen Planeten bewohnen, ihrem Ende, wie Autoren wie Karen Davis, John Robbins und Ingrid Newkirk in ihren Untersuchungen festgestellt haben.

Die menschliche Verpflichtung zu Harmonie, Gerechtigkeit, Frieden und Liebe ist absurd, solange wir weiterhin das Leiden und die Schande der Schlachthöfe und ihrer Satellitenbetriebe unterstützen.

KAREN DAVIS, POISENED CHICKENS, POISENED EGGS[8]

Statistiken des US-Landwirtschaftsministeriums zeigen, dass 1940 eine Kuh im Jahr durchschnittlich 2,3 Tonnen Milch gegeben hat. Trotz starker Milchüberproduktion wurden im Jahre 1993 Wachstumshormone für Rinder gesetzlich erlaubt, um die Milchproduktion noch weiter zu steigern. 1996 wurden so von einer Kuh durchschnittlich 8,3 Tonnen Milch im Jahr gewonnen. Einige mit Wachstumshormonen behandelte Kühe gaben sogar mehr als 30 Tonnen Milch im Jahr.[11]

Habt ihr gewusst, dass es in den Vereinigten Staaten mehr Kühe als Menschen gibt? Das ist überraschend, denn die meisten Kühe sehen wir nicht. Sie führen ein furchtbar entehrendes Leben und sterben millionenfach einen grausamen Tod. Sie werden außer Sichtweite gehalten, damit wir nicht gestört werden. Falls wir sie in einem Massenzuchtbetrieb oder in einem Schlachthof sehen würden, würden wir wahrscheinlich niemals mehr Fleisch essen.

Einige Menschen interpretieren Mitgefühl für Tiere als Schwäche. Aber sich laut gegen Grausamkeit auszusprechen ist in Wahrheit ein Akt der Stärke – vor allem, wenn die meisten nur der Mehrheit folgen. Wir sind die Glücklichen – wir stehen nicht Tag für Tag in einem winzigen Raum, atmen den Gestank unserer eigenen Exkremente ein und warten nur darauf, geschlachtet zu werden. Mit unserem Verhalten können wir daher auf kraftvolle Weise öffentlich gegen die derzeitige Behandlung der Tiere protestieren.

WHY VEGAN?[9]

Milch zu trinken oder Joghurt zu essen schadet den Kühen ebenfalls. Viele falsch informierte Menschen meinen, dass wir Kühen einen Gefallen tun, wenn wir sie melken. Das ist nicht wahr. Milchkühe werden gezwungen, ständig Milch zu geben, indem sie künstlich befruchtet werden. Nur selten dürfen sie ihre Kälbchen säugen, die ihnen kurz nach der Geburt schon weggenommen und mit synthetischer oder Milch von schlechter Qualität gefüttert werden. Menschen nehmen dann die Muttermilch und profitieren von ihrem Verkauf. Irgendwann hört jede Milchkuh auf, Milch zu geben. Dann wird sie geschlachtet und zu Rindfleisch verarbeitet.

Die Emanzipation der Frau ist heutzutage ein hohes Ideal – die Emanzipation der menschlichen Frau, wohlgemerkt. Die meisten Feministen, seien sie männlich oder weiblich, haben sich wahrscheinlich noch nie Gedanken über die Grausamkeit und die Erniedrigung gemacht, die weiblichen Tieren, vor allem den Tier-Müttern, zugefügt wird. Wie viele dieser Engagierten machen sich Gedanken darüber, wenn sie ihr tägliches Frühstücksei aufschlagen oder sich ein Glas Muttermilch einschenken? Könnte die zunehmende Zahl der Frauen, die an Brustkrebs und Eierstockkrebs erkranken, ihren karmischen Hintergrund in der unmenschlichen Behandlung der Mütter anderer Spezies haben? Das karmische Gesetz versichert uns: Was immer man anderen antut, fällt irgendwann auf einen selbst zurück.

Ich glaube nicht, dass ein sensibler Mensch mit ansehen könnte, was tatsächlich mit den Kühen, den Hühnern, den Schweinen und den Truthähnen in der heutigen Massentierhaltung und in den Schlachthöfen passiert, und davon unberührt bliebe. Wir behandeln diese Tiere – und jedes einzelne von ihnen ist ein fühlendes Wesen –, als ob sie Abfall wären. Wir setzen sie Bedingungen aus, die jeden ihrer natürlichen Instinkte und Bedürfnisse ignorieren und die die Verbindung zwischen Mensch und Tier entehren. Um billiges Fleisch, Geflügel und Milchprodukte zu erhalten, verüben wir Verbrechen gegen die Natur, gegen die Tiere und gegen unser eigenes Menschsein. Ich kann nicht sagen, wie dankbar ich bin, dass wir uns entscheiden können, Dinge zu essen, die nicht an diesem Albtraum teilhaben und mit denen wir zur gleichen Zeit unsere Gesundheit verbessern.

JOHN ROBBINS[10]

Hühner waren die ersten Tiere, die in Massentierhaltung gezüchtet wurden. Männliche Küken werden üblicherweise in Abfalltonnen geworfen; weibliche Küken werden in Drahtkäfige gezwängt, nachdem ihnen die Schnäbel ohne Betäubung von einer Maschine abgeschnitten wurden. Viele Hühner sterben schon durch den Schock dieser Prozedur.

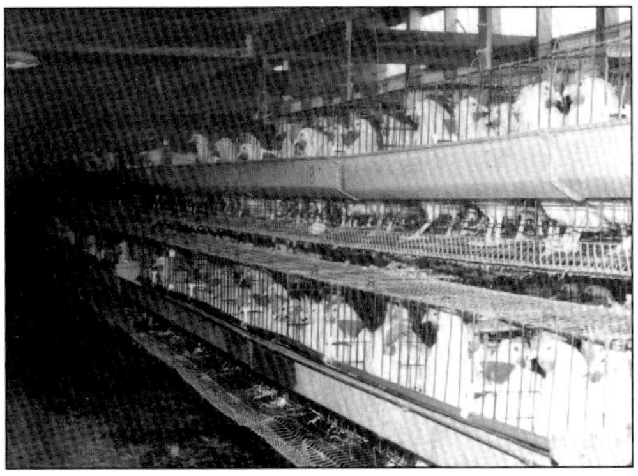

Hennen in Legebatterien
Foto: PETA

Diese Legehennen werden in Massen in Käfige gesperrt, so eng, dass ihre Füße manchmal um den Draht herum wachsen. Die Käfige sind übereinander gestapelt, und die Exkremente der Hühner einer Reihe fallen oft auf die Hühner unter ihnen. So leben sie die meiste Zeit ihres kurzen, stress-reichen Lebens. Wenn sie keine Eier mehr legen, werden sie geschlachtet.

Die meisten Menschen wissen nicht, dass die amerikanische Tierschutzgesetzgebung sich nur auf Haustiere und nicht auf Nutztiere bezieht. Ein Nutztier ist ein Tier, das straffrei gequält werden darf, obwohl Organisationen wie Farm Sanctuary und PETA daran arbeiten, dies zu ändern, indem sie Gerichte bedrängen, Tierquäler der Massentierhaltung strafrechtlich zu verfolgen.

Wenigstens essen die Amerikaner keine Hunde und Katzen... oder tun sie es doch? Tatsächlich werden Millionen Katzen und Hunde jedes Jahr in Tierheimen und bei Tierärzten eingeschläfert und enden dann in der Nahrungsmittelindustrie. Die meisten Marken kommerzieller Tiernahrung enthalten diese verarbeiteten Bestandteile. Ebenso das Futter für Nutzvieh, das schließlich zu unseren Hamburgern wird.

Die Größe einer Nation und ihr moralischer Fortschritt kann daran gemessen werden, wie sie ihre Tiere behandelt.

Mahatma Gandhi[12]

Erleuchtung bedeutet, dass auch das kleinste bisschen Dunkelheit erhellt wird. Die meisten Menschen sind sich der unangenehmen Fakten dieses Kapitels nicht bewusst. Bewusstheit ist der erste Schritt, um sich für einen anderen Weg zu entscheiden. Wenn man sich nicht bewusst ist, wie Fleisch- und Milchprodukte hergestellt werden, sollte man zu lesen beginnen. Es gibt Bücher, CDs und Videos, die im Anhang II aufgelistet werden: empfohlene Information, die dich in Bezug auf dieses Thema erleuchten kann.

Sobald man sich einmal dieser Grausamkeiten bewusst geworden ist, kann man sich entscheiden, an dieser Gewalt nicht mehr teilzuhaben. Andere Spezies so grausam zu behandeln setzt den Glauben der Menschen voraus, dass die Angehörigen aller anderen Arten nur zum Nutzen des Menschen da sind. Dieses Vorurteil erlaubt uns zu glauben, dass wir das Recht haben, andere Wesen schlecht zu behandeln, nur weil sie einer anderen Spezies angehören. Es gibt da wirklich keinen Unterschied zum Rassismus. Wie beim Rassismus liegen die Wurzeln im Egoismus. Egoistisch nehmen wir die wahre Natur der anderen Wesen nicht wahr und konzentrieren uns nur darauf, in welchem Maße sie uns von Nutzen sein können. Wenn du dir nicht sicher bist, ob es sich in einem bestimmten Fall um Artenquälerei handelt, stell dir vor, ein Mensch wäre an der Stelle des Tieres.

Bei einem Vortrag des Dalai Lama fragte einmal jemand: „Wenn man ein Pferd mit einem gebrochenen Bein hat, wäre es dann nicht das Beste, das Pferd von seinem Leiden zu erlösen, indem man es erschießt?"

Seine Heiligkeit antwortete: „Wenn Ihr Kind sich das Bein brechen würde, würden Sie es dann auch erschießen?"

Menschen zitieren oft grausames Verhalten von Tieren untereinander, um menschliche Grausamkeit Tieren gegenüber zu rechtfertigen. Aber kein anderes Säugetier, kein Vogel, Reptil oder Fisch ist zur Massenvernichtung ganzer Populationen oder des Planeten selbst in der Lage. Aus dieser Perspektive betrachtet, sind die anderen Tiere eher sanfte Wesen. Von allen Wesen dieses Planeten sind die Menschen die grausamsten. Kein anderes Tier hat eine solche Antriebskraft zu töten entwickelt wie die Menschen.

Wahrscheinlich rechtfertigen wir den Kauf von etwas, das das Leiden eines Tieres beinhaltet, oft mit Argumenten wie: „Ich musste mir einfach etwas Gutes tun, deshalb habe ich mir diesen Ledermantel gekauft" oder: „Ich bin gerade befördert worden. Lass uns das mit einem guten Steak zum Abendessen feiern." Aber anderen Leid zuzufügen kann niemals tiefe Zufriedenheit schenken. Kleidung zu tragen oder Nahrung zu essen, die dadurch entstanden sind, dass andere Wesen gefoltert und getötet werden, kann niemals anhaltendes Glück mit sich bringen. Freude daran zu haben, dass andere Schmerz haben oder leiden, kann einen nur noch tiefer in die Verleugnung der Natur des Selbst führen, das mit allen Wesen verbunden ist.

Nichts kann aus Gewalt entstehen, und nichts könnte es jemals.

Sting, „Fragile"[13]

Manche Menschen – und viele von ihnen geben sogar vor, Yogis zu sein – argumentieren, dass eine vegetarische Lebensweise nicht für jeden gesund ist. Wir stimmen zu, dass Vegetarismus nicht für jeden geeignet ist; er ist es nur für die, die nach Glück und Frieden streben. Er ist definitiv ein Muss für die, die an Erleuchtung interessiert sind.

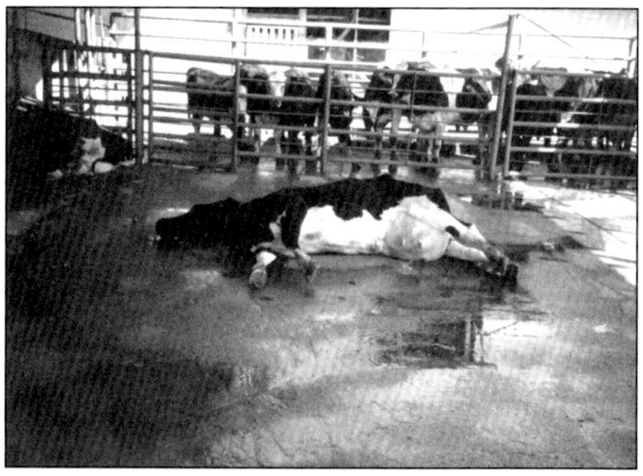

Zusammengebrochene Milchkuh im Schlachthof
Foto: Farm Sanctuary

Solange wir die lebendigen Gräber von ermordeten Tieren sind, die geschlachtet wurden, um unseren Appetit zu stillen – wie können wir darauf hoffen, dass diese Welt den Frieden erlangt, den wir alle so dringend ersehnen?

George Bernard Shaw, Living Graves[14]

Yoga ist nicht für jeden geeignet. Nicht jeder ist unzufrieden mit seiner oder ihrer gegenwärtigen Situation. Manche Menschen suchen nicht bewusst nach der Quelle ihres eigenen Wesens. Aber für diejenigen, die es tun, ist das Praktizieren von Ahimsa von größter Wichtigkeit, schon wegen seiner transformierenden Wirkung auf den Geist und folglich auch auf den Körper. Das Körper/Geist-Bewusstsein, die Persönlichkeit, wird durch eine ethisch begründete vegetarische Lebensweise und durch das Üben von Ahimsa gereinigt.

Ahimsa ist der Prüfstein des achtgliedrigen Yogasystems von Patanjali. Ein Prüfstein ist ein Standard, an dem die Reinheit von Gold gemessen wird: 10 Karat, 14 Karat oder 24 Karat. Für einen Yogi ist das einzige wahre Gold das universelle Bewusstsein, bedingungslose Liebe. Ahimsa ist der yogische Prüfstein, der zeigt, wo wir uns befinden, wie nahe wir dem universellen Bewusstsein sind. Die Reinheit unserer Bemühungen, Schaden zu vermeiden, zeigt den Grad unserer spirituellen Entwicklung an: Sind wir bei 10 Karat, 24 Karat oder sind wir nur Katzengold?

Um freundlich zu sein, muss man handeln. Es hat keinen Zweck, rechtschaffene Gedanken zu haben und nicht nach ihnen zu handeln. Es ist sinnlos, sich zu wünschen, die Dinge wären besser, aber dann nicht die Ärmel hochzukrempeln und mit anzupacken, um sie zu verändern.

INGRID NEWKIRK, YOU CAN SAVE THE ANIMALS[15]

Wege, um anderen weniger Schaden zuzufügen:

1. *Eine vegane (auf Pflanzen basierende) Ernährung ohne jegliche Tierprodukte.*
2. *Eine vegetarische Ernährung, die vielleicht Milchprodukte beinhaltet.*
3. *Eine mitfühlende Ernährung, die auf biologischer Herkunft basiert.*
4. *Eine gemäßigte Ernährung, die in einer sattvischen Atmosphäre zubereitet wurde.*
5. *Erlaube dir keine hasserfüllten Gedanken, weder über Menschen, noch über Tiere, Pflanzen, Steine oder Elementarwesen.*
6. *Sprich nicht negativ zu oder über andere, selbst wenn es nur im Scherz ist.*
7. *Billige keinen Missbrauch, Folter oder das Töten anderer Wesen.*
8. *Missbrauche, verletze oder töte kein anderes Wesen.*

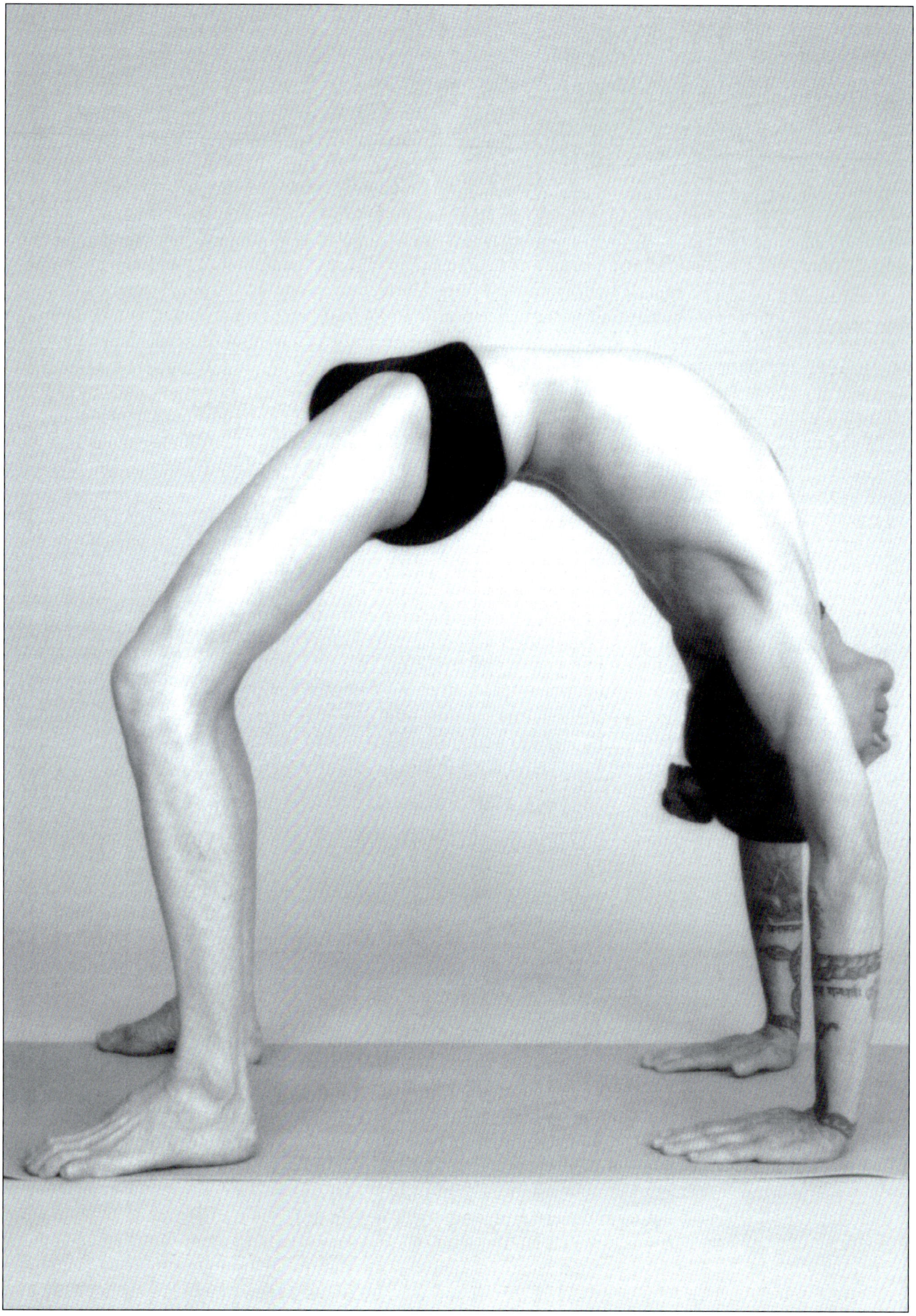

5

Guru: Der Lehrer, den du sehen und fühlen kannst

Der Guru sagte zum Schüler:
„Du hast drei Aufgaben.
Die erste war, mich zu finden.
Die zweite ist, mich zu lieben.
Die dritte ist, mich zu verlassen.“
INDISCHES SPRICHWORT

Das Ziel des Yoga ist zu erkennen, dass wir alle verbunden sind. Wir teilen ein Herz, ein Bewusstsein und eine göttliche Quelle. Die Yogamethode dient dazu, uns Erfahrungen zu verschaffen, die uns helfen, dies zu begreifen. Um zu erkennen, dass wir alle verbunden sind, ist es hilfreich, sich zuerst mit einem anderen Menschen zu verbinden. In der Yogatradition wird diese Verbindung durch die Beziehung zu einem Guru, einem Lehrer, erfahren, der das Erwachen zu einem Bewusstsein der Einheit ermöglicht. Durch das Anerkennen eines Guru verbindet man sich mit denen, die den Weg vor einem beschritten haben. Dadurch entsteht Demut, und das Erwachen wird möglich.

Das Konzept des Guru ist für die meisten Westler nur schwer anzunehmen, weil wir gerne denken, wir hätten das Sagen. Aber die Wahrheit ist, dass die herrschenden Kräfte unserer Gesellschaft das Leben der meisten Menschen kontrollieren. Großunternehmen und die für sie arbeitende Werbeindustrie entscheiden, worüber die Menschen nachdenken, und formen so die Werte unserer Gesellschaft. Methoden, wirkliche Kontrolle über unser Leben zu erlangen, werden in unseren Schulen nicht vermittelt, stattdessen wird betont, wie man materiellen Wohlstand erlangt. Die meisten von uns sind auf Gedeih und Verderb unseren Emotionen ausgeliefert, und wenn wir damit nicht mehr umgehen können, benutzen wir Alkohol oder andere Drogen, Fernsehen, Einkaufen, Essen oder Sex, um uns das Gefühl zu geben, glücklich zu sein. Die Vorstellung, dass anhaltendes Glück im eigenen Inneren zu finden ist, ohne etwas kaufen, rauchen, essen, sehen oder trinken zu müssen, ist uns fremd. Wir brauchen dazu vielleicht einen Übersetzer. Der Guru ist dieser Übersetzer.

Für einen Westler ist der Guru ein ziemlich mysteriöses Konzept. Viele Schüler fragen uns: „Wie kann ich meinen Guru finden? Muss ich dafür nach Indien gehen? Woran werde ich meinen Guru erkennen?“ Wir würden gern diese Chance nutzen, das Wort „Guru“ zu entmystifizieren. Gurus müssen nicht unbedingt in Indien leben oder erleuchtet sein. Sie können verheiratet sein oder auch nicht. Sie können einer normalen Arbeit nachgehen und müssen nicht Leiter eines Ashrams sein. Ein Guru ist ein Lehrer, der uns Einsichten oder Offenbarungen über Yoga vermittelt. Ein Guru kann uns auch eine Methode zum Üben an die Hand geben, sodass wir selbst die Wahrheit dieser Offenbarungen erkennen können.

Damit jemand unser Guru sein kann, müssen wir ihn oder sie als solchen annehmen. Ein Guru wird einem nicht sagen: „Ich bin dein Guru.“ Das muss der Schüler tun. Sobald diese Anerkennung und Wertschätzung einsetzt, verläuft der Lernprozess schneller. Gurus brauchen es nicht, wie manche im Westen fälschlicherweise glauben, dass ein mit Blut unterschriebener Eid geleistet wird oder dass ihm alle weltlichen Besitztümer übergeben werden. Wenn ein Guru so etwas von einem verlangt, sollte man in Erwägung ziehen, in die entgegengesetzte Richtung zu rennen!

Wir haben ein ähnliches Missverständnis im Westen, was das Wort „Swami“ betrifft. In Indien bezeichnet es einfach jemanden, der entsagt hat, jemanden, der ein Armutsgelübde abgelegt hat und zölibatär leben will, um seine oder ihre spirituelle Praxis voranzubringen. Es bedeutet nicht, wie viele Westler fälschlicherweise glauben, dass diese Person ein erleuchtetes Wesen ist, obwohl es sehr wohl ein paar erleuchtete Swamis gibt.

Du wirst deinen Fähigkeiten zu lernen entsprechend unterrichtet. Deshalb werde, um deinen Guru zu finden, ein vollkommener Schüler. Werde unwiderstehlich für den Guru, indem du leer wirst. Sobald du dich einem Lehrer zu Füßen setzt, lege das „Ich weiß“ beiseite, so dass du unterrichtet werden kannst. Wenn du schon voll Wissen bist wie eine volle Tasse Tee und dein Lehrer versucht, neuen Tee in deine Tasse zu gießen, dann läuft sie nur über, und kein Nutzen kann daraus entstehen.

Wenn du dir anhaltendes Glück wünschst, sei einfach du selbst, denn das ist immerwährendes Glück. Wenn du dies schwierig findest, suche jemanden, der unerschütterlich glücklich ist. Und dann verbringe so viel Zeit wie möglich mit ihm oder ihr.

In dieser Tradition wird das Wissen von Lehrer zu Schüler in einem stetigen, ununterbrochenen Fluss weitergegeben. Die Beziehung zwischen Lehrer und Schüler muss eine bestimmte Reinheit aufweisen, damit diese Übermittlung stattfinden kann. Respekt und Liebe für den Lehrer müssen verstanden werden als Respekt und Liebe für das Göttliche. Das kann herausfordernd sein, vor allem für Westler.

„Was die Amerikaner am meisten brauchen, ist mehr Demut. Es mangelt an Demut hier“, sagte uns ein indischer Guru bei einem seiner ersten Besuche in den Vereinigten Staaten. „Das wird sehr schwierig sein,“ fuhr er fort, „weil eure Kultur Demut nicht fördert. Tatsächlich wird Demut ausgenutzt und in dieser Gesellschaft niedergemacht. In Indien wird Demut sehr hoch geschätzt.“

Wir können Demut kultivieren, indem wir annehmen, dass eine andere Person etwas Licht auf uns gießen kann, um das Dunkel unseres Nichtwissens zu erleuchten. Demut ist wie ein magisches Elixier, das Hochmut zum Fall bringt. Hochmut wird uns immer voneinander und von Gott trennen. Er wird uns von Samadhi fernhalten, weil Hochmut und Ekstase nicht zusammenpassen.

Die Tradition des Guru beruht auf Demut und Wertschätzung. Der Respekt, den ein Schüler dem Lehrer entgegenbringt, kommt nicht dem Lehrer zugute. Er hilft dem Schüler, einen anderen anzuerkennen und sich vor ihm zu verneigen, da dies im Schüler die Verbindung zu seinem Selbst öffnet.

„Gu" bedeutet Dunkelheit, Unwissenheit, das, was die Schönheit und Wahrheit verdunkelt.

„Ru" bedeutet „das, was beseitigt." Das bedeutet, der Guru beseitigt die Unwissenheit.

Es kann hilfreich sein, den Guru mehr als eine Kraft denn als eine Person zu betrachten. Der yogische Weg ist ein Weg auf Messers Schneide, aber manchmal wird die Schneide stumpf. Ein Guru kann unsere Praxis schärfen, indem er uns aus der Bequemlichkeit und Selbst-Zufriedenheit aufrüttelt, sodass sich neue Möglichkeiten eröffnen.

Wie solltest du einen Guru auswählen? Die Auswahl sollte nicht nur intellektuell getroffen werden. Deine Intuition, deine Gefühle und deine Erfahrungen sollten dich bei deiner Entscheidung leiten, dich einem Lehrer anzuvertrauen.

Vidya, die universelle Wahrheit, verbindet alle Gurus durch alle Zeiten hinweg. Die Lehren des Yoga werden durch diese Kette der Vermittlung weitergegeben. Ein Großteil dieses Wissens kann nicht in Worte gefasst werden, weil es über Körper und Geist hinausgeht. Weil es subtil, geheim oder sogar unaussprechlich ist, wird dieses Wissen nur über Beziehung weitergegeben. Ohne direkte Übermittlung, und zwar von jemandem, der seinerseits eine direkte Übermittlung erfahren hat, wird keine Verbindung zu diesem Wissen entstehen.

Drei wichtige Kriterien für einen guten Lehrer sind:

Abstammungslinie: Der Lehrer sollte eine direkte Übermittlung des Wissens durch seinen oder ihren eigenen Lehrer erfahren haben. Der Lehrer sollte auch von seinen oder ihren Lehrern den Segen dafür empfangen haben, selbst zu lehren.

Praxis: Der Lehrer muss eine regelmäßige tägliche Praxis haben.

Liebe: Der Lehrer muss die Schüler so lieben, dass er oder sie bereit ist, alles für sie zu opfern.

Wir alle haben schon erlebt, wie es ist, wenn wir von Menschen um uns herum inspiriert oder heruntergezogen werden. Einige Menschen ächzen und stöhnen über jedes kleine Problem in ihrem Leben, und wenn man mit ihnen zusammen war, merkt man, dass man sich ebenfalls in all die kleinen Unglücksfälle des Lebens verwickelt. Einige Menschen sind so beschwingt, fokussiert und diszipliniert, dass man sich fühlt, als wäre alles möglich.

Wenn man sich in der Gegenwart eines Gurus befindet, wird diese inspirierende Wirkung besonders deutlich. In seinem wunderbar umfassenden Buch *The Yoga Tradition* schreibt Georg Feuerstein: „In Gegenwart eines Meisters, der Gott erkannt hat, wird der Übende ununterbrochen dem vergeistigten Körper-Geist des Gottverwirklichten ausgesetzt, und sein oder ihr physisches und psychisches Wesen wird davon angesteckt und Schritt für Schritt transformiert. In modernen Begriffen könnte man dies als eine Form rhythmischer Schwingungsübermittlung verstehen, bei der die hohe Frequenz des Gurus die Schwingung des Schülers langsam anhebt."[1]

Das ist das Prinzip von Satsang, das mit dem Begriff „Gemeinschaft der Wahrhaftigen" übersetzt werden kann. Es bezieht sich nicht nur darauf, Zeit mit einem Guru zu verbringen, sondern auch mit Heiligen, Anhängern Gottes und Yogamitschülern – also mit jedem, der sich von Herzen um eine spirituelle Praxis bemüht, um das Selbst zu erfahren. Wenn Menschen eine intensive Sehnsucht nach Gott haben, ist ihre Stimmung ansteckend. Wir werden von ihrem Gottesrausch angesteckt.

Sich mit anderen zusammenzutun, die nach Gott streben, ist eine emotionale Erfahrung. Sie berührt das Herz, und der kritische Geist tritt für eine Weile in den Hintergrund. Satsang unterscheidet sich von gewöhnlichen gesellschaftlichen Zusammenkünften. Viele gesellschaftliche Benimmregeln haben keine Gültigkeit, wenn der Ehrengast Gott ist. Small Talk etwa hat keinen Platz im Satsang – nur eine erhebende Sprache und Gesang werden hier gehört. Gott nimmt alle an, die ehrlich sind.

Satsang ist eine sehr wichtige Yogapraxis, die von vielen Westlern vernachlässigt wird – vielleicht, weil wir dazu tendieren, die Leistungen des Einzelnen zu glorifizieren („Wow, sie kommt mit den Füßen hinter ihren Kopf!"), und das Potenzial der Gruppe unterschätzen. Außerdem, wenn Menschen in unserer Kultur gesellschaftlich zusammenkommen, gibt es oft viel Verlegenheit und Gerangel um Positionen. Es ist ziemlich selten, dass Erwachsene in Gruppen zusammenkommen, ohne Alkohol oder andere Drogen zu konsumieren, mit denen sie versuchen, ihre Verlegenheit zu überspielen und sich einander näher zu fühlen.

Der schnellste Sadhana ist sicherlich der, mit anderen Menschen zusammen zu sein, die Gott lieben.

Shyam Das[2]

Man mag sich fragen: „Wenn alles eins ist, was macht es dann für einen Unterschied, mit wem ich zusammen bin? Wenn überall Gott ist, egal, wo man hinsieht, warum spielt das dann überhaupt eine Rolle?"

Nun ja, für Erleuchtete, die tatsächlich in jeder Person und jeder Situation Gott erkennen, macht es keinen Unterschied. Aber bis man mit dieser Sichtweise gesegnet ist, ist es das Beste, die Menschen und die Situationen, denen man sich aussetzt, sorgsam auszuwählen. Wenn ein Bäumchen gepflanzt wird, ist es notwendig, einen Zaun darum zu errichten, um es vor Tieren, die es niedertrampeln oder anfressen, und vor Kindern, die es kaputtmachen, zu schützen. Sobald er dann jedoch ordentlich gereift ist, wird der einst so zerbrechliche Setzling stark genug sein, dass Kinder auf ihm herumklettern können, ohne ihm zu schaden, und dass eine Kuh daran festgebunden werden kann, damit sie sicher ist. Satsang ist eine sichere Umgebung, in der wir spirituell reifen können.

Sobald ein Individuum erleuchtet ist, wird die Gesellschaft im Ganzen automatisch bereichert. Dieses Prinzip war der Kern der buddhistischen Gesellschaftsrevolution.

Robert Thurman, Inner Revolution[3]

An einen Guru gebunden zu bleiben oder in einem Satsang zu verweilen, der uns herausfordert, uns zu unserem Besseren zu verändern, kann schwierig sein. Manchmal ist es anfänglich unangenehm, in der Gesellschaft von Menschen zu sein, die uns inspirieren, uns zu verändern. Weil zudem im Westen Demokratie und Gleichberechtigung so stark betont werden, tendieren wir hier dazu zu glauben, dass der beste Lehrer derjenige ist, der uns am meisten ähnelt – unserem persönlichen Selbst natürlich. Aber die Yogatradition besagt, dass der beste Lehrer nicht unbedingt jemand sein muss, der uns am ähnlichsten ist. Der Guru sollte in der Lage sein, mit einem Stock hinter uns zu stehen, um uns anzutreiben, unser höchstes Potenzial zu suchen.

Yogalehrer müssen die moralischen und ethischen Prinzipien des Yoga aufrechterhalten. Yogaübende müssen sich dem Gott im Lehrer hingeben; das ist die Bedeutung des Guru. Idealerweise ist unser Lehrer jemand, der das erreicht hat, wonach man sucht. Man stelle sich einen Geigenlehrer vor, der nie selbst gespielt, sondern nur gelesen hat, wie Geige zu spielen sei, und sich dann entschlossen hat, das Instrument zu unterrichten.

Was jemand am meisten dazu qualifiziert, Yoga zu unterrichten, ist die Erleuchtung selbst. Sehr wenige Lehrer sind erleuchtet, aber ein sattvischer Lehrer wird die Mühe auf sich nehmen, sich sehr vertraut mit den Schriften zu machen, in denen die genauen Worte von Heiligen und Erleuchteten zu finden sind. Wenn der Guru noch nicht erleuchtet ist, muss er oder sie sich auf die traditionellen Texte und auf die Worte seines oder ihres Gurus verlassen, um Wissen an die Schüler weiterzugeben. Sattvische Lehrer wenden sich immer an die traditionellen Texte, um innere Führung zu erhalten oder andere zu unterrichten. Darin zeigt sich die Linie der Lehrer.

Wenn Yogalehrer die Übermittlungslinie nicht hochhalten, dann verkümmert sie. Im Westen werden deshalb die meisten Yogalehrer eher als Fitness-Trainer und nicht als spirituelle Wegbegleiter betrachtet. Das ist nicht die Schuld der Schüler, sondern der Lehrer. Die äußere Erscheinung des Yoga bleibt ohne die subtile Essenz der Wahrheit, die nur durch Hingabe an einen Guru übermittelt werden kann. Wenn der Lehrer nicht selbst diese Erfahrung gemacht hat, wie kann er oder sie sie dann an die Schüler weitervermitteln?

Man mag vielleicht nicht genug Erfahrung haben, um die Fähigkeiten eines Lehrers und seine oder ihre Qualität zu unterrichten einschätzen zu können. Deshalb empfehlen wir, dass man die eigene Yogapraxis mit einer eingehenden Suche beginnt: Lest die Schriften und nehmt Unterricht. Man muss auch bereit sein, Vertrauen zwischen dem Lehrer und sich selbst entstehen zu lassen.

In unserem Fall zeigte sich der Guru in einer Dreifaltigkeit außergewöhnlicher Lehrer: Shri Brahmananda Sarasvati, Shri Swami Nirmalananda und Shri K. Pattabhi Jois. Sie sind unsere Linie, die durch alles, was wir schreiben, sagen und tun, hindurchscheint.

Was wir in dieser Zeit am meisten brauchen, ist erleuchteter Anarchismus. Bei einem nicht erleuchteten Menschen ist es möglich, dass der Geist ihn dazu bringt, Schlechtes zu tun, selbst wenn sein Herz ihm befiehlt, Gutes zu tun. Nur durch Erleuchtung ist jemand in der Lage, als freier und intelligenter Mensch zu leben.

SWAMI NIRMALANADA, A GARLAND OF FOREST FLOWERS[4]

Unseren ersten Guru haben wir per Post gefunden: Im Jahr 1984 schrieb ein Yogi im Schweigegelübde namens Swami Nirmalananda dem Libertarian Book Club von New York, dass er Anarchisten suche, mit denen er korrespondieren könne. Unser Freund Peter Lamborn Wilson, Anarchist, Autor und Gründer des Semiotext(e) Verlags, gab uns Swamis Adresse, damit wir ihm zurückschreiben könnten.

In den frühen 1960er Jahren war Swami Nirmalananda, der 1925 in Kerala, Indien, geboren wurde, auf der Suche nach Frieden und Wahrheit einige Jahre lang durch Asien, die Türkei, Russland, England, andere europäische Länder sowie durch Amerika gereist. Er konferierte mit Menschen wie Martin Buber, Alan Watts oder T.Z. Suzuki, hielt Vorträge und unterrichtete Yoga, meist in Krypten von Kirchen oder in Gemeindehäusern. Als er 1964 nach Indien zurückkehrte, reiste Swami durch den Subkontinent, bevor er sich in den Himalaya zurückzog. Dort traf er seinen Guru, Aryadev, einen englischen Juden.

Nachdem er kurze Zeit mit seinem Guru verbracht hatte, zog Nirmalananda in eine kleine Grashütte im Dschungel von B.R. Hills. Er verliebte sich in die Bewohner des Dschungels:

Vögel, Bäume, Affen, Blumen, Ureinwohner, Elefanten und Tiger. Er führte ein zurückgezogenes Leben und prakizierte Mauna (Schweigen). Den Kontakt mit der Außenwelt hielt er durch Briefwechsel aufrecht.

Swami Nirmalananda war ein begeisterter Briefschreiber, mit Brieffreunden überall auf der Welt. Sein größtes Interesse galt dem Weltfrieden. In fließendem, klarem Englisch schrieb er Appelle an die Spitzenpolitiker dieser Welt und bat darin um Frieden und Gewaltlosigkeit. Als wir begannen, mit ihm zu korrespondieren, schickte er uns Aufsätze, die er über das Thema *Anarchie* geschrieben hatte. Dieser brillante Mann nannte sich selbst den „Anarchisten-Swami."

Zu dieser Zeit war Anarchie eine sehr populäre, wenn auch nur vage definierte Vorstellung in der Kultur des Underground. Im Allgemeinen dachte man, Anarchie würde bedeuten: „Wir können tun und lassen, was wir wollen. Wir müssen keine Regeln oder Gesetze befolgen, die uns von der Regierung oder der Unternehmer-Macht aufgezwungen wurden." Aber Swami Nirmalananda interpretierte den Ausdruck „Selbstbestimmung" anders als die Punkrocker, die die Wände der Stadt mit einem umrandeten A besprühten.

Das falsche Selbst denkt – das wahre Selbst weiß.

Swami Nirmalananda, A Garland of Forest Flowers[5]

Swami Nirmalananda definierte Anarchie als Herrschaft des Selbst. Für ihn bedeutete Anarchie, vom erleuchteten Selbst regiert zu werden. Um wahre Anarchisten zu sein, riet Swami, müssten wir uns befreien von der „Tyrannei des denkenden Geistes, wir müssen fähig sein, über das Denken hinauszuwachsen."[6] Wir müssen Erleuchtung erlangen.

Unsere Hautfarbe, Kaste, Rasse, Nationalität, Religion, Glaube, Ideologie, Status, Ausbildung, Kultur, Tradition usw. gehören alle nur zum Körper und zum Geist. Aber unser Wesenskern ist unendlich, ewig, immer rein, ohne Anfang und Ende. Dieser Kern liegt allen Formen und Veränderungen zugrunde, wie der unsichtbare Faden einer Blumengirlande, der unbefleckt und unberührt bleibt von diesen äußeren Manifestationen und Unterschieden, die den Urgrund für die Feindseligkeiten und Antagonismen unserer Gesellschaft bilden.

Swami Nirmalananda, A Garland of Forest Flowers[7]

Sharon korrespondierte mit Swamiji einige Jahre lang, und 1986 reisten wir zu ihm. Es war eine lange und beschwerliche Reise, ehe wir zu seinem Ashram in den Bilgiri Hügeln des südlichen Karnataka gelangten. Zuerst reisten wir mit dem Nachtzug von Trivandrum an der südlichen Spitze Indiens nördlich nach Bangalore im Staat Karnataka. David war seit Wochen schwer an der Ruhr erkrankt und erholte sich einfach nicht.

In Bangalore stiegen wir in einen Bus voller Ziegen, Hühner, Kinder und Erwachsenen und fuhren zu einem Minibahnhof namens B.R. Hills. Sechs Stunden lang wurden wir bei 49° C auf der Fahrt durch die ländliche Gegend durchgeschüttelt und hoch- und heruntergeworfen.

Das Ganze gipfelte in einem Fußmarsch, bei dem wir mehrere tausend Meter steil bergauf zu den Klippen klettern mussten, auf denen der Viswa Shanthi Nikethan, Swamis

Ashram, lag, von dem man weit über eine unendlich staubige, ausgedörrte Landschaft blicken konnte. Wir kamen erschöpft und krank dort an und wollten gerade an die Tür klopfen, als wir ein Schild über der Tür sahen: „Bitte zwischen 14 und 16 Uhr nicht stören." Großartig! Es war gerade 14.30 Uhr. Wir mussten also warten.

Wir wollten gerade weggehen, in der Hoffnung, irgendwo ein schattiges Plätzchen unter einem Baum zum Ausruhen zu finden, bis es 16 Uhr war, als wir plötzlich hörten, wie sich jemand räusperte. Wir drehten uns um und sahen einen kleinen, ernsten Mann in ockerfarbenen Gewändern, der die langgliedrigen Finger seiner Hände unter dem Kinn übereinandergelegt hatte.

Er hatte starke Ähnlichkeit mit Klaus Kinskis Dracula. Unser Treffen erinnerte uns heftig an die Szene im Film, als Dracula die Tür öffnet und den naiven Jonathan begrüßt, um ihn voller Begeisterung in das Schloss zu bitten. Mit seinen großen Augen zwinkernd winkte uns Swami Nirmalananda in sein kleines Haus. Er ging mit wiegenden Hüften und eingefallenen, aber hoch gehaltenen Schultern voran, ein gebrechliches Persönchen, nicht viel größer als 1,50 Meter. Weil er immer noch Mauna praktizierte und nicht sprach, gestikulierte er mit seinen Händen und Kopfbewegungen. Er kommunizierte auch durch eindeutige Grunz- oder Grummellaute und durch Stöhnen.

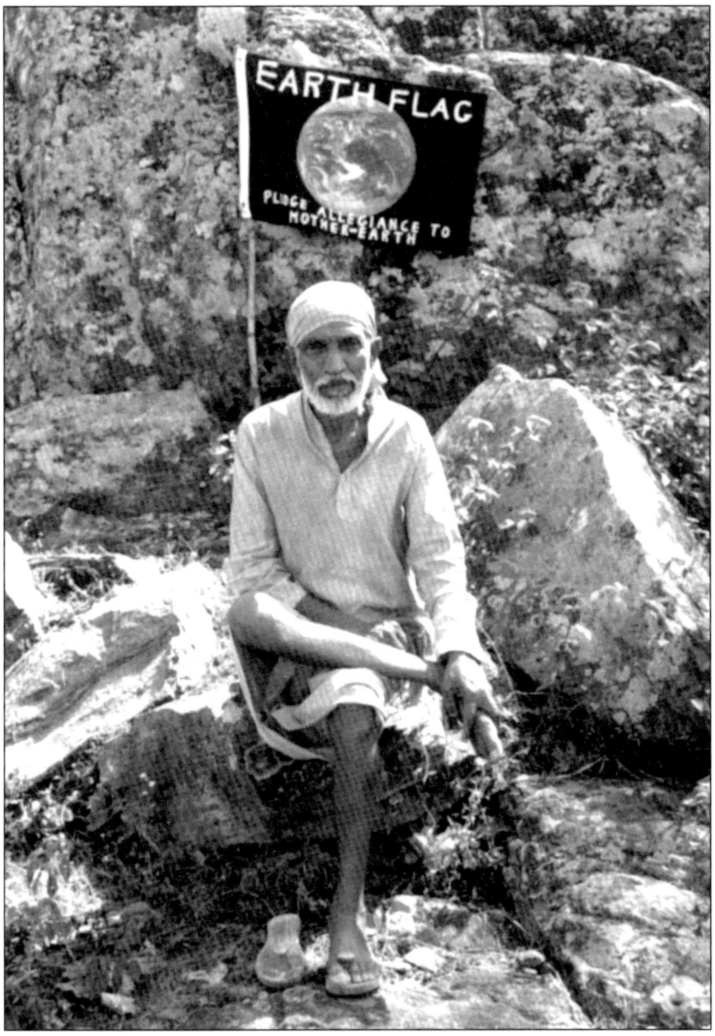

Swami Nirmalananda, der Anarchisten-Swami

Foto: Peggy Medani

Swami bedeutete uns mit Gesten, dass wir uns setzen sollten, und brachte uns frisch gebackenes Vollkornbrot und Chutney, der aus wilden Stachelbeeren aus dem Dschungel gemacht worden war. Er wartete mit leicht geöffneten Lippen nach jedem Bissen auf unsere Reaktion, und lachte wie ein Kind, als er sah, wie wir dieses heilige Mahl genossen. Nach dem Essen machte er eine Geste, dass wir ihm Stift und Papier reichen sollten, die in der Nähe lagen. Er schrieb eine kurze Notiz: „Geht in das kleine Haus nebenan und ruht euch aus. Wir kommen dann um 17 Uhr zum Tee zusammen." Er beendete seinen Satz mit einer beschwingten Bewegung seines Kopfes und einem dicken Lächeln auf seinem Gesicht.

Wir blieben eine Woche bei Swami. Er heilte uns mit süßem Brunnenwasser, frischem Vollkornbrot und Gemüse und seiner erleuchtenden Präsenz.

Obwohl Swami in einem abgelegenen Teil Indiens lebte und seit Jahren mit niemandem gesprochen hatte, war er hipper und informierter als die meisten Menschen. Es war sehr lustig, einen Aufkleber mit der Aufschrift *Befreie deinen Geist – schmeiß den Fernseher raus* an einer Wand gleich neben einem Foto des Heiligen Ramana Maharshi zu sehen.

Swami richtete begeistert die Energie, die er durch das Nicht-Sprechen sparte, auf eine Disziplin täglichen Schreibens. In der Stille des Waldes konnte man oft das unermüdliche Tippgeräusch seiner Finger auf seiner alten Handschreibmaschine vernehmen.

Jeden Tag schrieb er Briefe an die Staatsoberhäupter im Namen des Weltfriedens. Er kümmerte sich auch um zahlreiche Anhänger, indem er ihnen Ratschläge und spirituelle Lehren erteilte. Swami hat viele wunderschöne Bücher und kleine Broschüren geschrieben, wie *A Garland of Forest Flowers, Enlightened Anarchism, Zen, a Way of Life,* oder *Music and Poetry in Life.*

Wir schätzen Swamis Engagement sehr, weil in den Vereinigten Staaten Yogalehrer und -schüler manchmal fälschlicherweise die konstitutionelle Trennung von Kirche und Staat dahingehend interpretieren, dass jeder, der einer spirituellen Praxis nachgeht, apolitisch sein sollte. Er bestätigte unser sich immer stärker entwickelndes Gefühl, dass in Wirklichkeit jeder, der einer spirituellen Praxis nachgeht, genauso politisch engagiert sein sollte.

Es gibt einen großen Unterschied zwischen einem Vogel, der auf einem Baum sitzt und singt, und einem Vogel, der in einem Käfig singt. Nur wenn der Geist frei ist, kann der Mensch frei sein, nicht anders herum. Mit einem freien und ruhigen Geist können wir mit einem Lied des Lebens, mit einem Lied der Liebe, mit einem Lied der Freude im Herzen leben! Dennoch sollte unsere Freiheit nicht als rücksichtsloser Freibrief benutzt werden, alles zu tun, was uns beliebt. In wahrer Freiheit und in wahrem Glück mögen wir, was immer wir tun, aber wir tun nicht immer nur das, was uns beliebt.

Swami Nirmalananda, A Garland of Forest Flowers[8]

Swami Nirmalanandas Engagement beinhaltete auch, alle tierischen Produkte zu meiden, einschließlich Milchprodukte. Keine Milch zu trinken ist für einen indischen Brahmanen fast unvorstellbar, aber Swami Nirmalananda war aus ethischen Gründen *Veganer.* Er verstand das Leid eines jeden Wesens, das aufgrund seiner Fähigkeit, zu einer Ware gemacht zu werden, versklavt und ausgebeutet wird. Er erkannte, dass im modernen Indien der Missbrauch von Kühen zügellos geworden war. Er wusste, dass es für den Menschen ernährungsphysiologisch nicht nötig ist, Milch zu trinken, auch wenn die Milchindustrie sowie die *schastrische* und *aryuvedische* Tradition Indiens uns das glauben machen wollen. Heutzutage wird dieser Mythos zudem dazu eingesetzt, Profite zu machen.

Swamiji führte wie Franz von Assisi ein beispielhaftes Leben als tugendhafter Heiliger, der Ahimsa, Gewaltlosigkeit praktiziert. Er lehrte uns das mächtige Mantra:

Lokah Samasta Sukhino Bhavantu

Mögen alle Lebewesen überall glücklich und frei sein,
und mögen alle Gedanken und Handlungen unseres Lebens
zu diesem Glück und dieser Freiheit aller beitragen.

Swamiji liebte dieses Mantra. Wir wiederholen es bis heute jeden Tag, und es ist das Herzstück unserer eigenen spirituellen Praxis geworden. Dadurch spüren wir seine Präsenz lebendig in uns, auch wenn sein Körper uns im Jahre 1997 verlassen hat.

Swamiji hatte Ahimsa in einem solchen Ausmaß verinnerlicht, dass alle Wesen in seiner Gegenwart sanft und freundlich waren. Die Tiere des Waldes waren seine hingebungsvollen Gefährten. Jeden Tag seines Lebens bezog er reine Freude daraus, die vielen Wildvögel zu füttern, die regelmäßig seinen Ashram besuchten.

Wir sind in diese Welt gekommen, um allen Wesen Frieden zu bringen. Um dieses Ziel zu erreichen, ist es notwendig, eine friedvolle Lebensweise anzunehmen, ohne Schaden zuzufügen, und in all unserem Tun Nichteinmischung zu praktizieren.

Swami Nirmalananda, A Garland of Forest Flowers[9]

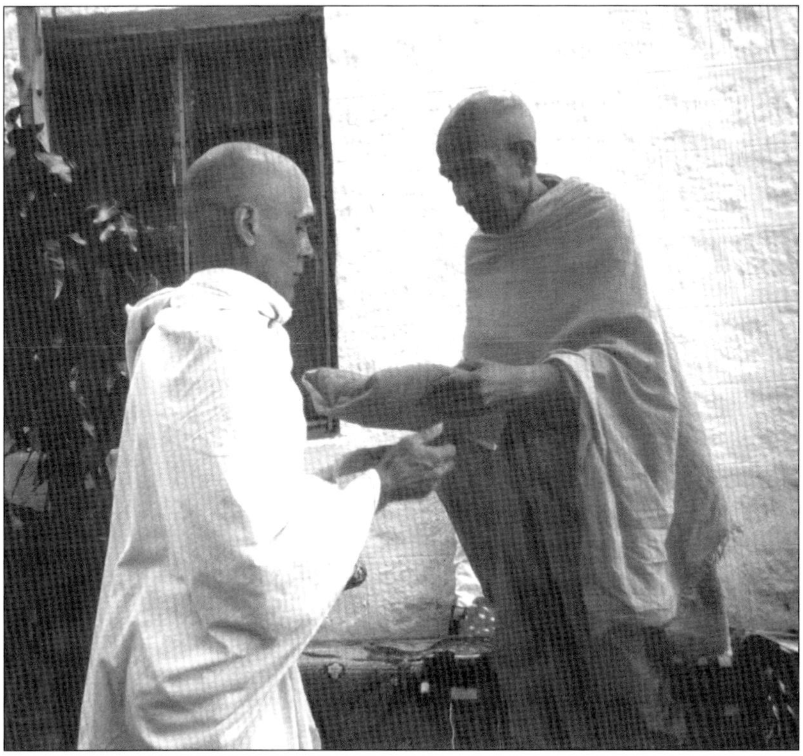

Foto: Sharon Gannon

Swami Nirmalananda lebte tief im Wald das einsame Leben eines Asketen in völliger Abgeschiedenheit. Seine Sadhana bestand darin, vegetarisch zu kochen, politisch engagiert und allen Lebewesen gegenüber freundlich zu sein, zu meditieren, das Göttliche zu verehren und das Schweigen einzuhalten. Die Atmosphäre in seinem Ashram war sehr ruhig und friedlich. Außer dem Gesang der Vögel gab es nur Stille, und Swamiji war Teil dieser Stille.

Wir kamen im Laufe der Jahre noch oft zu Besuch in Swamijis Ashram auf der Bergspitze. David erhielt dort seine Initiation in das *Sanyaas* oder Mönchstum, und Swami gab ihm den Namen Swami Bodhananada. Seit dem Tode Swamis 1997 kümmert sich sein hingebungsvoller Schüler Swami Brahmadev um den Ashram.

Der zweite Guru, den wir trafen, war im Gegensatz zu Swami Nirmalananda ein stimmgewaltiger, lebendiger Familienmensch. Shri K. Pattabhi Jois unterrichtete Yoga seit mindestens 60 Jahren, nachdem er es von seinem Guru gelernt hatte.

Pattabhi Jois Guru war T. Krishnamacharya: der Guru seines Gurus war Rama Mohan Brahmacharya. Alle drei waren Familienväter mit Frauen und Kindern. Pattabhi Jois zeigte uns, dass ein Yogi auch in Städten und Dörfern leben, in der Welt arbeiten, Beziehungen und Familie haben und dennoch frei sein kann vom Kommenden und Gehenden, vom Auf und Ab, vom Guten und Schlechten. Man muss nicht nach Indien umziehen oder Hindu werden, um Yoga zu praktizieren. Man muss sich auch nicht von seiner Familie und seinen Freunden trennen. Yoga ist die Freiheit vom Geschwätz, egal, wo man sich befindet – Freiheit von den Bewegungen von *Chittam*, der ganzen Gedankenvielfalt.

Der Guru meines Guru war Rama Mohan Brahmacharya. Mein Guru ging vor 70 oder 80 Jahren in Benares zur Schule. Zu dieser Zeit war mein Guru ein großer Gelehrter in Philosophie, Religion, Ayurveda, Sanskrit und Patanjalis Ashtanga Yoga. Nach langer Suche sagte ihm jemand, er solle nach Norden gehen, dort würde er in einem großen Dschungel einen Yogi finden, der dort lebte. Er ging und traf Rama Mohan Brahmacharya, der in einem Ashram lebte und Vater von acht Kindern war – ein großer, starker Mann, der schon seit 150 Jahren lebte.

Shri K. Pattabhi Jois[10]

Pattabhi Jois sagt, dass wir 1989 das erste Mal zu ihm kamen, um in seinem Haus in Mysore, Indien, von ihm unterrichtet zu werden. Wir können dem nicht widersprechen, denn im Gegensatz zu ihm schreiben wir nicht alles in einen Kalender: Geburtsdatum, Alter, Geburtsname und bezahlte Gebühr.

Wir haben ihn von Anfang an geliebt. Er war fordernd, aber liebevoll, als er uns durch die anstrengenden Haltungen der ersten Serie des Ashtanga Yoga führte. Er lachte im einen Moment über unsere seltsame Art, und im nächsten schrie er uns ermahnend an. Wir hatten noch nie einen indischen Lehrer gehabt, der ein Familienmensch war und kein Mönch. Er erklärte uns, dass Entsagung heutzutage nicht die beste Grundlage für yogische Errungenschaften sei: Es sei das Leben in der Familie. Er und seine Frau, die wir Amma nannten, waren ein inspirierendes Paar.

Die Methode [von Rama Mohan Brahmacharya] beinhaltete, Texte wie die Bhagavad Gita gleichzeitig mit Yogaasanas zu unterrichten, als seien sie eins. Das ist die Ashtanga Methode:

Yoga, Philosophie, Grammatik, Ayurveda und dann der Teil der Yogatherapie als Studium. Alle diese Fächer wurden von einem einzigen Guru gelehrt.

SHRI K. PATTABHI JOIS[11]

Pattabhi Jois hatte enormes Charisma und pulsierte mit der Aura eines wahren *Siddha*, eines Menschen, der durch seine Hingabe an die Yogapraxis und das Lehren über sechs Jahrzehnte hinweg ungewöhnliche Kräfte erlangt hat. Verletzungen, die zuvor auf keinerlei Therapie oder Körperarbeit reagiert hatten, verschwanden unter seiner Berührung.

Nach unserem ersten Besuch kamen wir jedes Jahr zu Pattabhi Jois, und 1993 empfingen wir ihn in New York. Er reiste viel und führte viele neue Übende in den Yoga ein, indem er ihnen die anstrengende Asanapraxis beibrachte, die der Welt als Ashtanga Yoga bekannt ist.

Seine Frau Amma ist inzwischen gestorben, aber selbst ohne sie war Pattabhi Jois immer ein Familienmensch. Sein Sohn, seine Tochter und sein Enkelsohn unterstützten ihn beim Unterricht und auf seinen Reisen.(Im Jahr 2009 ist Shri Pattabhi Jois gestorben, Anm. d. Übersetzerin)

Pattabhi Jois wusste genau, wo all die inneren „Knöpfe" eines Menschen zu finden waren. Mit wenigen Worten konnte er einem Schüler das Gefühl geben, ein Maharaja zu sein oder ein unartiges Kleinkind. Sobald man sich einem Meister verschrieben hat, wird die Arbeit feinstofflich und psychologisch. Die Asanapraxis wird nur noch zu einer äußeren Struktur, damit die eigentliche Arbeit, die Transformation, geschehen kann.

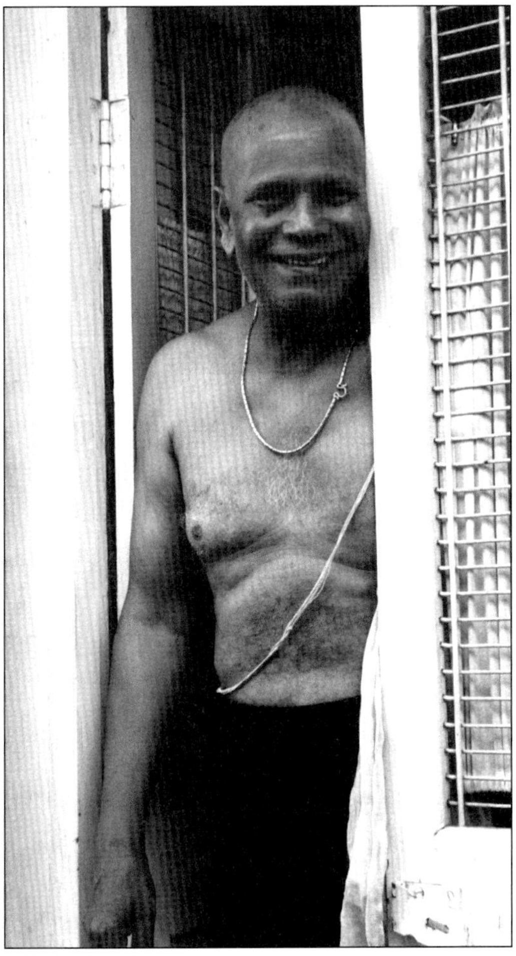

Shri K. Pattabhi Jois auf der Türschwelle seiner Yogaschule in Mysore, Indien.

Foto: Sharon Gannon

Pattabhi Jois übermittelte sein Wissen vor allem durch Berührung, vor einem Hintergrund der alte Sanskrit-Texte. Er war ein Vertreter der alten Schule. Das ist der eine Teil, den wir an ihm mochten. Er sprach und handelte wahrhaftig.

David Life: Guruji, hast du Samadhi erfahren?

Pattabhi Jois: Ich bin nur ein einfacher Mann.

Es scheint, man muss erleuchtet sein, um ein erleuchtetes Wesen zu erkennen.

Pattabhi Jois Yogaraum pulsiert in Erwartung. In nur wenigen Minuten würden alle Schüler durch die anstrengende Praxis vor Schweiß nur so triefen. Einige beginnen bereits zu schwitzen, nur weil sie im Raum sind und darauf warten, dass er den Raum betritt.

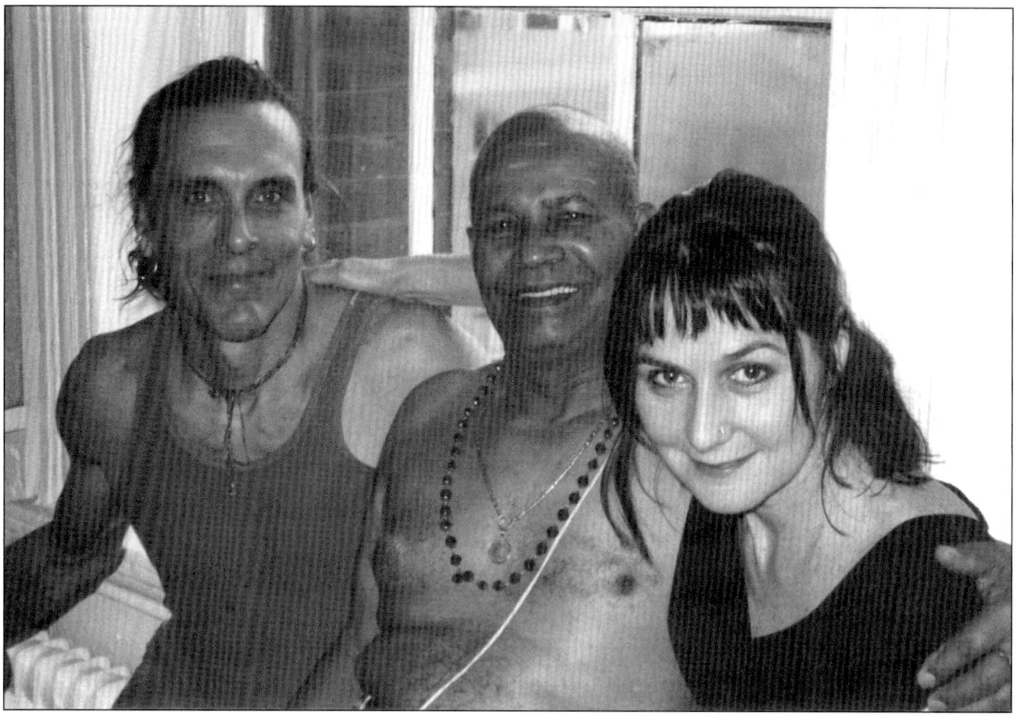

David Life, Shri K. Pattabhi Jois und Sharon Gannon.
Foto: Joel Sneed

David: Was ist mit den Leuten, die zu viel schwitzen?

Pattabhi Jois: Schwitzen ist gut, und der Schweiß sollte wieder in die Haut einmassiert werden. Das erzeugt Leichtigkeit und beseitigt Giftstoffe. Zu viel zu schwitzen ist eine Schwäche und kann mit der Zeit überwunden werden.

Guruji geht im Raum umher und gibt hier Anweisungen, dort Ermahnungen, was sofortige Verbesserungen... und Gelächter hervorruft. Der Mann fordert Respekt, der jeden von uns in Sekundenschnelle zur Aufmerksamkeit ruft. Aber dann müssen wir gemeinsam mit ihm über uns selbst lachen.

Pattabhi Jois: Die Länge des Atems sollte sich während der Praxis nicht verändern.

Während der Stunde zählt Pattabhi Jois jeden Atemzug. Er spielt mit dem Atem, er spottet mit dem Atem, und er ermahnt mit der Länge des Atems.

Ein Teil der Macht dieses Lehrers war seine Fähigkeit, jedem Einzelnen von hunderten Menschen in einem Raum das Gefühl zu vermitteln, dass er nur für ihn oder sie allein da war. Und er *war* für jeden Einzelnen da, gab spezielle und maßgeschneiderte Anweisungen je nach Verletzungen, Schwächen, Alter und Temperament. Die Differenziertheit seines Unterrichts war erstaunlich in ihrer scheinbaren Einfachheit. Er schien jedem Einzelnen in die Seele zu blicken und ihn und sie das höchste Potenzial zu lehren.

Gurus verlangen die vollkommene Hingabe des Schülers. Schüler haben ein nicht zu unterdrückendes Bedürfnis nach der Anerkennung des Lehrers. Das ist eine der unterschwelligen subtilen Triebkräfte dieser Beziehung.

Man mag zum fünften Mal in Navasana, dem Boot, sein und sterben. Vorher konnte man die Beine noch strecken, aber jetzt geht es nicht mehr. („Warum strecken sie sich nicht? Sie haben das doch bisher getan. Wird er sehen, wie ich schummele? Wird er mich persönlich anschreien? Ich muss mich noch mehr anstrengen. Er darf mich nicht so sehen wie ein zitterndes Wrack. Muss mich auf meinen Atem konzentrieren.")

Pattabhi Jois: Nur noch einmal.

(„Noch eins... sicher. Er macht das immer auf die Art. Okay, für ihn versuche ich es noch einmal.")

Nach jeder Stunde gab es eine lange Warteschlange vor Guruji. Man verbeugte sich vor Guruji, berührte seine Füße und berührte dann mit seinen Händen den eigenen Kopf oder das Herz.

Ein Schüler sagte, „Ich möchte gerne zu Guruji gehen, aber ich habe mich noch nie vor irgendjemandem verneigt. Ich bin mir so unsicher, aber ich würde es so gerne tun."

„Verneige dich nicht einfach vor dem Mann," sagten wir ihm. „Stattdessen verneige dich vor deinem höchsten Selbst, das du in ihm wiedererkennst. Dann wird das Sich-vor-ihm-Verneigen sich genauso anfühlen, als ob du dich vor deinem eigenen höchsten Potenzial verneigst."

Dieser Schüler verneigte sich. Danach war er sehr erleichtert. Diese Geste ist wahrscheinlich der schwierigste Teil des gesamten Programms für viele. Gurus tun das: Sie geben uns die Möglichkeit, unsere Selbstversunkenheit abzulegen und sie durch Hingabe und Dienen zu ersetzen.

Was sind die Voraussetzungen für einen guten Yogalehrer?

Pattabhi Jois: Ein Video. [Gelächter] Vollkommenes Verständnis der Yogamethode und Geduld mit den Schülern.

Was sind die Voraussetzungen für die Schüler?

Pattabhi Jois: Ein bisschen Kenntnis der Sanskritsprache und Unterricht in der Yogamethode bei einem qualifizierten Lehrer.

Guruji war dem Verzehr von Fleisch gegenüber ganz offen kritisch eingestellt. Er glaubte, dass es für einen Yogaübenden keine andere Wahl gibt, als vegetarisch zu leben.

Einige Yogalehrer sagen, dass eine vegetarische Ernährung nicht notwendig ist.

Pattabhi Jois: [lacht] Oh... eine neue Methode!

Viele Inder und Westler essen Fleisch.

Pattabhi Jois: Sie üben kein Yoga. Fleisch zu essen macht einen steif.

Was ist in dieser Zeit die wichtigste Yogapraxis?

Pattabhi Jois: Eine vegetarische Ernährung ist das Wichtigste für die Yogapraxis.

Om Saha Navavatu
Saha Nau Bhunaktu
Saha Viryam Karavavahai
Tejasvi Navadhitam Astu
Ma Vidvisavahai
Om Shantih Shantih Shantih

Nimm uns beide gemeinsam an
Schütze uns beide zusammen
Möge sich unser Wissen vermehren und unsere Stärke wachsen
Mögen wir einander nie feindlich gesinnt sein
Om Frieden Frieden Frieden

Dies ist ein traditioneller Wechselgesang zwischen Schüler und Lehrer. Die Rolle des Schülers und die Rolle des Lehrers sind *Rollen*, die austauschbar sind. Trotzdem sind sie wichtig. Damit irgendein Strom fließen kann, braucht man einen negativen und einen positiven Pol, eine Gebenden und einen Empfänger.

Lehrer können entsprechend der äußeren Charakteristika und den inneren Anlagen genau wie die Suchenden in Kapitel 2 in die drei Gunas unterteilt werden: sattvisch (Gleichgewicht, Licht), rajasisch (Leidenschaft, Aktivität) und tamasisch (Trägheit, Dunkelheit).

Sattvische Lehrer sind nur an der Wahrheit interessiert und helfen den Schülern, dasselbe zu tun. Diese Lehrer haben das Gefühl, dass dem Schüler zu dienen bedeutet, Gott zu dienen. Wenn sowohl der Lehrer als auch der Schüler sattvisch sind, lernen beide und entwickeln sich, weil sie beide nur an *Atman jnana*, dem Erkennen des Selbst, interessiert sind. Sattvische Lehrer behandeln alle Schüler gleich – aber entsprechend ihren Bedürfnissen und Fähigkeiten.

Rajasische Lehrer wollen keine wahren Schüler, genau genommen keine selbst-disziplinierten Schüler; sie wollen Anhänger. Sie sind finanziell, emotional und spirituell abhängig von ihren Schülern. Sie machen sich übermäßig viele Gedanken um ihr Äußeres, um andere zu beeindrucken, und sind niedergeschlagen, wenn ein Schüler sie nicht mag.

Ihre innere Verbindung mit den tieferen spirituellen Wahrheiten ist schwach, weil es ihnen an Disziplin mangelt. Anstatt ihre Sadhana zu vertiefen und demütig zu bleiben, werden sie stolz und besitzergreifend.

Während sattvische Lehrer niemals Lieblinge haben und immer den speziellen Bedürfnissen der Schüler entsprechend unterrichten, züchten rajasische Lehrer ihre Lieblinge, die ihm oder ihr schmeicheln. Rajasische Lehrer klatschen manchmal über andere Lehrer und verbieten Schülern, bei anderen Lehrern Unterricht zu nehmen, und zwar aus Unsicherheit, nicht aus wahrem Interesse an dem spirituellen Wohlergehen des Schülers. Rajasische Lehrer sind überaus damit beschäftigt, bezahlt zu werden, und danach richtet sich auch die Mühe, die sie für den Unterricht aufwenden. Ein rajasischer Lehrer wird von seinem Verlangen nach Anerkennung kontrolliert und ist mehr mit der Anerkennung der Schüler beschäftigt als mit der Gottes.

Man kann niemandem helfen – man kann nur dienen.

Swami Vivekananda[12]

Tamasische Lehrer kultivieren blinde Gefolgsleute, die alles tun würden, einschließlich Dinge, die unmoralisch und unethisch sind. Sie können sogar so weit gehen, sie zu Drogenkonsum, Mord und Selbstmord zu ermutigen. Ein tamasischer Lehrer genießt es, die Schüler zu manipulieren, um seine oder ihre Macht zu vergrößern. Tamasische Lehrer würden zu allen Mitteln greifen, um ihr eigenes Ego-Selbst aufzublähen. Tamasische Lehrer nutzen ihr Charisma, um andere zu manipulieren.

Strebe immer danach, sattvische Qualitäten zu entwickeln. Wenn du unterrichtest, strebe danach, finanziell, emotional und spirituell unabhängig von deinen Schülern zu sein. Sei abhängig nur von Gott. Wenn du ein Schüler bist, ist es egal, welche Art Lehrer du hast, solange deine eigenen Absichten rein sind. Du wirst in jedem Fall davon profitieren. Kultiviere Sattva in dir, und die Fehler des Lehrers können dir nichts anhaben. Sogar ein Schüler mit einem tamasischen Lehrer kann Befreiung erlangen.

Ein guter Lehrer ist nur an deiner Erleuchtung interessiert. Ein guter Lehrer will, dass du vollkommen unabhängig wirst, was bedeutet, nur noch vom Inneren abhängig zu sein. Die Aufgabe des Gurus ist es, die falschen Konstruktionen in dir zu beseitigen, die dich davon abhalten, deine innere Seele wahrzunehmen. Die Aufgabe des Gurus ist es, dich daran zu erinnern, dass du das göttliche Selbst bist.

Ein altes indisches Sprichwort sagt: Die Aufgabe des Schülers ist es, den Lehrer zu finden, den Guru zu lieben und letztlich den Guru zu verlassen. Wenn ein sehr inspirierender Guru seinen oder ihren Körper verlässt, kann das eine traumatische Zeit für die Schüler sein. Die Geschichte des Lebens und des Sterbens unseres dritten Guru, Shri Brahmananda Sarasvati, kann vielleicht mehr Licht auf das komplexe Beziehungsgeflecht zwischen Lehrer und Schüler werfen.

1979 wurde Sharon von einem Medium gesagt, dass sie einen spirituellen Führer hätte, der ein Arzt sei. Sharon fragte, ob sie diesen Mann jemals treffen würde, und ihr wurde zur Antwort gegeben „Ja, aber erst später. Er sagt, sei geduldig und arbeite weiter, denn du bist auf dem richtigen Weg."

Der Guru muss kein vollkommen erleuchtetes Wesen sein. Die Erleuchtung des Schülers hängt nicht von der Entwicklung des Lehrers ab, sondern von der aufrichtigen Hingabe des Schülers an die Wahrheit.

Es gab einmal einen Guru mit drei Schülern. Der Guru erzählte dem ersten Schüler: „Du bist nicht der Körper und nicht der Geist. Spring von den Klippen. Du wirst nicht sterben." Der Schüler springt von den Klippen. Der Guru sagt dem zweiten Schüler: „Du bist das unsterbliche Selbst. Du könntest alles tun. Spring von den Klippen." Auch dieser Schüler springt von den Klippen. Der Guru sagt zum dritten Schüler: „Du bist der göttliche Atman, über den Tod hinaus. Spring von den Klippen." Und der Schüler springt. Zögernd geht der Guru zum Rand der Klippen, im Glauben, er würde gleich drei tote Schüler sehen. Er späht über den Rand hinab und sieht drei glücklich lächelnde Schüler, die auf und ab hüpfen und ihm zuwinken. Das erfüllt ihn mit Stolz. „Wow," denkt er, „ich bin besser, als ich dachte." Also springt auch er von den Klippen. Und stirbt.

Im Mai 1993 fuhren wir in die Pocono Berge, um an der Einheit im Yoga Konferenz teilzunehmen, die das hundertjährige Bestehen des Yoga in Amerika feiern sollte. Es gab ein außergewöhnliches Aufgebot, darunter Swami Satchidananda, Yogi Bhajan, Sant Khesavadas, Amrit Desai, Yogi Hari, Swami Dayananda bis zu Shri Brahmananda Sarasvati. Neben diesen unglaublichen indischen Gurus waren noch viele hoch angesehene amerikanische Yogalehrer anwesend wie zum Beispiel Lilias Folan, Ramajyoti und Kali Ray.

Aber einer der Referenten hatte etwas ganz Besonderes an sich. Er war ein sehr lebendiger Mann, der eine orange Baskenmütze und eine dunkle Sonnenbrille trug. Ein riesiger Kompass hing um seinen Hals. Teilnehmer und Übersetzer umringten ihn. Dieser Mann schien in einer anderen Sprache zu sprechen, aber wir erfuhren, dass er 1983 einen schweren Schlaganfall erlitten hatte, so dass seine rechte Seite gelähmt und seine Sprache beeinträchtigt war.

Shri Brahmananda Sarasvati hatte seinen Schlaganfall als seine „endgültige Erleuchtung" angenommen. Seine lallende Sprache erforderte die Anwesenheit eines „Übersetzers," aber selbst in seinem gelähmten Körper war seine *Shakti*, seine Lebenskraft, außergewöhnlich. Wenn er sprach, schossen buchstäblich Funken aus seinem Körper. Er war der vibrierendste und enthusiastischste Redner, den wir je erlebt hatten. Er war mit voller Leidenschaft bei seinem Thema: Erleuchtung.

Es gab keinen Zweifel, dass dieses Wesen erleuchtet war. Sein Körper und sein Geist hatten einen lähmenden und entstellenden Schlaganfall erlitten, aber er wurde davon in keiner Weise beeinträchtigt. Er war frei. Sein psychosomatischer Zustand konnte seine unermüdliche Energie und seinen Humor nicht eindämmen. Die Kraft seiner Liebe strahlte ohne jegliche Einschränkung durch ihn hindurch. Wir wurden zu unseren Sitzen gewiesen und waren vollkommen bezaubert.

Was war das Thema seines Vortrags? Es war eigentlich egal, was er sagte; es war, wie er es sagte. Der erstaunlichste Teil seines Vortrages war die Energieübertragung, aus seinem Wesen sprühten die Funken, als ob er ein Hochvolt-Generator wäre. Die Elektrizität im Raum übertrug sich auf jeden Körper im Raum. Alles, an das wir uns klar erinnern können, ist seine tiefgründige Aussage: „Du bist nicht der Körper oder der Geist, auch wenn du einen Körper und einen Geist hast. Du bist das Selbst. Du bist am Leben, spür das Pulsieren!" Wow!

Wir kehrten voll neuer Inspiration für unsere eigene Praxis und unseren Unterricht nach New York zurück. Ein paar Monate später besuchte Sharon den Ananda Ashram in Monroe, New York. Der Ashram war Shri Brahmananda Sarasvatis Heimat. Viele alte Photographien von ihm hangen an den Wänden, und zu ihrer Überraschung erkannte sie den Mann auf ihnen. Da war ihr spiritueller Führer, der Arzt, den sie auf der Astralebene schon so lange gekannt hatte. Endlich, durch die Gnade Gottes und des Guru hatte sie ihn auf der physischen Ebene getroffen. Sie war sehr erleichtert, als hätte sie einen verlorenen Verwandten wiedergefunden. Ein Gefühl der Ganzheit, das nur aus bedingungsloser Liebe heraus entsteht, erfüllte sie.

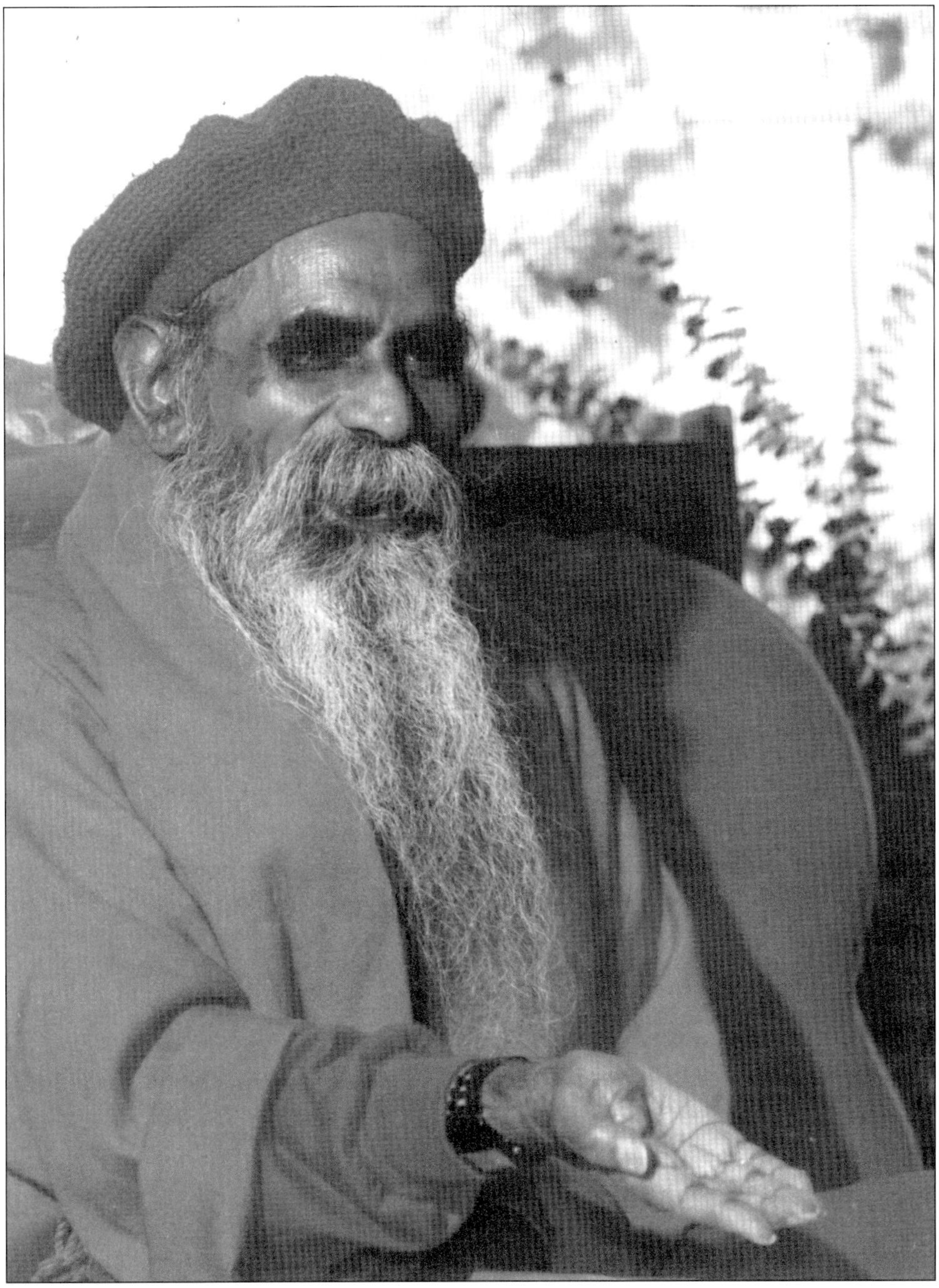

Shri Brahmananda Sarasvati
Foto: Radha Devi

Shri Brahmananda Sarasvati war in eine Familie von Brahmanen als Ramamurti S. Mishra im Staat Uttar Pradesh in Nordindien hineingeboren worden. Seine Mutter war eine spirituelle Lehrerin mit vielen Schülern. Sein Vater war Richter am Obersten Gerichtshof und ein Meister der Astrologie und Astronomie. In ihrem Hause wurde Sanskrit gesprochen, und von frühester Kindheit an war Shri Brahmananda eingebettet in Meditation, Yoga und Sanskrit.

Im Alter von sechs Jahren infizierte sich Ramamurti Mishra mit einer sehr schweren Krankheit und starb. 36 Stunden lang konnten weder Lebenszeichen noch Atmung mehr entdeckt werden, und deshalb bereitete die Familie sich darauf vor, ihn einzuäschern. Der Tradition entsprechend ging der Vater mit einer Fackel um den Scheiterhaufen herum und sang ein *Mantra*. Er wollte gerade den Scheiterhaufen anzünden, als sich der Junge aufsetzte. Erschrocken rannten die versammelten Menschen davon, denn sie dachten, es wäre ein Geist erschienen. Aber der Vater trat näher und fragte, „Wer bist du? Bist du ein Geist?" Sein Sohn antwortete, „Vater, ich bin es." Shri Brahmananda Sarasvati betrachtete dieses Datum, den 6. März, immer als sein wahres Geburtsdatum.

Bereits sehr früh kannte Shri Brahmananda seinen Lebensplan und begann dafür Vorbereitungen zu treffen. Er verließ seine Heimat, um Sanskrit und Medizin zu studieren, und machte seinen ersten Abschluss in Ayurveda und westlicher Medizin an der Benares Hindu Universität. 1955 verließ Dr. Mishra Indien, um seine medizinischen Studien im Westen weiterzuführen. Er spezialisierte sich auf Augenheilkunde, Endokrinologie, Psychiatrie und Neurochirurgie. Er war Facharzt für Neurochirurgie am Bellevue Krankenhaus in New York.

Der Mensch muss die Seele verstehen, das innerste Zentrum seiner Existenz. Kein Wunder und kein Mysterium des Universums ist so wundersam wie die Seele.

SHRI BRAHMANANDA SARASVATI, THE TEXTBOOK OF YOGA PSYCHOLOGY[13]

1958 gründete Dr. Mishra die Yoga Gesellschaft von New York, Inc. 1964 gründete er den Ananda Ashram, der ein sehr belebter Ort wurde, mit Gurus aus Indien und umstrittenen amerikanischen spirituellen Persönlichkeiten wie Timothy Leary und Richard Alpert (Ram Dass), die zu Besuch kamen.

Dr. Mishra legte 1966 seine medizinische Karriere nieder, um sich vollkommen der Unterstützung ernsthaft Suchender zu widmen, die danach strebten, die Ursache des menschlichen Leidens zu beseitigen. Er war davon überzeugt, dass die Ursache des Leidens nicht innerhalb der Medizin gefunden werden konnte, denn sie stammt nicht aus dem Körper oder aus dem Geist, sondern aus der Unkenntnis des wahren Selbst. Leiden würde durch die Erkenntnis der eigenen spirituellen Identität beseitigt werden, indem man die Frage beantwortete: Wer bin ich?

1972 gründete Shri Brahmananda die Yoga Gesellschaft von San Francisco, Brahmananda Ashram. Unter seiner liebevollen Leitung wurden Gurujis Ashrams zu lebendigen Zentren des Lernens. Shri Brahmananda hatte sich voller Begeisterung dem Aufdecken der Mysterien des Geistes verschrieben. Er ermutigte die Forschung in Wissenschaft, Kunst, Philosophie und Metaphysik. Er liebte und unterstütze alle Arten von heiliger Kunst. Seine Schüler unterrichten weiterhin mit unermüdlicher Hingabe und Kreativität Sanskrit, Künste, vedische Lehren und Übungen sowie Yoga in seinen Ashrams.

Einmal fragte ein Schüler Guruji: „Wie viele erleuchtete Wesen gibt es?" Guruji antwortete schwungvoll: „Eins! Nur eins!" – „Und wie viele Gurus gibt es?" Wieder antwortete er: „Einen! Nur einen! Das Selbst ist Eins! Der Guru ist dein eigenes Selbst!"

Dann erzählte Shri Brahmananda folgende Geschichte:

Es fragte einmal eine Gruppe von Schülern einen Guru: „Herr, sind Sie erleuchtet?"
Der Guru antwortete: „Ich bezweifle es."
Die Schüler fragten dann: „Waren Buddha, Moses oder Christus erleuchtet?"
Der Guru gab dieselbe Antwort: „Ich bezweifle es."
„War irgendjemand in der Vergangenheit erleuchtet?"

„Ich bezweifle es."
„Gibt es jetzt jemanden, der erleuchtet ist?"
„Ich bezweifle es."
„Wird irgendjemand in Zukunft erleuchtet sein?"
„Ich bezweifle es."
Schließlich fragten die Schüler den Guru: „Wer ist erleuchtet?"
Der Guru antwortete: „ICH-BIN."

Diese Art der Lehre widerspricht jeder Logik und Vernunft, den Fähigkeiten des denkenden Geistes. Shri Brahmananda verstand es sicherlich, sie zu nutzen, aber er wusste genau, dass man über den Intellekt hinauswachsen muss, um das Selbst zu erfassen. Die Erkenntnis des Yogis ist die Erkenntnis des ewigen Selbst, das man sich nicht vorstellen oder mit Gedanken erfassen kann. Es muss erfahren werden, um gekannt zu sein, und ist dennoch jenseits jeglicher Erfahrung.

Shri Brahmananda lehrte wie alle großen Meister, dass Meditation der Schlüssel zur Erkenntnis des Selbst sei. Shri Brahmananda unterrichtete oft die Froschmeditation aus der *Mandukya Upanishad*. Frösche gehen und krabbeln nicht, sie hüpfen, erzählte uns Shri Brahmananda. Meditation, erklärte er, geschieht spontan und aus Gnade. Sie erlaubt es einem, vom Sehen zum Sein zu springen. „Meditation geschieht nicht Schritt für Schritt. Was auch immer wir Schritt für Schritt in der Meditation erfahren, ist nur die Vorbereitung des Verstandes, um einen Gast zu empfangen: Gott, der sich Selbst in einem Moment zu erkennen gibt. Wann Gott sich Selbst zu erkennen geben wird, wissen wir nicht. Er ist unser Gast. Im Sanskrit gibt es ein Wort für Gast: *atithi* (*a* = nicht + *tithi* = Zeitpunkt): Er, dessen Zeitpunkt der Ankunft wir nicht kennen."[14]

Oder, wie es in der Bibel geschrieben steht: „Ich komme als Dieb in der Nacht."

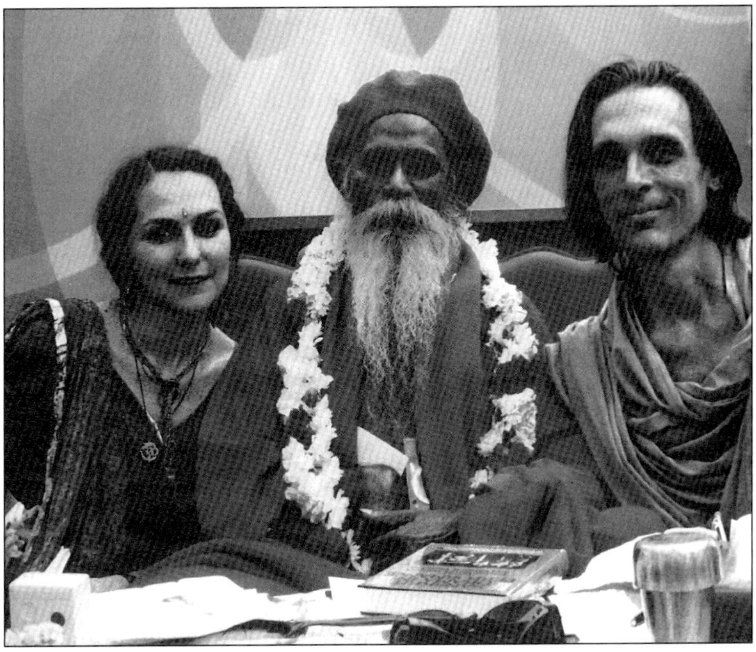

Sharon, Shri Brahmananda Sarasvati und David Life (Swami Bodhananda) im Blue Sky Theater im Ananda Ashram, 1993.
Foto: Kimberly Flynn

Meditation ist der Frosch, der vom bekannten Selbst zum ewigen ICH-BIN, dem kosmischen Selbst, springt. Das ICH-BIN ist jenseits von Körper und Geist, obwohl es vielleicht einen Körper und einen Geist hat. Unsere Probleme entstammen Avidya oder dem fälschlichen Gedanken, dass wir Körper und Geist sind. Freiheit von dieser Unwissenheit kann durch Meditation gefunden werden, den Zustand, in dem wir aufhören, uns mit unseren Gedanken zu identifizieren. „Wenn du nicht denkst, bist du im Zustand des ICH-BIN, und du bist überall," hat Guruji oft gesagt.

Nachdem wir Shri Brahmananda getroffen hatten, verbrachten wir bis zu seinem Tode so viel Zeit wie möglich mit ihm im Ananda Ashram. Er war ein sehr mächtiges Wesen, das Wunder geschehen lassen konnte. Was ist ein Wunder? Ein Wunder ist eine Veränderung der Wahrnehmung. Wundertäter helfen uns, die wahre Natur des Seins zu sehen.

Zweimal täglich hielt Shri Brahmananda Satsang, ein Treffen, zu dem jeder eingeladen war. Am letzten Tag seines physischen Lebens hielt er wie gewöhnlich seinen abendlichen Satsang. Ein Schüler fragte ihn: „Wenn wir nicht Körper und Geist sind, was tun wir dann hier?" Shri Brahmananda antwortete: „Wir haben das Wissen, dass wir nicht Körper und Geist sind. Sehr gut. Viele Leute haben dieses Wissen nicht. Aber das *Gefühl* davon fehlt uns, deshalb sind wir hier."

Du bist nicht der Körper und der Geist, du bist das kosmische Selbst, das ICH-BIN.

Shri Brahmananda Sarasvati[15]

Shri Brahmananda verließ seinen physischen Körper im Zustand von Mahasamadhi („dem großen Verschmelzen") um Mitternacht am 19. September 1993 und ging wie der blaue Himmel in Allem auf. Er liebt und leitet uns weiterhin und erinnert uns daran, wer wir wirklich sind.

Nachdem Shri Brahmananda gestorben war, beauftragten ihm nahe Schüler den Bestattungsunternehmer, der den Körper aus dem Krankenhaus geholt hatte, ihn nicht einzubalsamieren, sondern ihn in den Ashram zu bringen. Der Bestattungsunternehmer zögerte sehr, dies zu tun. Er warnte sie, dass der Körper sich schnell aufblähen und zersetzen würde, wenn er nicht einbalsamiert würde. Die Schüler ließen ihn den Körper trotzdem in den Ashram bringen, wo sie ihn mit ayurvedischen Ölen salbten und ihn feierlich aufbahrten.

Wir kamen am nächsten Tag, zusammen mit vielen Anhängern und Bewunderern, die alles stehen und liegen gelassen hatten, als sie die Nachricht gehört hatten, um an seine Seite zu eilen. Bald erfüllte der Klang von Chants, Gesängen und Lesungen aus Shri Brahmanandas Texten den Raum. Anhänger streuten Blumen über seinen Körper. Am Ende einer dreitägigen Totenwache war Shri Brahamanadas Körper fast vollständig mit Blumen bedeckt.

Wir blieben den ganzen Tag, die ganze Nacht und den nächsten Tag bei unserem Guru. Der besorgte Bestattungsunternehmer kam täglich vorbei, um den Zerfall der Leiche zu untersuchen, aber statt sich zu zersetzen, würde dieser schöner und schöner. Die tiefen Falten des Alters verschwanden aus Shri Brahmanandas Gesicht, und süße Düfte entströmten seinem Körper.

Spät am Abend, nachdem die meisten Trauernden gekommen und wieder gegangen waren, saßen Sharon und ein paar andere Menschen in stiller Meditation bei Shri Brahmanandas Körper. Überwältigt von der Sehnsucht, ihrem geliebten Guru nahe zu sein, ging Sharon zu seinem Körper, der auf einem niedrigen Bett lag. Sie streckte ihre Hände aus und legte sie auf die seinen, die verschränkt über seinem Nabel lagen. Sie war überrascht, Wärme und Vibration zu spüren. Sharon kniete sich nieder und legte ihren Kopf auf Shri Brahmanandas Brust. Zu ihrem Erstaunen hörte sie eine Fülle an Geräuschen: Pfeifen, eine Art Summen, hochfrequente Töne, Poltern und Klirren. Das Geräusch von rauschendem Wasser klang wie ein Echo nach. Sie setzte sich auf und fragte sich, was da vor sich ging. Vielleicht sind dies die Geräusche eines sich zersetzenden Körpers, dachte sie. Aber jetzt, da sie aufrecht saß, hörte sie nichts mehr. Und der Körper zeigte keinerlei Zeichen der Verwesung. Sie legte ihren Kopf zurück nach unten, und da waren sie wieder, diese Geräusche aus einer anderen Welt. Sie war entgeistert, sagte aber niemandem etwas von dieser Erfahrung.

Einen Monat später kehrten wir wieder zum Ananda Ashram zurück. Nach Mittenacht, als Sharon auf dem Weg zu ihrem Zimmer war, um ins Bett zu gehen, beschloss sie, einige Minuten lang im Hauptraum zu meditieren, wo Shri Brahmananda oft unterrichtet hatte. Sein einfacher Sitzplatz war noch dort, so, wie er ihn hinterlassen hatte. Alle Lichter waren aus; nur eine Kerze brannte. Wieder spürte Sharon diese Sehnsucht, ihrem Guru nahe zu sein. Sie legte ihren Kopf auf seinen Sitzplatz, und wieder vernahm sie diese mysteriösen Geräusche. Sie hob den Kopf an, weil sie dachte, sie höre Wasser in den Leitungen des Hauses rauschen. Sie hörte nichts. Doch sobald sie ihren Kopf wieder auf den Sitz legte, hörte sie die gleichen Geräusche, die sie aus seinem Körper hatte kommen hören. Shri Brahmananda gab ihr noch einmal seine zeitlose Botschaft, dass wir alle über unseren Körper und unseren Geist hinausgehen; wir sind die Vibration des ICH-BIN.

Wir beenden jede Jivamukti Yogastunde mit einem Chant, der den Guru ehrt:

Om Bolo Sat Guru Bhagavan Ki Jai

Ehre sei Gott, dem einzig wahren Lehrer.

Gott und Guru sind dasselbe. Wenn wir Gott in einem Lehrer erfahren, dann ist die Hingabe, die wir spüren, transformierend. Guru kann uns an Gott erinnern. Wir werden dadurch an unsere eigene göttliche Natur erinnert.

Teil 2 Äußere Praktiken, die zum Yoga führen

Einführung

Sadhana: Bewusste spirituelle Praxis

Sadhana bedeutet bewusste spirituelle Praxis. In Teil 1 haben wir einige der Grundlagen einer bewussten spirituellen Praxis besprochen, wie die Beziehung zum Guru, Karma Yoga (Dienen) und Ahimsa (Gewaltlosigkeit). In Teil 2 erkunden wir vier weitere Yogapraktiken, die als Sadhana genutzt werden können: Pranayama (Freisetzen der Lebenskraft), Asana (Vervollkommnung der Verbindung zur Erde), Vinyasa Krama (Ineinanderfließen von Handlung und Bewusstsein) und Kriya (Reinigungsübungen). Diese werden alle als „äußere Praktiken" bezeichnet, weil sie die Bewegungen von Körper und Geist nutzen, um das Erhöhen des Bewusstseins zu bewirken. In Teil 3 werden wir verschiedene „innere Praktiken" besprechen, die Körper und Geist zur Ruhe bringen.

Eigentlich haben alle diese Sadhanas äußerliche Merkmale oder Formen und gleichzeitig innere Formen. Der äußere Aspekt der Asanapraxis zum Beispiel kann ein körperlich wohltuendes Übungsprogramm sein, ein „gutes Workout." Obwohl die Asanas diese Wirkungen mit sich bringen, ist der innere oder esoterische Aspekt der Asanapraxis, dass es sich um eine Technik handelt, die zur Erleuchtung führen kann.

Drei Faktoren tragen positiv zur Sadhana bei:

1. Eine beständige Praxis über einen langen Zeitraum.
2. Eine Absicht, die auf Gottes-Erkenntnis ausgerichtet ist.
3. Vertrauen, dass Erleuchtung möglich ist.

Jemand hat einmal gefragt, ob Gartenarbeit eine Sadhana sein kann. Kann sie, wenn die Absicht dahinter Gott-Erkenntnis ist. Wenn man den Garten pflegt, um wilde Tiere zu füttern, oder wenn man einer örtlichen Wohlfahrtseinrichtung oder einem Ashram hilft, diese Tätigkeit mit einer selbstlosen Absicht verbindet und seine Pflichten täglich durchführt, dann kann auch Gartenarbeit eine spirituelle Praxis sein.

Wenn man auf der anderen Seite den Garten nur als Hobby oder zur Erzeugung von Nahrungsmitteln hat, dann ist diese Gartenarbeit keine Sadhana. Auf die gleiche Weise ist eine Asanapraxis, die man nur zur Fitness oder als Hobby und nur halbherzig durchführt, keine Sadhana.

Alle Wesen arbeiten an der Erleuchtung, egal, ob sie sich dessen bewusst sind oder nicht. Nichts, was im Leben geschieht, ist Zeitverschwendung. Nicht alle Erfahrungen tragen jedoch zur Entwicklung der Seele bei. Die meisten Menschen handeln unbewusst und mit wenig Verständnis für Karma oder die gewohnten Muster, die sie versklaven. Wenn man sich entscheidet, bewusst die Befreiung anzustreben, dann ist das der erste Schritt zur Entwicklung einer Sadhana. Die Sadhana bereitet uns körperlich, energetisch, emotional, intellektuell und glückselig auf die Erleuchtung vor.

Am unteren Rand der ersten drei Kapitel von Teil 2 dieses Buches werden Fotos von Asanafolgen gezeigt, die in den Stunden verwendet werden, die wir in diesem Buch vorstellen. Mache dich mit diesen Sequenzen vertraut, während du die ersten beiden Kapitel liest. Auf diese Art bist du, wenn du beim dritten Kapitel – „Vinyasa Krama, die vergessene Sprache der ineinander fließenden Haltungen“ – angelangt bist, bereit, diese in den drei vollständigen Yogaklassen (Basic, Medium und Fortgeschrittene) anzuwenden, die in diesem Kapitel enthalten sind.

Die Zahl der Atemzüge, mit denen man die einzelnen Asanas hält, ist variabel und ist in Klammern gesetzt. Die andere Zahl, die hinter dem Bild steht, gibt den Schwierigkeitsgrad der Asana an. Eine vollständige Liste der Asanas, nach Schwierigkeit gegliedert, ist in Anhang 1 zu finden.

Wenn eine Folge neu für dich ist, wirst du all deine Konzentration brauchen, um sie zu üben und dich daran zu erinnern. Durch Wiederholung wirst du mit den Sequenzen vertraut, und du wirst in der Lage sein, dich beständiger darauf zu konzentrieren, die Übergänge fließend zu gestalten und dich ohne Unterbrechung zu konzentrieren.

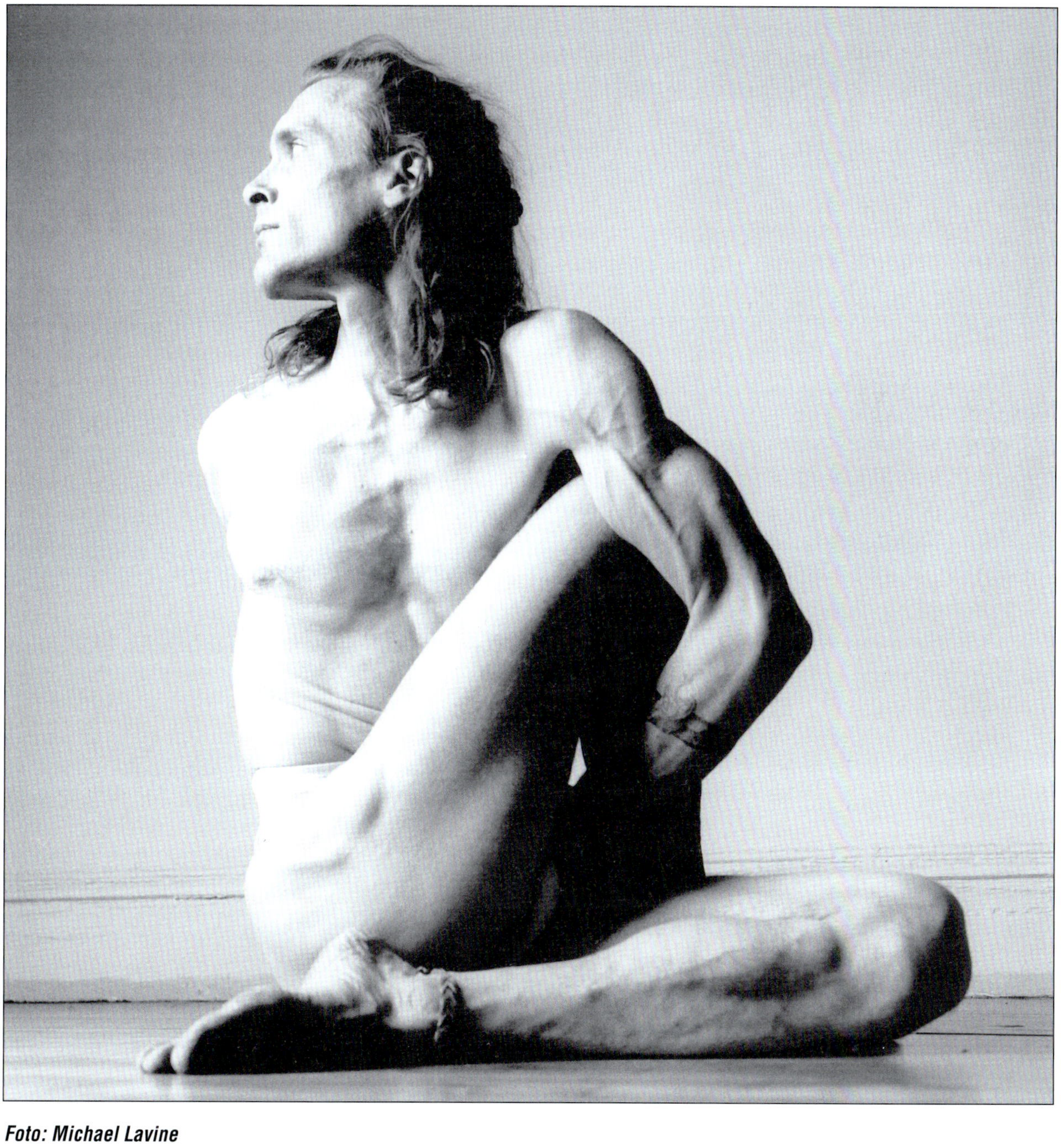

Foto: Michael Lavine

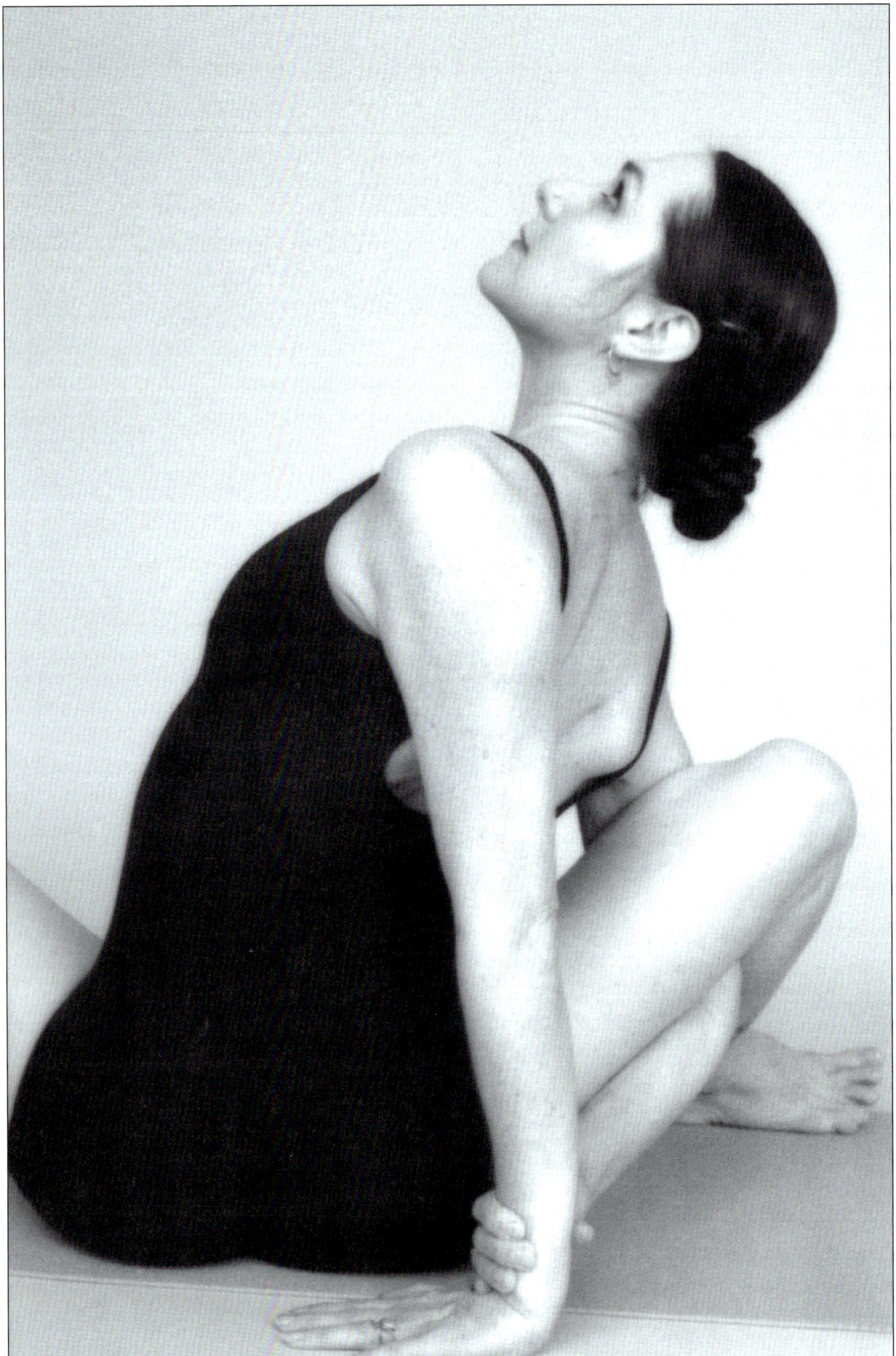

6 Prana: Die Lebenskraft befreien

Aus Prana werden in der Tat alle Lebensformen geboren, und nach der Geburt bleiben sie durch Prana am Leben. Am Ende verschmelzen sie erneut mit Prana.

KAUSHITAKI UPANISCHADE 3:2

Das Ziel einer jeden Sadhana ist das Erwecken kosmischen Bewusstseins. *Kundalini* ist Bewusstsein, das im Beckenboden, wo der Hauptenergiekanal *Shushumna Nadi* beginnt, wie eine Schlange zusammengerollt schläft. Wenn Kundalini erwacht, steigt sie im Shushumna Nadi durch die verschiedenen Bewusstseinsebenen, die von den sieben *Chakren* oder Energiezentren repräsentiert werden, nach oben. Dieser Aufstieg Kundalinis zum kosmischen Bewusstsein entspricht unserer Entwicklung von der Selbstversunkenheit hin zur Erkenntnis des höheren Selbst. Um Kundalini zu ermuntern, aufzuwachen und ihren Aufstieg zu beginnen, muss der Yogi in der Lage sein, die Lebenskraft – *Prana* – ebenfalls nach oben zu lenken.

Wo Leben ist, ist auch Prana. Im Sanskrit bedeutet *pra bewegen* und *na* bedeutet *immer.* Prana ist wie Elektrizität, und diese existiert in der ganzen natürlichen Welt in wilden und unvorhersehbaren Formen. Blitze schlagen hier und dort ein; man weiß niemals, wo sie als nächstes einschlagen werden. Aber wenn man dieselbe Elektrizität in einem Kabel einfängt, wird ihre Bewegung kontrollier- und vorhersehbar. Die Elektrizität kann durch ein Kabel von Punkt A nach Punkt B geleitet werden. Der Unterschied zwischen der Elektrizität, die überall einschlagen kann, und der Elektrizität, die durch ein Kabel fließt, ist, dass letztere nützlich ist, um das Licht anzuschalten.

Nadi ist der Sanskritbegriff für die Kabel, die Prana überall durch den Körper leiten. Der Unterschied zwischen Prana, das zufällig fließt, und Prana, das bewusst durch die Nadis gelenkt wird, ist, dass letzteres erleuchtend ist.

Solange wir leben, sind wir Pranalenker, aber unsere Kabel können verbogen, blockiert oder zerbrochen sein. Die Yogapraktiken, die wir in Teil 2 besprechen werden – Pranayama (Kontrolle der Lebenskraft), Asana (Haltungen üben), Vinyasa Krama (fließende Sequenzen von Asanahaltungen ausführen) und Kriya (Reinigungen) – sind dazu bestimmt, uns dabei zu unterstützen, die Nadis freizumachen, so dass Prana frei fließen kann und wir lernen können, es auf die Erleuchtung auszurichten.

Diese Yogapraktiken erfordern ein bewusstes, kontrolliertes Atmen. Der Atem ist eines der wichtigsten Werkzeuge des Yogis, aber die Kontrolle des Atems ist nicht sein höchstes Ziel. Der Atem ist das Werkzeug, das wir nutzen, um mit Prana zu arbeiten. Die Atemkontrolle erlaubt uns, Prana zu spüren und diese Energie aufwärts zu lenken, durch alle sieben Chakren hindurch, so dass wir über den Körper/Geist hinauswachsen können und einen Zustand transzendentalen Bewusstseins erreichen. Fühle das Blut pulsieren. Fühle das elektrische Pulsieren des Nervensystems. Fühle das Prana im feinstofflichen Körper pulsieren. Wisse, dass du das Pulsieren bist, das über Körper und Geist hinausgeht, Atman – das „ICH-BIN".

Pranayama ist eine Praxis, mit der wir durch bewusstes Atmen Kontrolle über Prana erlangen können. Pranayama ist aus zwei Worten zusammengesetzt: Prana und Yama. Yama bedeutet *einschränken* oder *kontrollieren*. Pranayama ist die Praxis des Einschränkens oder der Kontrolle der normalen Atembewegung, um Prana einzuschränken oder zu kontrollieren. Aber Pranayama ist auch die Verbindung von Prana und *ayama*. Ayama bedeutet *uneingeschränkt*. Diese doppelte Bedeutung ist kein Widerspruch in sich. Um Prana freizusetzen, muss der Yogi lernen, es zu kontrollieren und in den Shushumna Nadi, den zentralen Energiekanal, hineinzulenken, so dass es dann uneingeschränkt in Richtung Selbst-Erkenntnis fließen kann.

DAS KRIEGER-DREIECK – Der yogische Krieger sucht drei Dinge: Wahrheit, Liebe und Schönheit.

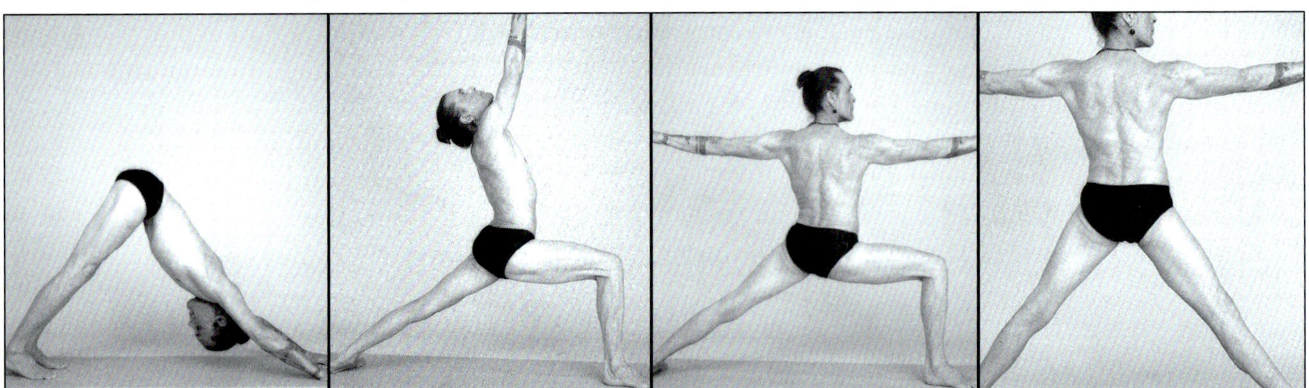

AUSATMEN	EINATMEN	AUSATMEN	EINATMEN
Nach unten schauender Hund Adho Mukha Svanasana – 1	Krieger 1 (5 Atemzüge halten) Virabhadrasana Eins – 2	Krieger 2 (5 Atemzüge halten) Virabhadrasana Zwei – 2	Stehende Vorbereitung – 1

Die Nadis bilden ein Netzwerk, das den feinstofflichen Körper mit dem physischen Körper und dem Glückskörper verbindet. Wie in Kapitel 2 beschrieben, gibt es fünf Hüllen um die Seele herum: den physischen, vitalen, emotionalen, intellektuellen und Glücks-Körper. Der vitale, emotionale und intellektuelle Körper bilden zusammen den Subtil-Körper. Die Nadis sind das Nervensystem des Subtil-Körpers. Man nimmt an, dass der Subtil-Körper 72.000 Nadis hat. Die drei Haupt-Nadis, die an der Basis der Wirbelsäule beginnen, sind die wichtigsten für den Yogi:

Shushumna Nadi bewegt sich senkrecht nach oben, von der Basis der Wirbelsäule angefangen hinauf zum Scheitelpunkt. Shushumna ist verbunden mit spiritualisierter Energie, die man *Maha* Prana nennt, sowie mit dem Fluss Sarasvati.

Pingala Nadi bewegt sich rechts herum und verläuft in einer Spirale um Shushumna, bis er im rechten Nasenloch endet. Pingala ist verbunden mit der Sonne (ha), dem Feuer, männlicher Energie (yang), dem heiligen Fluss Yamuna und der Kraft des Verstandes.

Ida Nadi bewegt sich links herum und verläuft in einer Spirale um Shushumna Nadi, bis er im linken Nasenloch endet. Ida steht im Zusammenhang mit dem Mond (tha), dem Wasser, weiblicher Energie (yin), dem heiligen Fluss Ganges und der Intuition.

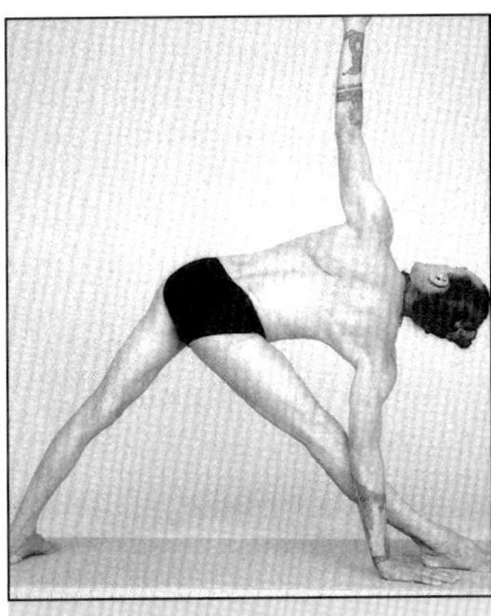

AUSATMEN

Dreieck (8 Atemzüge halten)
Utthita Trikonasana – 2

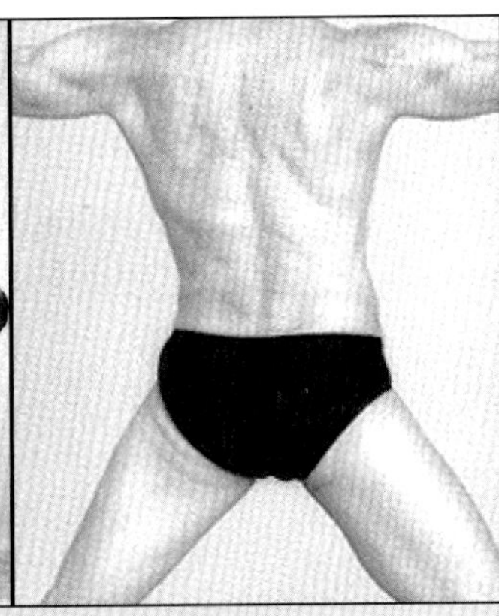

EINATMEN

Stehende Vorbereitung – 1

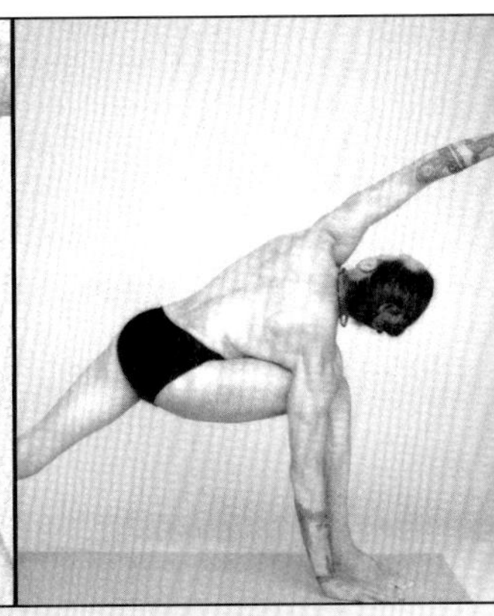

AUSATMEN

Gestreckter Winkel – Parsvakonasana (8 Atemzüge halten) – 2

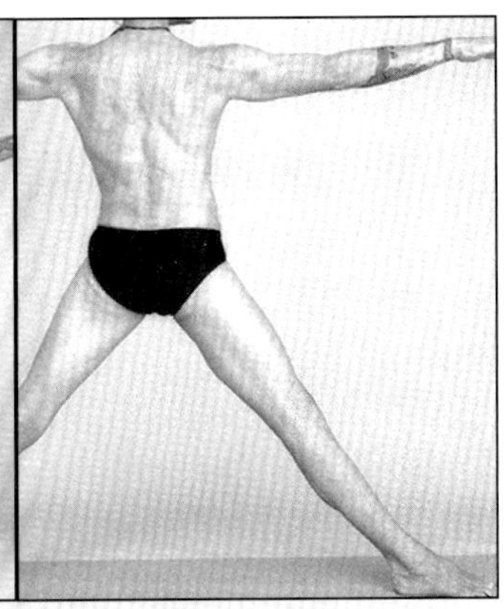

EINATMEN

Stehende Vorbereitung – 1

Hier anhalten, zurück zum Anfang gehen und die Seite wechseln, oder weiter zur nächsten Seite.

Wenn Prana frei in den Nadis fließt, verbinden sich alle drei heiligen Flüsse im Ajna Chakra, dem Dritten Auge. Das ist Hatha Yoga, die Verbindung von Sonne und Mond.

Wenn die Nadis jedoch durch Avidya (Unwissenheit) verstopft sind, bleibt das Dritte Auge geschlossen. Muskelverspannungen sind ein Beispiel, wie Avidya sich zeigt. Die rechte Seite beispielsweise in Trikonasana (Dreieck) zu dehnen kann uns helfen, den Prana-Fluss ohne Unterbrechung oder Einschränkung vom rechten Fuß bis zur rechten Hand zu spüren. Wenn wir uns dieses subtilen Prana-Flusses bewusst werden, geht die Spannung zurück, und die Unwissenheit fängt an zu verschwinden. Die Asanapraxis hilft, die Nadis zu öffnen, so dass Prana frei fließen kann.

Bahya-abhyantara-stambha-vrttir desha-kala-samkhyabhih
pari-dristo deergha suksmah. (YS II:50)

Veränderungen des Pranayama sind äußerliches,
innerliches und vollständiges Zurückziehen.
Sie sind lang und kurz und unterschiedlich
je nach Raum, Zeit und Anzahl.

Pranayama justiert das Prana, es hebt die Vibrationsfrequenz. Patanjali definiert Pranayama als die Regulation von Einatmung, Ausatmung und Atemverhaltung. Unbewusste Atemmuster sollen damit durch bewusste Atemmuster ersetzt werden.

GEBUNDENES DREIECK – Körperlich gebunden an die Erde, energetisch gebunden an den Himmel

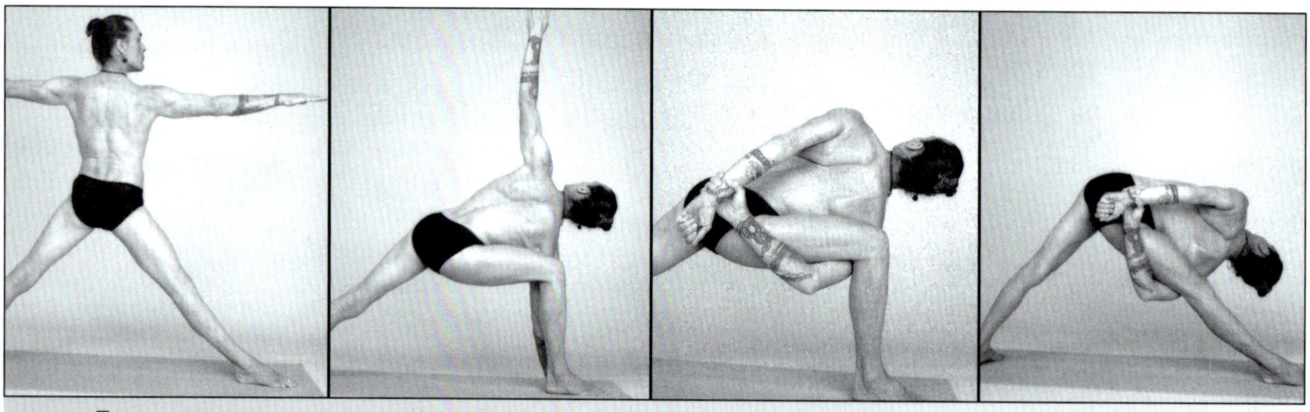

EINATMEN — AUSATMEN — EINATMEN — AUSATMEN — EINATMEN

Stehende Vorbereitung – 1

Gestreckter Winkel (5 Atemzüge halten) Utthita Parsvakonasana Var. – 2

Gestreckter Winkel (5 Atemzüge halten) Utthita Parsvakonasana Var. – 3

Gestreckter Winkel (5 Atemzüge halten) Utthita Parsvakonasana Var. – 3

Normalerweise bewegt sich Prana im Körper in fünf Richtungen und übt dabei verschiedene Funktionen aus. Diese fünf Winde des Prana werden *Vayus* genannt.

Prana Vayu bewegt sich vom Zwerchfell zur Kehle. Er sitzt im Herzen und reguliert die Atmung, die Herzfrequenz, den Kreislauf und die Sprache.

Apana Vayu fließt vom Nabel zu den Füßen. Er kontrolliert das Wasserlassen, den Stuhlgang, die Geburt, die Menstruation, die Ejakulation und die kreative Arbeit.

Samana Vayu besetzt den Raum zwischen Nabel und Zwerchfell. Er schwingt dort wie ein Pendel hin und her, reguliert die Verdauung und die Nahrungsverarbeitung und hält Prana und Apana Vayu im Gleichgewicht.

Udana Vayu fließt von der Kehle zum Scheitelpunkt. Er steuert Husten, Würgreiz, Schluckauf und Schlucken.

Vyana Vayu fließt in alle Richtungen und bringt Prana in alle Zellen des Körpers.

Während des Pranayama kehren wir den normalen Fluss des Prana um. Wir versuchen aktiv Apana Vayu, der normalerweise nach unten fließt, zu zwingen, die Richtung zu wechseln und nach oben zu fießen, so dass wir diese Energiequellen dazu nutzen können, Erleuchtung zu erreichen. Bewusstes Einatmen bringt Prana Vayu nach unten in Richtung Erde und zur Öffnung des Shushumna Nadi an der Basis der Wirbelsäule. Bewusstes Anspannen des Beckenbodens wendet Apana Vayu nach oben, zur Öffnung Shushumnas hin. Wenn das Zwerchfell sich hebt, während wir den Atem aushalten und der Bauch hohl wird, vereinigen sich Prana, Apana und Samana Vayu im Shushumna. Wenn der Brustkorb sich hebt und das Kinn in die Mulde zwischen den Schlüsselbeinen gelegt wird, verbindet sich Udana Vayu mit den drei anderen Vayus im Shushumna Nadi.

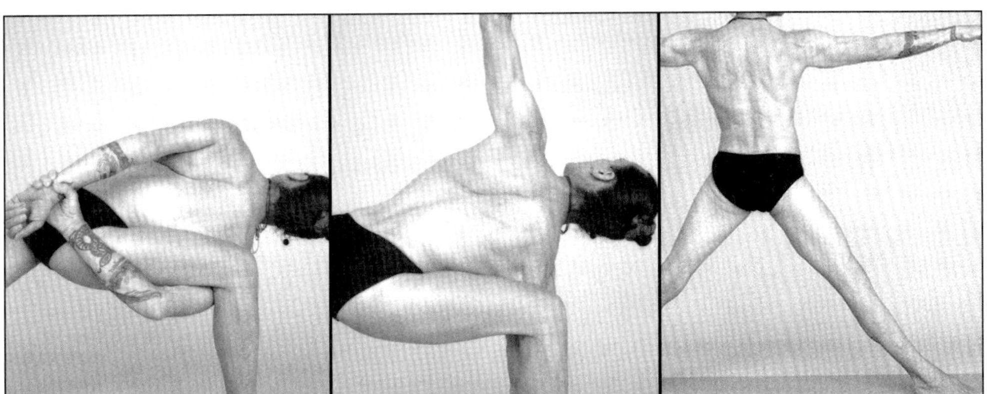

AUSATMEN — EINATMEN — AUSATMEN — EINATMEN

Gestreckter Winkel
(5 Atemzüge halten)
Utthita Parsvakonasana Var. – 3

Gestreckter Winkel
(5 Atemzüge halten)
Utthita Parsvakonasana Var. – 2

Stehende Vorbereitung – 1

Hier anhalten, zurück zum Anfang gehen und auf der anderen Seite wiederholen.

Wenn man jedoch kurz vor der Pranayama- oder Asanapraxis etwas isst, dann sind Samana, Apana und Vyana Vayu mit der Verdauung beschäftigt und werden nicht verfügbar sein, um bei der Gottes-Erkenntnis zu helfen. Ähnlich verhält es sich, wenn man die Blase entleeren muss, weil man während der Praxis Wasser trinkt, dann kann sich Apana nie umkehren. Vielleicht trinkt man aus Gewohnheit Wasser, weil man unbewusst ein bisschen Angst hat, dass es wirklich gelingt, diese machtvollen Energieströme umzulenken. Die Lösung ist einfach: nicht direkt vor der Yogapraxis essen und trinken, und Blase und Darm vorher entleeren.

Wenn es gelingt, den Fluss des Prana umzukehren und ihn in Shushumna Nadi hineinzulenken, kann es geschehen, dass die weltlichen Funktionen, die von diesen Vayus gesteuert werden, sich verlangsamen oder sogar anhalten. Das kann beispielsweise die Menstruation negativ beeinflussen, die den Abwärtsfluss von Apana erfordert. Wenn man Apana während der ersten zwei oder drei Tage der Menstruation aufwärts zwingt, kann die Periode verlangsamt oder angehalten werden, und es kann sogar schwierig sein, sie wieder in Gang zu setzen. Wir raten also, dass *Yoginis* (weibliche Yogis) vom ersten bis zum dritten Tag ihres Menstruationszyklus Abstand von einer kraftvollen Asana- und Pranayamapraxis nehmen. Frauen sollten ihrer Intuition folgen, um zu entscheiden, ob ihr Körper nur einen Tag oder zwei Tage oder eine ganze Woche Auszeit während der Menstruation braucht. Das ist eine gute Möglichkeit, sich während dieser Tage auf das Studium der Schriften, auf Meditation und Gottesdienst zu konzentrieren.

Prana kann durch alle „Tore" oder Öffnungen des Körpers verloren gehen: durch die Nasenlöcher, die Ohren, Augen, den Anus, die Harnröhre, die Vagina und den Geist. Zu schauen, zu hören, zu berühren, zu riechen, zu schmecken – kurz, die fünf Sinne zu benutzen lässt Prana aus dem Körper fließen. Die Tore werden geschlossen, indem man bewusst die Energie, die sonst durch die Sinne, die Körperöffnungen und den Geist nach außen fließen würde, nach innen wendet.

HEIMLICHES GEBET – Der Krieger der Liebe hat immer ein verstecktes Gebet in der Gesäßtasche.

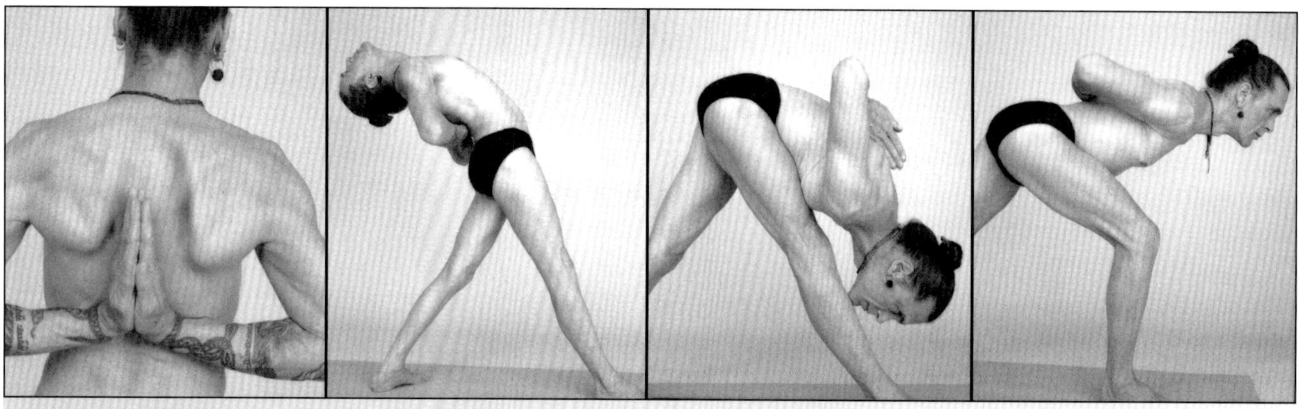

AUSATMEN — EINATMEN — AUSATMEN — EINATMEN — AUSATMEN

Berghaltung – Fester Stand
Tadasana, Samastittihnamaste – 1

Vorbereitung
Parsvottanasana – 2

Stehende Vorwärtsbeuge –
Parsvottanasana
(8 Atemzüge halten) – 2

Krieger 3 – Virabhadrasana 3
Namaste, Vorbereitung – 2

Der erste Schritt zum Pranayama ist, sich seines Atems bewusst zu werden. Lege dich entspannt auf den Rücken und spüre, wie dein Atem ein- und austritt. Kontrolliere oder verändere den Atem auf keine Weise. Erfahre das Wunder, wie es ist, geatmet zu werden. Wer kontrolliert diesen Atem? Er geschieht, 24 Stunden am Tag, jeden Tag, das ganze Leben hindurch, ohne bewusste Anstrengung. Unbewusstes Atmen wird von der Medulla oblongata kontrolliert, dem primitiven Gehirn am obersten Ende der Wirbelsäule, das auch die Herzfrequenz, die Verdauung und all die anderen automatischen Körpertätigkeiten reguliert.

Nun setze dich auf in eine bequeme, aufrechte Haltung. Sitz still und atme Bewusstheit in deine Muskeln. Lass den Atem nirgendwo steckenbleiben. Bemühe dich, ihn sein zu lassen wie die spiegelglatte Oberfläche eines windstillen Sees. Der Atem ist der Sitz, die Grundlage für Yogapraktiken wie Meditation und Asanas. Ein stetiger, ungehinderter Atemfluss versetzt sowohl den Körper als auch den Geist in einen unerschütterlichen Zustand.

Werde dir der Energiekanäle, die auf der Rückseite deines Körpers verlaufen, sehr bewusst. Versuche zu spüren, ob du ihre Verbindungen zu den Energiekanälen an der Vorderseite des Körpers wahrnehmen kannst. Richte das Kinn parallel zum Boden aus und öffne die Brust, indem du die Schultern nach hinten ziehst. Den Brustkorb anzuheben hat einen erhebenden und inspirierenden psychologischen Effekt. Das Kinn ist direkt mit dem Ego-Selbst verbunden, deshalb hebe die Brust zum Kinn und erlaube dem Geist, ins Herz zu sinken.

PRANAYAMA

1. *Pranayama ist die Praxis der bewussten Atemregulation in Verbindung mit Bandhas (Schleusen) und Mudras (Siegeln), wodurch unbewusste energetische Muster durch bewusste energetische Muster ersetzt werden.*

2. *Wenn der Atem kontrolliert wird, kann die Wankelmütigkeit des Geistes unter Kontrolle gebracht werden.*

3. *Pranayama kann mit oder ohne ein Mantra geübt werden.*

4. *Die geeignete Zeit für Pranayama ist unmittelbar vor Sonnenaufgang oder nach Sonnenuntergang. Günstig ist sie auch nach der Asana- und vor der Meditationspraxis.*

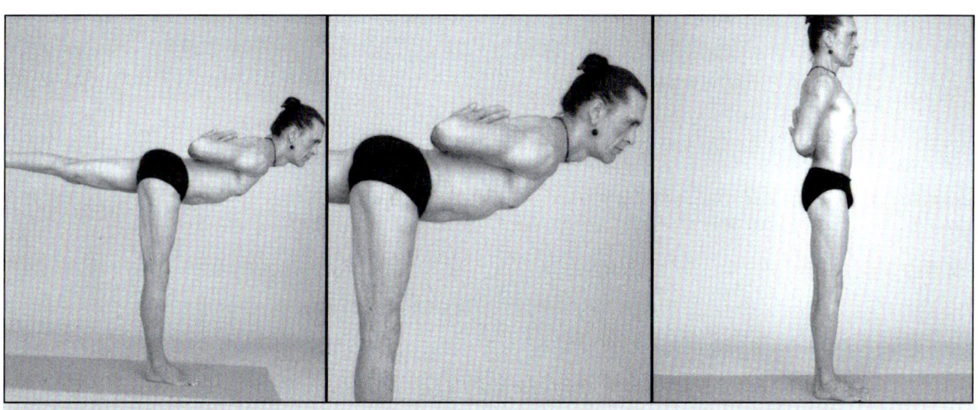

EINATMEN AUSATMEN EINATMEN AUSATMEN

Krieger 3 – Virabhadrasana 3 kann einmal einen Atemzug lang oder länger (8 Atemzüge) gehalten werden – 3

Berghaltung – Samastittih Variation, Namaste am Rücken – 1

Man kann hier aufhören und die Seite wechseln oder mit der nächsten Sequenz weitermachen.

Der Atem teilt einige Eigenschaften mit den Gedanken:

- *Atem und Gedanken können nicht gesehen werden. Sie werden nur durch ihre Auswirkungen bemerkt.*
- *Schnelle, unkontrollierte Atmung und schnelle, unkontrollierte Gedanken spiegeln beide körperlichen oder geistigen Stress wider. Im Gegensatz dazu zeigt ein langsamer, bedachter Atem Konzentration und klares Denken an.*

Durch bewusste Atemkontrolle kannst du diese Funktionen von der primitiven Medulla oblongata zu den Frontallappen verschieben. Damit hast du aus einer unbewussten Tätigkeit eine bewusste gemacht. Das ist Pranayama: unbewusstes Atmen und daraus resultierende energetische Bewegung durch bewusstes Atmen und die bewusste Bewegung von Energie in Richtung auf Erleuchtung zu ersetzen.

Das höchste Ergebnis eines erfolgreichen Pranayama ist Samadhi, dabei ensteht *Kevala Kumbhaka*, das spontane und mühelose Aussetzen des Atems. Dies kann auch während der Meditation geschehen. Wenn die Gedanken aufhören, tut dies auch der Atem – aber Prana fließt weiterhin. Kumbhaka bedeutet „Zurückhalten."

Für Yogis besteht der Atem aus vier Teilen:

Puraka:	Einatmung
Antar-kumbhaka:	den Atem nach der Einatmung einhalten
Rechaka:	Ausatmung
Bahya-Kumbhaka:	den Atem nach der Ausatmung aushalten

Bitte beachten: Wenn man einen hohen Blutdruck hat, sollte man keine Atemverhaltung (Kumbhaka) praktizieren. Wenn man einen niedrigen Blutdruck hat, sollte man nur Atemverhaltung nach der Einatmung (Antar-Kumbhaka) üben.

Um die vier Teile des Atems effektiv im Pranayama zu nutzen, braucht man ein wenig Kenntnis über das Chakrensystem, ein Modell zum Verständnis der verschiedenen Bewusstseinebenen. Obwohl die Chakren nicht Teil des physischen Körpers sind, gibt es für jede dieser Bewusstseinsebenen Bezugspunkte im Körper. Dies ist die Anatomie nicht des physischen Körpers, sondern des feinstofflichen Körpers, der Chakren, Nadis und Granthis (Blockaden des Pranaflusses) beinhaltet.

SCHWIERIGE DREHUNG – In den schwierigsten Situationen lass den Göttlichen Willen zu deinem werden.

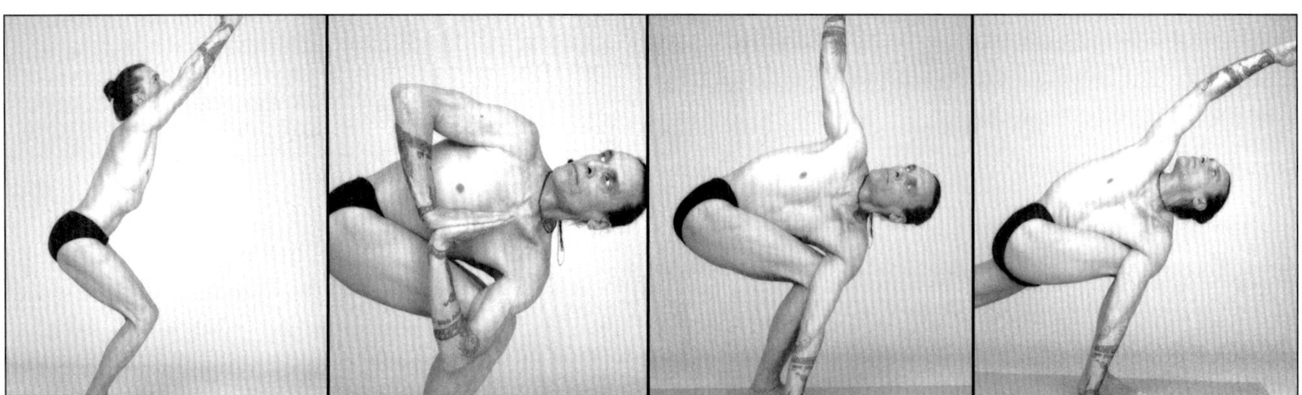

EINATMEN AUSATMEN EINATMEN AUSATMEN EINATMEN AUSATMEN

Stuhl – Utkatasana – 2

Gedrehtes Utkatasana – Parivritta Utkatasana (8 Atemzüge halten) – 2

Gedrehtes Utkatasana – Parivritta Utkatasana mit geöffneten Armen – 2

Gedrehte Flankendehnung – Parivritta Parsvakonasana (8 Atemzüge halten) – 3

Entsprechendes Chakra	Korrespondierender Bereich im Körper	Entsprechende(s) Drüse/Sinnesorgan	Element
Muladhara (Wurzelchakra)	Beckenboden (Wurzelzentrum)	Nebennieren/ Geruch	Erde
Swadisthana (ihr liebster Aufenthaltsort)	3 Finger unterhalb des Nabels (Sexualzentrum)	Keimdrüsen, Prostata, Hoden, Eierstöcke/ Geschmack	Wasser
Manipura (Juwel in der Stadt)	Solarplexus (Machtzentrum)	Pankreas, Leber/ Sehkraft	Feuer
Anahata (unerzeugt)	Herz (Zentrum des Mitgefühls)	Thymusdrüse/ Tastsinn	Luft
Vishuddha (gift-freier Ort)	Hals (Sprachzentrum)	Schilddrüse/ Gehör	Äther
Ajna (Kommandozentrale)	Zwischen den Augenbrauen (Zentrum des Dritten Auges)	Zirbeldrüse/ Intuition	Akasha (Raum)
Sahasrara (tausendblättriger Lotus)	Scheitelpunkt (universelles Bewusstsein)	Hypophyse/ ICH-BIN	Akasha

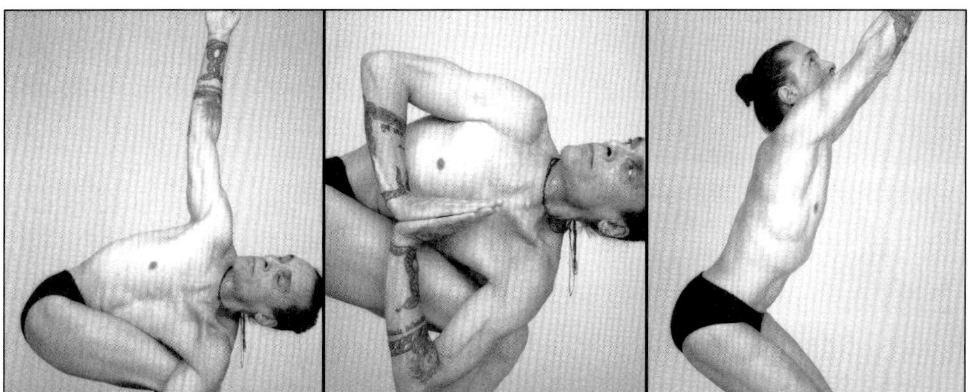

EINATMEN — AUSATMEN — EINATMEN

Gedrehtes Utkatasana – Parivritta Utkatasana mit geöffneten Armen – 2

Gedrehtes Utkatasana – Parivritta Utkatasana Namaste Var. – 2

Stuhl – Utkatasana – 2

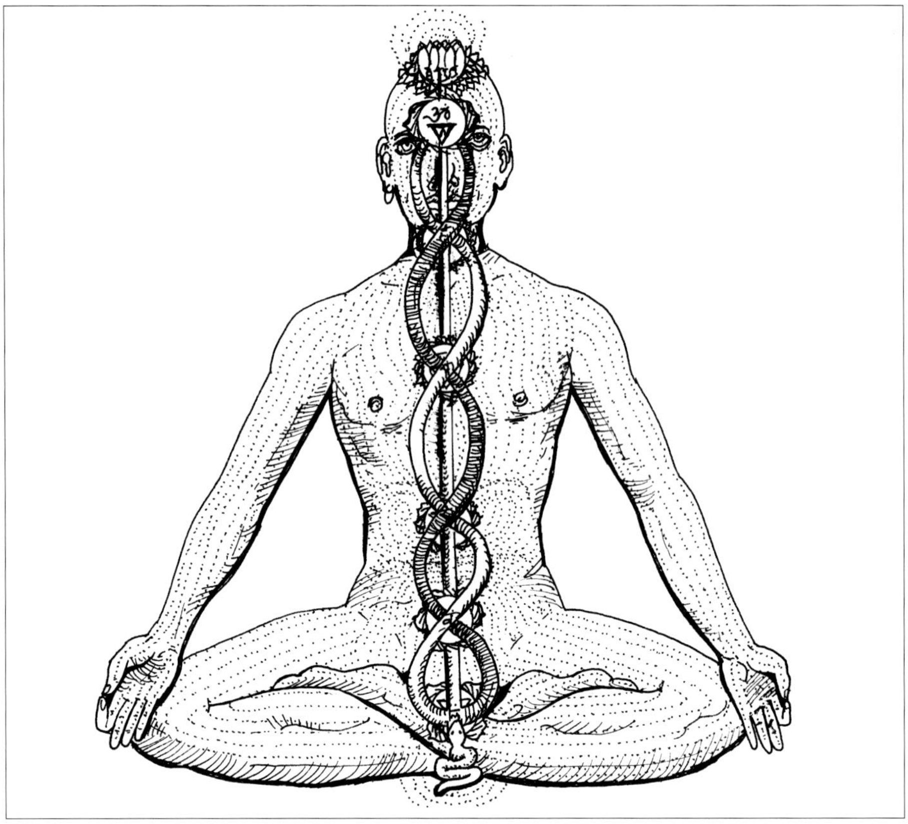

Illustration der Chakren, Nadis und Prana Vayus (gepunktete Linien)

Zeichner: David Life

KUNDALINIS ABSTIEG – Dreieinhalb Mal zusammengerollt wartet sie an der Basis der Wirbelsäule.

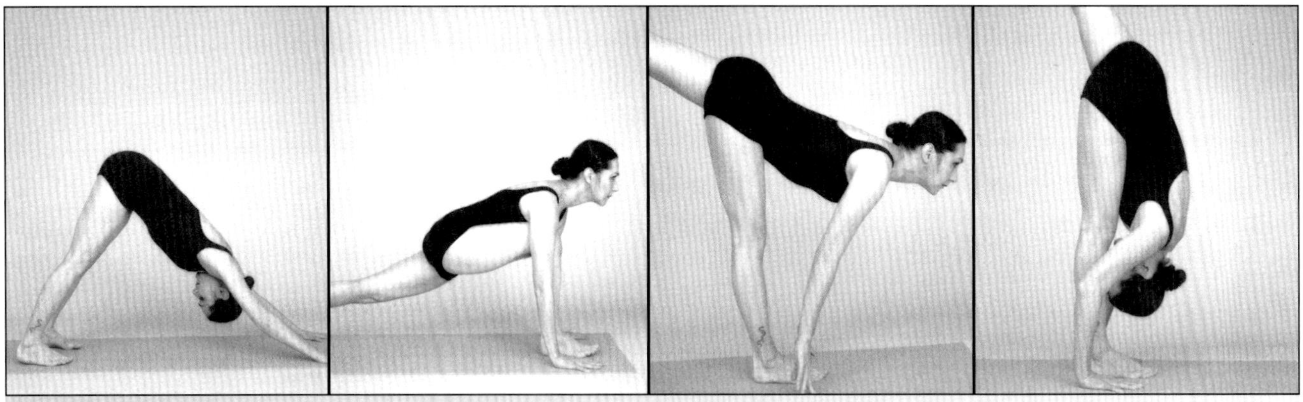

AUSATMEN EINATMEN AUSATMEN EINATMEN AUSATMEN

Nach unten schauender Hund Adho Mukha Svanasana – 1

Ausfallschritt – 1

Stehender Spagat – Urdhva Prasarita Ekapadasana Vorbereitung – 2

Stehender Spagat – Urdhva Prasarita Ekapadasana (8 Atemzüge halten) – 2

Im Außen unterteilen Sonne und Mond jede 24 Stunden in Tag und Nacht, im Inneren sind Sonne und Mond – oder Ida und Pingala – für unsere Wahrnehmung von Tag und Nacht verantwortlich; das ist Dualität. Ida Nadi überwiegt in der Nacht, das parasympathische Nervensystem ist aktiv, es wird eine größere Menge Melatonin im Gehirn produziert, und das Unterbewusstsein ist aktiv. Während des Tages überwiegt Pingala, das sympathische Nervensystem ist aktiver, und Serotonin wird im Gehirn ausgeschüttet, um bewusste Tätigkeiten in den Vordergrund treten zu lassen, während gleichzeitig das Unterbewusstsein wegtaucht..

Die beiden Nadis, Ida und Pingala, sowie das Nervensystem ziehen die Bewusstheit von einem Extrem zum anderen und binden uns durch die Wechselwirkung mit den äußeren Kräften von Sonne und Mond an die Dualität der weltlichen Umstände. Das gesamte biologische System ist auf die Sonnen- und Mondzyklen ausgerichtet. Ein Yogi kann jedoch lernen, das autonome Nervensystem zu steuern, so dass der Körper und der Geist nicht mehr von einem Extrem zum anderen schwingen. Das bedeutet, man kann ein willentlich beeinflussbares und zentrales Nervensystem entwickeln, indem man Shushumna Nadi und Ajna Chakra aktiviert. Ein solcher Mensch lebt in vollkommenem Gleichgewicht des Geistes.

Hatha Yoga Pradipika IV:17[1]

Es gibt noch einen letzten Rest der yogischen Anatomie, den wir erklären wollen, bevor wir zur Erklärung einiger Atemtechniken kommen, nämlich die drei Granthis, die wie Knoten den Fluss von Prana blockieren und Kundalini davon abhalten, nach oben in Richtung Erleuchtung aufzusteigen. Diese sind:

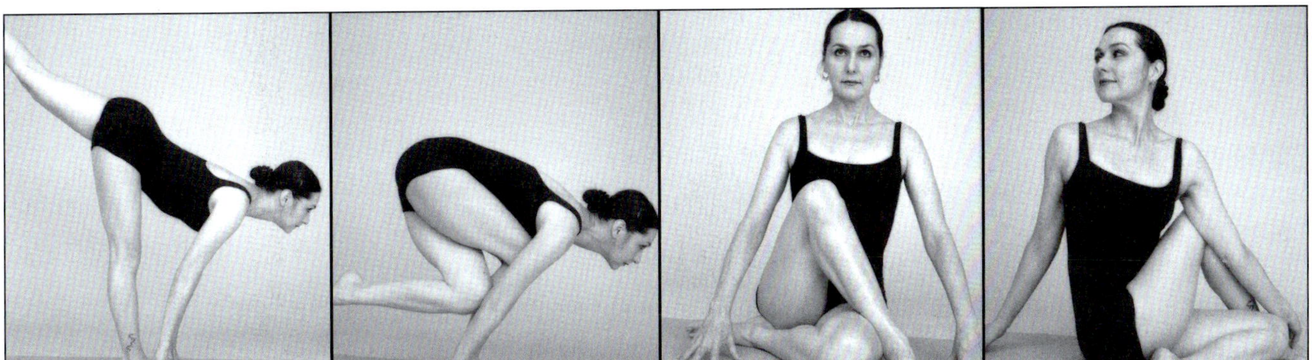

Einatmen — Drehsitz – Ardha Matsayendrasana Vorbereitung – 2

Ausatmen — Drehsitz – Ardha Matsayendrasana Vorbereitung – 2

Einatmen — Drehsitz – Ardha Matsayendrasana Vorbereitung – 2

Ausatmen — Drehsitz– Ardha Matsayendrasana Vorbereitung (8 Atemzüge halten) – 2

Hier anhalten, zurück zum Anfang gehen und auf der anderen Seite wiederholen.

Körperlicher Nutzen der Bandhas:

- *Haben einen direkt Einfluss auf den Hormonhaushalt.*
- *Senken die Atemfrequenz.*
- *Sorgen für Ruhe und Entspannung.*
- *Regulieren Blutdruck und Herzfrequenz.*
- *Kräftigen und massieren den Verdauungstrakt.*
- *Sorgen für einen gesunden Urogenitaltrakt.*

Psychospiritueller Nutzen der Bandhas:

- *Unterstützen den Fluss von Prana durch die Nadis.*
- *Durchstechen die Granthis.*
- *Können zu Samadhi führen.*

Brahma Granthi: sitzt an der Basis der Wirbelsäule, wo auch die primitiven Gehirnfunktionen wie der Kampf-und-Flucht-Instinkt entstehen. Verhindert angemessene Entwicklung und Verfeinerung der Persönlichkeit.

Vishnu Granthi: sitzt zwischen dem Manipura Chakra, dem Sitz des persönlichen Ego und der Macht, und dem Anahata Chakra im Herzbereich. An Ego und persönlicher Macht festzuhalten hindert uns daran, zum Herzen aufzusteigen, wo wir uns mit Mitgefühl und Selbstlosigkeit verbinden könnten.

Rudra Granthi: sitzt zwischen Herz und Drittem Auge und repräsentiert das Ziehen des Herzens und unsere Angst, den Kontakt zu anderen zu verlieren. Wenn Rudra Granthi durchbrochen wird und die Energie zum Dritten Auge aufsteigen kann, verschwinden die anderen (Freunde, Familie usw.), und es kommt zu einer direkten Begegnung mit Shiva oder Gott.

Um die Granthis zu durchbrechen, benutzen die Yogis *Bandhas* oder Energieverschlüsse. Bandha bedeutet „geschnürt" oder „gebunden." Wird ein Chakra durch die Anwendung eines Bandhas aktiviert, so fließt Prana in richtiger Weise durch dieses Chakra zum Dritten Auge hin.

Die Bandhas stehen für die richtige Anwendung des Bewusstseins. Es gibt fünf Bandhas, die hier in aufsteigender Reihenfolge aufgezählt werden:

Mula Bandha: Der Wurzelverschluss: eine Kontraktion des Perineums für Männer und der Vaginalwände für Frauen, was eine Anhebung vom Schambein bis zum Nabel bewirkt; kann jederzeit angewendet werden.

SITZ DER ISIS – Die Göttin verlangt deine Aufmerksamkeit für Ihre Erde bei jedem Schritt, den du tust.

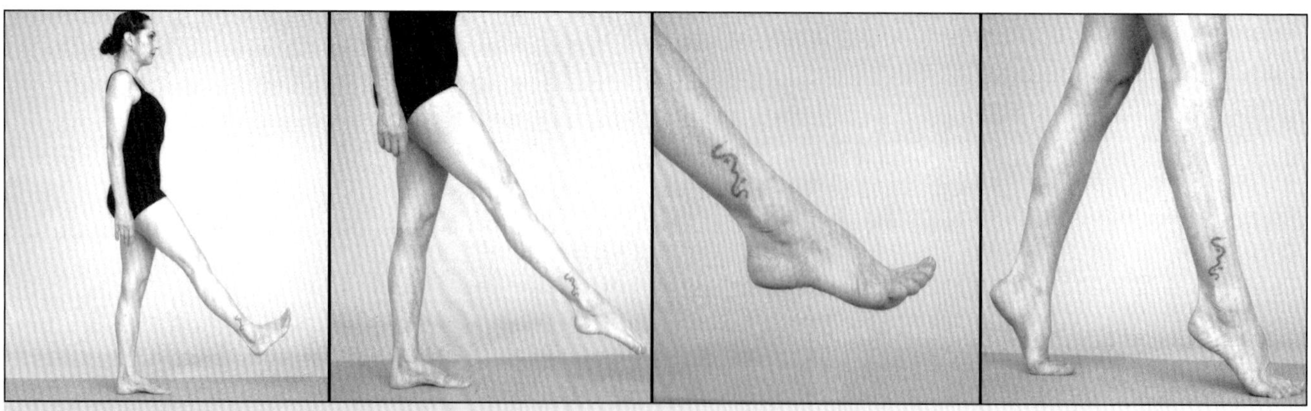

AUSATMEN | EINATMEN | AUSATMEN | EINATMEN

Balancieren auf einem Bein – Eka Pada Samastittih; zwei Variationen, kann jeweils einmal einen Atemzug lang gehalten werden oder abwechselnd mit angezogenem und gestrecktem Fuß wiederholt werden (5 Mal wiederholen) – 1

Balancieren auf einem Bein – Eka Pada Samastittih Fußballen gestreckt, Zehen zurückgezogen – 1

Balancieren auf den Fußballen – Einen Schritt vorwärts auf den Utthita Parsvakonasana Var. – 3 Fußballen des vorderen Fußes – 2

Uddiyana Bandha: Der aufwärts-fliegende Verschluss: der gesamte Bauch wird nach innen und oben gezogen; kann nur während der Atemverhaltung nach der Ausatmung angewendet werden.

Jalandhara Bandha: Der Wolkenfänger-Verschluss oder Netzverschluss (nach dem Netz aus Nadis im Nacken benannt); schützt die kleinen Nadis in der Kehle; kann nach Ein- oder Ausatmung gesetzt werden, indem man Kinn und Brustbein zusammenführt.

Maha Bandha: Die Kombination aus allen drei oben genannten Bandhas.

Brahma Bandha: Das Fixieren des Bewusstseins auf die alles durchdringende Quelle.

Mula Bandha, der Wurzelverschluss

Mula Bandha ist das wichtigste Bandha. Im Sanskrit bedeutet *Mula* Wurzel. Mula Bandha enthält und kanalisiert die Energie, die mit dem Muladhara Chakra in Zusammenhang steht und an der Basis der Wirbelsäule sitzt. Muladhara Chakra steht für das Bewusstseinsstadium, in dem grundlegende Überlebensbedürfnisse überwiegen. Die grundlegenden Themen jeder Spezies betreffen die Nahrungsaufnahme, den Schlaf und das Überleben.

Auf der körperlichen Ebene ist Mula Bandha das Anspannen des Beckenbodens. Der Beckenboden besteht aus Muskelfasern und Bindegewebe. Für unsere Zwecke gibt es drei muskuläre Ebenen, die sich überschneiden und im Beckenboden ineinander übergreifen. Sie können erspürt und zum Teil auch isoliert werden.

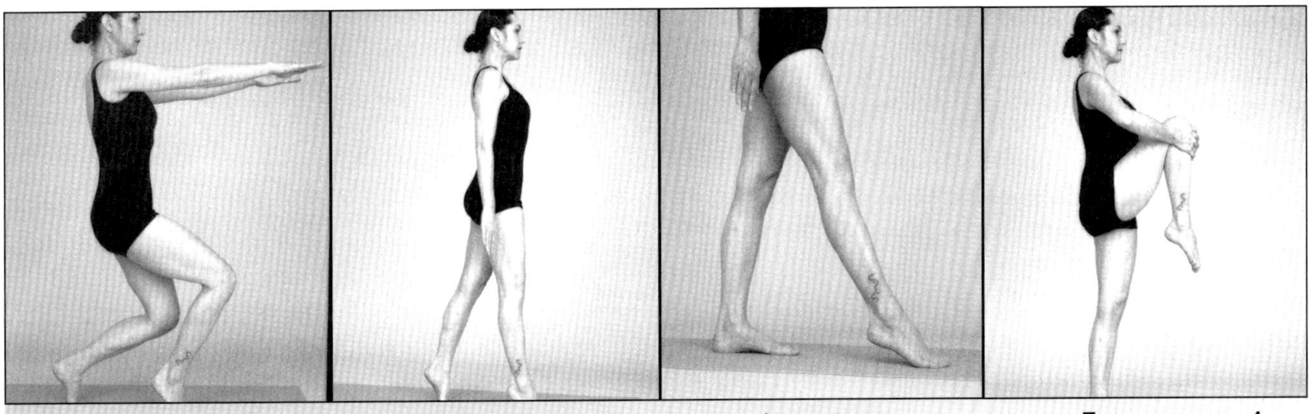

AUSATMEN EINATMEN AUSATMEN EINATMEN AUSATMEN

Sitz der Isis oder Haltung auf Zehenspitzen – kann jeweils einen Atemzug lang gehalten werden oder abwechselnd einmal die Arme heben und die Knie beugen im Sitz der Isis, dann die Arme senken und die Beine strecken in der Zehenspitzenbalance (5 Mal wiederholen) – 1

Berghaltung – Samastitih Vorbereitung Absenken der Ferse zum Boden – 1

Einbeinige Balance – Eka Pada Samastitih, Knie zur Brust ziehen – 1

Die oberflächlichste Art, Mula Bandha anzuspannen, korrespondiert mit der Anleitung „Ziehe die Muskulatur des Anus an". Der Schließmuskel des Afters ist über Bänder mit der Spitze der Wirbelsäule verbunden und demzufolge auch mit dem Muladhara Chakra.

Unsere eigene Einführung in das Mula Bandha war ziemlich komisch. Wir hatten schon einige Jahre Yoga geübt, ehe wir überhaupt davon hörten. Dann besuchten wir Shri K. Pattabhi Jois zum ersten Mal in Mysore, Indien.

Wir schwitzten heftig und waren gerade am Ende unserer Asanapraxis für diesen Tag angekommen. Im vollen Lotussitz setzten wir unsere Handflächen neben unsere Oberschenkel und drückten sie in den Boden. Wir drückten unser Hinterteil hoch, als wollten wir levitieren. „Hebt eure Knie hoch!" rief er, während wir uns anstrengten, in der Luft zu bleiben.

„Kontaktiert Uranus, kontaktiert Uranus!", rief er in seinem starken indischen Akzent.

Kontaktiert Uranus?

Wir wissen nicht mehr, wie lange wir brauchten, um zu verstehen, dass er in Wirklichkeit meinte: „Kontrahiert euren Anus, kontrahiert euren Anus." Es war seine Art, uns zu sagen, dass wir etwas mit unserem Beckenboden tun sollten, um uns dabei zu unterstützen hochzukommen.

Uranus zu kontaktieren ist keine schlechten Metapher für Mula Bandha. Bewusst den Anus zu kontrahieren ist der erste Schritt, um Mula Bandha zu verstehen, das die Startrampe für Ausflüge in kosmischere Welten ist.

Tatsächlich ist das Kontrahieren des Schließmuskels nicht wirklich Mula Bandha, sondern ein entfernter Verwandter, der *Ashwini Mudra* genannt wird, nach der Angewohnheit von Pferden, den Schließmuskel ihres Afters wie Lippen zu schürzen. Um den Unterschied zu spüren, kann man einen Finger in oder an die Öffnung des Afters legen und spüren, wie sie sich zum Verschließen zusammenpresst und ein wenig nach vorne heraustritt. Wenn Mula Bandha richtig angewendet wird, sollte der Anus entspannt bleiben und sich in den

DES ADLERS FLUG – Je mehr wir anderen eine helfende Hand reichen, desto größer wird die Stärke in uns.

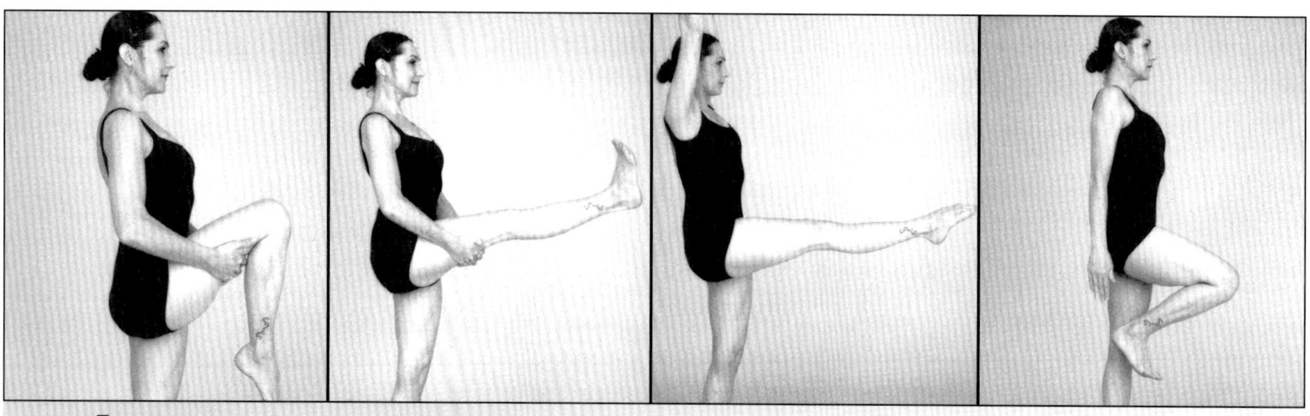

EINATMEN AUSATMEN EINATMEN AUSATMEN EINATMEN AUSATMEN

Balancieren auf einem Bein – Eka Pada Samastittih; Variationen können je einen Atemzug lang gehalten oder für 5 Atemzüge abwechselnd mit gestrecktem und gebeugtem Bein geübt werden – 2

Balancieren auf einem Bein – Eka Pada Samastittih Variation (5 Atemzüge halten) – 3

Krieger 3 – Virabhadrasana 3 Vorbereitung – 1

Körper hineinheben und nicht hinausdrücken. Die Kontraktion des analen Schließmuskels ist jedoch ein Tor, um die tieferen Schichten von Mula Bandha zu entdecken.

Mit einiger Erfahrung wird man Mula Bandha immer verfeinerter anwenden können, indem man das Perineum isoliert und dadurch immer tiefer in das Becken hineinkommt. Die fortgeschrittene Aktivierung von Mula Bandha entsteht, wenn das Perineum (der äußere Teil) und der Dammbereich (der innere Teil) isoliert werden. Diese Verfeinerung trägt die Kontraktion nach innen und oben.

Um das Perineum spüren zu können, kann man einen Finger zwischen den Anus und den Hodensack oder die Schamlippen drücken. Oder man setzt sich auf einen Tennisball oder platziert die Ferse in den Bereich zwischen Anus und Geschlechtsteilen. Man sollte die Kontraktion der drei Bereiche zu unterscheiden lernen: Wenn man Anus und Perineum zusammen anspannt; das Perineum alleine; und den Anus alleine.

Der tiefsten Anspannung von Mula Bandha entspricht auf der körperlichen Ebene die Anweisung: „Halte den Urinstrahl an" und „Drücke die Vaginalwände zusammen." Das Beckenzwerchfell (Diaphragma pelvis) wird dabei angehoben. Das Beckenzwerchfell ist die innerste Schicht des Beckenbodens. Es umfasst den Levator Ani (den Anus-Heber) und die Muskeln des Puborectalis einschließlich des inneren Dammbereiches. Im Lateinischen bedeutet *levitas* leicht, und den Levator Ani anzuheben macht den Körper leichter. (Der Levator Ani levitiert!) Diese Muskeln bilden eine Schlinge, die vom Scham- zum Steißbein führt und den oberen Teil der Vagina, die Gebärmutter, die Blase, die Prostata und den Enddarm stützt. Das Diaphragma des Beckens steuert auch den Darm.

Diese Anspannung schließt den äußeren Schließmuskel des Anus und die äußeren Teile des Perineums nicht ein. Sie ist ähnlich wie die Kegelübungen, die dazu eingesetzt werden, einer Inkontinenz vorzubeugen und die Vaginalwände nach der Geburt eines Kindes wieder zu stärken. Beim Urinieren den Strahl anzuhalten kann eine Awareness für Mula Bandha erzeugen. Das isolierte Kontrahieren der Muskeln, die das Urinieren kontrollieren, ist jedoch eigentlich Vajroli oder Sahajoli Mudra. In Verbindung mit einigen anderen Muskeln bilden sie jedoch Mula Bandha.

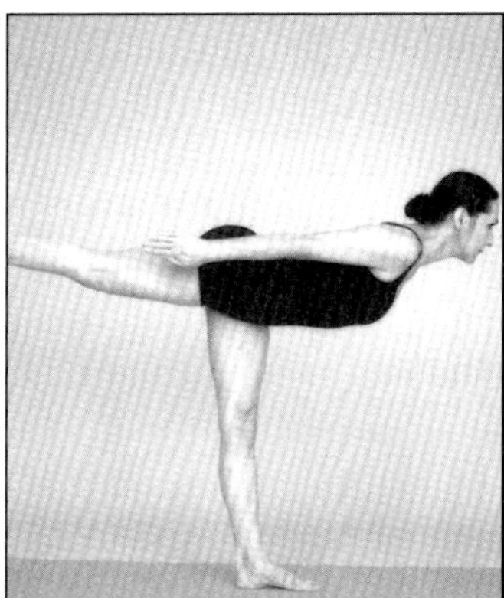

EINATMEN

Krieger 3 – Virabhadrasana 3 Variation (5 Atemzüge halten) – 3

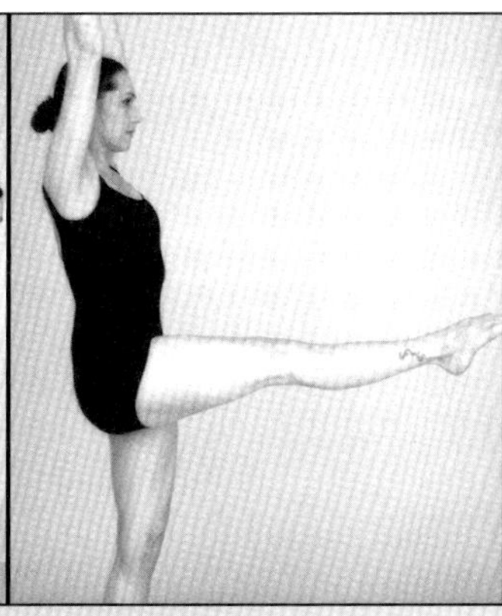

AUSATMEN

Balancieren auf einem Bein – Eka Pada Samastittih Variation – 3

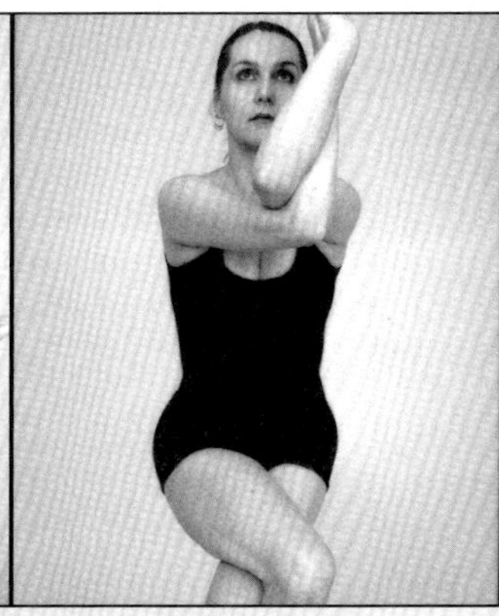

EINATMEN

Adler – Garudasana Vorbereitung – 2

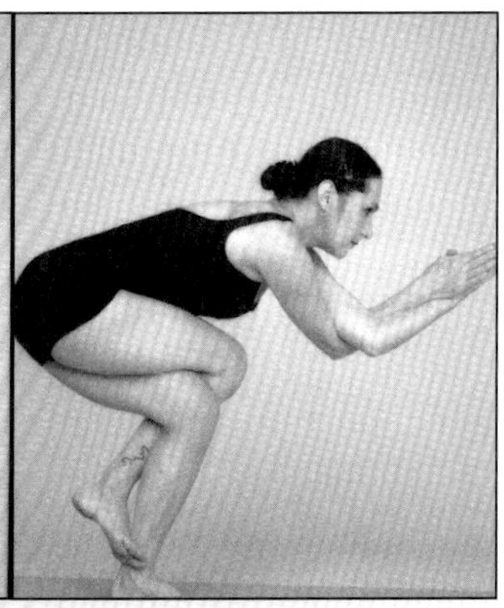

AUSATMEN

Adler – Garudasana (5 Atemzüge halten) – 2

EINATMEN

Mit dem anderen Bein wiederholen oder mit der Sequenz auf der nächsten Seite weitermachen.

Du kannst entdecken, dass es möglich ist, den tiefliegenden Beckenbodenbereich anzuheben, ohne den Anus und die äußeren Teile des Perineums anzuspannen. Spanne einmal Mula Bandha an und spüre das Anheben unterhalb der Blase, Vagina/Gebärmutter oder Prostata und Enddarm. Nun entspanne die oberflächlichen Muskeln und spüre die Anspannung innen, an der Basis des Bauchraums- im Beckenzwerchfell. Lege einen Finger an das Ende des Steißbeins und sieh, ob du spüren kannst, wie es nach innen und oben gezogen wird, wenn du Mula Bandha anspannst.

Mula Bandha kehrt den normalerweise abwärts verlaufenden Apanafluss nach oben um. Das erhöht das Atemvolumen, bringt Körper und Geist in Einklang und organisiert die Absicht hinter der Praxis. Denke jedoch bitte daran, dass Mula Bandha letztlich keine Muskelkontraktion ist, sondern ein intensives und beständiges Verlangen nach Gottes-Erkenntnis – in einem solchen Ausmaß, dass Prana aufwärts der Göttlichkeit entgegenzufließen beginnt. Verwechsele also nicht die Methode mit dem Ziel.

Mula Bandha hat folgende positive Wirkungen:

- Mula Bandha durchbricht Brahma Granthi, den ersten energetischen Knoten, der unsere Reise zur Erleuchtung behindert.
- Mula Bandha kontrahiert die Stützmuskulatur des Beckens und erhöht dadurch die Stabilität des Beckens. Im Becken beginnt die Wirbelsäule.
- Mula Bandha hebt und drückt den Darm und den Unterbauch zusammen. Wenn Mula Bandha korrekt angewendet wird, ist der Körper weniger erdgebunden und viel beweglicher.
- Durch stetige Verfeinerung wird Mula Bandha immer weniger eine Muskelkontraktion und immer subtiler. Diese Bewegung vom Weltlichen zum Feinstofflichen wirkt erhebend.

DEN SCHRITT ANHEBEN – Äußere Schwierigkeiten können das Herz einer Yogini niemals erschüttern.

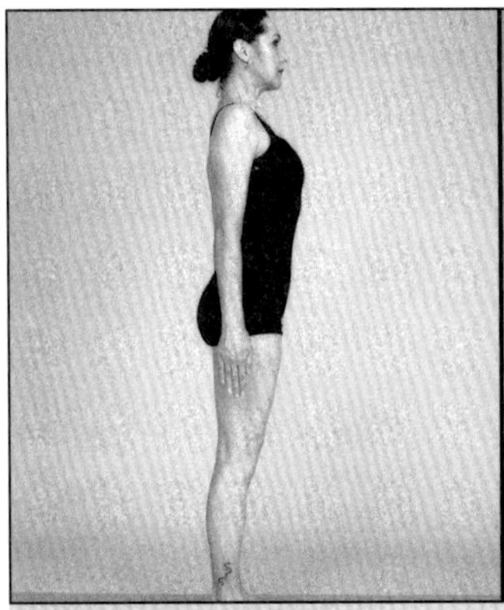

EINATMEN

Berghaltung – Tadasana, Samastittih – 1

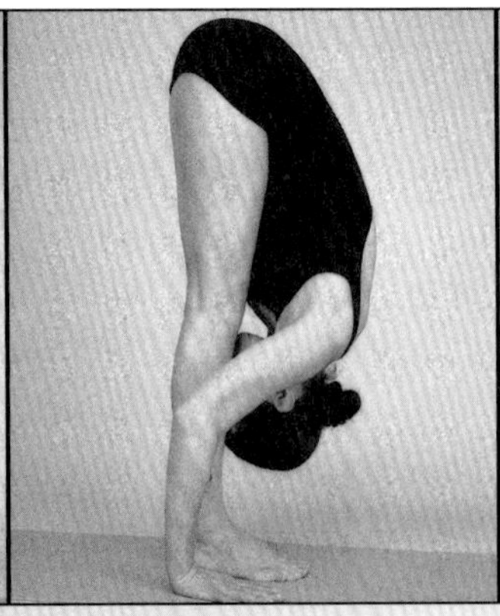

AUSATMEN

Stehende Vorwärtsbeuge – Uttanasana – 2

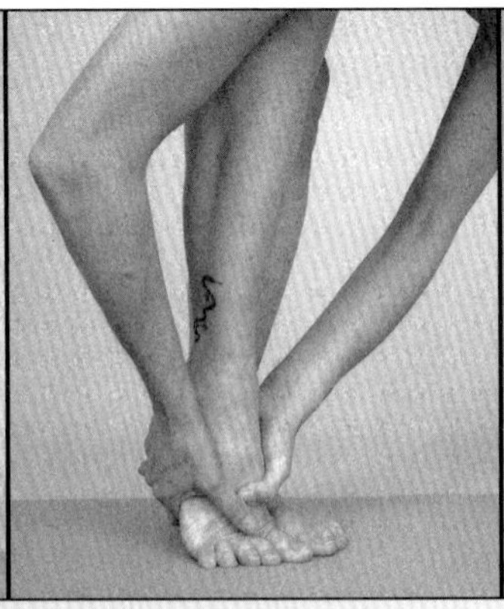

EINATMEN AUSATMEN

Balancieren auf einem Bein – Eka Pada Samastittih Vorbereitung – 2

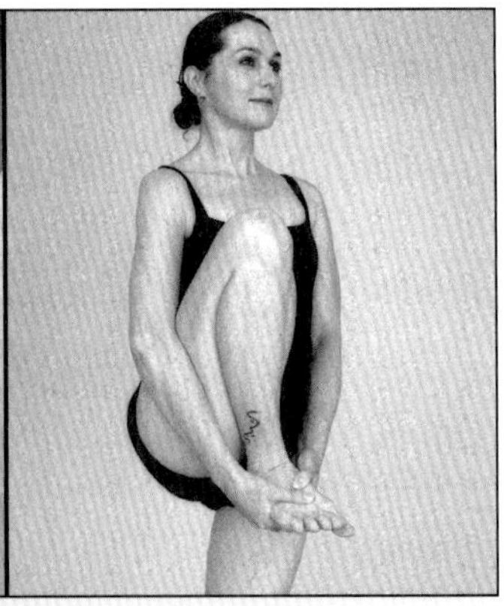

EINATMEN AUSATMEN

Balancieren auf einem Bein – Eka Pada Samastittih Variation – 2

- Mula Bandha kann allein oder mit anderen Praktiken wie Asana, Meditation, Kriya und Pranayama zusammen geübt werden. Sobald es benutzt wird, richtet es den Geist auf Gott aus.

Uddiyana Bandha, das nach oben fliegende Siegel

Uddiyana Bandha sollte nur in der Atempause nach der Ausatmung aktiviert werden. Der gesamte Bauch wird nach innen und oben in die Brusthöhle hineingezogen, daher auch der Name *nach oben fliegendes Siegel*. Anders als Mula Bandha wird es nur während Pranayama oder während der *Shat Karma* Kriya Reinigungsübungen verwendet.

Uddiyana Bandha ist keine Kontraktion des Bauches, sondern das Hochziehen der Bauchmuskeln, das durch das Vakuum erzeugt wird, das durch die Bewegung des Zwerchfells in die Brusthöhle hinein entsteht. Wenn Uddiyana Bandha korrekt angewendet wird, hebt sich das Zwerchfell hoch genug, um das physische Herz zu umschließen. Unter Umständen könnte dieses Bandha das Herz sogar zum Stillstand bringen. Das Zwerchfell und das Herz kommen eng miteinander in Kontakt, deshalb kann dieser Reiz auf den Herzmuskel den Kreislauf ankurbeln und die Fähigkeit des Yogis erhöhen, das Herz und den Blutdruck zu kontrollieren.

Uddiyana wird auch als *der Löwe* bezeichnet, der den Elefanten Tod besiegt. Es stimuliert die Stoffwechselprozesse im Bauch, indem es buchstäblich die Organe auspresst. Auf psychospiritueller Ebene übergibt Uddiyana Bandha das Ego dem Herzen. Auf einer pranischen Ebene führt Uddiyana Bandha Apana, Prana und Samana im Sushumna zusammen, um den Vishnu Granthi zu durchdringen und so dem Energiefluss zu erlauben, vom *Manipura Chakra* (im Bereich des Solarplexus) zum Anahata Chakra, dem Herzen, aufzusteigen.

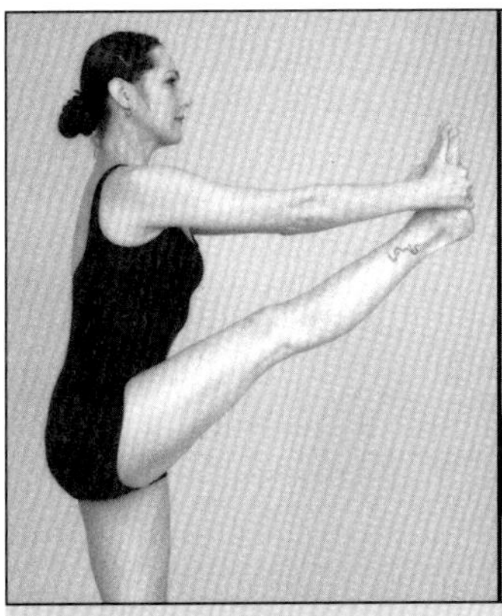

EINATMEN

Balancieren auf einem Bein – Utthita Hasta Padangusthasana Vorbereitung – 3

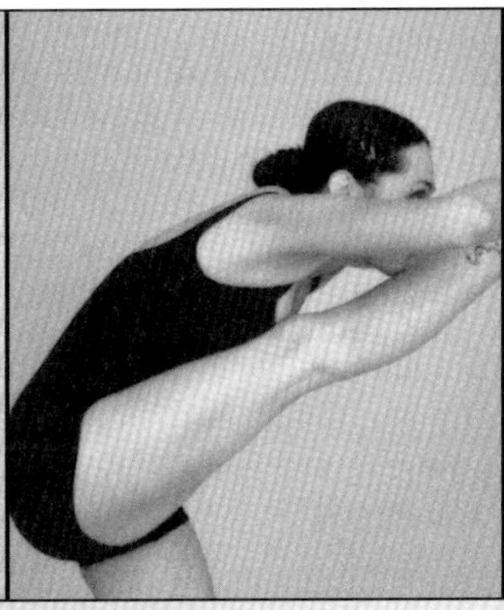

AUSATMEN

Balancieren auf einem Bein – Utthita Hasta Padangusthasana (5 Atemzüge halten) – 3

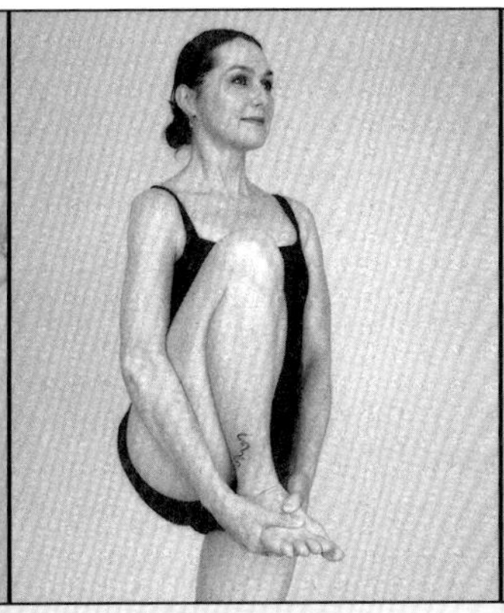

EINATMEN

Balancieren auf einem Bein – Samastittih Vorbereitung – 2

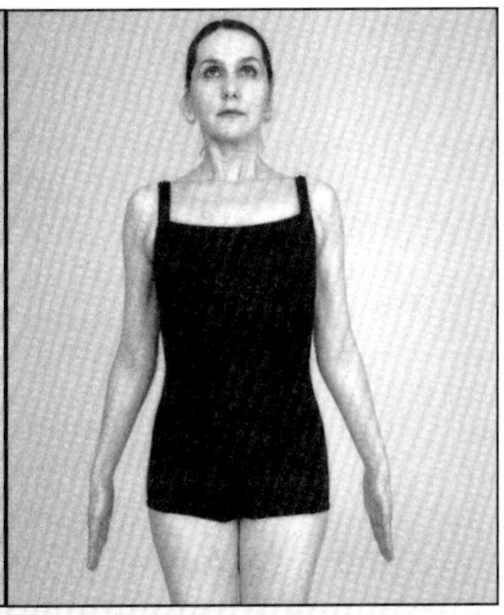

AUSATMEN

Berghaltung – Samastittih – 2

EINATMEN

Andere Seite.

Die meisten Menschen gelangen nicht über die ersten drei Stufen des Bewusstseins hinaus, die in den ersten drei Chakren wiederzufinden sind: Überleben (Muladhara Chakra), Sexualität und Kreativität (*Swadhistana Chakra*) und Macht (Manipura Chakra). Der erste Schritt zum Herzen (*Anahata Chakra*) ist das Loslassen von Ich, Mich, Mein. Das Verdünnen der Taille durch Uddiyana Bandha gleicht der dünnen Taille eines Menschen, der lieber auf Annehmlichkeiten verzichtet, um das Leiden Anderer zu lindern. Man gelangt ins Herz, wenn man Mitgefühl entdeckt und allumfassende Liebe spürt.

Uddiyana wird normalerweise angewandt, nachdem Mula Bandha angespannt wurde, und bevor der dritte Verschluss, Jalandhara Bandha, gesetzt wird.

Jalandhara Bandha, der Wolken-Fänger-Verschluss oder Netz-Verschluss

Der dritte Verschluss, Jalandhara Bandha, schützt die kleinen Nadis im Bereich des Nackens. Wenn Prana schnell den Kanal von Sushumna Nadi hinaufsteigt und dann in das zarte feinstoffliche Nervengeflecht im Nacken hineintosen würde, könnten die Nadis verletzt werden. Dieser Verschluss verbindet Apana, Prana und Samana mit dem Udana Vayu im Sushumna, um Rudra Granthi zu durchstoßen. Er vervollständigt so die Bewegung der Energie von der mikrokosmischen Physiologie zum makrokosmischen Bewusstsein. Körperlich besteht er darin, das Brustbein zum Kinn zu heben, so dass das Kinn in der Mulde zwischen den Schlüsselbeinen liegen kann. Der untere Rücken sollte sich dabei nicht verkürzen, und das Kinn sollte nicht in den Brustkorb hineinfallen. Die Wirbelsäule bleibt aufrecht, während der Brustkorb gehoben wird.

Dieser Verschluss kann während der Atempause nach der Ein- und der Ausatmung angewendet werden. Man kann sich dabei eine Flasche vorstellen, die man wieder verschließt, nachdem man sie entweder entleert oder neu gefüllt hat. Dieser Verschluss aktiviert durch Druck auf die Schilddrüse und die Nebenschilddrüse. Diese Stimulation von Vishuddha Chakra im Hals hat eine reinigende Wirkung auf unsere Gedanken und Handlungen.

MONDAUFGANG – Der Mond geht auf, und ehern zeigt er sich in jeder Phase in neuem Gewand.

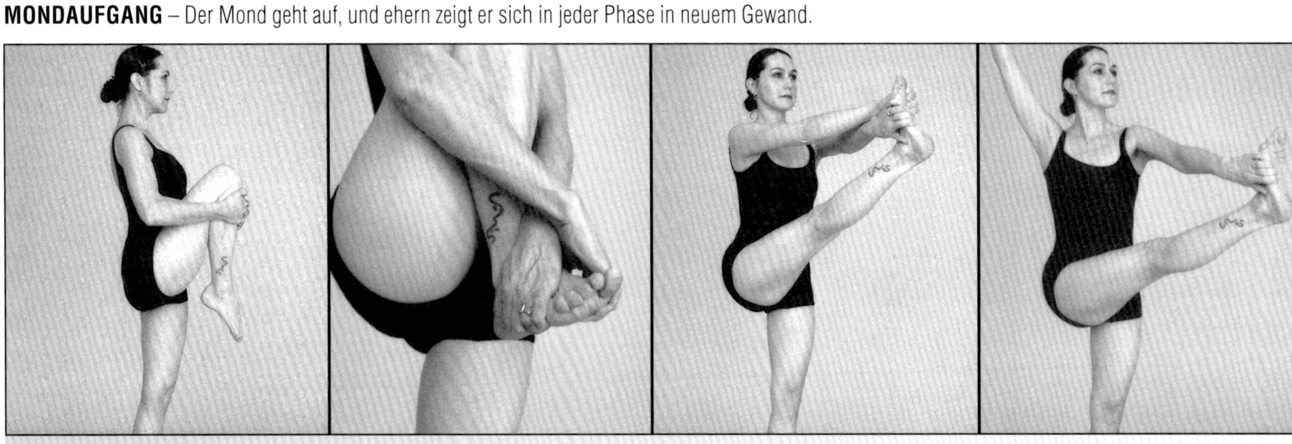

EINATMEN — AUSATMEN — EINATMEN — AUSATMEN — EINATMEN

Balancieren auf einem Bein – Eka Pada Samastittih Variation – 2

Balancieren auf einem Bein – Eka Pada Samastittih Variation – 2

Balancieren auf einem Bein – Utthita Hasta Padangusthasana Variation – 3

Abenddämmerung – Balancieren auf einem Bein – Utthita Hasta Padangusthasana Vorbereitung – 3

Jalandhara Bandha hilft dem Geist, sich ins Herz zu versenken. Der Kopf senkt sich in Richtung Brustkorb und die Verbindung Herz/Geist kann entstehen. Das Senken des Kopfes ins Herz sorgt dafür, dass alle Gegensatzpaare in der Einheit verschmelzen, während sich das Dritte Auge (Ajna Chakra) öffnet.

Maha Bandha

Werden alle drei Verschlüsse – Mula, Uddiyana und Jalandhara Bandha – gleichzeitig angewendet, wird das Maha Bandha genannt. Normalerweise werden die Bandhas mit einer körperlichen Haltung verbunden, die man als Mudra bezeichnet. Das klassische Mudra für Maha Bandha wird ausgeführt, indem man auf dem Boden sitzt, die linke Ferse in das Perineum drückt und das rechte Bein gerade nach vorne ausstreckt, wobei die große Zehe des rechten Fußes mit den ersten beiden Fingern beider Hände gegriffen wird. Das Mudra wird dann auf der anderen Seite wiederholt.

Maha Bandha verbessert den Energiefluss und regt das Hormonsystem an. Es wirkt energetisierend und gesundheitsfördernd. Da Kundalini durch die Anwendung dieses Bandhas aufgeweckt werden kann, könnte es zu Visionen und Gefühlen kommen – weshalb es besser ist, dies unter Anleitung eines Lehrers zu üben.

Brahma Bandha

Wie bei jeder Yogapraxis ist die höchste Form eines Bandhas, es der Erleuchtung zu widmen. Das wird Brahma Bandha genannt, was so viel bedeutet wie seinen Geist komplett auf Gott auszurichten. Jedes Bandha wird zu Brahma Bandha, wenn die Aufmerksamkeit unerschütterlich auf Gott ausgerichtet wird.

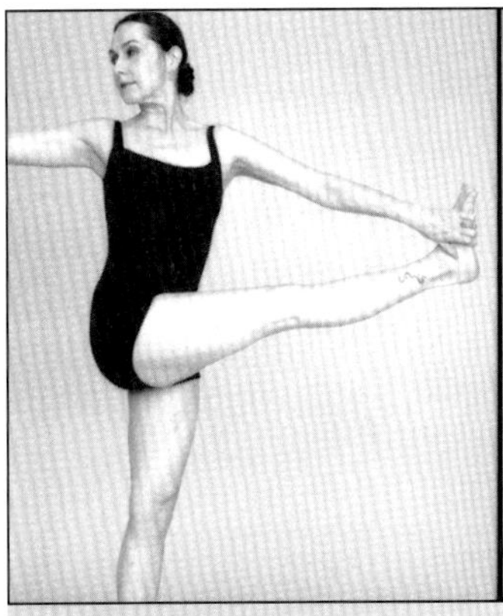

AUSATMEN

Mondaufgang – Utthita Hasta Padangusthasana (5 Atemzüge halten) – 3

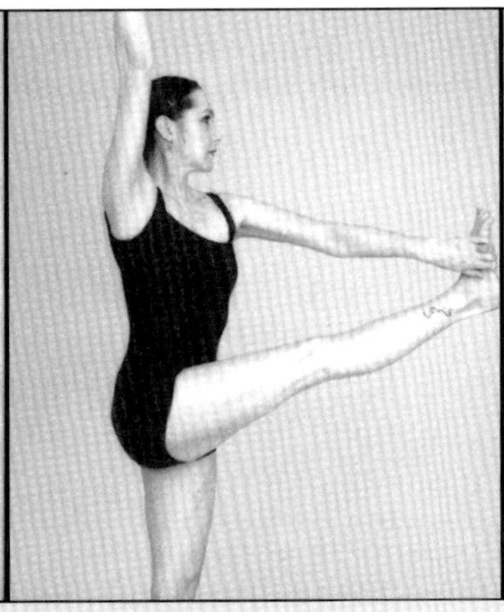

EINATMEN

Morgendämmerung – Utthita Hasta Padangusthasana Variation – 3

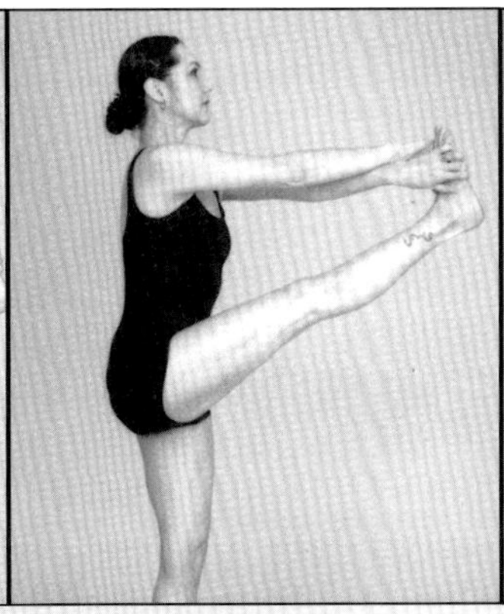

AUSATMEN

Balancieren auf einem Bein – Samastittih Vorbereitung – 3

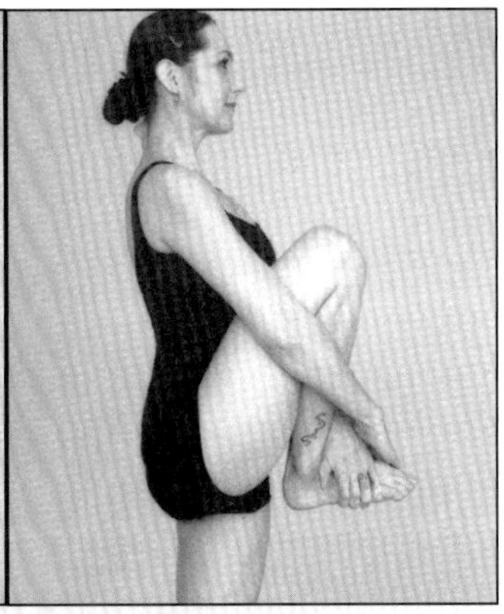

EINATMEN

Berghaltung – Samastittih – 2

Hier anhalten, zum Anfang zurückkehren und mit der anderen Seite wiederholen.

Nun kommen wir zu den genauen körperlichen Anleitungen für Pranayama. Obwohl es so wirken mag, als würde man diese Praktiken nur auf körperlicher Ebene ausführen, ist dies eine oberflächliche Anwendung. Die Übungen wirken auf die tieferen energetischen Bereiche des Seins.

Pranayama ist eine Praxis, die im Sitzen ausgeführt wird und vor allem die Atemverhaltung und die Bandhas betont. Die unten beschriebenen Anweisungen für diese Techniken nutzen ein System von Größenverhältnissen. Dieses Verhältnis steht für die Länge der Atemzüge oder der Atemverhaltungen. Zum Beispiel erhält man das Verhältnis 1:1, wenn die Einatmung 4 Takte lang ist und die Ausatmung ebenso. Wenn man 4 Takte lang einatmet, den Atem 16 Takte lang anhält und 8 Takte lang ausatmet, ist das Verhältnis 1:4:2. Diese Länge kann mit einer Uhr, einem Metronom, einem Mantra oder durch Zählen gemessen werden. Es gibt hunderte Pranayamaübungen in unendlich vielen Variationen.

Das erste Mal, wenn man versucht, den Anleitungen für die Atemübungen in diesem Kapitel zu folgen, kann es sein, dass man frustriert ist. Oder es geht einem die Luft aus und man wird panisch. Yogapraktiken wie Pranayama sind Methoden, Situationen zu kreieren, die möglicherweise frustrierend sind – oder sogar Angst machen. Dies sind herausfordernde Übungen – aus einem bestimmten Grund. Sie zu üben lenkt die Aufmerksamkeit weg vom Kampf des Körpers und dem zwanghaften Geschwätz des Kopfes und führt uns zurück zu unseren Handlungen, Gedanken und Gefühlen und durch sie hindurch, bis wir zum Prana gelangen: der reinen Energie.

Samavritti Pranayama

Die einfachste Pranayamatechnik wird *Samavritti* oder gleichverteiltes Atmen genannt. Es kann im Sitzen ausgeführt werden. Es kann auch ohne Atempausen geübt werden, während man Asanas übt.

1. Am Anfang wird Samavritti nur mit Ein- und Ausatmung geübt, beide mit der gleichen Länge ohne Ungleichmäßigkeiten und Unregelmäßigkeiten, im Verhältnis 1:1.

STEHENDE DREHUNG – Immer nach der Vollkommenheit streben, die gerade noch ein klein wenig außerhalb der Reichweite liegt.

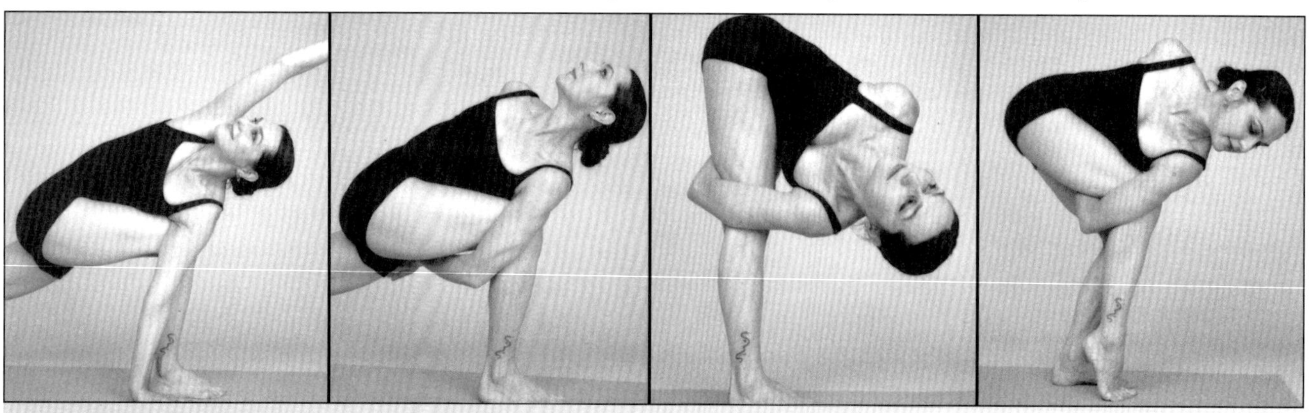

EINATMEN AUSATMEN EINATMEN AUSATMEN EINATMEN AUSATMEN

Gedrehter gestreckter Winkel – Parivritta Uttitha Parsvakonasana (5 Atemzüge halten) – 2

Gedrehter gestreckter Winkel – Parivritta Parsvakonasana mit gegriffenem Handgelenk – 2

Hängende Drehung (5 Atemzüge halten) – 4

Stehende Drehung Vorbereitung – 2

2. Nachdem ruhige, regelmäßige Ein- und Ausatmungen entstanden sind, kann man Atempausen nach der Einatmung hinzufügen. Der Übergang von Atempause zum Atmen sollte sanft geschehen, ohne Keuchen oder Schwankungen. Das Ganze im Verhältnis 1:1:1.

3. Schließlich kann man den Atem auch nach der Ausatmung verhalten und so Samavritti auf alle vier Teile des Atems anwenden (Einatmung, Pause, Ausatmung, Pause). Alles im Verhältnis 1:1:1:1. Wenn Atempausen eingesetzt werden, sollte Pranayama im Sitzen und mit angezogenem Mula Bandha, Uddiyana Bandha und Jalandhara Bandha geübt werden.

Eine Form des Samavritti Pranayama ist *Ujjayi*. Ohne Pausen ist Ujjayi während der Asanapraxis die beste Art zu atmen. Im Sitzen durchgeführt, kann Ujjayi auch mit Atempausen geübt werden.

1. Setze dich in Padamasana (den Lotussitz), in Siddhasana (den Sitz des Meisters) oder in Virasana (den Heldensitz).

2. Lege die Finger in Chin Mudra auf die Knie, indem du die Fingerspitzen von Zeigefinger und Daumen zusammenführst.

3. Schließe die Augen. Schau innerlich auf das Ajna Chakra (drehe die Augen nach oben und fokussiere das Dritte Auge zwischen den Augenbrauen).

4. Um zu beginnen, atme aus und setze Mula Bandha.

5. Einatmen (puraka) durch beide Nasenlöcher für 4 Takte mit einem sanft flüsternden Aaaaaaaahhhhhhh. Jaladhara Bandha setzen.

6. Atem anhalten (antara-kumbhaka), 4 Takte lang. Dann Jalandhara Bandha lösen, Mula Bandha beibehalten.

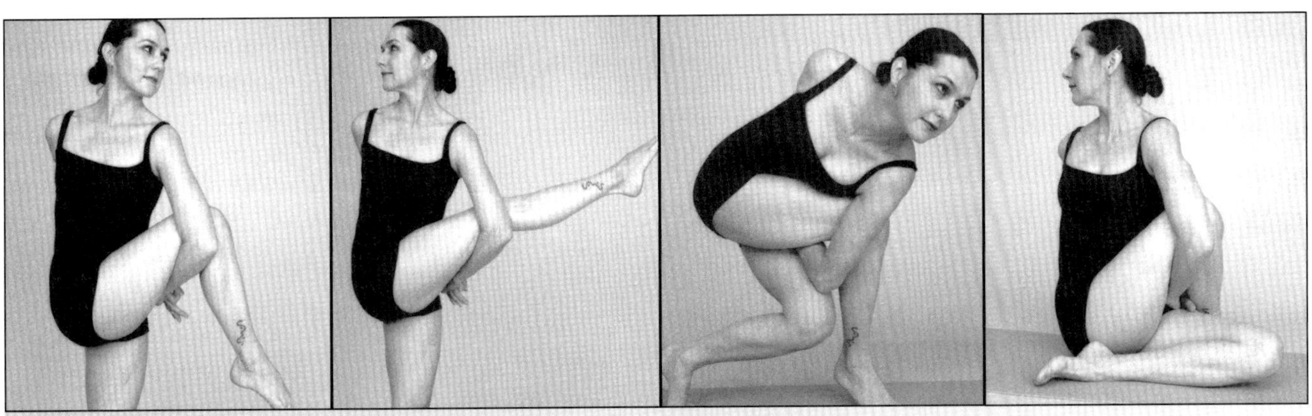

EINATMEN — AUSATMEN — EINATMEN — AUSATMEN — EINATMEN — AUSATMEN

Stehende Drehung Vorbereitung – 3

Stehende Drehung Vorbereitung (5 Atemzüge halten) – 4

Drehsitz – Ardha Matsyendrasana Vorbereitung – 2

Drehsitz – Ardha Matsyendrasana (8 Atemzüge halten) – 2

Hier anhalten, zum Anfang zurück, und auf der anderen Seite wiederholen.

7. Ausatmen (rechaka) durch die Nase, 4 Takte lang, mit dem gleichen flüsternden Geräusch aaaaahhhhh. Uddiyana Bandha setzen und dann Jalandhara Bandha.

8. Den Atem aushalten (bahya-kumbhaka), 4 Takte lang. Dann Uddiyana Bandha lösen, dann Jalandhara Bandha. Danach einatmen, immer noch Mula Bandha halten.

Das ist eine vollständige Runde der Ujjayiatmung. Langsam aufbauen, Schritt für Schritt mit steigender Länge üben.

Visamavritti Pranayama

Visamavritti bedeutet „ungleicher Atem.“ Diese Pranayamatechnik bringt bewusste Achtsamkeit in den Atem, indem fordernde unregelmäßige und unterbrochene Rhythmen erzeugt werden.

Eine Form des Visamavritti Pranayama ist Nadi Shodhana. Beim Nadi Shodhana wechselt man die Nasenlöcher beim Atmen, und die Ein- und die Ausatmung mit Atempausen stehen in einem Verhältnis von 1:4:2:3 zueinander. Dieses Verhältnis kann zum Beispiel so verlaufen: 4 Takte einatmen, gefolgt von 16 Takten Atempause, 8 Takte ausatmen und einer 12 Takte langen Atempause.

Nadi Shodhana ist eine gute Vorbereitung auf die Meditation. Dieses Pranayama sollte nur im Sitzen, mit allen Bandhas – wie unten beschrieben – geübt werden.

1. Sitze in Padmasana, Siddhasana oder Virasana.

2. Schließe die Augen. Richte den Blick auf das Ajna Chakra.

3. Lege die linke Hand auf das linke Knie ins Chin Mudra (Zeigefinger und Daumen berühren sich, Handfläche zeigt nach oben oder nach unten).

RISHI DREHUNG – Die Klugen und Weisen wissen, dass das yogische Wissen in der gesamten Schöpfung zu finden ist.

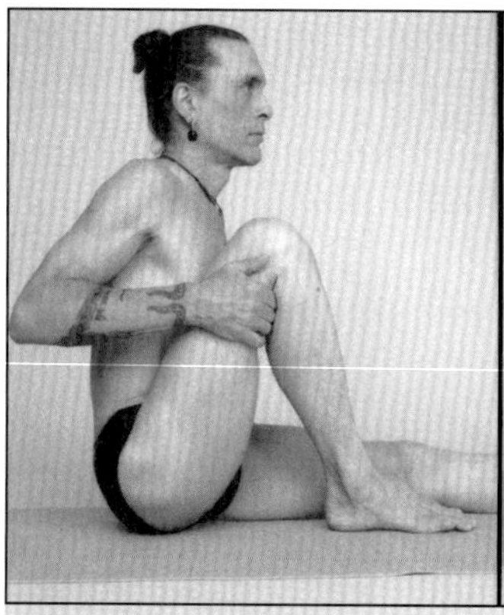

EINATMEN

Knie gebeugt – Janu Sirsasana Vorbereitung – 1

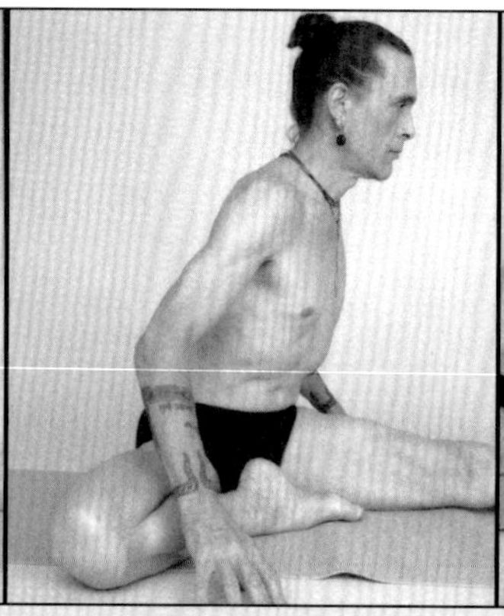

AUSATMEN

Drehung des Oberkörpers – Janu Sirsasana Vorbereitung – 2

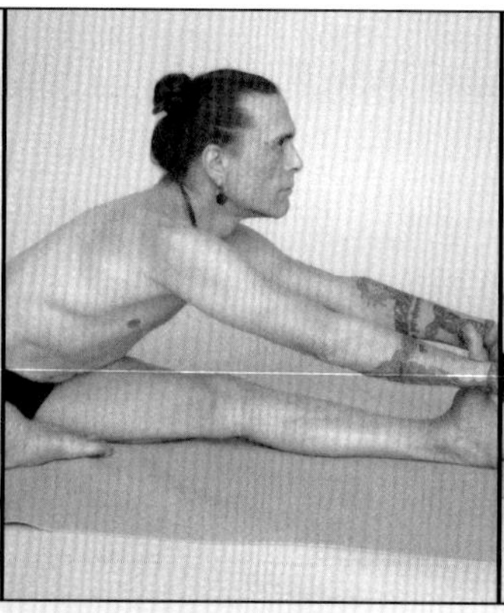

EINATMEN

Spitze des Knies ablegen – Janu Sirsasana Vorbereitung – 2

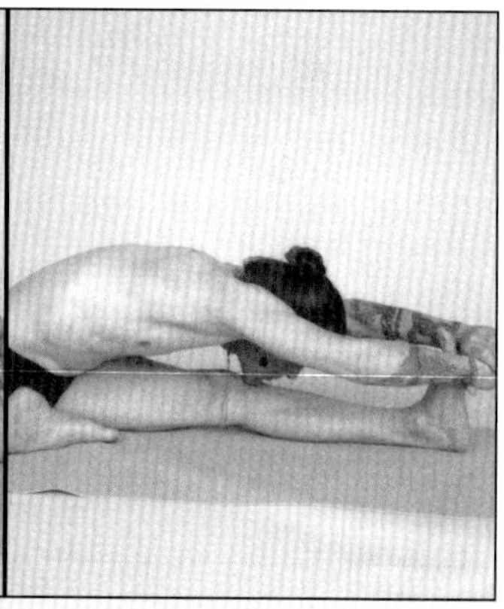

AUSATMEN

Spitze des Knies ablegen – Janu Sirsasana (8 Atemzüge halten) – 2

4. Forme das Vishnu Mudra mit der rechten Hand, indem Zeige- und Mittelfinger in die Handfläche gedrückt werden.

5. Atme durch beide Nasenlöcher aus, dann spanne Mula Bandha an und halte es während der gesamten Übung.

6. Verschließe mit dem Daumen das rechte Nasenloch und atme durch das linke Nasenloch 4 Takte lang ein. Spanne Jalandhara Bandha an, indem du das Brustbein zum Kinn hebst und das Kinn zum Brustbein absenkst.

7. Verschließe beide Nasenlöcher und halte den Atem 16 Takte lang an. Dann löse Jalandhara Bandha.

8. Hebe den rechten Daumen ab und atme durch das rechte Nasenloch 8 Takte lang aus. Spanne dabei Uddiyana Bandha und Jalandhara Bandha an.

9. Verschließe das rechte Nasenloch, halte den Atem 12 Takte lang aus. Dann löse Uddiyana und Jalandhara Bandha.

10. Öffne das rechte Nasenloch und atme 4 Takte lang ein. Dann spanne Jalandhara Bandha an.

11. Verschließe das rechte Nasenloch; halte den Atem 16 Takte lang an. Dann löse Jalandhara Bandha.

12. Öffne das linke Nasenloch; atme 8 Takte lang aus. Spanne dabei Uddiyana Bandha und Jalandhara Bandha an.

13. Verschließe das linke Nasenloch; halte den Atem 12 Takte lang aus. Dann entspanne Mula Bandha, Uddiyana Bandha und Jalandhara Banda (in dieser Reihenfolge). Danach atme ein und atme normal weiter.

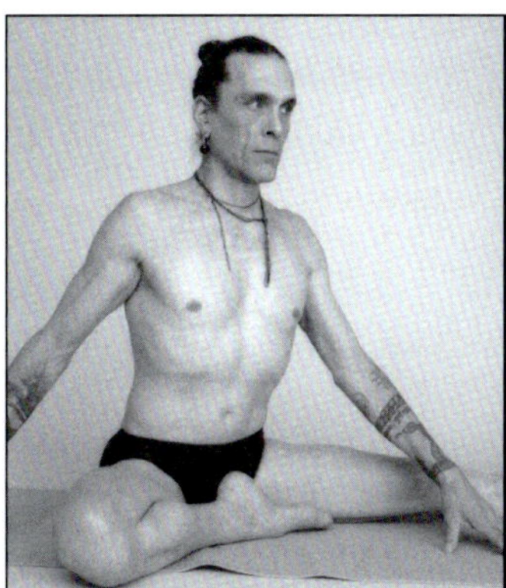

EINATMEN

Rishi Drehung – Marichyasana C Vorbereitung – 2

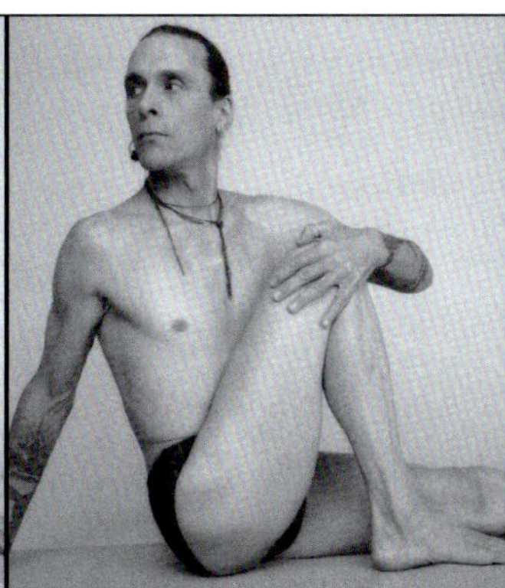

AUSATMEN

Rishi Drehung – Marichyasana C Vorbereitung – 2

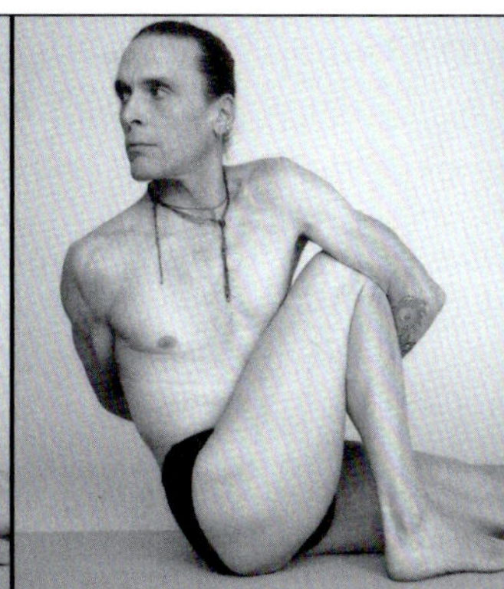

EINATMEN AUSATMEN

Rishi Drehung – Marichyasana C (8 Atemzüge halten) – 3

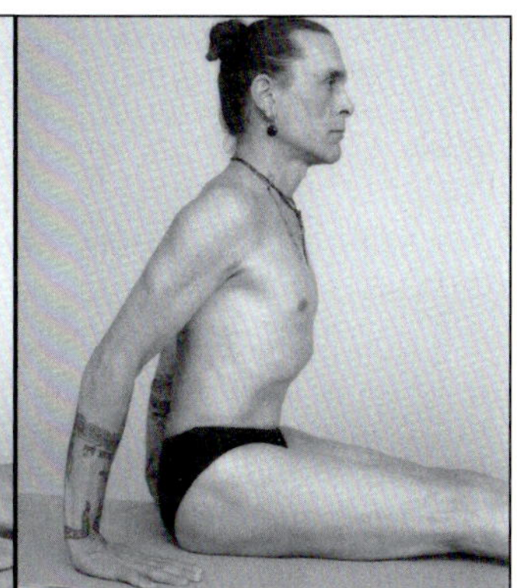

EINATMEN

Stabhaltung – Dandasana – 1

Hier anhalten, zum Anfang zurückkehren und die Seite wechseln.

Dies ist eine Runde Nadi Shodhana. Übe wenigstens zwei Runden, steigere langsam bis zu 20 Minuten. Beginne und beende die Übung immer mit dem Ausatmen durch das linke Nasenloch.

Die Urenergie ist allgegenwärtig und allmächtig. Alle Arten von Energie haben eine Gemeinsamkeit: sie vibrieren.

SHRI BRAHMANANDA SARASVATI, NADA YOGA[2]

Unsere Handlungen werden durch unsere Gedanken und unbewussten Reflexe erschaffen, die wiederum von unseren Emotionen beeinflusst werden. Sobald Prana zu einer Emotion wird, bekommt es Qualitäten wie Liebe oder Wut. Es wird gefärbt durch die drei Gunas, die in uns arbeiten (die illusorischen Qualitäten von Sattva, Tamas und Rajas). Wenn dann erst die Gefühle die Gedanken beeinflussen, ist Prana bereits transformiert

DES SCHUSTERS TISCH – Der Schuster geht mit der Präsenz eines Yogi demütig seiner gleichförmigen Arbeit nach.

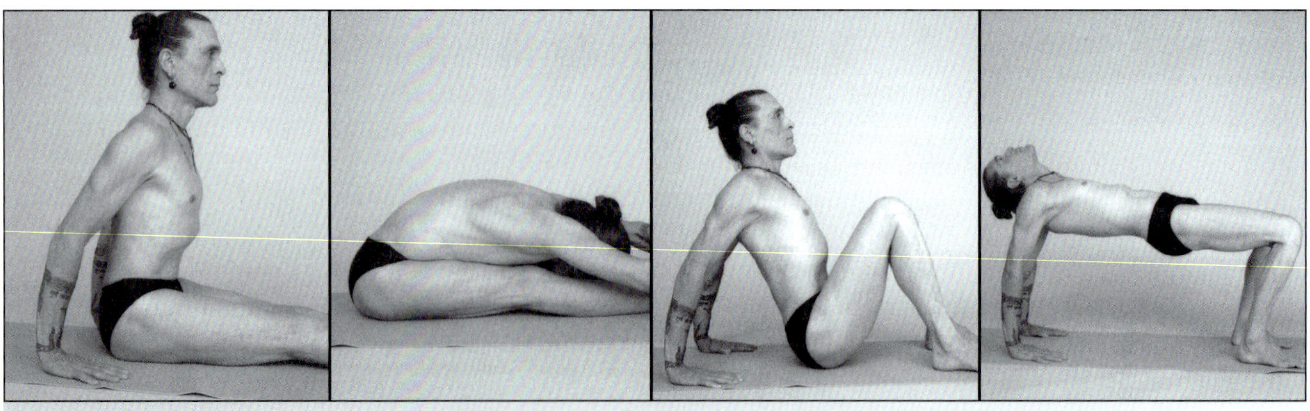

EINATMEN — AUSATMEN — EINATMEN — AUSATMEN — EINATMEN

Stabhaltung – Dandasana – 1

Sitzende Vorwärtsbeuge – Paschimottanasana (8 Atemzüge halten) – 2

Tisch Vorbereitung – 1

Tisch (8 Atemzüge halten) – 2

worden und ist nicht mehr in seinem anfänglichen, unberührten Zustand vorhanden. Unsere Gedanken oder unbewussten Reflexe werden zu Handlungen, mit allen möglichen karmischen Folgen.

Durch regelmäßiges Üben von Pranayama lernen wir jedoch in die eigenschaftslose Form von Prana einzutauchen, die über die drei Gunas hinausgeht. Wenn wir uns mit diesem Prana verbinden, bringt es uns zurück zu *satchidananda:* Wahrheit (sat), Wissen (chit) und Glückseligkeit (ananda).

Dieser Weg von der Handlung zur reinen Energie, vom Unbewussten zum Bewussten, vom Niederen zum Höheren wird symbolisiert durch die Lotusblume, die aus Schlamm und Morast ins Licht hinaufwächst. Sahasrara Chakra, das Kronenchakra, wird der tausendblättrige Lotus genannt. Wie der Lotus sich der Sonne öffnet, öffnet es sich dem Licht des kosmischen Bewusstseins.

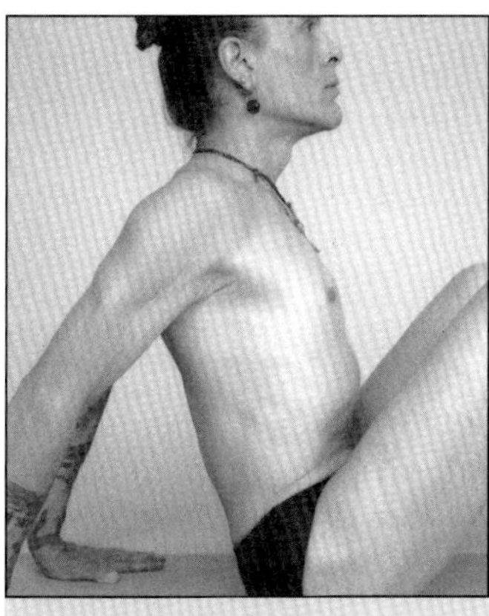

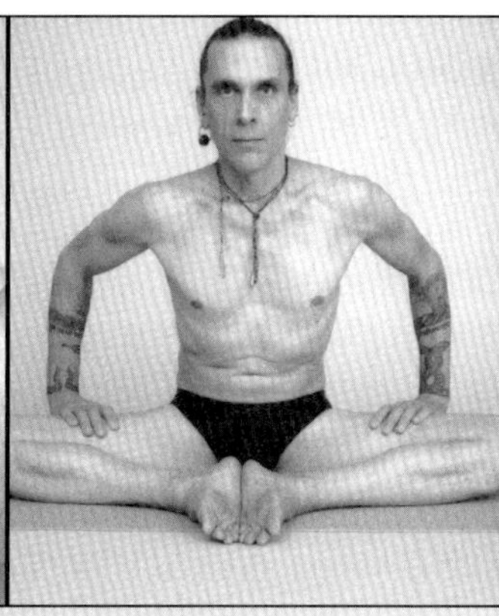

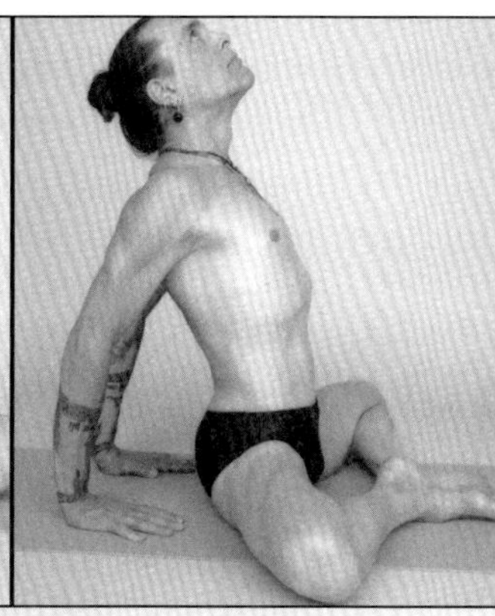

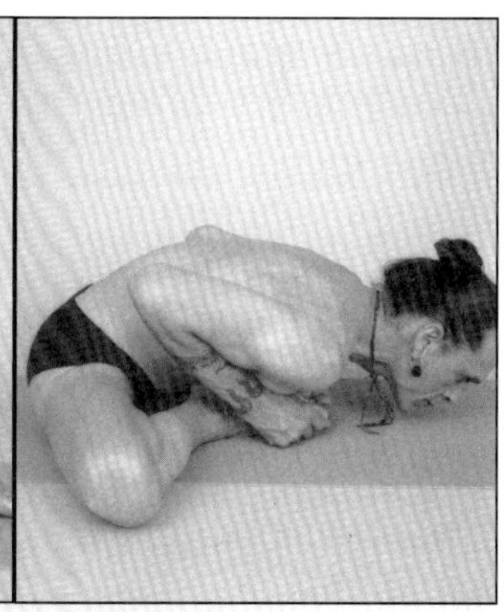

AUSATMEN EINATMEN AUSATMEN EINATMEN AUSATMEN EINATMEN

Schusterhaltung – Baddha Konasana Vorbereitung – 1

Schusterhaltung – Baddha Konasana Vorbereitung – 2

Schusterhaltung – Baddha Konasana Vorbereitung (5 Atemzüge halten) – 2

Schusterhaltung – Baddha Konasana (8 Atemzüge halten) – 3

Hier aufhören oder weitermachen auf S. xxx.

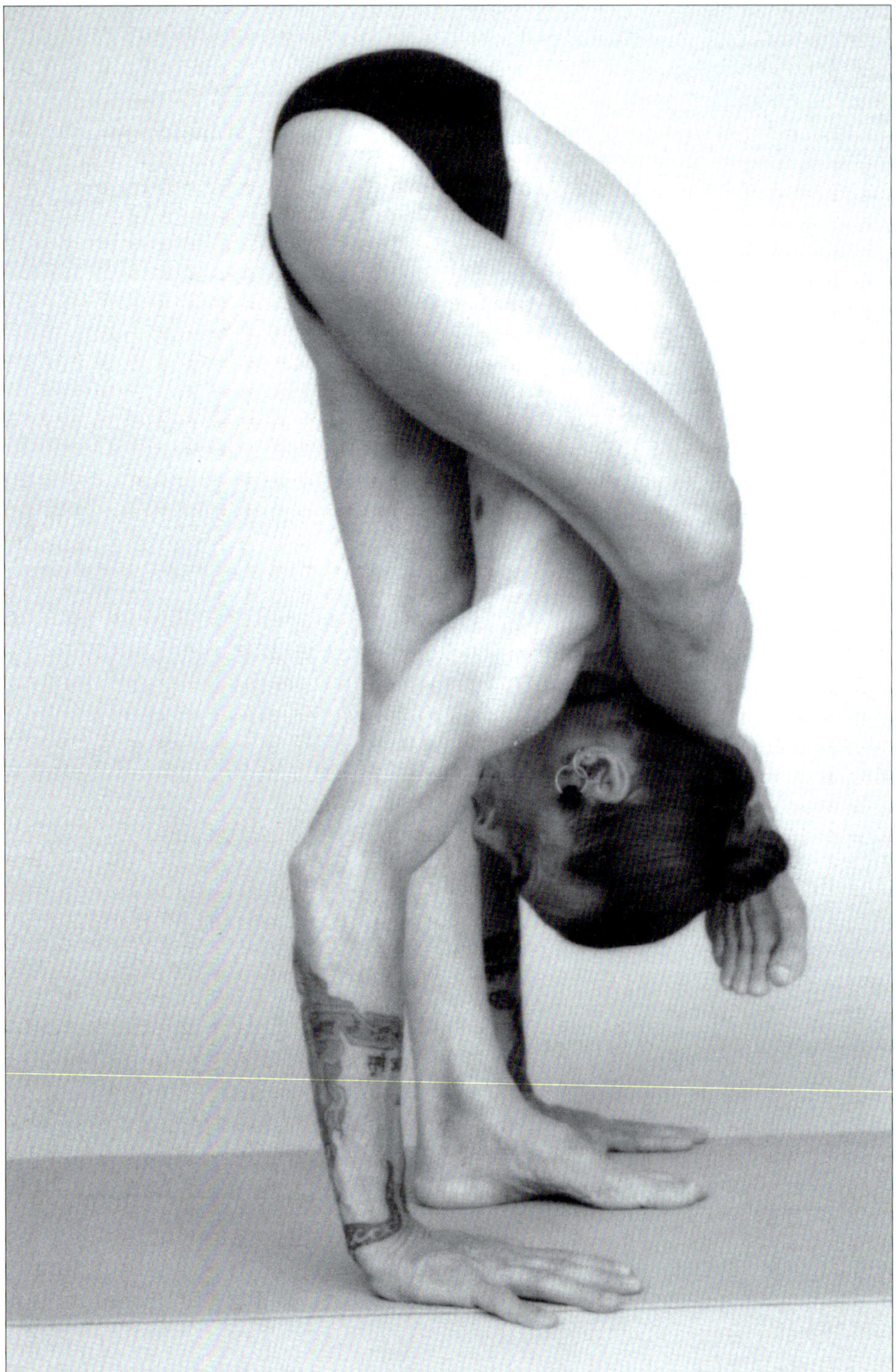

7

Asana: Der Sehnsucht nach Yoga Struktur verleihen

Es sieht aus, als ob ich mich bewege, aber ich stehe still.

Alan Watts

Setz dich hin! Setz dich einfach hin und halte still! Das klingt so einfach, ist aber nicht leicht, wenn man den Kopf voll mit hin- und herspringenden Gedanken hat.

Der Sanskritbegriff Asana ist bekannt als Bezeichnung für die yogische Praxis, verschiedenste körperliche Verrenkungen durchzuführen. Aber im eigentlichen Wortsinn bedeutet „Asana" soviel wie „Sitz." Wenn du einen Sitz einnimmst, schaffst du eine Verbindung zur Erde. Also bedeutet Asana – oder das Einnehmen eines Sitzes – die Praxis, sich mit der Erde zu verbinden. Mit Erde meinen wir alle Dinge, alle Manifestationen der Realität. Erde bedeutet nicht nur den Boden, auf dem wir gehen, die Luft, die wir atmen, oder das Wasser, das wir trinken, sondern auch alle Wesen – Tiere, Pflanzen und Gestein –, mit denen wir täglich in Kontakt kommen. Durch die Asanapraxis verbinden wir uns bewusst mit einer berührbaren, fühlbaren, mit allen Sinnen erfassbaren Ebene der Realität.

Patanjali zufolge sollte der Sitz, den man einnimmt, balanciert und froh eingenommen werden, und zwar sowohl im Körper wie auch im Geist. Das Wort Asana beschreibt also auch das Ziel dieser Yogapraxis, das darin besteht, mit Ausgeglichenheit und Freude bewusst zu allen Wesen in Beziehung zu treten.

Sthira-sukham asanam. (YS II:46)

Die Verbindung zur Erde sollte beständig und voller Freude sein.

sthira: beständig, ausgeglichen, stabil
sukham: leicht, freudig, bequem
asanam: Sitz, Haltung, Verbindung zur Erde

Wenn man einmal seinen Sitz eingenommen hat, ist man geerdet und kann beginnen, mit Prana, der Lebenskraft, zu spielen. Die Form der kosmischen Energie, die einen Muskel bewegt, ist elektrischer Natur. Elektrische Energie fließt durch die Nerven zu den Muskeln und bringt sie dazu, auf bestimmte Art zu reagieren. Die Fähigkeit, die Muskeln zu aktivieren, hängt von der Fähigkeit ab, diese elektrischen Impulse im Körper zu kontrollieren. Man kann Leben also definieren als die allmähliche Transformation von Energie zu Materie. Ebenso kann man den Tod definieren als allmähliche Transformation von Materie zurück zu Energie. Yogis haben ein Interesse daran zu verstehen, wie Materie sich in Energie verwandelt und wie feinstoffliche Energie sich in Materie verändert. Sie nutzen die Energie, um sie in Richtung Gottes-Erkenntnis oder Erleuchtung auszurichten.

Die Asanapraxis ist eine Methode zu lernen, wie man Prana lenkt, statt es einfach unbewusst wahllos durch die Gegend fließen zu lassen. Die mühevolle Praxis der Asanas kann uns vorbereiten auf die letzte, anmutige, mühelose Verwirklichung von Samadhi. Um sich auf einen solchen Sprung vorzubereiten, muss zuerst ein stabiles Fundament am Boden errichtet werden. Die Asanapraxis gibt Struktur in die Sehnsucht nach Yoga, die Einheit mit dem göttlichen Selbst, die von Natur aus ein völlig unstrukturiertes Ereignis ist.

Wisse, dass das, was Form hat, nicht real ist, und das Formlose beständig. Durch diese spirituelle Anweisung wirst du der Möglichkeit der Wiedergeburt entgehen.

ASHTAVAKRA SAMHITA, I:18[1]

HIPPIE-DREHUNG – Das Erd- und Wasserelement verbinden sich zu fruchtbarem Boden für die Lotusblume.

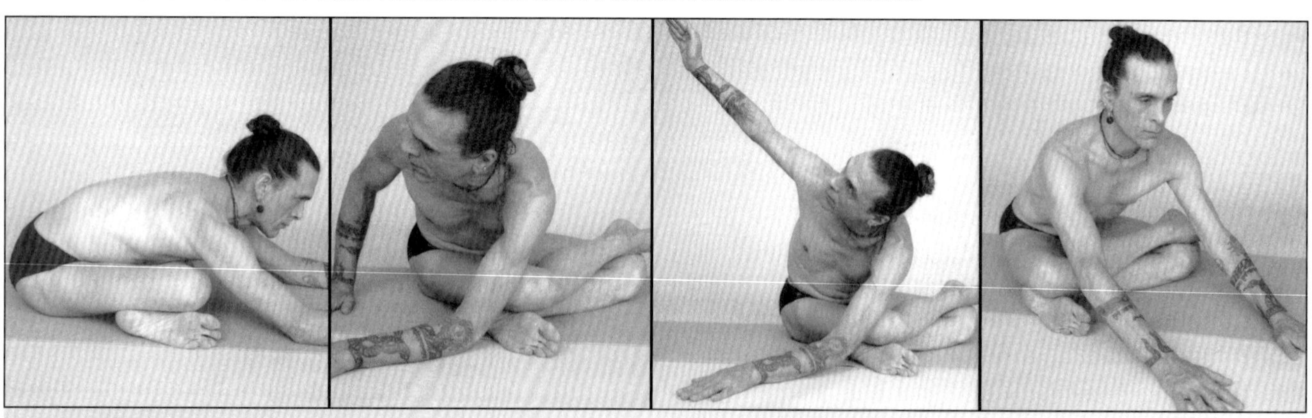

AUSATMEN EINATMEN AUSATMEN EINATMEN AUSATMEN EINATMEN AUSATMEN

Knöchel zu Knie (8 Atemzüge halten) – 2

Knöchel zu Knie, gedreht Vorbereitung – 2

Knöchel zu Knie, gedrehte Variante (5 Atemzüge halten) – 3

Knöchel zu Knie Vorbereitung – 2

Interessanterweise sieht die ägyptische Hieroglyphe für Isis, die heilige Muttergöttin, aus wie ein Stuhl. Ihre Hieroglyphe entspricht einem Sitz, und ihr phonetischer Klang ist *st*, wie der Sankritklang *sthit*, der für Stabilität steht (das englische Wort „steady" ist damit verwandt).

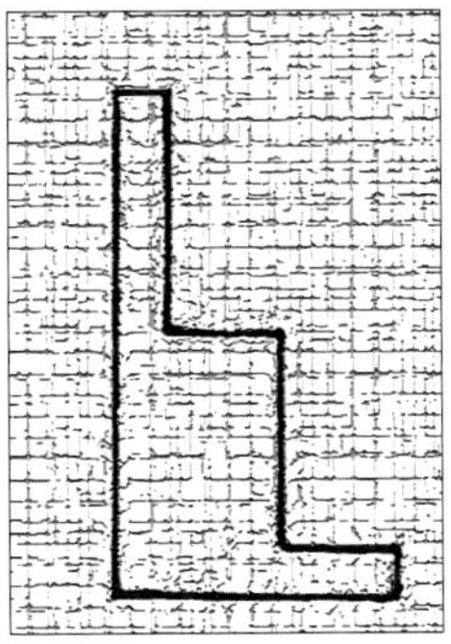

Isis Hieroglyphe
Künstlerin: Sharon Gannon

Offensichtlich meinten die Ägypter damit nicht, dass Isis mit „Ihre Stuhlheit" angesprochen werden sollte. Sie verehrten damit vielmehr eine Qualität der Verbindung und Beziehung zur Erde, die dem Kraftaspekt dieser Göttin innewohnt.

Für die alten Ägypter war die Göttin Isis die göttliche Verkörperung der Vollkommenheit, die durch die Fähigkeit entsteht, sich vollkommen zu verbinden. Es war schließlich Isis, die durch die Kraft ihrer Liebe den zerstückelten Körper ihres Bruders/Ehemannes Osiris wieder zusammenfügte. Sie wusste, wie sie alles wieder zusammensetzen musste, denn sie kannte den Schlüssel, der alles verbindet: Liebe.

Ram Dass setzte einen Stuhl auf das Titelbild seines Klassikers *Sei jetzt hier* aus dem Jahre 1971. Keinen symbolischen Stuhl wie die ägyptische Hieroglyphe für Isis, sondern einen altamerikanischen Stuhl mit Sprossenlehne und Rattansitzfläche, der eingebunden ist in ein Netzwerk verbundener Linien, die zusammen ein Rad bilden.

Wie passend für ein solch innovatives Buch, eines der ersten Yogabücher, das von einem Amerikaner verfasst wurde, und das klarstellt, dass Yoga mehr ist als bloß körperliche Ertüchtigung!

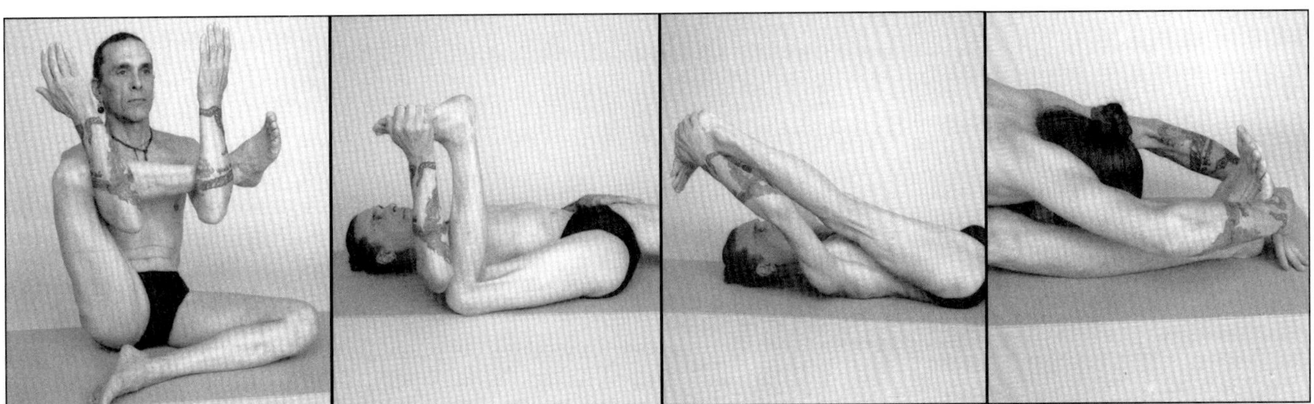

EINATMEN AUSATMEN EINATMEN AUSATMEN EINATMEN AUSATMEN

Beinwiege – Supta Trivikramasana Vorbereitung (5 Atemzüge halten) – 2

Hüftöffnung – Supta Trivikramasana Vorbereitung (5 Atemzüge halten) – 2

Beindehnung im Liegen – Supta Trivikramasana Vorbereitung (8 Atemzüge halten) – 3

Sitzende Vorwärtsbeuge – Paschimottanasana (8 Atemzüge halten) – 2

TADASANA
BERGHALTUNG

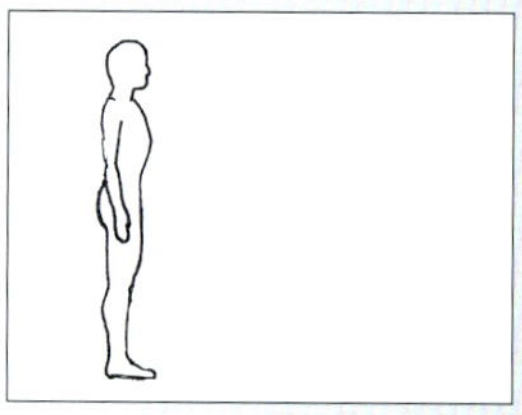

Der Berg ist der Ort, an dem sich die himmlischen und irdischen Mächte begegnen. Er ist das jüngste Kind von Himmel und Erde. Der Fuß des Berges ist in der Erde verankert.

Vulkane sind so mit dem Erdkern verbunden, dass sie Feuer aus diesem Kern heraus spucken. Dennoch streckt sich der Gipfel des Berges hoch in den blauen Himmel. Der Berg leitet die Energie des Himmels in die Erde hinein und die Energie der Erde zum Himmel hinauf. In Indien sind die Berge der Sitz der Götter oder sogar Gott-Selbst.

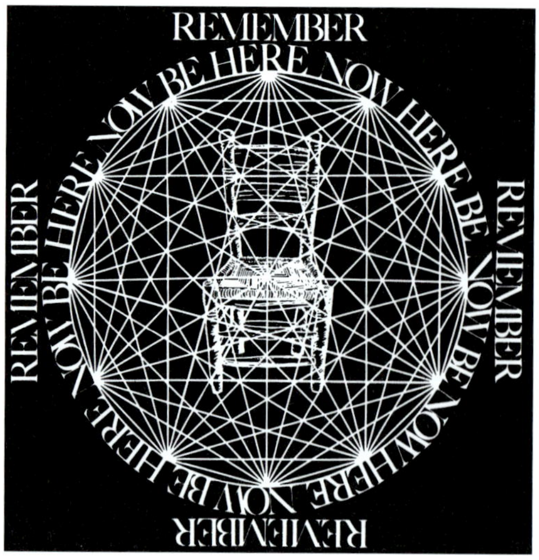

Titelbild von Ram Dass Buch Sei jetzt hier
Künstler unbekannt

Yoga handelt davon, freundlich und gütig und verbunden mit der ganzen Welt zu sein. Wenn wir es sind, trägt die Erde uns in ihrem Stuhl. Wenn wir *wirklich* gütig sind, schenkt sie uns ihren Thron.

Die Göttin liebt diejenigen, die sich selbst helfen und nicht gierig sind. Selbstlosigkeit ist der Schlüssel, um rechtschaffen zu leben und in der Welt glücklich zu sein. Sie ist auch der Schlüssel zu einer erfolgreichen Asanapraxis. Sie ist der Weg des Jivanmukta, des befreiten Wesens. Ein Yogi kann in Frieden seinen Weg auf Erden gehen und dabei mehr zurückgeben, als er oder sie nimmt.

Die Wurzel jeder Asana ist diese stabile Verbindung zur Erde. Wenn unsere Verbindung zur Erde stabil ist, dann fühlen wir uns mit Körper und Geist im Reinen. Wie haben wir uns so von unserer glückseligen Quelle entfremdet und sind zu den ängstlichen, paranoiden Menschen geworden, die wir heute sind? Die Aggana-Suttanta des *Digha-Nikaya*, eine uralte buddhistische Schrift, die im Original in der Pali-Sprache verfasst wurde, gibt uns in Form eines tiefsinnigen Mythos eine Erklärung für unseren Abstieg in die Dunkelheit und Angst:

BLÜHENDER LOTUS – Der Lotus blüht freundlich und mutig trotz aller Hindernisse.

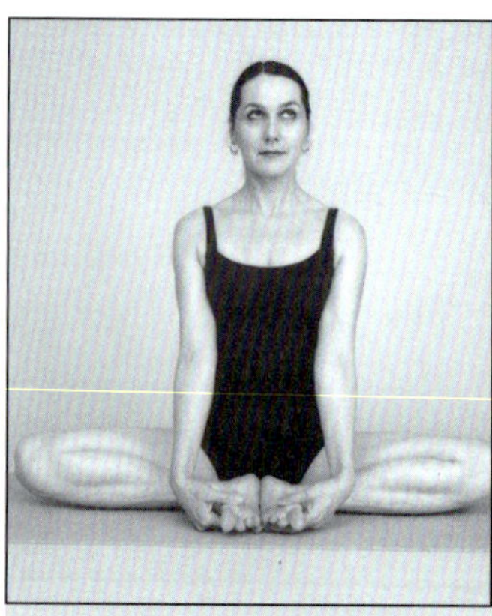

AUSATMEN

Schusterhaltung – Baddha Konasana Vorbereitung – 2

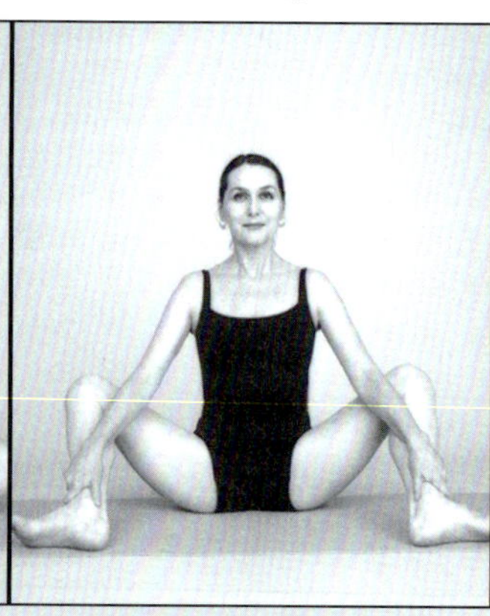

EINATMEN AUSATMEN

Blühender Lotus – Parivritta Vikasitakamalasana Vorbereitung – 3

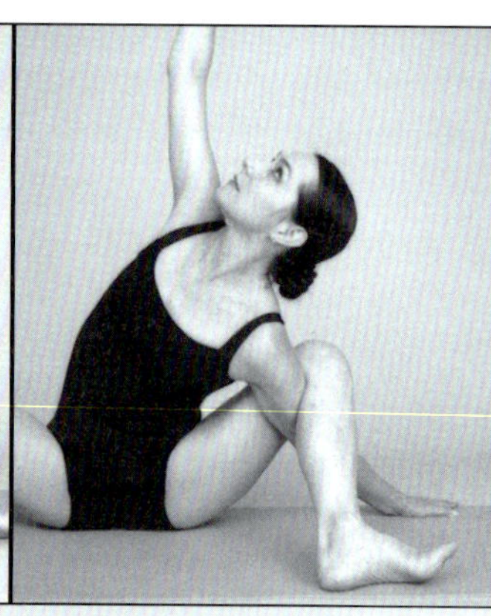

EINATMEN

Gedrehter Blühender Lotus Parivritta Vikasitakamalasana Vorbereitung – 2

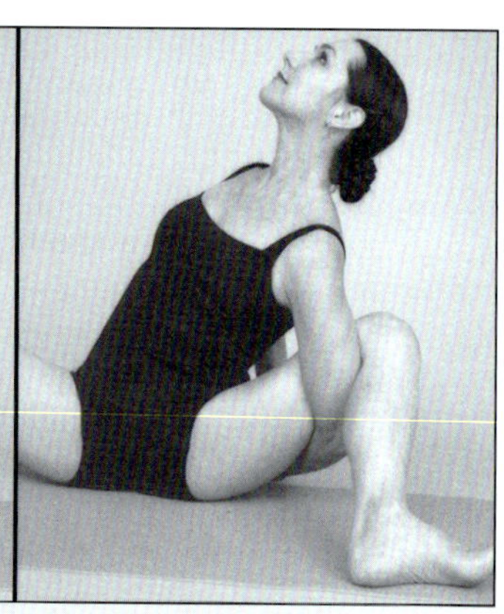

AUSATMEN

Gedrehter Blühender Lotus – Parivritta Vikasitakamalasana (5 Atemzüge halten) – 2

In der Vergangenheit waren wir aus Geist erschaffene spirituelle Wesen, die durch Freude genährt wurden. Wir flogen durch den Kosmos, selbst-leuchtend und von unvergänglicher Schönheit. Wir blieben so über lange Zeitepochen hinweg.

Nachdem unendlich viel Zeit vergangen war, erhob sich die süß schmeckende Erde aus den Wassern. Sie besaß Farbe, Duft und Geschmack. Wir begannen sie in Klumpen zu formen und zu essen. Aber während wir davon aßen, verschwand unser Strahlen. Und nachdem es verschwunden war, traten Sonne, Mond, Sterne und Gestirne, Tag und Nacht, Wochen und Monate, Jahreszeiten und Jahre in Erscheinung. Wir freuten uns an der süß schmeckenden Erde, ließen sie uns schmecken, wurden von ihr genährt und lebten so für lange, lange Zeit. Aber mit dieser gröberen Nahrung wurden auch die Körper der Lebewesen immer materieller und begannen sich zu unterscheiden, und daraufhin entstand der Unterschied der Geschlechter, zusammen mit Sinnlichkeit und Anhänglichkeit. Aber als üble, unmoralische Bräuche unter uns aufkamen, verschwand die süß schmeckende Erde, und als sie ihren angenehmen Geschmack verloren hatte, traten Bodenformationen zu Tage, voller Geruch, Farbe und Geschmack.

Aufgrund der üblen Bräuche und der zunehmenden Vergröberung der Natur der Lebewesen verschwanden selbst diese Bodenformationen, und andere selbst-erschaffene Pflanzen verfielen in einem solchen Ausmaß, dass schließlich nichts Essbares mehr von selbst wuchs, und Nahrung durch harte Arbeit hergestellt werden musste. Deshalb wurde die Erde in Felder aufgeteilt, Grenzen wurden gezogen, wodurch die Vorstellung von „ich" und „mich", „mein Eigenes" und „anderes" entstand und mit dieser Vorstellung Besitztümer, Neid, Gier und Gefangensein durch materielle Dinge.[2]

Die Wirbelsäule ist sehr wichtig für Yogis; sie wird als der Baum des Lebens betrachtet. Die Vitalität der Wirbelsäule steht für die Vitalität des gesamten Wesens. Sie könnte verglichen werden mit dem beständigen Geist, aufrecht und ruhig durch die yogischen Techniken. Die aufrechte Wirbelsäule steht für ein Wesen, das sich im Raum der Schwerkraft entfaltet, statt von ihr nach unten gezogen zu werden.

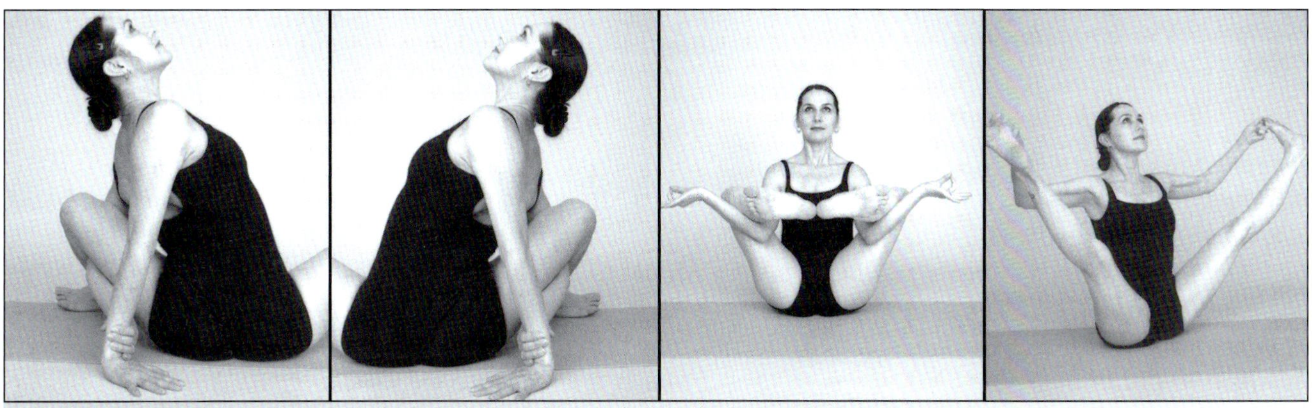

EINATMEN AUSATMEN EINATMEN AUSATMEN EINATMEN AUSATMEN

Gedrehter Blühender Lotus – Parivritta Vikasitakamalasana; sollte für 8 Atemzüge rechts gehalten werden und dann die Sequenz auf der linken Seite wiederholen – 2

Blühender Lotus – Parivritta Vikasitakamalasana (5 Atemzüge halten) – 2

Gestreckter Blühender Lotus – Parivritta Vikasitakamalasana (5 Atemzüge halten) – 2

Hier aufhören oder weiter auf der nächsten Seite.

Hasta Uttanasana
Dehnung der Sonne entgegen, extreme Dehnung der Vorderseite

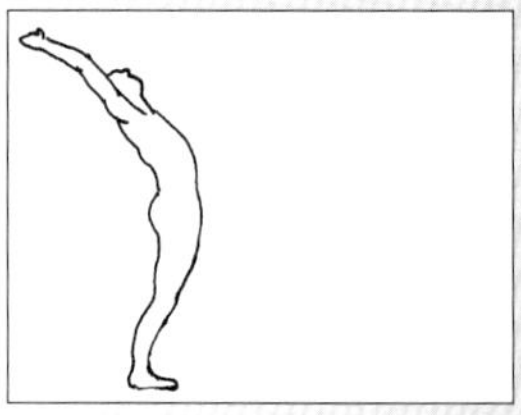

Hatha Yoga ist die Methode der Verbindung von Sonne und Mond. Die Sonne und der Mond repräsentieren alle Gegensatzpaare dieser Welt; oben und unten, rechts und links, männlich und weiblich. Ha bedeutet Sonne und tha bedeutet Mond. Sonnenenergie wird gleichgesetzt mit chit und Intellekt, dem rechten Nasenloch und dem feinstofflichen Nervenkanal Pingala Nadi, der im Körper abwärts verläuft. Er kanalisiert die Yangenergie. Surya ist die Sonne in ihrer Fülle. Diese Asana steht für ihren Reichtum und ihre Fülle. Sie steht für Fülle, die wieder zur Leere zurückkehren muss. Die Sonne ist die Quelle allen Wachstums und aller Entwicklung auf Erden. Wir sind aus Licht gemacht. Sonnenlicht nährt uns durch die Nahrung, die wir zu uns nehmen.

Wir üben Asanas und andere yogische Praktiken, um den Prozess des dichten, unbewussten Materialismus, wie er in diesem Mythos beschrieben wurde, umzukehren. Der Weg dieser Reise zum kosmischen Bewusstsein führt *durch* die Formen der materiellen Welt hindurch, nicht weg von ihr. Als Yogis versuchen wir unseren Weg zurück zu unserer Quelle zu finden, die grenzenlos ist und ungebundene Freude. Um uns zu befreien, müssen wir damit beginnen, uns unserer eigenen materiellen Natur ebenso bewusst zu werden wie der Natur der Erde, unserer Welt.

Asanas zu üben bedeutet, die eigene Beziehung zu allen Aspekten der Erde und allen Lebewesen, die die Erde bewohnen, zu vervollkommnen. Die Erde ist nur ein anderer Ausdruck für die Göttliche Mutter. Mutter Erde ist die Göttin. Ein uraltes Sanskritmantra sagt:

Sarva Mangala Mangalye
Sive Sarvata Sadhike
Sharanye Tryambake Gauri
Narayani Namosthute, Naranyani Namosthute

Ich grüße die drei-äugige Göttliche Mutter, Narayani, die vollkommenes
Glück bringt und die Sehnsucht nach Befreiung
erfüllt. Erkenntnis entsteht durch ihren Segen. Sie ist die
Welt selbst. Nur durch die Erfahrungen des Lebens
kann die Seele vollkommen werden.
Ehre dieses Geschenk, dein Leben.

BALANCIERTER KOMPASS – Unsere Aufmerksamkeit ist immer auf das Göttliche gerichtet.

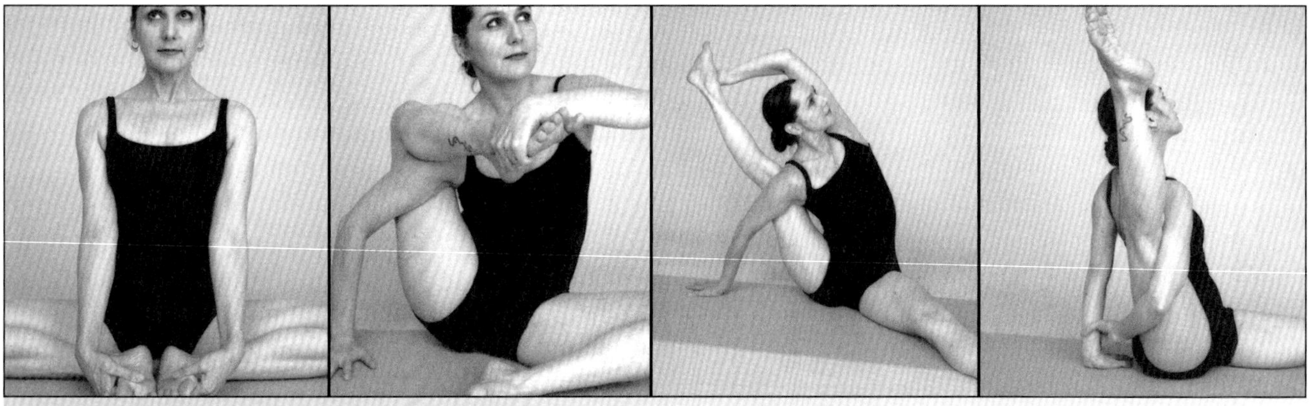

AUSATMEN EINATMEN AUSATMEN EINATMEN AUSATMEN

Schusterhaltung – Baddha Konasana Vorbereitung – 2

Bein heben – Konasana Vorbereitung – 1

Kompass – Konasana (5 Atemzüge halten) – 3

Kompass – Konasana Handgelenk greifen (5 Atemzüge halten) – 3

Unsere Beziehung zur Erde jedoch ist wie ein Stuhl mit zwei kurzen und zwei langen Beinen geworden – sehr instabil. Wie könnte es auch anders sein, wenn die Einkerkerung der Mütter vieler Tiergattungen als normal betrachtet wird, um mit ihren Eiern, ihrer Milch, ihren Kindern und ihrem Fleisch Geld zu machen, während ethischer Vegetarismus als abwegig gilt? Wenn die Ressourcen ausgebeutet werden, ohne sie wieder zu ersetzen, und Wasser, Luft und Land verschmutzt werden mit den giftigen Rückständen unserer Gier? Die Menschen haben ihrer Verantwortung für die Erde abgeschworen, weil sie inzwischen das Gefühl haben, dass das, was sie tun, ohnehin keine Auswirkungen hat. Deshalb sitzen sie auf einem sehr steinigen Sitz. Es wird jedoch deutlich, dass das, was wir tun, sehr wohl Auswirkungen *hat*. Wir können nicht weiterhin die Erde ausbeuten, ohne schwerwiegende Konsequenzen auszulösen.

Die Erde zu ehren ist ein wichtiger Bestandteil der Asanapraxis. Asana ist eine Form der Verehrung der Göttin. Wir müssen lernen, das Göttliche zu schätzen, mit jedem Schritt auf ihrer Hülle, mit jeder fehlerfreien Handlung, mit jedem Atemzug, der vergeht. Erleuchtung bedeutet nicht die Verleugnung der Welt. Es ist vielmehr die Erfahrung, tief in die Natur der Existenz selbst hineinzublicken.

Versuche nicht, aus der Welt zu verschwinden, gehe direkt in sie hinein.

BHAGAVAN DAS, WHAT IS YOGA?[3]

Die yogischen Schriften beziehen sich auf eine Handvoll Asanahaltungen. Die Wahrheit ist, dass quasi jede nur erdenkliche Bewegung über die Jahrtausende hinweg ausprobiert wurde. Die Liste der Haltungen ist so lang wie die Liste der unterschiedlichen Manifestationen von Energie in der Materie: geometrische Formen, Bäume, Berge, Heilige, Götter und Göttinnen, Schlangen, Vögel, Schildkröten, Fische, Pferde und sogar das Baby im Bauch der Mutter.

Uttanasana

STEHENDE VORWÄRTSBEUGE

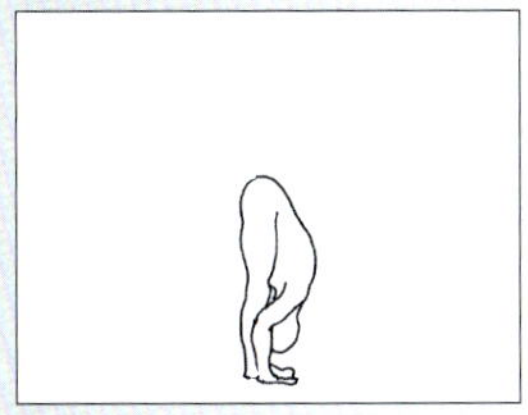

Diese Geste des Nach-unten-Beugens bringt Bewusstsein in unsere Beziehung zur Erde. Das Höchste verbindet sich mit dem Niedrigsten, während das Herz über den Kopf erhoben ist. Der Sitz des Ego im Solarplexus ist leer und schwebt, während die Handflächen und Füße fest mit der Erde verbunden sind. Dies ist eine einfache Geste unserer Sehnsucht nach Balance und einer heilen Beziehung zur Erde. Im Moment ist unsere Beziehung zur Erde aus dem Gleichgewicht: Luft, Wasser und Erde sind entwürdigt und durch menschliche Gier und Missachtung erschöpft. Unsere Beziehung zur Erde und zu allen irdischen Lebewesen ist ein komplexes, existenzielles Netz, in dem die Abwertung eines Teiles das Ganze in Mitleidenschaft zieht. Durch Anerkennung und Dankbarkeit jedoch können alle Krankheiten der Moderne geheilt werden, und die Erde kann wieder zu einem friedlichen, ausgeglichenen Zustand zurückkehren.

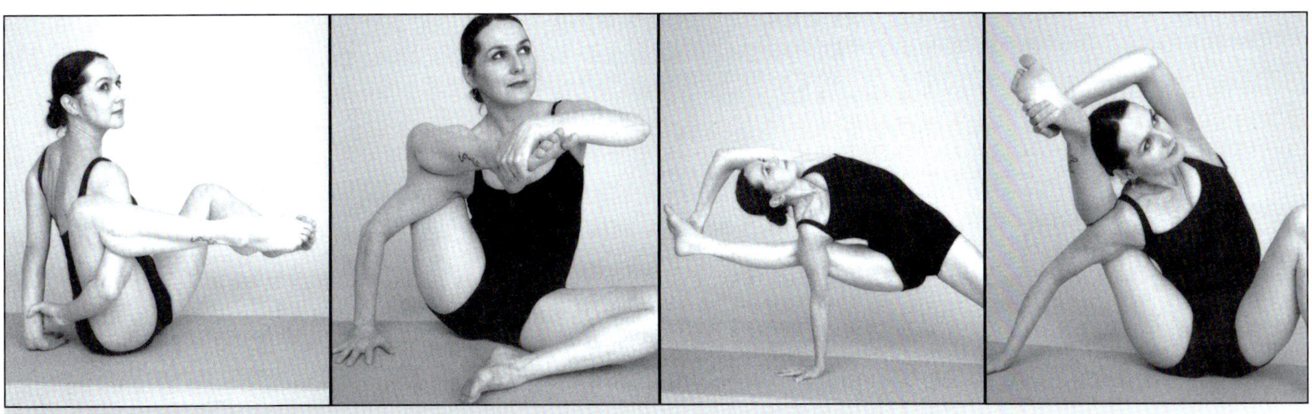

EINATMEN — Kompass – Konasana balanciert – 2

AUSATMEN — Balancierten Kompass lösen – 2

EINATMEN — Gestreckter Kompass – Visvamitrasana (5 Atemzüge halten) – 3

AUSATMEN — Gestreckter Kompass – Visvamitrasana lösen – 1

Hier stoppen, zurück zum Anfang und auf der anderen Seite wiederholen.

Die Asanapraxis wirkt belebend, und zur gleichen Zeit vertreibt sie die Dämonen. Der Schleier des Unglücklichseins wird einen Augenblick lang gelüftet, und wir erhaschen einen flüchtigen Blick auf unser ursprüngliches Selbst, das darunter liegt. Einmal kamen zwei Frauen gemeinsam in eine Yogastunde für Anfänger. Nach etwa einem Drittel der Stunde konnten sie sich vor Lachen nicht mehr halten und kugelten sich fast auf dem Boden herum. Wir fragten sie, warum, und sie sagten, sie seien Schwestern und wären zusammen aufgewachsen. Nachts, unter ihren Bettdecken, hatten sie als Kinder aus Spaß Asanas geübt, ohne dies überhaupt zu wissen. Während der Stunde wurden sie in diese glücklichen Tage ihrer Kindheit zurückversetzt, die sie vollständig mit einem Schleier des Kampfes und der Verwirrung ihres Erwachsenen-Lebens bedeckt hatten.

Jesus sagte: „Ihr müsst werden wie die Kinder, und das himmlische Königreich ist für euch da." Wenn man kleine Kinder beobachtet, vor allem Neugeborene, spürt man schnell, dass sie noch sehr nah an der Quelle sind, aus der wir alle als Säuglinge hervorgehen. Wenn man noch irgendeinen Zweifel daran haben sollte, dass ein Baby aus der Glückseligkeit in die Verwirrung hineinwächst, dann muss man nur beobachten, wie schnell Vorlieben entstehen, wie zum Beispiel „Ich werde am liebsten von Mama gehalten" und „Ich mag lieber trockene als nasse Windeln." Man kann genau beobachten, wie das Festhalten an diesen Vorlieben Schmerzen und Leid verursachen.

Sicherlich war der anfängliche Kontakt eines Säuglings mit der Glückseligkeit dem Baby selbst nicht bewusst. Der Yogi strebt nach derselben Verbindung, aber *mit* Bewusstheit.

Asana fördert ein Gleichgewicht zwischen Handeln und Sein und Bewegung in Stille, das uns hilft, die Schichten aus Meinungen, Vorlieben, Einstellungen und Vorurteilen abzustreifen, um ein ungetrübtes Bewusstsein freizulegen, das in Berührung mit seiner Quelle ist: purer Glückseligkeit.

Traditionell denkt man bei dem Wort Asana an ein kissen-ähnliches Podest über einem kalten und staubigen Erdboden, auf dem sich ein Mensch niederlassen kann. Ein yogischer Asana wird manchmal beschrieben als Kusa oder heiliges Gras, das mit der Haut eines toten Tieres bedeckt wird. Die frühesten bekannten Darstellungen eines Yogis jedoch, die auf den mysteriösen „Siegeln" im indischen Flusstal Harappa gefunden wurden, zeigen den Yogi sitzend, von verschiedenen Tieren umringt, aber nicht auf der Haut eines toten Tieres.

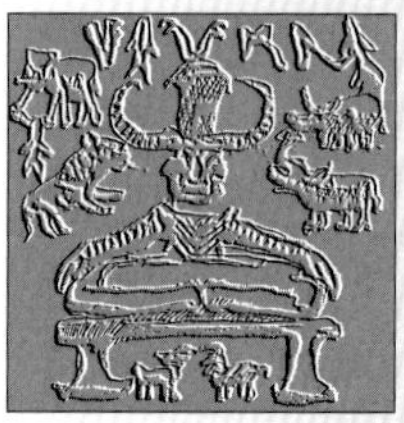

Pashupati, der Herr der Tiere, der auf diesem Siegel dargestellt wird, wurde später als Shiva bekannt. In der Bibel gibt Gott dem Menschen die Herrschaft über die Tiere und weist sowohl Mensch als auch Tier an, sich von Pflanzen zu ernähren. Das shaivistische Ideal ist dem sehr ähnlich. Einige Menschen jedoch interpretieren Herrschaft als Berechtigung zu Missbrauch, Folter, Tötung und Verzehr von Tieren, statt einfach für sie Sorge zu tragen. Diese Fehleinschätzung ist eine Folge von Unwissenheit, Gattungsbesessenheit und Gier, und macht unsere Beziehung zur Erde sehr instabil.

MONDTANZ – Der Mondvogel ernährt sich von Mondstrahlen.

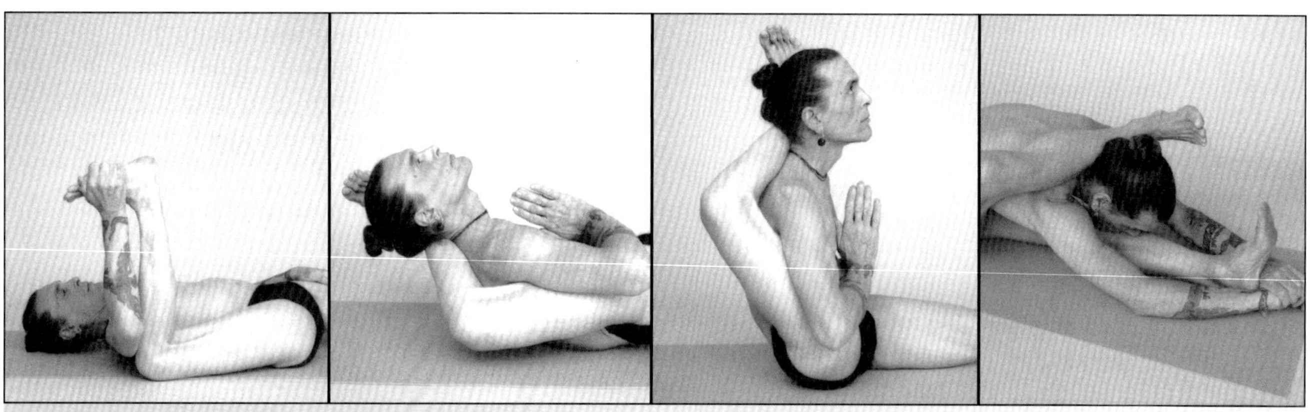

AUSATMEN EINATMEN AUSATMEN EINATMEN AUSATMEN

Hüftöffner Vorbereitung (8 Atemzüge halten) – 2

Im Liegen einen Fuß hinter den Kopf – Bhairavasana 5 Atemzüge halten) – 4

Sitzend einen Fuß hinter den Kopf – Eka Pada Sirsasana (5 Atemzüge halten) – 4

Vorwärts gebeugt einen Fuß hinter den Kopf – Skandasana (5 Atemzüge halten) – 4

Normalerweise kommen die Leute zum Yoga mit bestimmten Vorstellungen darüber, was sie erreichen können. Zum Beispiel glauben sie vielleicht, ein Handstand sei nur etwas für Kinder. Vielleicht haben sie solche Stunts gemacht, als sie jung waren – vor zwanzig, dreißig, vierzig, fünfzig (oder noch mehr) Jahren – aber sie glauben, sie könnten so etwas jetzt niemals mehr tun. In manchen Fällen hält diese Einstellung sie davon ab, eine fordernde Asana wie etwa den Handstand auch nur zu versuchen, oder sie bringt sie dazu, dass ihre Versuche fehlschlagen. Durch regelmäßiges Üben über einen längeren Zeitraum hinweg jedoch werden sie sich eines Tages einfach im Handstand wiederfinden. Auf diese Weise unterminieren Asanas die Einschränkungen, die unsere Glaubenssätze über unsere Grenzen auf uns haben, und wir erkennen allmählich, dass sie nicht notwendigerweise wahr sind. Wenn wir herausfinden, dass man auch einem alten Hund neue Tricks beibringen *kann*, fühlen wir uns wie neugeboren.

Es gibt Asanas zum Vorwärts-Beugen, Rückwärts-Beugen, im Sitzen, im Stehen, in denen man sich zur Seite neigt, in denen man balanciert, in denen man sich dreht, und auch Umkehrhaltungen – es gibt sogar Asanas, mit denen man übt, eine Leiche zu sein. Die bei weitem kraftvollsten Asanas sind die Umkehrhaltungen. In einer Umkehrhaltung liegt der Kopf unterhalb des Herzen. Der *nach unten schauende Hund*, Adho Mukha Svanasana, ist eine der einfachsten Umkehrhaltungen. Die tiefgreifende Natur der Umkehrhaltungen entsteht durch die dramatische Wirkung, die sie sowohl auf den Körper als auch auf die Psyche des Übenden haben.

Physiologisch gesehen kehren die Umkehrhaltungen die inneren dynamischen Druckverhältnisse um, die die Zirkulation des Blutes, den Hormonhaushalt, die Knochenbildung, den Muskeltonus, das Bindegewebe, die Entgiftung, die Ausscheidung und die Organfunktion einschließlich der Chemie des Gehirns beeinflussen. Die Wirkung der Schwerkraft wird umgedreht, und um diese Umkehrung auszugleichen, muss der Körper dramatische innere Veränderungen vornehmen.

Chandrasana Variation, Ausfallschritt

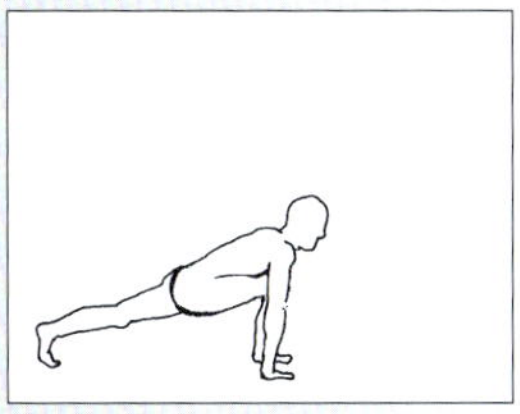

Chandra bedeutet Mond. Der Mond ist yin, das Weibliche, der feinstoffliche Nervenkanal Ida Nadi, der vom linken Nasenloch bis zum Ende der Wirbelsäule durch den Körper verläuft. Der zunehmende Mond lehrt uns, dass das, was man nicht sehen kann, ebenso wichtig ist wie das, was man sehen kann. Stabilität entsteht durch den Ausgleich gegensätzlicher Kräfte: Licht und Dunkel, Sonne und Mond, Ha und Tha. Sonnenlicht verschmilzt mit Mondlicht, und es entstehen Mondstrahlen. Das Weibliche findet seinen Ausdruck in verschiedenartigster Schöpfung. Durch Asanas beginnen wir zu erkennen, wie wichtig es ist, die Kräfte der Natur und der Intuition mit der Kraft der Intelligenz, der Vernunft und der Logik ins Gleichgewicht zu bringen. Das gilt für jedes System, sei es ein einzelner Körper, eine Regierung, eine Kultur, eine Gesellschaft oder die Beziehung aller Lebewesen zur Erde selbst.

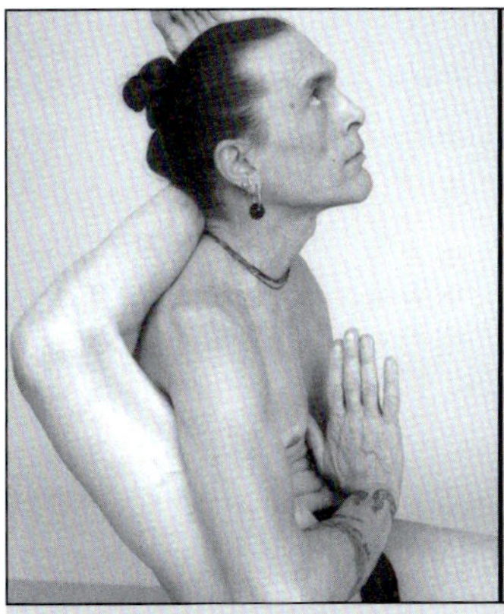

EINATMEN

Sitzend einen Fuß hinter den Kopf – Eka Pada Sirsasana (Übergang 1 Atemzug) – 4

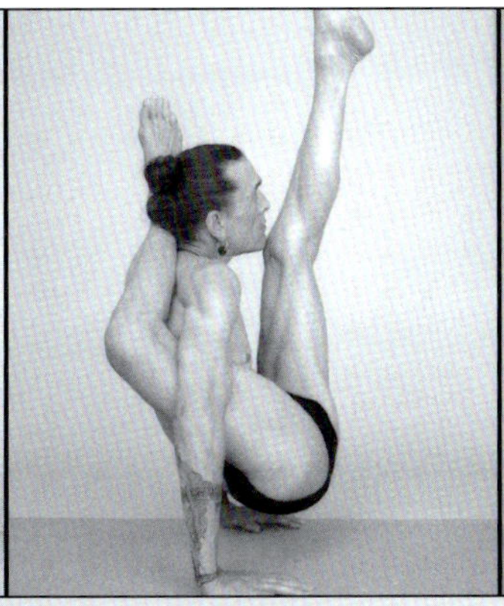

AUSATMEN

Mondvogel, Chakorasana (5 Atemzüge halten) – 4

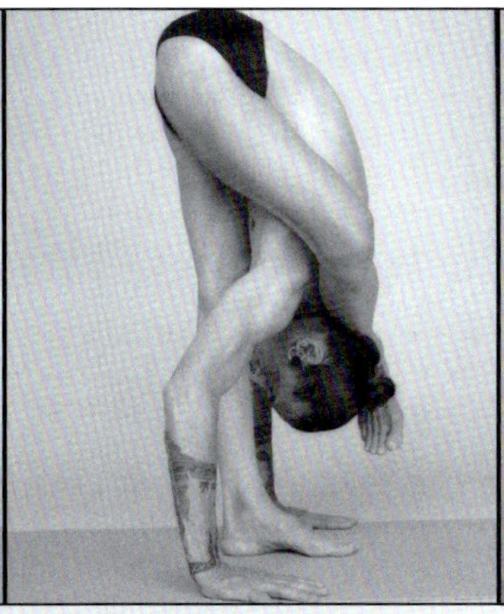

EINATMEN

Stehende Vorwärtsbeuge, einen Fuß hinter dem Kopf – Ruchikasana (5 Atemzüge halten) – 4

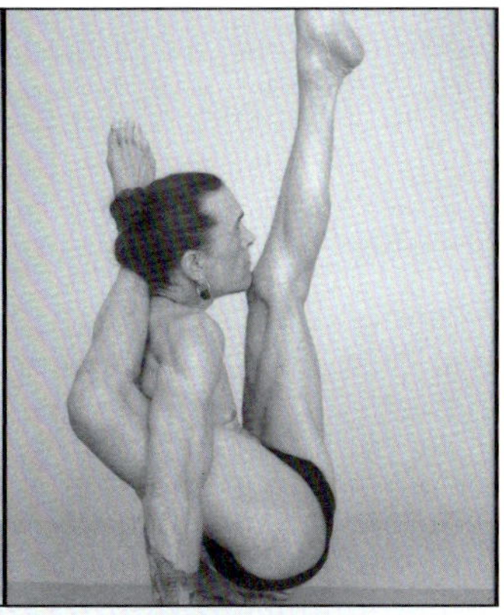

AUSATMEN

Mondvogel, Chakorasana (1 Atemzug – dann lösen) – 4

Hier anhalten, zurück zum Anfang und mit der anderen Seite wiederholen.

Adho Mukha Svanasana
Der nach unten schauende Hund

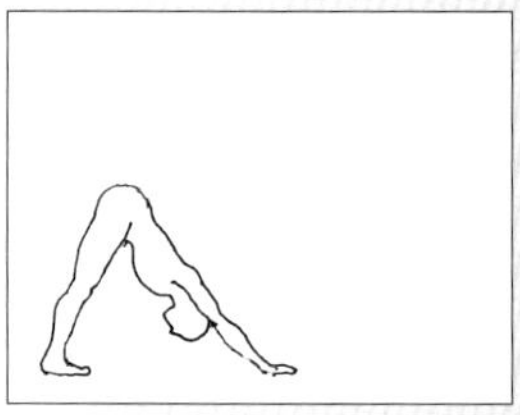

Der nach-unten-schauende Hund ist eine der grundlegendsten Umkehrhaltungen. Die Basis dieser dreieckigen Figur, die von den Händen zu den Füßen gebildet wird, steht für die Beziehung zur Erde: andere Lebewesen, Materie und Schwerkraft. Die drei Seiten des Dreiecks stehen für die schöpferische Kraft (Brahma), die erhaltende Kraft (Vishnu) und die Kraft der Veränderung (Shiva). Der eingezogene Unterbauch repräsentiert die Schwebekräfte: den himmlischen oder göttlichen Bereich, den Geist. Diese Asana steht für den Schlüsselmoment, in dem die Kräfte der Auflösung und der Entwicklung in perfekter Balance und Harmonie sind. Geburt wird gefolgt von Leben, dem wiederum Vergänglichkeit und Tod folgen, die wiederum vom Leben abgelöst werden. Volle Bewusstheit während jeder einzelnen Phase dieses Kreislaufes ist ein Teil der yogischen Suche.

Psychisch geben uns die yogischen Umkehrhaltungen das Gefühl: „Meine ganze Welt wurde heute auf den Kopf gestellt.“ Wenn wir uns an dieses Gefühl gewöhnen könnten, würde es nicht mehr ein solches Drama sein, wenn unser Leben sich verändert. Wenn wir die Dinge auf den Kopf stellen, aus eigenem Willen heraus und immer wieder, dann ist es kein so großer Schock mehr, wenn es einmal ohne Vorwarnung geschieht. Umkehrhaltungen geben uns darüber hinaus eine ganz neue Perspektive, wie sie ein Maler bekommt, wenn er seine Arbeit herumdreht, um sie mit mehr Abstand zu betrachten. Wenn wir die Dinge aus einem neuen Winkel betrachten, kann es sein, dass sie sich in einem ehrlicheren Licht zeigen.

Der Schulterstand sollte mindestens fünf Minuten lang gehalten werden, damit bestimmte Sekrete von den Drüsen abgegeben werden können. (Wenn du eine Nackenverletzung hast, frage einen Lehrer, wie du die Haltung verändern kannst, damit du sie fünf Minuten lang halten kannst.) Die Hauptdrüsen wie die Hypophyse, die Zirbeldrüse und die Schilddrüse werden angeregt, und du wirst Ganzheit erfahren. Ganzheit ist das Gegenteil von Getrennt-Sein, das alle möglichen Arten des Leids nach sich zieht. Der Sanskritbegriff für Schulterstand ist Salamba Sarvangasana, Haltung aller Teile. Es ist eine ganzheitliche Asana.

Ob du nun im Handstand oder in der Berghaltung stehst – dein Atem sollte immer gleich bleiben: gleichmäßig und tief. Sobald er sich verändert, haben deine Gedanken wieder die Oberhand gewonnen. Alle anderen Gedanken als „Ich bin das unsterbliche Selbst, das einatmet und ausatmet“ wirken störend auf den sanften, mühelosen Atem. Gedanken wie „Ich kann das nicht“ oder „Ich kann das so toll!“ lenken dich von deinem Atem ab.

SCHILDKRÖTEN-HOCKE – Das gesamte Universum ruht auf dem Rücken der Schildkröte.

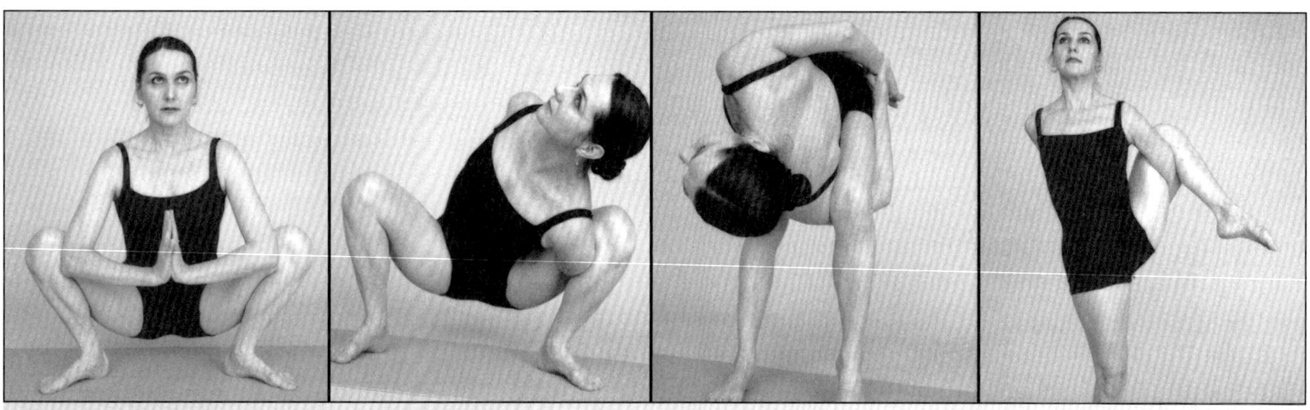

EINATMEN — AUSATMEN — EINATMEN — AUSATMEN — EINATMEN

Hocke mit Gebet
(5 Atemzüge halten) – 1

Gedrehte, gebundene Hocke
(5 Atemzüge halten) – 2

Gedrehte, gebundene,
Hocke im Stehen – 2

Einbeiniger Schildkrötenstab
Eka Pada jurma dandha
Vorbereitung – 2

Während der Asanapraxis kann es sein, dass Gedanken über die Probleme deines Liebes-, Arbeits- oder Familienlebens deinen Geist zu überfluten beginnen und deine Aufmerksamkeit fordern. Wenn du merkst, dass dies geschieht, richte deine Aufmerksamkeit zurück auf deinen Atem. Die Asanapraxis ist keine Zeit, um Gedanken zu wälzen. Richte deine kostbare Aufmerksamkeit nur auf deine Göttliche Natur, auf das, was ekstatisch, glückselig und vollkommen bewusst ist, und was, auf lange Sicht gesehen, wirklich die Fähigkeit hat, deine Probleme zu lösen.

Es kann hilfreich sein, innerlich ein Mantra zu chanten, während du Asanas übst. Du könntest beispielsweise das Mantra „Hamsa" ausprobieren. Hamsa ist der Schwan; das Mantra steht für diesen Zugvogel, der nach Süden fliegt, nur um dann wieder nach Norden zu fliegen, genau wie der Atem ein- und dann wieder hinausströmt und das Leben kommt und geht. Atme „ham" (gesprochen ham) ein und atme „sa" (gesprochen sah) aus und lass das Mantra deinen Geist vollkommen erfüllen. Ein weiterer Vorschlag ist das einfache Mantra „Lass los," wobei du innerlich mit jedem Einatmen „Lass" und mit jedem Ausatmen „los" chantest. Sobald deine Gedanken abschweifen, bring deine Aufmerksamkeit sanft zurück zum Mantra, das du an den Atem gebunden hast.

Leben kann definiert werden als die allmähliche Transformation von Energie in Materie, ebenso wie der Tod als allmähliche Transformation von Materie in Energie verstanden werden kann.

Diese Transformationen haben einen Anfang, eine Mitte und ein Ende, genau wie unsere Asanas einen Anfang, eine Mitte und ein Ende haben. Am Ende jeder Transformation beginnt ein neuer Kreislauf. Jede Nuance einer Handlung kann unendliche Folgen haben. Der gesamte Kosmos reflektiert die kumulierten Handlungen all seiner Bewohner – vom Weltall bis zur Erdkugel.

Wichtig in unserem Leben sind die Qualität unserer Handlungen und die daraus entstehenden Folgen. Diese kumulierten Handlungen (Karma) und ihre unerschöpflichen Konsequenzen sind das, was uns ins nächste Leben befördert. Im nach unten schauenden Hund werden wir nahe an den feinen Balancepunkt zwischen den Gegensätzen der Schwerkraft und des freien Schwebens in einer Haltung dynamischer Harmonie geführt.

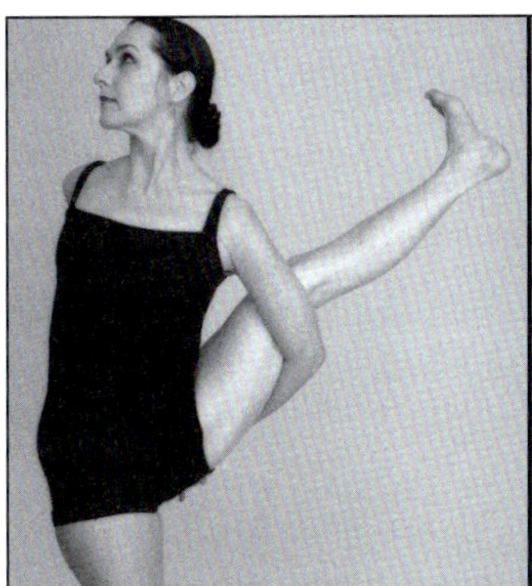

EINATMEN

Einbeiniger Schildkrötenstab
Eka Pada jurma dandha
(5 Atemzüge halten) – 3

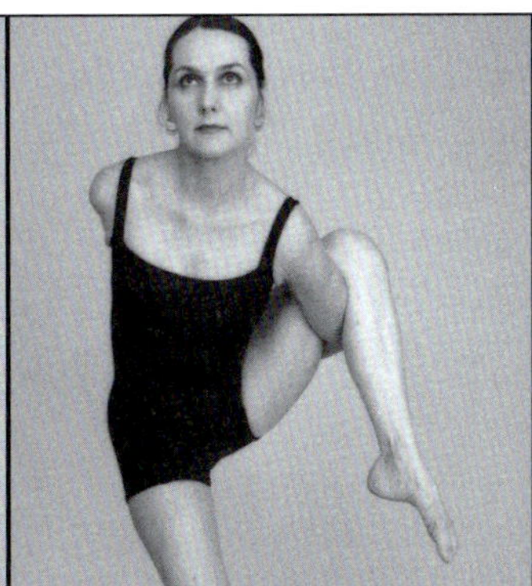

AUSATMEN

Einbeiniger Schildkrötenstab
Eka Pada jurma dandha lösen – 2

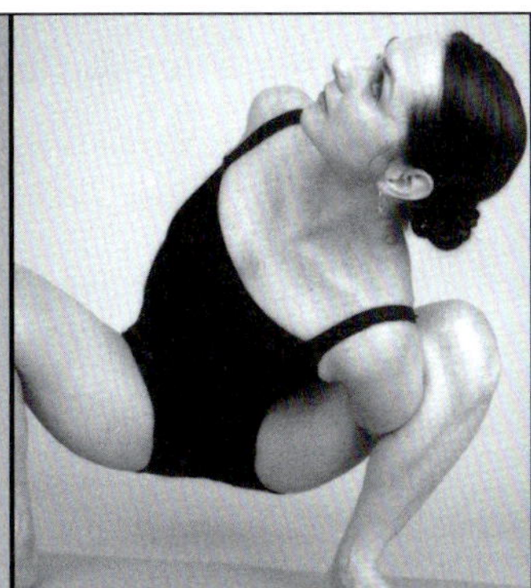

EINATMEN

Gedrehte, gebundene Hocke – 2

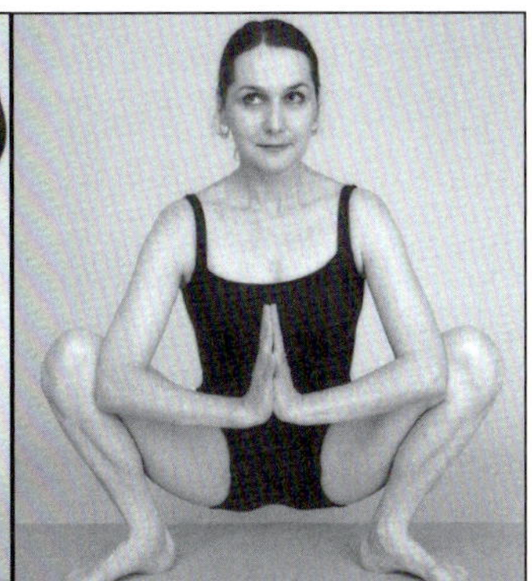

AUSATMEN

Hocke mit Gebet – 1

Hier anhalten, zurück zum Anfang und auf der anderen Seite wiederholen.

Schiefe Ebene

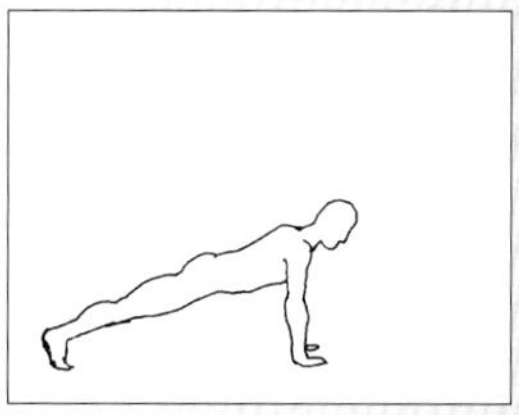

Die Kräfte des Wachstums fließen durch den Baum, von den Wurzeln bis zur Spitze und von der Spitze bis in die Wurzeln. Die Bewegung des Baums beginnt am Boden und setzt sich fort nach oben. Die Bewegung des Sonnenlichts fließt durch die Blätter zu den Wurzeln. Die Schwerkraft der Erde fließt durch die Hände, Füße, Arme und Beine bis zum Nabel. Vom Nabel schickt die Willenskraft Bewusstsein in Kopf, Beine und Arme.

Wenn du in irgendeiner Asana bist und deine Grenzen spürst, dann richte deine Aufmerksamkeit nicht auf die Grenzen. Das lenkt deine Energie auf den Teil deines Selbst, der diese Begrenzung erschaffen hat. Wem immer wir unsere Energie oder Aufmerksamkeit schenken, das wird stärker. Wenn wir uns auf unsere Schwierigkeiten konzentrieren, bekommen sie durch diese Konzentration Macht. Lass stattdessen Energie durch deinen Körper und Geist fließen. Konzentriere dich nicht auf die äußere Form, sondern auf die Essenz, die das Behältnis vollkommen durchdringt und in Brillanz und Größe keine Grenzen kennt. Dann können die körperlichen Verspannungen und Einschränkungen aufhören.

Der körperliche Nutzen der Asanapraxis ist weitreichend. Die tägliche Stimulation des Hormonsystems sorgt für einen ausgeglichenen und stabilen Hormonhaushalt. Die Muskeln werden gestärkt und die Haltung wird korrigiert. Die psychotherapeutischen Wirkungen verändern das Leben. Dennoch verblassen all diese positiven Aspekte im Vergleich zur Möglichkeit, dass Yoga – Erleuchtung – geschieht.

Bei einem fortgeschrittenen Übenden bleiben Beweglichkeit und Muskeltonus erhalten, selbst wenn die Asanapraxis unterbrochen wird, weil die Quelle der Verspannung, die in der Identifikation mit den Begrenzungen bestand, verschwunden ist. Der Hauptgrund, der den Körper verspannt hält, ist der unbeugsame Griff der Ego-Identität. Dieses Klammern und Festhalten, aus Angst, etwas zu verlieren, blockiert Organe, Nerven, Bänder, Muskeln und Gelenke.

Die Form unseres Körpers ist das Resultat unserer Gedanken, die unbewusst und gewohnheitsmäßig in Form der Identifikation mit dem Ego erscheinen und sich jeden Moment neu im Fleisch, in den Nerven, im Blut, in den Organen, Knochen, Bindegewebe und Muskulatur wieder erschaffen. Den Körper/Geist für unsere wahre Identität zu halten ist das größte Hindernis auf dem Weg zur Freiheit.

FLIEGENDE KRÄHE – Wenn wir fliegen wollen, müssen wir uns zunächst leichter nehmen.

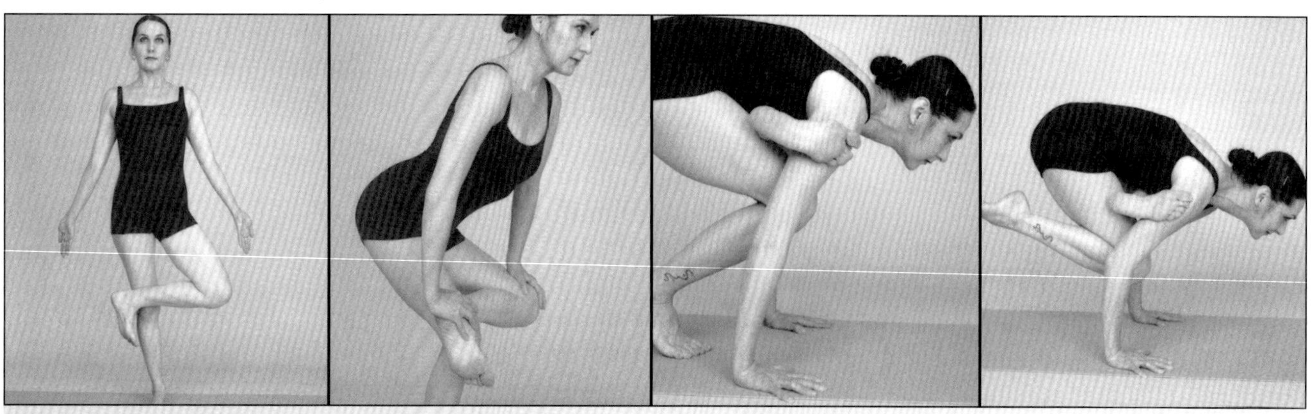

EINATMEN — AUSATMEN — EINATMEN — AUSATMEN — EINATMEN — AUSATMEN

Gekreuzter Knöchel – Eka Pada Galavasana Vorebereitung – 1

Gebeugtes Knie – Eka Pada Galavasana Vorebereitung – 1

Hände auf den Boden – Eka Pada Galavasana Vorebereitung – 1

Fuß heben – Eka Pada Galavasana Vorebereitung – 2

Wo liegt die Wahrheit? (Wo lügt die Wahrheit?) Die Wahrheit liegt in allen Dingen. (Die Wahrheit lügt in allen Dingen). Alle Dinge liegen abseits der Wahrheit, alle Dinge zeigen einen Teil der Wahrheit.

AUDIO LETTER, UNBENANNTER SONG[4]

Dinge halten nicht ewig. Veränderung ist die der materiellen Existenz innewohnende Natur. Selbst unser Körper lässt uns am Ende im Stich. Er wird älter und stirbt. Wenn wir erwarten, dass das Leben unverändert weitergeht, führt jede Veränderung – wenn sie dann kommt – zu Überraschung und Schmerz.

Wenn wir uns gegen die Veränderung wehren und uns am Gestern festzuhalten versuchen, werden wir sehr schnell enttäuscht. Bei unserer verzweifelten Suche nach Stabilität schauen wir an allen möglichen falschen Stellen nach. Wenn Kinder größer werden, wenn überall graues Haar und Falten erscheinen, weinen wir nach der Unsterblichkeit, von der wir dachten, dass sie all dies verhindern würde. Vieles von dem, was wir im Körper als Alterungsprozess erfahren, ist das Ergebnis unseres Widerstandes gegen Veränderung. Wenn das Ego versucht, den Körper in einem engen Ausdruck seiner selbst festzuhalten, verspannt er sich und zieht sich ängstlich zurück.

Die Asanapraxis zeigt, wie sich der Körper täglich, wöchentlich, monatlich und auch während des ganzen Lebens verändert. Ein jugendlicher Körper ist in der Lage, sich schneller zu entwickeln und zu regenerieren – der Körper im mittleren Alter und ein alter Körper müssen sich langsamer bewegen und können auch nur langsamer heilen. Durch die Asanapraxis entdecken wir, wie wichtig es ist, Veränderungen im Bereich von Körper/Geist anzunehmen, und wir entdecken ebenso die Stabilität im Bereich der Seele. Gib dich der Veränderung hin. Oder, noch besser: Erlaube ihr, stattzufinden. Leiste keinen Widerstand. Wenn du den großen Kräften erlaubst, ohne Widerstand durch dich hindurchzufließen, dann entsteht Freiheit. Veränderung geschehen zu lassen erzeugt Lockerheit in der Welt.

Ashtanga Namaskara, Knie, Brust und Kinn

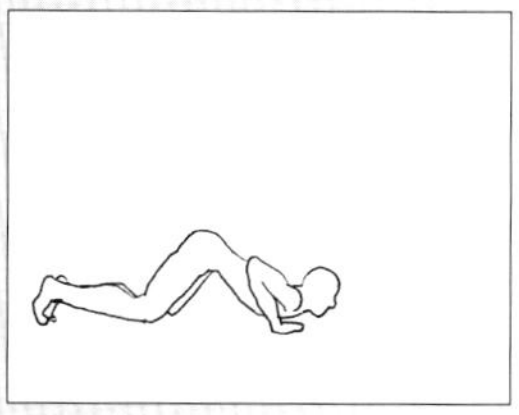

Die schlangengleiche Form zieht sich nach innen, bevor sie sich nach außen wendet. Wie das Aufziehen einer Uhr ist dies eine Sammlung von Energie für eine bevorstehende Bewegung. Um einen Ball weit oder sehr präzise zu werfen oder zu schießen, muss man zunächst seinen Arm oder sein Bein zur Vorbereitung zurückziehen, um ihn dann nach vorne zu schleudern. Genauso müssen wir, um unsere Anwesenheit auf der Erde mit Gleichgewicht, Präzision und Integrität nach außen spürbar werden zu lassen, uns zunächst nach innen zurückziehen und uns als eine Göttliche Identität mit unbeschränkten Möglichkeiten erfahren. Dann können wir uns mit wahrer Kreativität und Echtheit in der Welt verwirklichen.

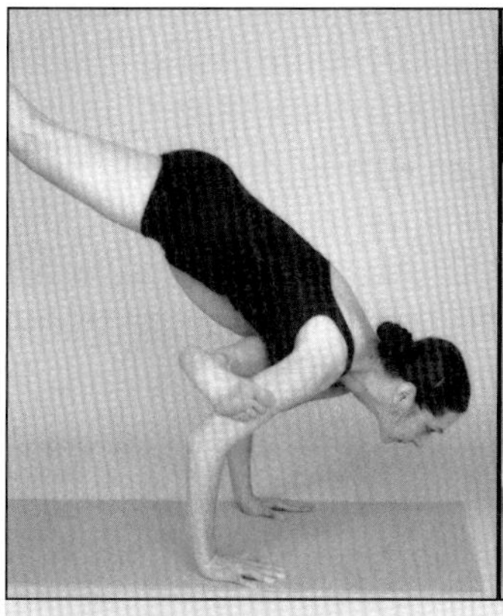

EINATMEN

Fliegende Krähe – Eka Pada Galavasana (5 Atemzüge halten) – 3

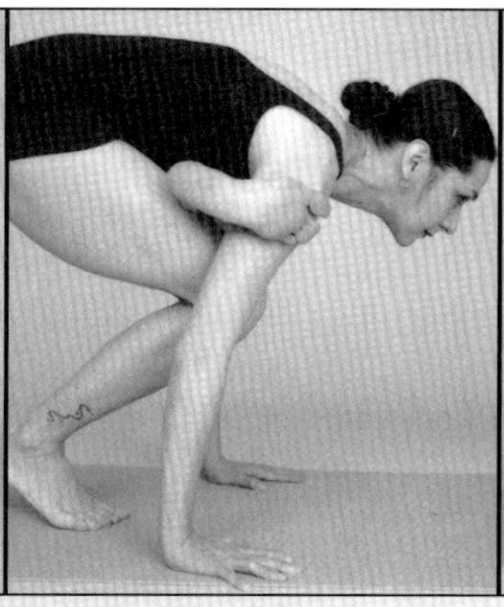

AUSATMEN

Fuß wieder auf dem Boden abstellen – 2

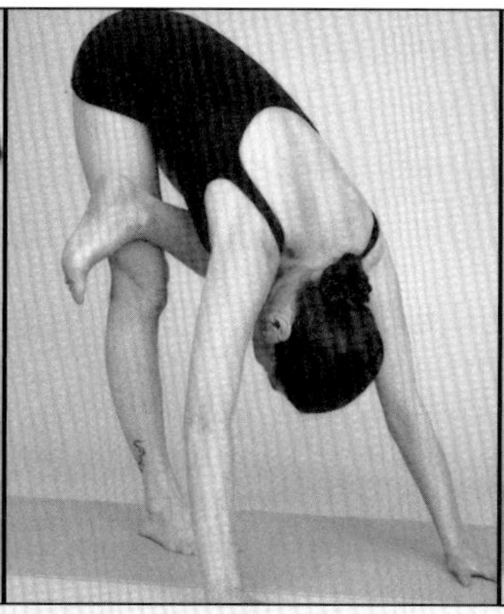

EINATMEN

Vorbereiten – 2

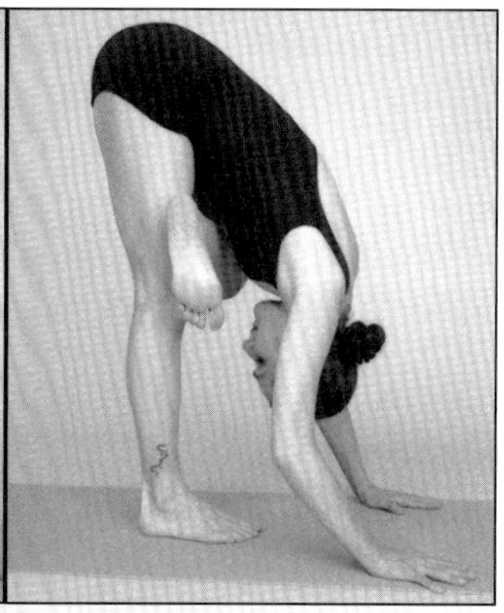

AUSATMEN

Vorwärtsbeuge mit halbem Lotus – Ardha Baddha Padmottanasana – 2

Hier anhalten, zurück zum Anfang und auf der anderen Seite wiederholen.

Bhujangasana, Kobra

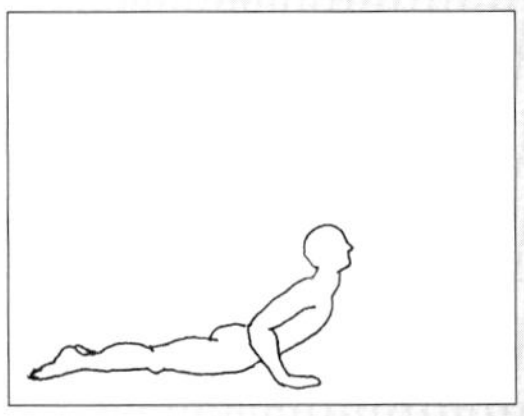

Die Kobra ist ein wichtiges Symbol im Yoga. Kobras wird nachgesagt, dass sie sich von spirituell hoch entwickelten Wesen angezogen fühlten. Wie auch wir, fühlen sie sich in der Gegenwart weiser Menschen belebt. Schlangen behalten das Wissen der Erde, auf der sie leben, und des Himmels, aus dem sie kommen, in sich. Shiva trägt Schlangen um seinen Körper, und Kundalini (individuelles Bewusstsein) wird als Schlange dargestellt. Patanjali, der die Yoga Sutras zusammengetragen hat, wird als Verkörperung von Adisesha gesehen, der endlosen Schlange. Wenn Kundalini erwacht ist, zieht es sie aufwärts zu ihrem himmlischen Geliebten, der im Dritten Auge residiert. Das ist der Sitz von Shiva, dem undifferenzierten Bewusstsein. Dieser Aufstieg ist die Reise des Bewusstseins von Unwissenheit zu Glückseligkeit.

Einst war Gott frustriert vom ständigen Nörgeln der Menschen, die mit ihrem Schicksal im Leben unzufrieden waren und sich bei Gott beklagten, er solle die Dinge nach ihrem Gutdünken verändern.

Folge bestimmten Anweisungen, dann wirst du bestimmte Dinge verstehen, die nicht beschrieben werden können. Und genau darum geht es natürlich beim Yoga. Alle mystischen Schriften sind eigentlich Anleitungen. Sie sind kein Versuch, das Universum zu erklären, Gott zu beschreiben oder eine andere Realität darzustellen. Jeder Mystiker weiß, dass das nicht möglich ist. Das Wort Mystizismus, vom griechischen muo, bedeutet Schweigen, still sein, den Mund halten. (Ich sollte jetzt sagen....) Das ist Yoga. Halt die Klappe. .... Halt die Klappe und hör zu.

Alan Watts[5]

Manchmal wird er [Gott] mit Ekstase erfahren, doch genauso oft geschieht es in Verbindung mit Schmerz, Kummer und Verwirrung. Dieses Wechselspiel der Gefühle erinnert uns daran, dass sich hier zwei getrennte Wesen verbinden. Eins ist der Geist, das andere der Körper. Der Körper kann den Geist nur durch das Nervensystem wahrnehmen. Wenn die Intensität des Göttlichen zunimmt, wird das Nervensystem davon überwältigt.

Deepak Chopra, How To Know God[6]

In der Asanapraxis wird jeder Teil des Körpers zum Ausdruck der Sehnsucht, Gott zu erkennen. Die Hände, Finger, Füße, Zehen und alle Teile des Körpers drücken dieses Verlangen nach Gott aus. Die Augen sind keine Ausnahme.

Wer kennt das Kinderspiel „Versteck den Fingerhut"? Das Ziel von „Versteck den Fingerhut" ist, dieses winzige Objekt so zu verstecken, dass es deutlich sichtbar ist – nicht so, dass es nicht mehr gesehen werden kann. Dieses Spiel zeigt uns, wie wir suchen, wenn wir glauben, dass etwas vor uns verborgen wird. Wir suchen an dunklen und obskuren Orten und vergessen die offensichtlichsten Stellen.

DIE SCHLANGE UND DER HUND – Formen kommen und gehen, aber das EINE bleibt dasselbe.

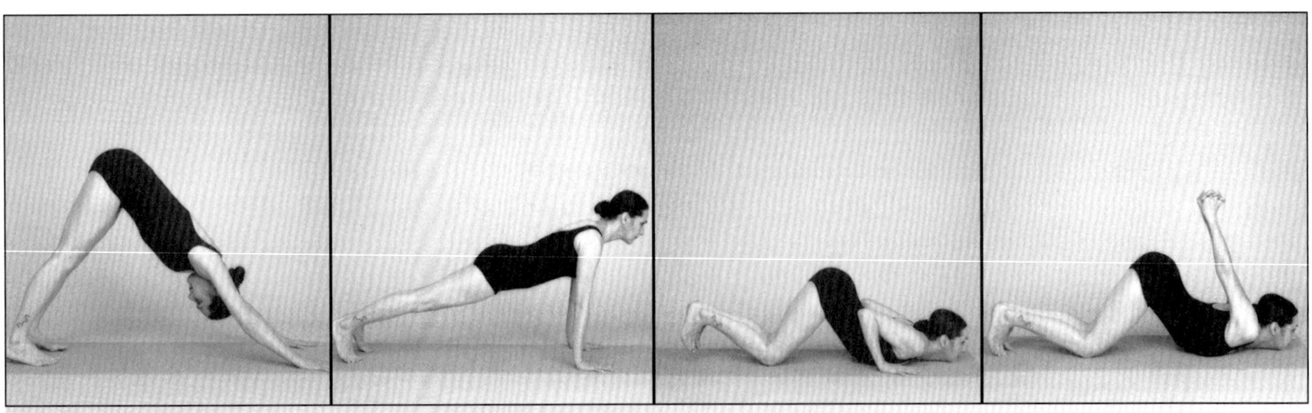

Ausatmen	*Einatmen*	*Ausatmen*	*Einatmen* *Ausatmen*
Nach unten schauender Hund – Adho Mukha Svanasana (8 Atemzüge halten) – 1	Wandernde Schlange – Schiefe Ebene – 1	Kriechende Schlange – Knie, Brustkorb und Kinn – 1	Betende Schlange – Finger hinter dem Kopf verschränken (5 Atemzüge halten) – 1

Die Yogapraktiken sind Methoden, nach etwas zu suchen, was schwer sichtbar oder erfahrbar geworden ist. Dieses Etwas könnte Glücklichsein genannt werden. Wir haben die Angewohnheit, immer an allen möglichen falschen Stellen danach zu suchen. Wir müssen eine spezielle Art zu sehen entwickeln, um es zu erkennen.

Du suchst, mein Schatz, um jeden Preis, aber wie lang, mein Schatz, willst du etwas suchen, das nie verloren ging?

Bob Dylan, „I'll Keep It With Mine"[7]

Drishti, die Technik, seinen Blick während der Übungen auf einen bestimmten Punkt zu richten, wird oft missverstanden. Bei bestimmten Asanas werden spezielle Fokuspunkte empfohlen, wie beispielsweise nach oben, unten, links, rechts, auf die Nasenspitze, den Nabelpunkt, zum Dritten Auge, auf den Finger oder den Daumen zu schauen. Eigentlich sind dies nicht direkt die Punkte, zu denen wir blicken, sondern wir sehen über sie hinaus und benutzen sie als eine Art Zielausrichtung. Den Blick auszurichten sollte eine sich natürlich entwickelnde Methode sein, die uns hilft, uns auf das Ziel der Praxis zu konzentrieren: die Einheit mit Gott.

Der richtige Fokuspunkt für eine bestimmte Yogahaltung ist der, der den energetischen Fluss der Asana am meisten unterstützt. In Krieger Eins (Virabhadrasana I) zum Beispiel ist der Fokuspunkt der Daumennagel, weil dieser Punkt bewirkt, dass sich die Arme in die richtige Ausrichtung für die Haltung begeben. Man kann seine Daumennägel nicht sehen, wenn die Arme hinter den Ohren liegen. Man kann dann auch nicht seinen Brustkorb heben oder sein Herz öffnen.

Wenn du merkst, dass dir während der Übungen die Augen zufallen oder du wegdriftest, dann öffne sie erneut und benutze den Fokuspunkt, der dir für diese Asana am günstigsten erscheint.

Heile diese Person, schenk dem da Reichtum, finde einen Ehemann für diese, schenk diesen beiden ein Kind. Immer gab es irgendeine Bitte. Er brauchte eine Pause, aber wo auch immer Er sich zu verstecken versuchte, sie fanden ihn und begannen, ihn erneut um Dinge zu bitten. Also berief Er eine Ratsversammlung der anderen Götter und Göttinnen auf dem Berg Meru ein, um eine Lösung für dieses Problem zu finden.

Shiva riet ihm, sich auf dem Mond zu verstecken; sie würden ihn dort niemals finden. Irgendwie hatte Gott aber das Gefühl, sie würden ihn dort sogar sehr schnell finden. Vishnu schlug vor, dass er sich auf dem Grunde des tiefsten Ozeans verstecken solle. Keiner würde dort nachschauen! Gott wusste jedoch, dass auch dieses Versteck nicht von langer Dauer sein würde. Schließlich sagte Sarasvati lachend, was so offensichtlich war. „Verstecke dich einfach in ihrem Herzen. Sie werden niemals daran denken, dich dort zu suchen!"

In Tempeln in Nordindien kann man manchmal Menschen sehen, die eine sehr kreative Art des Anschauens praktizieren. Der Gläubige macht aus seiner Faust eine Röhre und schaut durch sie auf die Gottheit, indem er seine Faust wie ein kleines Fernrohr verwendet. Auf diese Art schneidet der Gläubige sich die nach außen gerichtete Sicht ab und hat eine ganz private Erfahrung, die Gottheit zu sehen.

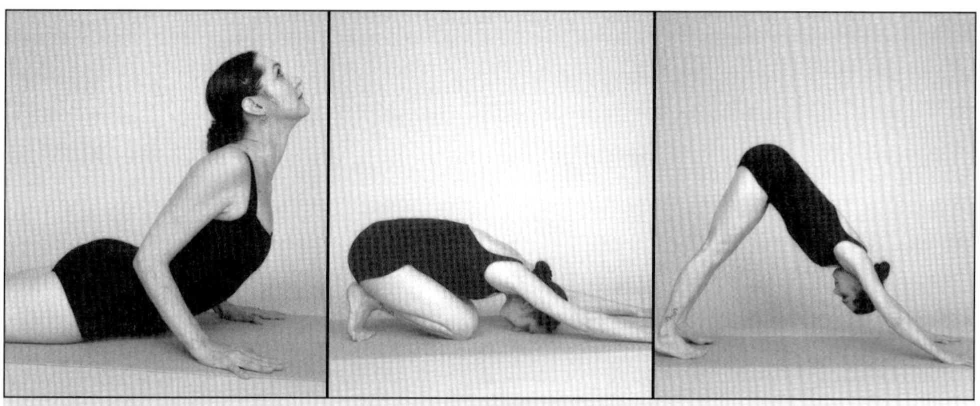

EINATMEN — AUSATMEN — EINATMEN — AUSATMEN

Kobra – Bhujangasana (5 Atemzüge halten) – 2

Bheki – Kleinkindstellung – 1

Nach unten schauender Hund – Adho Mukha Svanasana – 1

Blicken ist nicht dasselbe wie schauen. Schauen impliziert, dass das Objekt, das angesehen wird, sich in derselben Realitätsdimension befindet wie der Betrachter. Die Handlung des Schauens ist an die Dualität gebunden. Es gibt einen Betrachter und ein Objekt, das betrachtet wird. Blicken ist im Gegensatz dazu eine Methode, die über die alltäglichen Objekte hinausblickt. Man blickt in den unscharfen Raum der Wahrnehmung, der außerhalb des klar Fokussierbaren liegt. Der hingebungsvoll Übende strebt nach dem Anblick Gottes jenseits der Begrenzungen der Augen.

Obwohl der Blick nach außen gerichtet ist, richtet sich der korrekte Blick ebenso nach innen. Der kosmische Raum ist gekrümmt – wenn man ein Fernrohr hätte, das stark genug wäre, könnte man hindurchblicken und seinen eigenen Hinterkopf in der Linse sehen. Wenn dieses Teleskop sogar einen speziellen Röntgenblick ermöglichen würde, könnte man durch den eigenen Kopf hindurch in den eigenen Blick selbst hineinsehen.

Auf einen Fokuspunkt zu blicken ist eine faszinierende, hilfreiche Methode, um die Konzentration zu intensivieren. Wie andere Yogamethoden – zum Beispiel den Atem anzuhalten, um ihn auszudehnen (Pranayama) – ist das Blicken eine Methode, die Sicht einzuschränken, um sie letztlich über die objektbezogene Ausrichtung hinaus auszudehnen. Normale Sicht ist linear und objektbezogen. Yogische Sicht ist multidimensional und geht über die Dichotomie von Subjekt/Objekt hinaus. Normale Sicht sieht Kanten, die den Anfang eines Dings vom Ende des nächsten trennen. Blicken erweitert die Sicht über die Trennung des Einen vom Anderen hinaus und offenbart so die allem zugrunde liegende Einheit.

Wenn du es lernst, während der Asanapraxis die passende Blickrichtung beizubehalten und gleichmäßig zu atmen, entwickelst du allmählich die Fähigkeit, dich von deinen Anstrengungen und den Bewegungen des Geistes und des Körpers während der Praxis zu distanzieren. Eben diese Distanz hilft dir, die Fähigkeit zu entwickeln, freigiebig zu sein und deiner Wut, deiner Angst oder irgendeiner anderen Emotion, die dich davon abhalten könnte, süßer und süßer zu werden, keine Wichtigkeit beizumessen.

HELDENAFFE – Des Affen Geist wird durch die Suche nach der Heldin gezähmt.

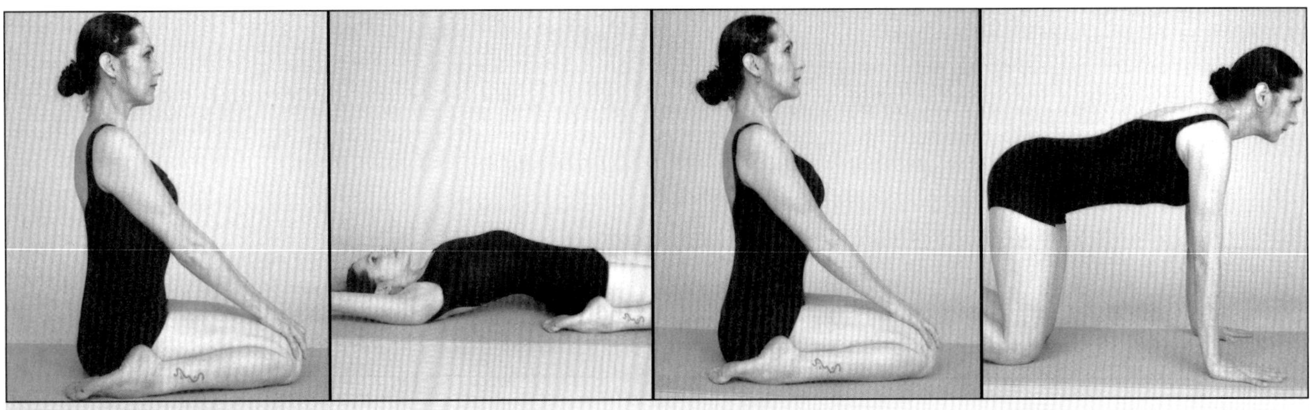

EINATMEN — AUSATMEN — EINATMEN — AUSATMEN — EINATMEN

Heldenhaltung – Virasana – 2

Zurückgelegte Heldenhaltung – Supta Virasana (5 Atemzüge halten) – 2

Heldenhaltung – Virasana – 2

Vierfüßlerstand – Adho Mukha Svanasana Vorbereitung – 1

Die Asanapraxis reinigt die feinstofflichen Kanäle, durch die Prana fließt. Wenn wir uns des Flusses von Prana bewusst werden, werden wir auf unser Potenzial der Ausdehnung aufmerksam. Wir erkennen, dass wir nicht auf eine einzige, statische, unveränderliche Form beschränkt sind. Dies findet seinen Ausdruck in Surya Namaskar, dem Sonnengruß. Es gibt viele Arten des Surya Namaskar; die hier gezeigte basiert auf den Asanas, die in den Seitenleisten dieses Kapitels vorgestellt wurden.

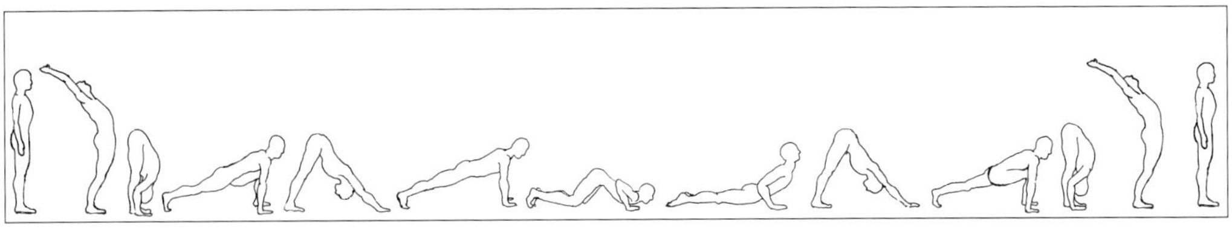

Surya Namaskar, Sonnengruß

Künstler: David Life

Asanas fördern das Bewusstsein für Prana, indem sie uns die Möglichkeit geben, uns mit den verschiedenen Formen und Mustern des Daseins zu identifizieren und dadurch die dynamische Kraft zu erfahren, die alle Formen belebt. Im keltischen Mythos von Camelot bringt Merlin dem jungen Arthur bei, wie man zu einem guten König wird. Der Zauberer verwandelt den Jungen in die verschiedenen Lebensformen: Tiere, Pflanzen und Mineralien. Nachdem Arthur die Lebensweise derer erfahren hat, über die er herrschen soll, ist er besser darauf vorbereitet, mit Mitgefühl zu regieren. Das ist Yoga, die Erfahrung der Vitalität des Lebens in allen Formen des Daseins.

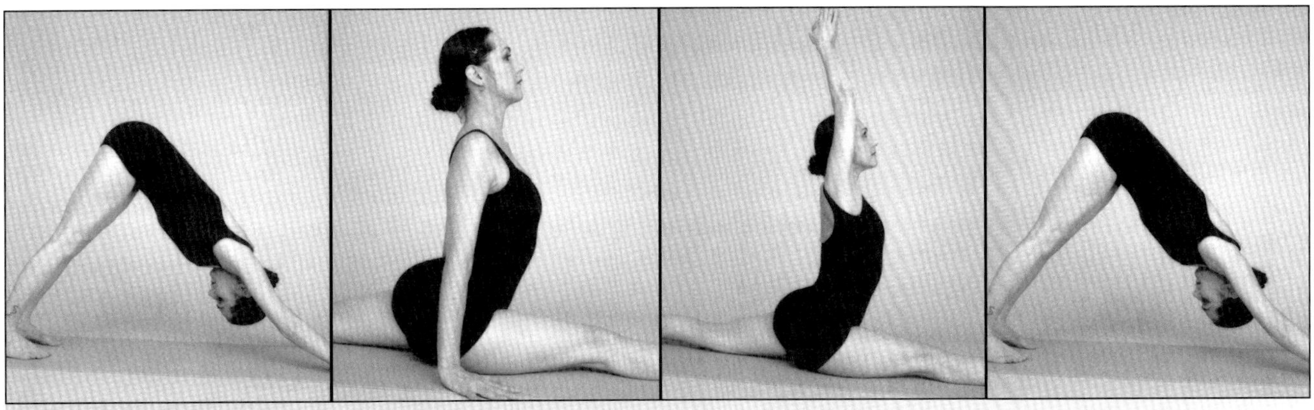

AUSATMEN — EINATMEN — AUSATMEN — EINATMEN — AUSATMEN

Hund – Adho Mukha Svanasana – 1

Spagat – Hanumanasana – 3 abstellen – 2

Spagat – Hanumanasana Variation mit den Armen (5 Atemzüge halten) – 3

Hund – Adho Mukha Svanasana – 1

Hier anhalten, zurück zum Anfang und auf der anderen Seite wiederholen.

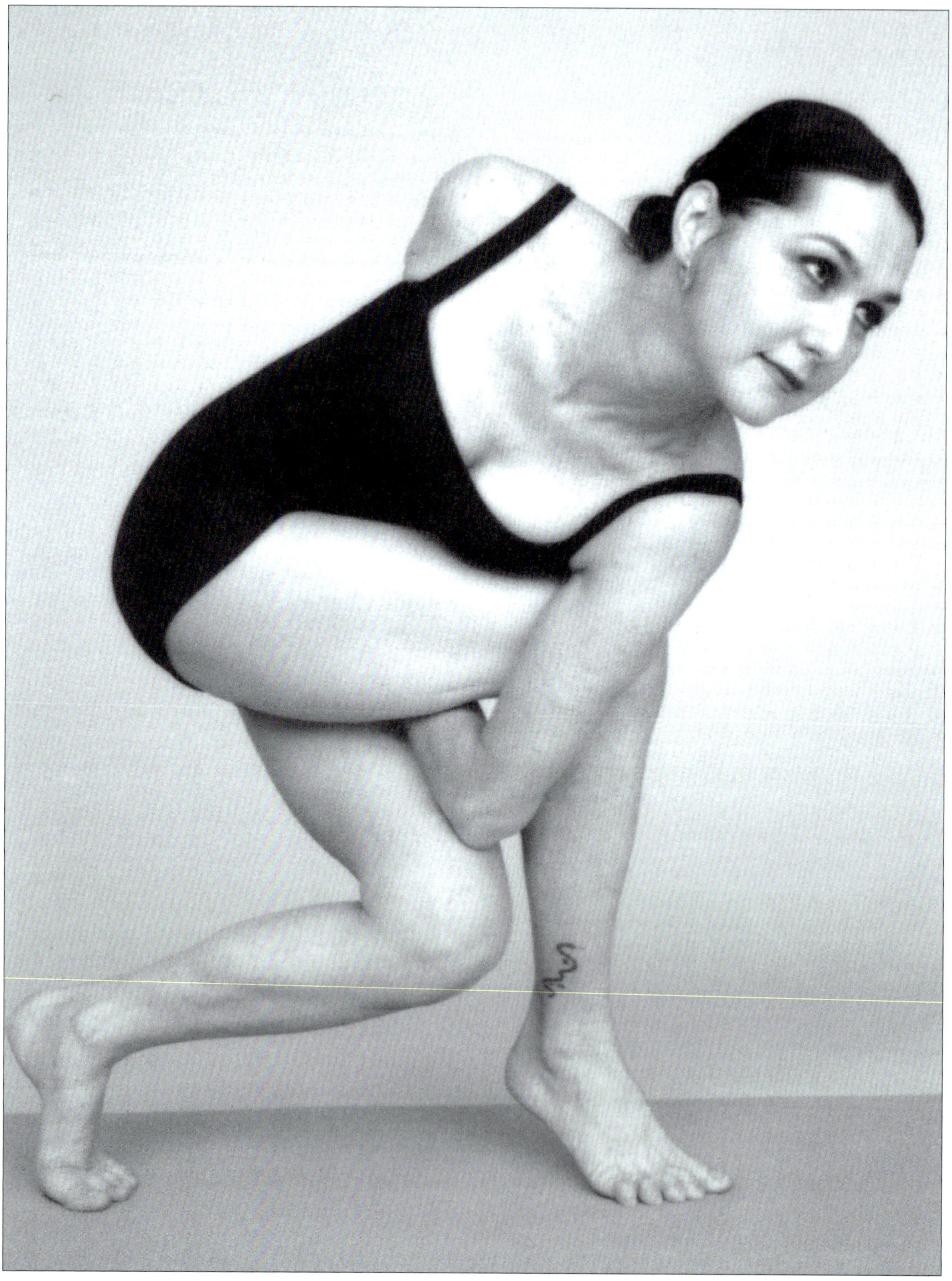

8 Vinyasa Krama: Die vergessene Sprache der ineinanderfließenden Haltungen

Der neugeborene Säugling ist nicht in der Lage, zu gehen wie ein Kleinkind; er macht seinem Körper ständig mit Hilfe seines Geistes Vorschläge, und nach ein oder zwei Jahren, während derer das Kind diese Vorschläge geübt hat, kann es laufen. Jedes Wissen, das wir uns in der Gegenwart aneignen, oder das, was wir uns in der Zukunft aneignen wollen, erreicht uns durch die Kraft der Vorschläge. Wenn es schlechte Vorschläge sind, dann werden sie ein unglückliches Leben zur Folge haben, gibt es positive Vorschläge, so wird man ein glückliches Leben haben.

Shri Brahmananda Sarasvati, The Textbook of Yoga Psychology

Viele Bücher stellen Asanas als statische Haltungen dar. Nur statische Haltungen zu lernen enthüllt uns jedoch nicht das unglaubliche Potenzial der Asanas. Wenn die einzelnen Asanas korrekt zu einer Sequenz zusammengesetzt werden, dann entsteht ein physiologisches Mantram, ein fleischlicher Wirbel sich überschneidender Flüsse von Allem.

Das Wort Vinyasa bedeutet „ein sich vereinender oder verbindender Mechanismus." Krama bedeutet „der Prozess"; das bezieht sich auf die Abfolge von Veränderungen, die von Augenblick zu Augenblick geschehen. Vinyasa Krama steht für die Abfolge von Veränderungen, die mit einer auf einen Punkt ausgerichteten Absicht unternommen werden, ohne ins Schwanken zu geraten.

Die meisten Menschen sind sich ihrer Absicht von Augenblick zu Augenblick nicht bewusst. Einzelheiten füllen ihr Leben aus, aber der Faden des Vinyasa, der Ursache mit Wirkung verbindet, bleibt verborgen. Sie finden sich oft in Situationen wieder, in denen sie sich fragen: „Wie bin ich nur hier hineingeraten?" Wenn wir eine bewusste Absicht formulieren und uns beibringen, bei dieser Absicht zu bleiben, egal, wie sehr wir von der äußeren Welt abgelenkt oder mit Gegenargumenten bombardiert werden, dann wird sich der Prozess entfalten, wie er soll.

Vinyasa ist das Element, das die verschiedenen Augenblicke in einer Sequenz von Veränderungen zusammenführt. Es ist wie der Faden, auf den Perlen für eine Kette aufgefädelt werden. Der verbindende Faden kann bewusst oder unbewusst sein. Veränderung geschieht immer, aber normalerweise besteht das Bindeglied einer Sequenz dieser Veränderungen aus Unbewusstheit; mit anderen Worten, der bewusste Verstand kann es nicht wahrnehmen. Der Yogi, der der Illusion der Dualität entkommen ist, ist in der Lage, die Abfolge der Veränderungen von Augenblick zu Augenblick wahrzunehmen: Vergangenheit, Gegenwart und Zukunft. Wenn man sowohl den Anstoß als auch die Folge der Veränderung von Moment zu Moment klar wahrnimmt, dann kann man entscheiden, eine Abfolge von Handlungen vorzunehmen, die einen bewussten Schlusspunkt haben und eine bestimmte Wirkung.

Wenn du eine Asanasequenz übst, verbindest du diese mit einem bewussten Atem. Das wahre Vinyasa, die wahre Verbindung, jedoch ist die Absicht, mit der du die Asanas übst. Es ist die Absicht, die die Haltungen in Bewusstheit statt in Unbewusstheit aufeinander folgen lässt. Der Atem ist nur eine Metapher für diese Absicht. Wenn deine Absicht bei der Asanapraxis ist, das Selbst zu erkennen, wird jeder Atemzug, den du tust, dein Gefühl der Trennung von anderen vermindern. Du wirst erkennen, dass die Atmosphäre voller Luftatome ist, die einmal die Lungen eines jeden gefüllt haben, der jemals gelebt hat. Wir atmen einander. Von dieser Erkenntnis ist es nicht mehr weit zu der Erkenntnis, dass wir alle eine Bewusstheit teilen, ebenso wie wir den Atem teilen.

ERWACHENDE SCHLANGE – Wenn die Energien der kosmischen Intelligenz und des Lebens zusammenfließen…

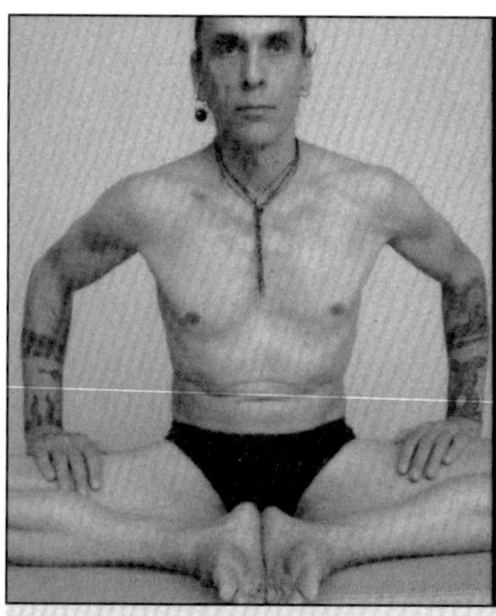

EINATMEN

Schusterhaltung – Baddha Konasana Vorbereitung – 1

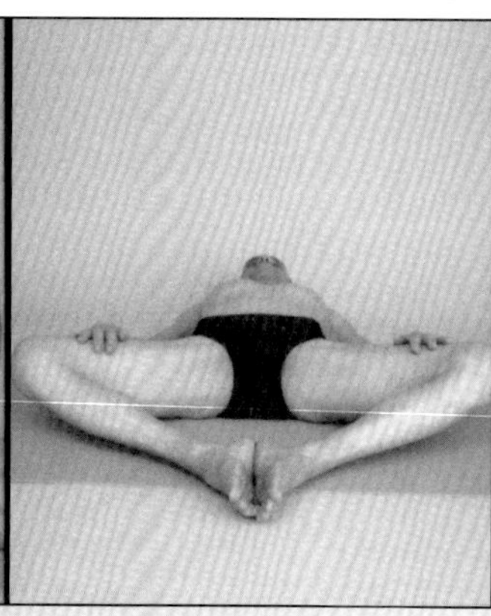

AUSATMEN

Haltung der Göttin – Zurückgelegtes Baddha Konasana (20 Atemzüge halten) – 1

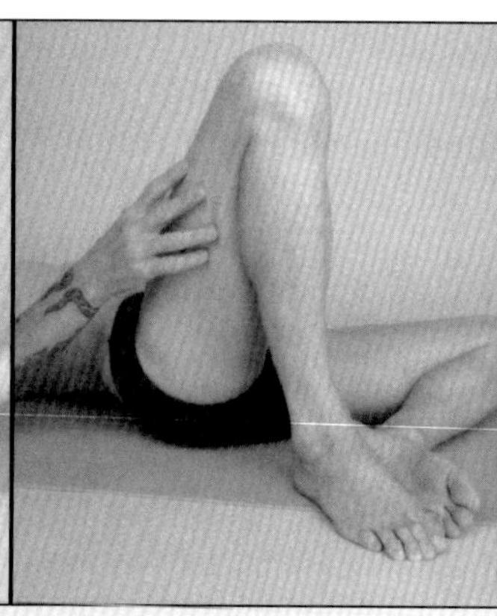

EINATMEN

Knie anheben – Ardha Urdhva Dhanurasana Vorbereitung – 1

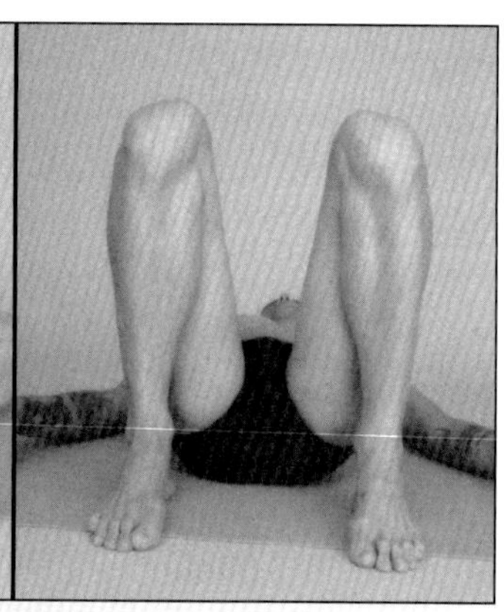

AUSATMEN

Füße erden – Ardha Urdhva Dhanurasana Vorbereitung – 1

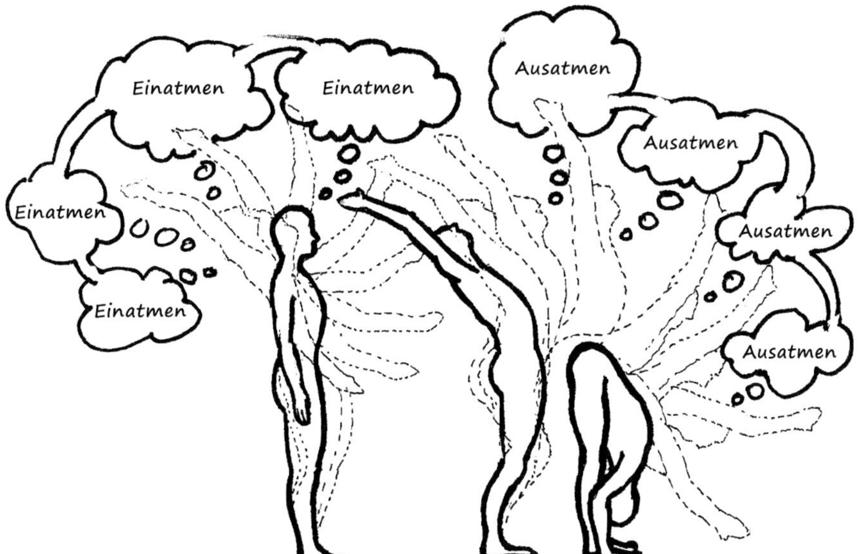

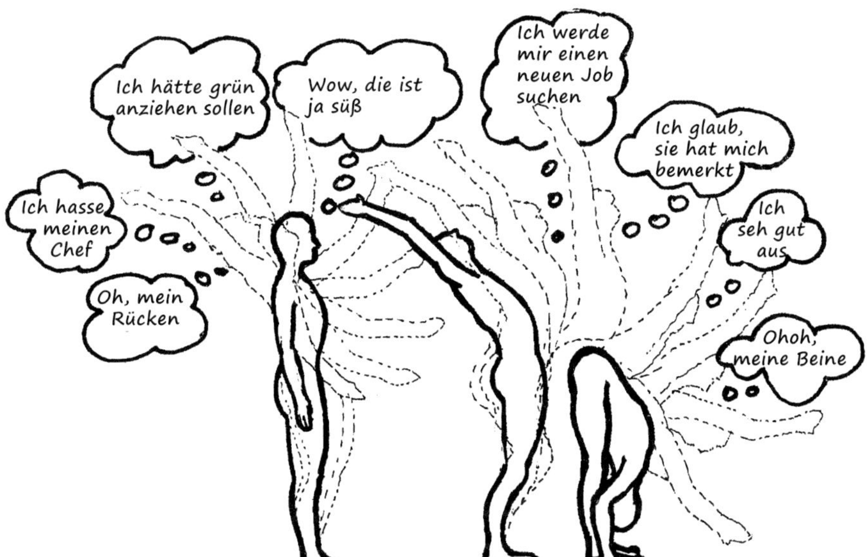

(oben) Vinyasa mit dem Fokus auf dem Atem (unten) Vinyasa mit dem Fokus auf den Gedanken

Künstler: David Life

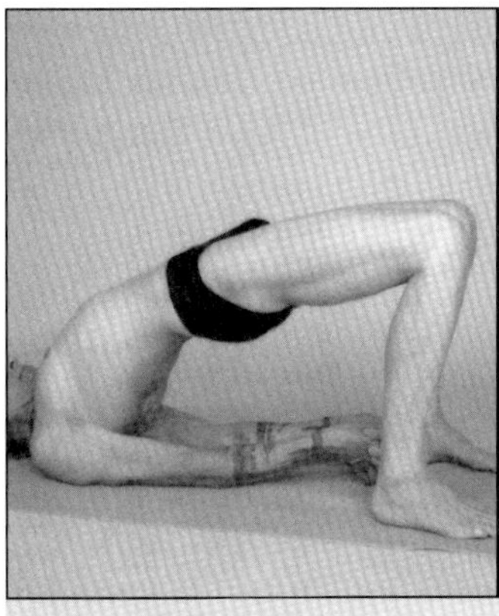

EINATMEN

Halbes Rad – Ardha Urdhva Dhanurasana (10 Atemzüge halten) – 2

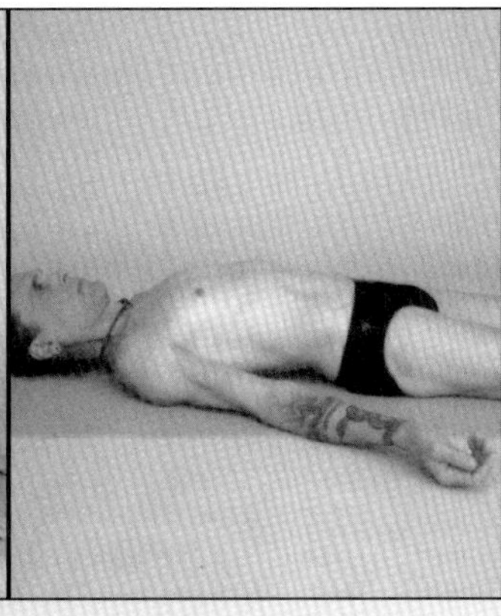

AUSATMEN

Totenstellung – Savasana – 1

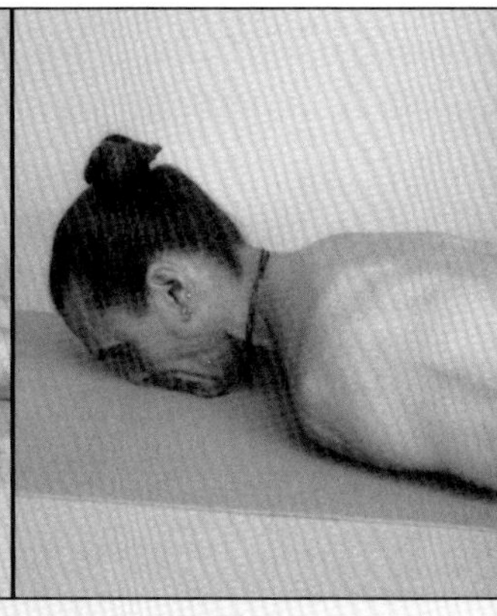

EINATMEN AUSATMEN

Auf den Bauch rollen – Bhujangasana Vorbereitung – 1

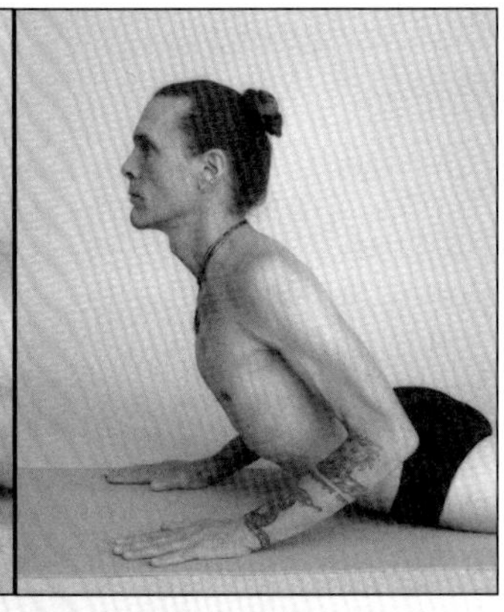

EINATMEN AUSATMEN

Kobra – Bhujangasana (10 Atemzüge halten) – 2

Hier aufhören, oder weiter auf der nächsten Seite.

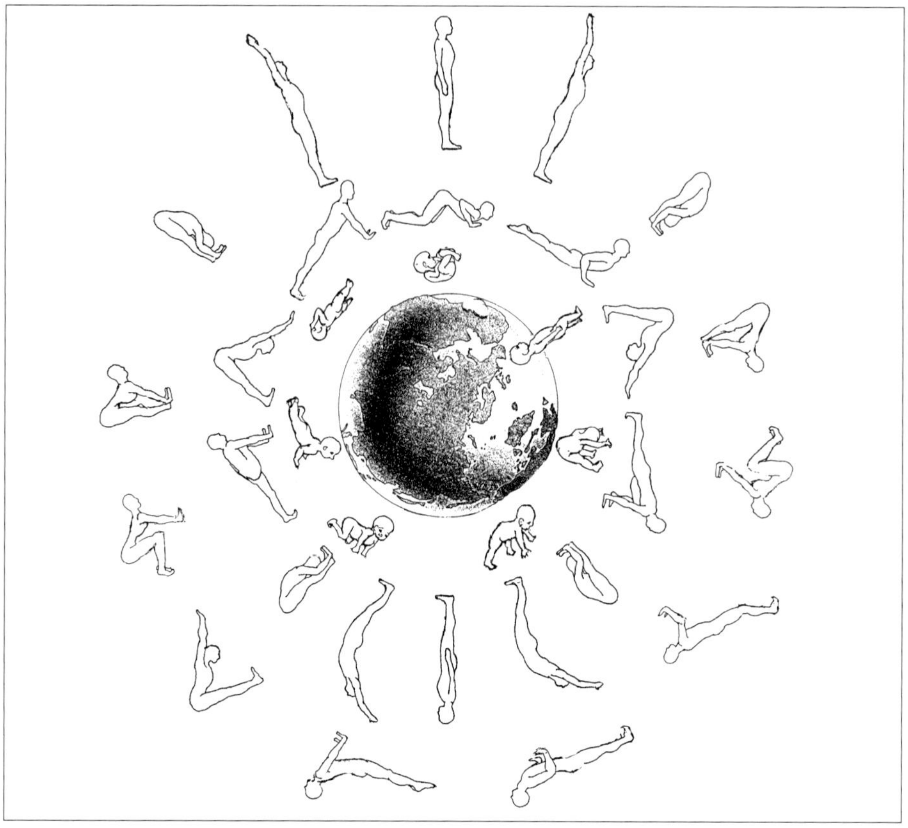

Surya Namaskar (Sonnengruß) Mandala
Künstler: David Life

DIE HEUSCHRECKE UND DAS KAMEL – Widerstand gegen Veränderung zeigt sich im Körper als Un-Wohlsein.

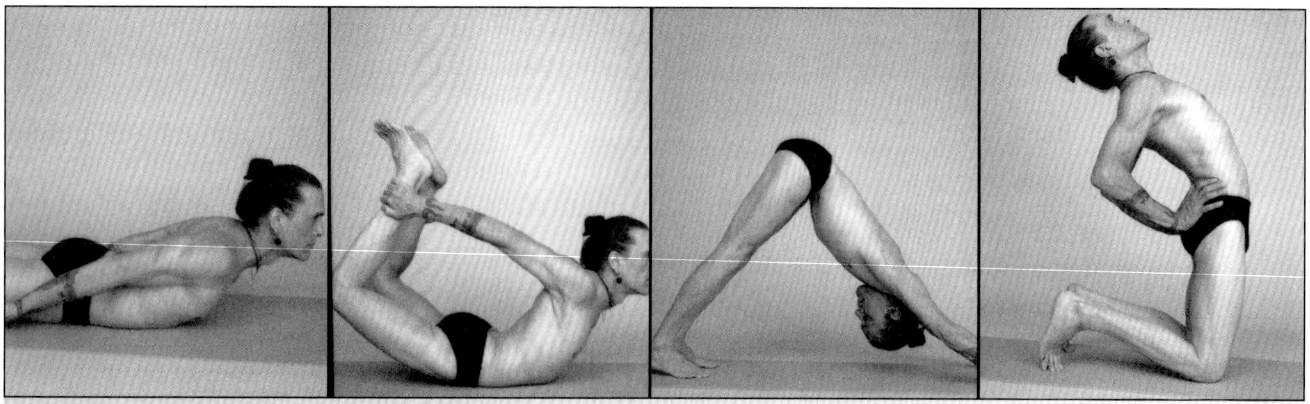

EINATMEN AUSATMEN EINATMEN AUSATMEN EINATMEN AUSATMEN

Shalabasana – Heuschrecke (8 Atemzüge halten) – 1

Bogen – Dhanurasana (8 Atemzüge halten) – 2

Nach unten schauender Hund – Adho Mukha Svanasana – 1

Auf den Knien stehen – Ustrasana Vorbereitung (5 Atemzüge halten) – 2

Das Erwachen des Bewusstseins hilft allen anderen, weil wir alle an diesem Bewusstsein und seinem Erwachen teilhaben.

Ein Vinyasa Krama, das die meisten Yogaschüler kennen, ist Surya Namaskar. Ein klassischer Sonnengruß wurde im vorigen Kapitel vorgestellt. Es gibt viele Varianten, eine davon ist die mit dem integrierten Sprung, wie sie auf der Zeichnung auf der vorigen Seite gezeigt wird. (Wenn du noch keine Übung in irgendeiner Form des Sonnengrußes oder irgendeiner der anderen in diesem Buch vorgestellten Asanas hast, dann wende dich bitte an einen guten Lehrer, bevor du versuchst, die Übungsstunden, die in diesem Kapitel angegeben sind, selbst auszuprobieren.) Viele Yogaschulen nutzen den Sonnengruß als eine Art „Aufwärm-Übungen" für eine Yogastunde. Die natürliche Entwicklung eines Kindes aus der Embryohaltung zum Stehen wird in umgekehrter Reihenfolge im Surya Namaskar nachempfunden, bei dem wir uns vom Stehen zum Krabbeln bewegen. Das spiegelt die yogische Reise wider, bei der man sich von der Materie zum Geist bewegt:

1. Das Kind ist in der Embryohaltung, nach vorne gebeugt, im Bauch der Mutter.
2. Das Kind lernt, sich auf einem flachen Untergrund zu strecken.
3. Das Kind liegt auf dem Bauch in der Position des nach oben schauenden Hundes.
4. Das Kind schiebt sich zurück auf Hände und Füße.
5. Das Kind drückt sich in den nach unten schauenden Hund.
6. Das Kind wandert mit den Füßen zu den Händen in Uttanasana.
7. Das Kind steht in einem wackeligen Samastittih.

Ein Sonnengruß, Surya Namaskar

Ausatmen, Berghaltung, Samstittih.

Einatmen, Daumen verhaken, zurückbeugen.

Ausatmen, nach vorne beugen, Uttanasana.

Einatmen, rechter Fuß zurück in den Ausfallschritt,

Chandrasana Variation.

Ausatmen, in den nach unten schauenden Hund,

Adho Mukha Svanasana.

Einatmen, schiefe Ebene.

Ausatmen, Knie, Brustkorb und Kinn zum Boden,

Ashtanga Namaskar.

Einatmen, Kobra, Bhujangasana.

Ausatmen, Gesäß auf die Fersen, dann nach

unten schauender Hund, Adho Mukha

Svanasana.

Einatmen, rechter Fuß nach vorne.

Ausatmen, Vorwärtsbeuge, Uttanasana.

Einatmen, Knie beugen, Daumen verhaken, Arme

vor und hoch, Beine strecken, dann zurücklehnen.

Ausatmen, Samastittih, Uttanasana…

Mindestens 5 Minuten lang wiederholen.

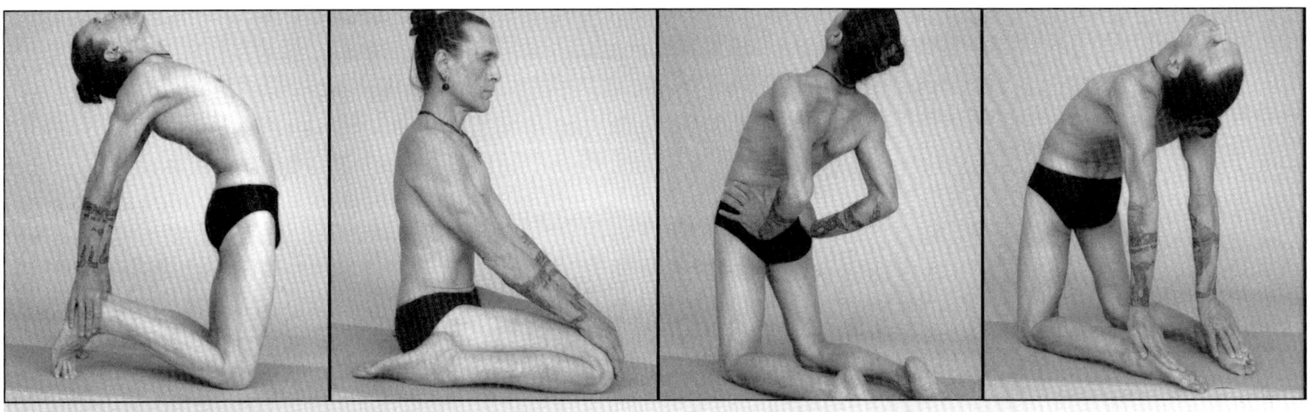

EINATMEN AUSATMEN EINATMEN AUSATMEN EINATMEN AUSATMEN

Kanninchen – Ustrasana Variation (8 Atemzüge halten) – 3

Heldenhaltung – Virasana (5 Atemzüge halten) – 2

Auf den Knien stehen – Ustrasana Vorbereitung (5 Atemzüge halten) – 2

Kamel – Ustrasana (8 Atemzüge halten) – 3

Hier aufhören, oder weiter auf der nächsten Seite.

Der Atem ist das äußere Vinyasa oder verbindende Element; die Absicht ist das innere Vinyasa. Den Atem zu kontrollieren wird dir dabei helfen, deine Gedanken unter Kontrolle zu halten. Versuche Extra-Atemzüge zu vermeiden. Es sollte jeweils nur eine Ein- oder Ausatmung pro Bewegung geben, während du dich bewegst. Die Länge von Ein- und Ausatmung sollte gleich sein, und der Atem sollte beginnen, wenn die Bewegung beginnt, und enden, wenn sie gerade abgeschlossen ist. Wenn wir die Fähigkeit perfektionieren, jede der Haltungen mit dem gleichen gleichmäßigen und stetigen Atem auszustatten, können wir vielleicht die allgegenwärtige Bewusstheit wahrnehmen, die allen weltlichen Formen innewohnt.

Als Yogis beginnen wir mit dem wackeligen Samastittih und kehren die Reihenfolge dieser Bewegungen um. Surya Namaskar erforscht wie in einem Mikrokosmos diese frühkindlichen Aktivitäten. Während wir uns von einer Form zur nächsten verändern – vom Hund zum Krieger zur schiefen Ebene bis zum Berg –, bleibt eines immer gleich: der Atem und unser Empfinden des „Ich-Bin." Als Kleinkind hatten wir Mühe zu krabbeln, zu stehen, zu laufen und zu rennen, aber im Inneren veränderte sich unsere Erfahrung vom „Ich-Bin" niemals.

Es gibt viele Arten des Surya Namaskar, und jede ist hilfreich, wenn man in angemessener Weise auf das Vinyasa achtet. Das Surya Namaskar Vinyasa zu üben baut die Absicht für die gesamte Praxis auf, weil es praktisch wie eine Verbeugung im Gebet in einem Tempel ist. Man verbeugt sich in einem respektvollem Gebet vor dem Himmel, der Erde und allen irdischen Wesen. Wir erfahren die Kontinuität in allem, was geschieht. Wir verbinden uns mit dieser Kontinuität.

Asanasequenzen sind eine kraftvolle Möglichkeit, sowohl das Konzept als auch die praktischen Aspekte des Vinyasa Krama zu erforschen, weil sie eine Reihenfolge von Veränderungen *sind*, die in einem kontrollierten Rahmen mit der bewussten Absicht der Selbst-Erkenntnis unternommen werden.

Wenn wir aus einer distanzierten Perspektive beobachten, wie unsere Gewohnheiten, Ängste und Neigungen unsere Beteiligung an oder unseren Widerstand gegen Veränderungen bestimmen, die wir erfahren, während wir Asanas üben, lernen wir etwas über unsere Unbewusstheit und über die Natur des Geistes.

Am Anfang nutzen wir den Atem, die Absicht, die Bandhas und den Blick, um unseren Geist darin zu üben, die Sinne zu lenken, statt sie einfach in jede beliebige Richtung abschweifen zu lassen. Es liegt in der Natur des Geistes, von den Sinnen hin und her gerissen zu werden, wenn diese von Eindruck zu Eindruck flitzen. Durch das Fokussieren auf den Atem und eine darauf folgende voll konzentrierte, nahtlose Ausführung von Asanas jedoch lernen wir, unsere Aufmerksamkeit auf einen Punkt auszurichten. Wenn wir gelernt haben, unseren Geist für längere Zeit

FROSCH AUF REISEN – Der Frosch hüpft direkt ans Ziel.

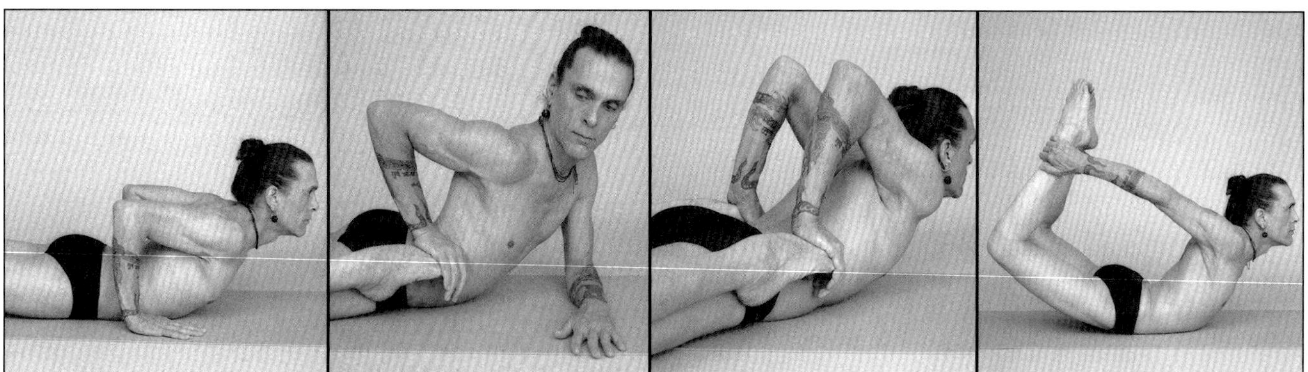

EINATMEN — AUSATMEN — EINATMEN AUSATMEN — EINATMEN AUSATMEN

Shalabasana – Heuschrecke (5 Atemzüge halten) – 1

halber Frosch – Ardha Bhekasana (5 Atemzüge pro Seite halten) – 1

Frosch – Bhekasana (5 Atemzüge halten) – 2

Bogen – Dhanurasana (5 Atemzüge halten, 3 Mal wiederholen) – 2

ohne Unterbrechung auszurichten, wird dieser Fokus Dharana genannt. Dharana schließlich führt irgendwann spontan zum meditativen Zustand, Dhyana.

Vinyasa Krama ist die aufeinander folgende Anordnung von Asanas mit einem bestimmten Ziel. Manche Sequenzen sind belebend, manche sind sehr raffiniert, manche drehen sich um das Thema Gleichgewicht, einige haben therapeutische Wirkung, einige sind wie ein Tanz, manche sind kriegerisch, manche erzählen Geschichten, und alle können zu Samadhi führen: Erleuchtung! Sequenzen fügen der Asanapraxis eine andächtige Qualität, Elemente von körperlicher Herausforderung, künstlerische Präzision und einen therapeutischen Effekt hinzu.

Jede Asana hat eine ganz eigene essenzielle Schwingung, ähnlich den einzelnen phonetischen Lauten, aus denen das Alphabet einer Sprache zusammengesetzt ist. Wenn Asanas richtig verbunden werden, bilden sie Gebete, die entsprechend der Absicht und dem Inhalt des Gebets bestimmte Wirkungen erzielen. Sequenzen sollten deshalb langsam und sorgfältig und mit Bewusstheit entwickelt werden.

Ein Vinyasa kann kontinuierlich einen Teil der Stunde geübt werden oder sogar eine komplette Stunde lang. Bewusstheit schafft die höchste Verbindung, deshalb nutzen wir den Atem als Trainingsmittel, um aufmerksam zu bleiben, während wir uns durch die Positionen bewegen, und erzeugen dadurch Bewusstheit. Den Atem im Vinyasa zu nutzen bedeutet, für jeden Atemzug Verantwortung zu tragen und jeden Atemzug an die entsprechende Bewegung in eine Haltung hinein oder aus einer Haltung heraus zu binden. Der Atem erleuchtet und erfüllt die Asanas.

Während des Vinyasa sollte der Atem immer ein- oder ausfließen; Atempausen sind nicht gewollt. Wenn du spürst, dass du den Atem anhältst, denke über die darunter liegenden geistigen Eindrücke nach, die zu diesem Anhalten des Atems geführt haben. Du könntest so vielleicht sogar Eingebungen darüber bekommen, wie diese unterschwelligen geistigen Verhaltensweisen dich auch in anderen wichtigen Momenten im Leben zögern lassen.

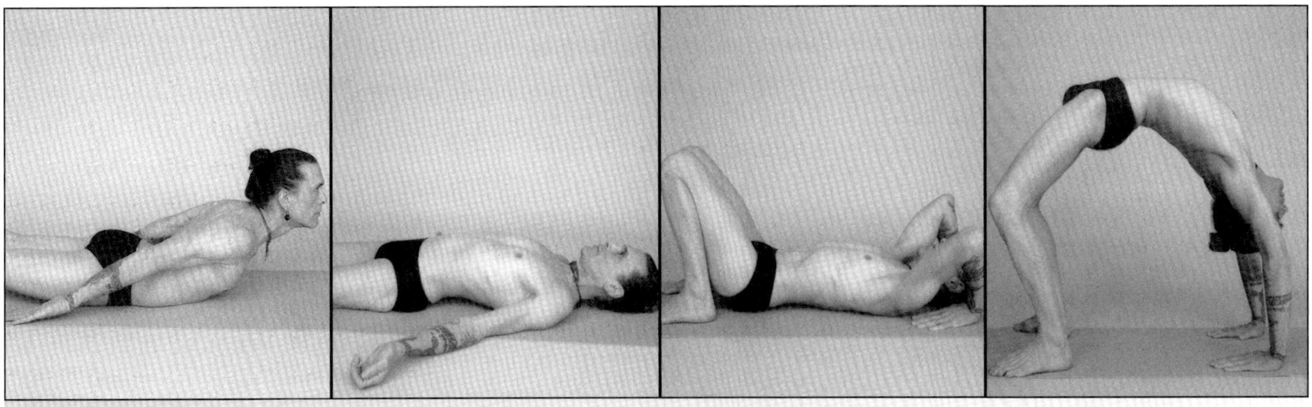

EINATMEN AUSATMEN EINATMEN AUSATMEN EINATMEN

Shalabasana – Heuschrecke (5 Atemzüge halten, 3 Mal wiederholen) – 1

Auf den Rücken rollen – Savasana – 1 (5 Atemzüge halten) – 2

Hände und Füße platzieren – Urdhva Dhanurasana Vorbereitung – 1

Rad – Urdhva Dhanurasana (5 Atemzüge halten, 3 Mal wiederholen) – 3

Hier diese Sequenz beenden.

Die folgenden Hilfsmittel sind sehr nützlich, um eine grundlegende erhebende Absicht zu finden, die ununterbrochen während der Asanapraxis wirken kann. Wenn du bemerkst, dass dein Geist abschweift, kannst du diese Hilfsmittel nutzen, um deine Konzentration wiederzufinden. Mit mehr Erfahrung wirst du herausfinden, welches am besten für dich ist.

1. *Bilder von Gottheiten oder inspirierenden Heiligen, die ihr Leben der Bewusstseinserhöhung gewidmet haben.*
2. *Inspirierende, andächtige Musik, die aufbaut und uns an unser Ziel, Yoga, erinnert.*
3. *Innerlich ein Mantra chanten und es an die Ein- und Ausatmung koppeln.*

Hier sind einige wichtige Richtlinien bezuglich des Atems während der Vinyasapraxis:

1. Einatmung und Ausatmung sollten nur durch die Nase erfolgen und von gleicher Länge und Intensität sein. Ujjayi Atem macht den Atem hörbar und leichter zu kontrollieren. Wenn du nicht mit dem Ujjayi Atem vertraut bist, bitte deinen Yogalehrer um Anleitung. Einige Anweisungen werden auch im Kapitel 6 bei den Pranayamatechniken gegeben.

2. Normalerweise wird während aufsteigender Bewegungen und Bewegungen, die die Vorderseite des Körpers öffnen, eingeatmet.

3. Normalerweise wird während absteigender Bewegungen und Bewegungen, die die Rückseite des Körpers öffnen, ausgeatmet.

4. Keine Bewegung wird ausgeführt, wenn sie nicht direkt mit einer Ein- oder Ausatmung verbunden ist.

5. Die Qualität des Atems spiegelt den Zustand des Geistes in jeder Haltung wider. Wenn der Atem eine unberührte Qualität hat, frei von Bindung an Angenehmes oder von Ablehnung von Schmerz, dann wird auch der Geist diese Qualität haben.

6. So wenig Atemzüge und Bewegungen wie möglich werden verwendet, um von einer Haltung in die nächste hineinzugelangen, zwischen den Haltungen zu wechseln oder eine Haltung zu verlassen. Kein Gejammer, Gezappel, Ausweichen, keine Tagträumereien oder Beklagen.

Ksana-pratiyogi parinamaparanta-nirgrahyah kramah. (YS IV:33)

Krama, der Prozess, ist die Abfolge von Veränderungen, die von Moment zu Moment geschehen, der erst am Ende der Transformation der drei Gunas verständlich wird.

SPIEL DES FISCHES – Der schwimmende Fisch spielt unbeindruckt von den Höhen und Tiefen.

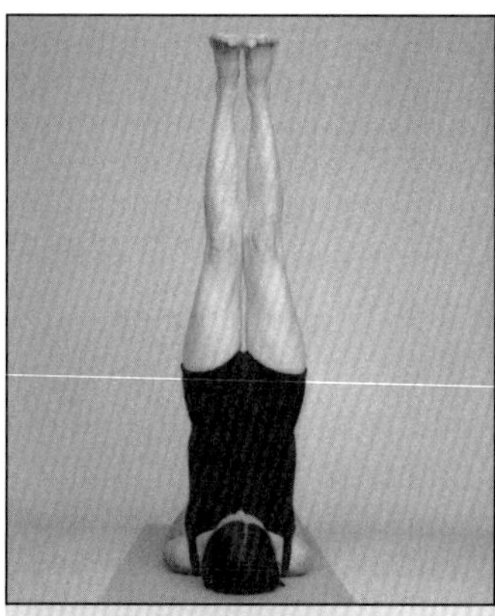

EINATMEN

Schulterstand – Salamba Sarvangasana (100 Atemzüge halten) – 2

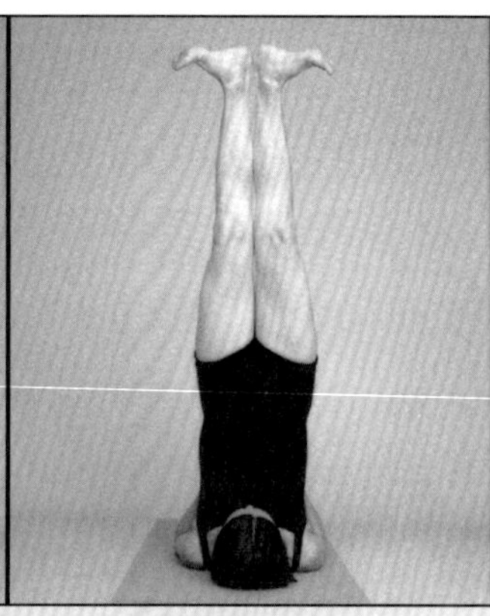

AUSATMEN

Füße auswärts drehen und flexen - Salamba Sarvangasana Variation – 2

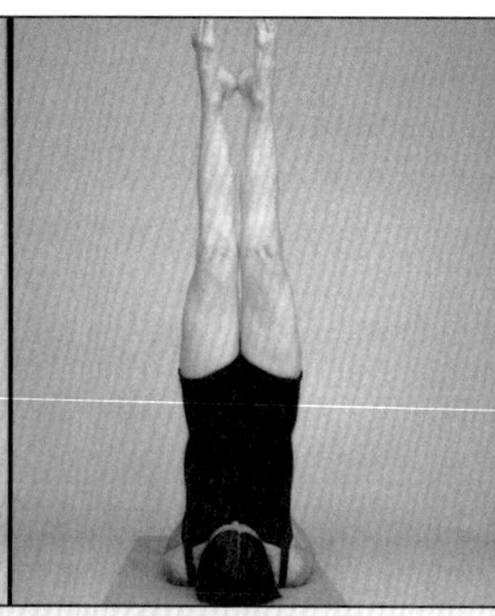

EINATMEN

Füße pointen – Salamba Sarvangasana Variation – 2

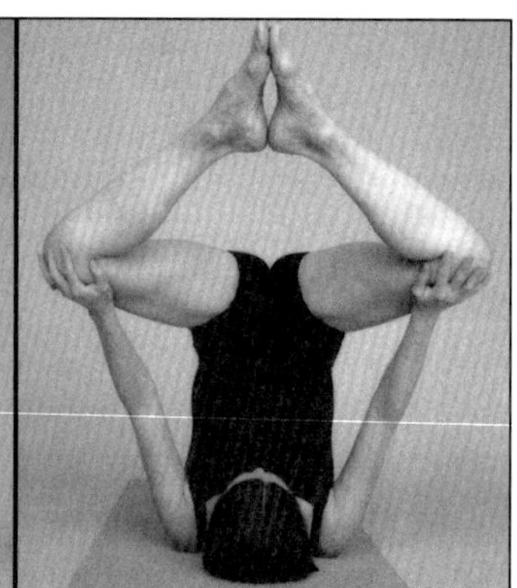

AUSATMEN EINATMEN

Knie auf die Hände stützen – Niralamba Sarvangasana Variation (10 Atemzüge halten) – 2

In diesem Sutra erklärt uns Patanjali, dass der Prozess oder Krama enthüllt wird, wenn die drei Gunas (die Qualitäten der illusionären Existenz) transzendiert werden. Eine Asanapraxis, die von tamas beherrscht wird, zeigt sich in Schläfrigkeit, Gähnen und sogar in Visionen von Macht und Kontrolle. Eine Asanapraxis, bei der rajas überwiegt, ist voller Konkurrenzkampf, Anstrengung, Sprunghaftigkeit und Aggression. Um diese Neigungen zu vermeiden, sollte man eine sattvische Praxis entwickeln, die sich durch Beständigkeit (sthira) und Freude (sukham) auszeichnet.

Kultiviere eine beständige, bewusste Praxis, die nicht von den täglichen Unwägbarkeiten beeinflusst wird. Die Übungsstunden, die in diesem Buch dargestellt sind, bilden eine gute Grundlage, um ein Programm für eine Asanapraxis zu entwickeln. Nachdem du mit einigen dieser Stundensequenzen gearbeitet hast, hast du das Prinzip verinnerlicht und fängst an, die Elemente, aus denen sich eine Stunde zusammensetzt, zu verstehen. Dann bist du in der Lage, zu improvisieren und Änderungen vorzunehmen, indem du weitere Sequenzen einbaust oder Asanas hinzufügst oder weglässt. Dieses Hinzufügen oder Weglassen sollte jedoch nicht nach Lust und Laune des jeweiligen Tages geschehen. Es sollte auf dem Erfahrungswissen der möglichen Wirkung einer Sequenz und auf dem Beherrschen der Technik des angemessenen Ausbalancierens und Zusammenfügens von Sequenzen für eine Stunde basieren.

Am Ende dieses Buches haben wir im Anhang eine Liste mit Asanas beigefügt, die du nutzen kannst, um deine eigenen Asanasequenzen zu erstellen. Im Anhang I sind die Asanas nach Schwierigkeitsgrad gegliedert, um dir zu helfen, Sequenzen so zusammenzustellen, dass sie von der Asana mit dem geringsten Schwierigkeitsgrad zu der mit dem höchsten Schwierigkeitsgrad aufsteigen.

- *Gegenhaltung: eine Haltung, die die Energie nach einer Position mit einer in eine bestimmte Richtung gelenkten Energie genau in die entgegengesetzte Richtung bewegt. Eine Gegenhaltung ist notwendig, wenn man eine Haltung über einen längeren Zeitraum hinweg gehalten hat.*

  Zum Beispiel:

  Haltung:Salamba Sarvangasana (Schulterstand)
  Gegenhaltung: Matsyasana (Fisch)

- *Neutralisierende Haltung: eine Haltung, die die Energie neutralisiert und dem Übenden erlaubt, sich entweder in eine andere Richtung zu bewegen oder die Bewegung in die gleiche Richtung zu intensivieren.*

- *Neutralisierende Haltungen wie zum Beispiel Tisch und Adho Mukha Svanasana (nach unten schauender Hund) werden zwischen Asanas benutzt, oder auch zwischen Sequenzen, bevor der Übende zum nächsthöheren Schwierigkeitsgrad übergeht.*

- *Eine bestimmte Haltung kann je nach Kontext, in dem sie eingesetzt wird, entweder als Gegenhaltung oder neutralisierend wirken. Der Tisch zum Beispiel ist eine neutralisierende Haltung, kann aber auch zur Gegenhaltung werden, wenn er nach dem Vorwärtsbeugen geübt wird.*

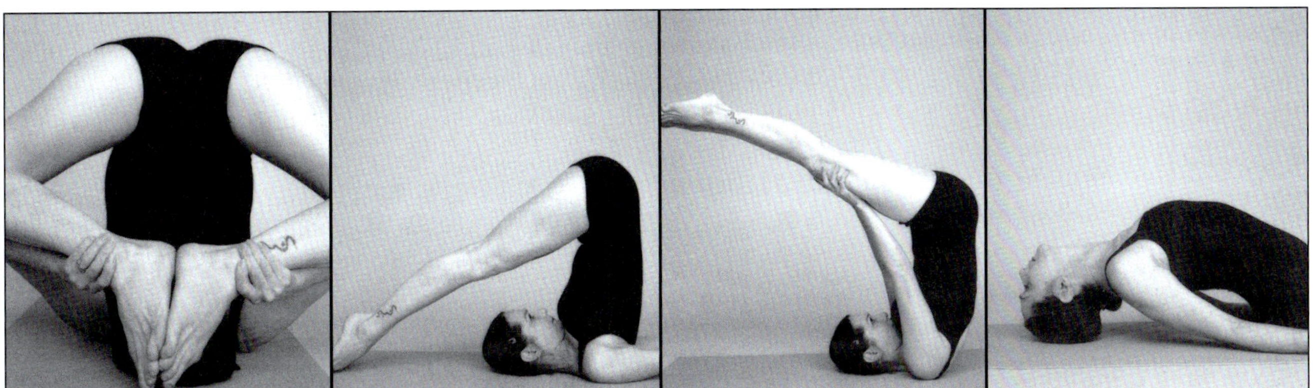

AUSATMEN EINATMEN AUSATMEN EINATMEN AUSATMEN EINATMEN

Zehen zum Kopf – Halasana Variation (5 Atemzüge halten) – 2

Pflug – Halasana (10 Atemzüge halten) – 2

Oase der Stille – Niralamba Sarvangasana II Variation (10 Atemzüge halten) – 2

Fisch – Matsyasana (10 Atemzüge halten) – 2

Hier aufhören oder mit der nächsten Sequenz weitermachen.

Tägliches Üben ermöglichte es uns, über das Mögen und Nicht-Mögen, über Anziehung und Abneigung hinauszuwachsen und die volle Kraft der energetischen Strukturen jeder Sequenz zu spüren – als eine Methode, Transzendenz zu erreichen. Im Idealfall sollte man eine Sequenz unverändert so lange wiederholen, bis man sie beherrscht. Einfach gesagt: Wiederholung lässt Magie entstehen.

Um über die drei Gunas hinauszuwachsen, ist es wichtig, die Praxis zunächst in ein sattvisches Gleichgewicht zu bringen. Ist das erst geschafft, wird die Transzendenz, von der Pantajali gesprochen hat, wahrscheinlich mühelos einsetzen.

Die tägliche Praxis sollte:

- die Aufmerksamkeit auf ein spirituelles Ziel richten.
- die Nadis (die feinstofflichen Nervenkanäle) reinigen und den Fluss von Prana unterstützen.
- das gesamte Hormonsystem stimuliert und ausgeglichen halten.
- stetig Kraft, Flexibilität und Freude erhöhen.

Während jedes Teilbereichs einer Asanastunde sollte jede folgende Haltungsequenz an Intensität je nach Können des Übenden zunehmen und dann an Intensität wieder nachlassen, indem man neutralisierende oder weniger schwierige Asanas einsetzt. Wir bewegen uns vom Allgemeinen zum Spezifischen und zurück zum Allgemeinen, vom weniger Schwierigen zum Schwierigeren und schließlich zurück zum weniger Schwierigen.

AUF DEN SPUREN KRISHNAS – Die Welt ist sein Spielplatz und der Himmel sein Weg.

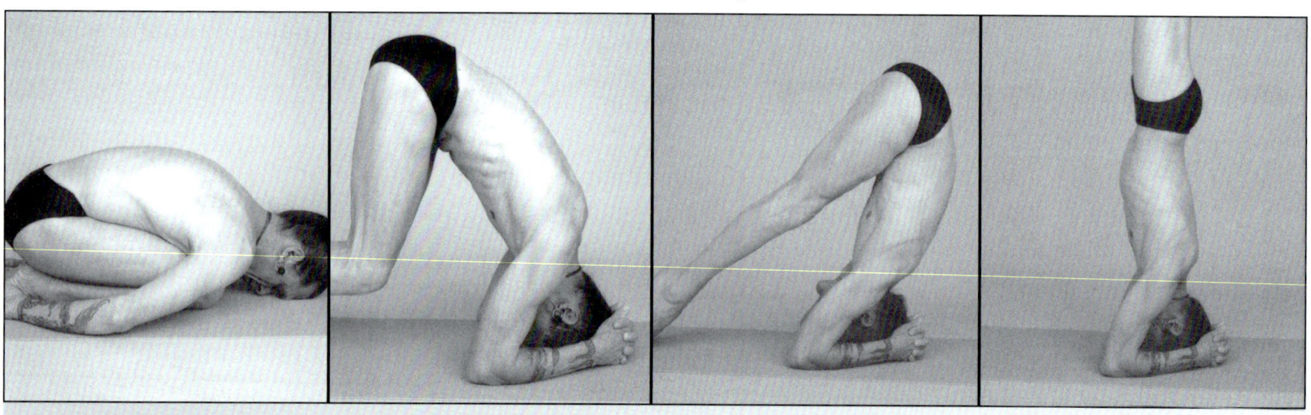

AUSATMEN	EINATMEN	AUSATMEN	EINATMEN
Bheki – Kleinkindstellung (5 Atemzüge halten) – 1	Kopfstand – Salamba Sirsasana Vorbereitung – 1	Kopfstand – Salamba Sirsasana Vorbereitung – 2	Kopfstand – Salamba Sirsasana (50 Atemzüge halten) – 3

Die Grafik unten illustriert, wie die Praxis sich in Wellen mit ansteigendem Schwierigkeitsgrad vorwärtsbewegen sollte, wobei der Körper sich vor jeder neuen Welle in neutralisierende Positionen bewegt. Die Zahlen 1 bis 4 geben den Schwierigkeitsgrad der Asana an. Die dicke schwarze Linie steht für eine fortgeschrittene Praxis, die dünne schwarze Linie für ein mittleres Level und die gepunktete Linie für eine Anfängerpraxis. Am unteren Rand sind die Namen für den Schwerpunkt des jeweiligen Teils der Stunde angegeben. Eine komplette Praxis könnte ungefähr so verlaufen und beinhaltet außerdem noch Seitendehnungen, Drehungen und neutralisierende Haltungen.

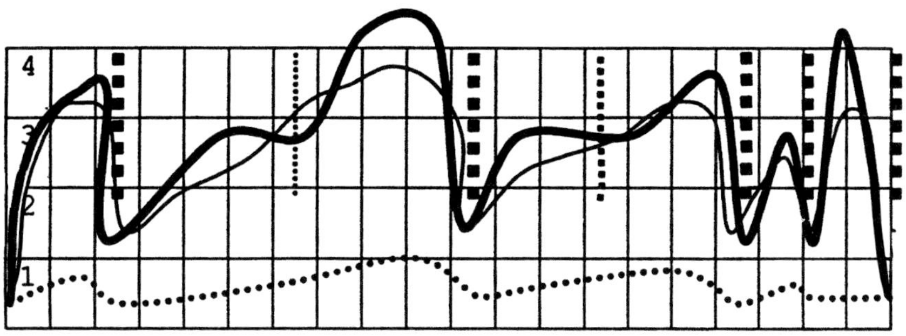

[Sonnengrüße] [Vorwärtsbeugen] [Rückwärtsbeugen] [Umkehrhaltungen]

Die senkrechten, leicht getupften Linien stehen für die Zeitpunkte, an denen neutralisierende Asanas eingefügt werden können. Die senkrechten stark getupften Linien stehen für Gegenhaltungen. Man kann hier die systematische Nutzung von neutralisierenden Haltungen erkennen, wo sie nötig sind, und wie sie die Intensität der Praxis in Wellen erhöhen.

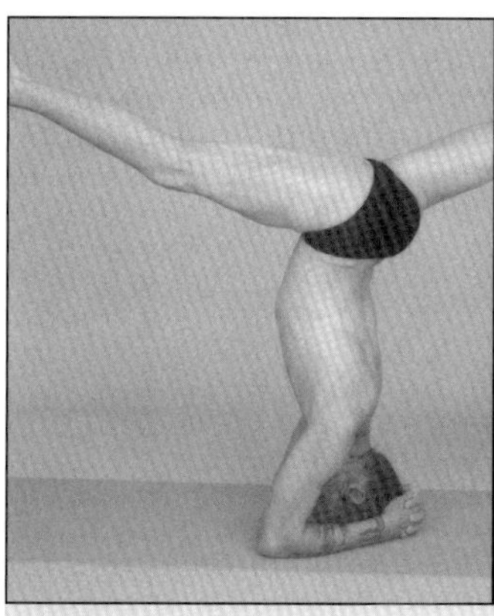

AUSATMEN

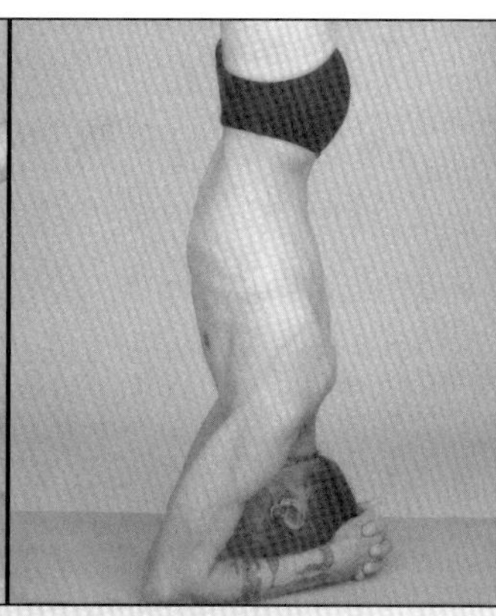

EINATMEN

Kopfstand – Salamba Sirsasana Variation, mit jedem Atemzug abwechselnd die Beine vor- und zurück bewegen, nach jedem Schritt zur Mitte zurückkommend (10 Mal wiederholen) – 3

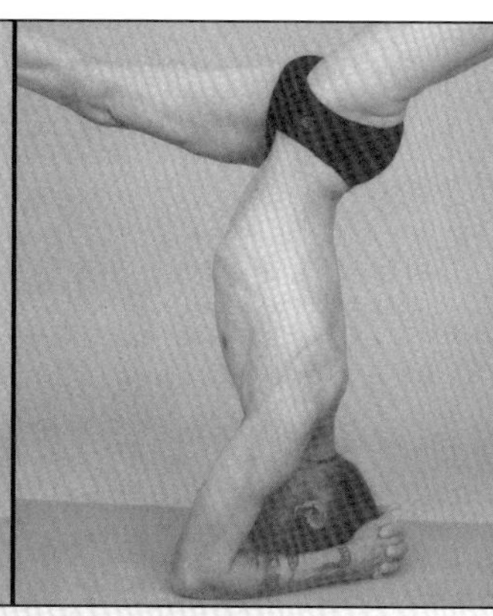

AUSATMEN

Oase der Stille – Niralamba Sarvangasana II Variation (10 Atemzüge halten) – 2

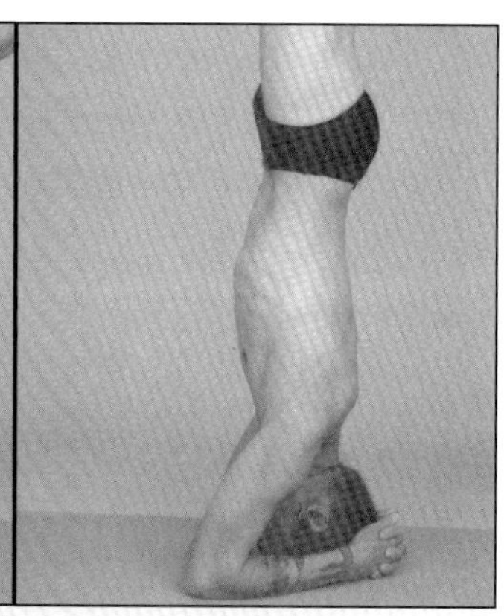

EINATMEN

Kopfstand – Salamba Sirsasana – 3 (10 Atemzüge halten) – 2

Hier aufhören, 5 Atemzüge lang in der Kleinkindstellung entspannen.

Übergänge

Einer der schwierigeren Aspekte des Sequenz-Erstellens ist herauszufinden, wie man in eine bestimme Asana hinein- oder hinausgeht. Hier sind einige grundlegende Regeln, die helfen sollten:

1. Keine Bewegung sollte ohne den entsprechenden Atem ausgeführt werden.

2. Überflüssige Bewegungen oder Verschönerungen sollten nicht hinzugefügt werden.

3. Im Zweifelsfall komplett aus einer Asana herauskommen und den Körper durch eine neutralisierende Stellung neu ausrichten, bevor man sich in die nächste Asana bewegt.

Hier einige grundlegende Regeln für deine Asanapraxis:

1. Beginne immer mit einer Anrufung, einem Gebet oder einer Widmung.

2. Nutze Übungen zur Bewusstwerdung des Atems, um die Aufmerksamkeit auf den Atem zu lenken. Zum Beispiel: *kapalabhati* kriya (beschrieben auf Seite 190) oder Ujjayi (beschrieben auf Seite 123)

3. Wärme dich mit 5 bis 15 Minuten Surya Namaskar (Sonnengruß) Vinyasa auf.

4. Die Yogastellungen können eine beliebig lange Zeit gehalten werden, aber meistens hält man sie nur 5 bis 20 Atemzüge lang. Eine Ausnahme bilden die Umkehrhaltungen, die je nach dem Vermögen des Übenden, einige Minuten lang gehalten werden können.

5. Stehende Haltungen sollten vor vorwärtsbeugenden, rückwärtsbeugenden oder Umkehr-Haltungen geübt werden. Sie verankern den Körper durch die Füße im Boden, geben Stabilität und Stärke und bringen Bewusstheit in die Beine.

6. Drehungen sollten nicht vernachlässigt werden, entweder zu Beginn der Praxis, wo sie auf die inneren Organe wirken und den Bewegungsspielraum der Wirbelsäule erhöhen, oder während der gesamten Praxis, wo sie als neutralisierende Haltungen verwendet werden können.

7. Niemals in derselben Sequenz zwischen Rückwärts- und Vorwärtsbeugen abwechseln, wenn nicht ein sorgsames und gleichmäßiges Vinyasa des Atems praktiziert wird. Im Surya Namaskar, wo sich von Natur aus Rückwärts- und Vorwärtsbeugen abwechseln, ist man vor Verletzung geschützt, wenn ein striktes Vinyasa eingehalten wird, bei dem jeder Atemzug bewusst gezählt wird.

8. Wenn man Asanas hält, sollte man Vorwärtsbeugen nur mit anderen Vorwärtsbeugen, Rückwärtsbeugen nur mit anderen Rückwärtsbeugen, Seitendehnungen nur mit anderen Seitendehnungen kombinieren.

9. Wenn du gern in einer Stunde oder bei einem Teil deiner Praxis einen bestimmten Aspekt der Asanapraxis in den Mittelpunkt stellen möchtest, solltest du nur einen wählen (z.B. Vorwärtsbeugen oder Rückwärtsbeugen), nicht beide. Du kannst diese Ausrichtung jeden Tag oder alle paar Tage verändern. Du kannst zum Beispiel am Montag, Dienstag und Mittwoch Rückwärtsbeugen üben und am Donnerstag, Freitag, Samstag und Sonntag Vorwärtsbeugen.

10. Gleiche nicht eine Vorwärtsbeugenserie mittendrin mit einer Rückwärtsbeuge aus oder umgekehrt. Neutralisiere stattdessen, zum Beispiel mit einer Drehhaltung.

11. In jeder Stunde beginne mit den einfacheren Haltungen und gehe dann zu schwierigeren Haltungen über.

12. Füge nicht mehr Haltungen auf einer Seite aneinander, als du erinnern kannst, um diese Sequenz auch auf der anderen Seite noch ausführen zu können.

13. Füge in gleichmäßigen Abständen neutralisierende Haltungen wie Adho Mukha Svanasana (nach unten schauender Hund) oder Bheki (Kleinkindstellung) ein.

14. Verwende ergänzende Gegenhaltungen, sobald eine Serie von Haltungen derselben Kategorie beendet ist. Nimm neutralisierende Haltungen in regelmäßigen Abständen während und zwischen den einzelnen Teilen ein. Eine vorwärtsbeugende Serie kann beispielsweise durch die Tischhaltung oder Purvottanasana ausbalanciert werden, gefolgt von einer neutralisierenden Drehung nach rechts und dann nach links.

15. Entspanne dich am Ende der Praxis mindestens 10 bis 15 Minuten in Savasana (Totenstellung).

16. Meditiere mindestens 5 Minuten lang (Anleitungen zur Meditation finden sich in Kapitel 10).

Stell dir Vinyasa Krama als die Sprache der Asanas vor. Die Bedeutung liegt im Rhythmus der Bewegung und in der sorgsamen Auswahl aus der unendlichen Zahl der Kombinationsmöglichkeiten.

Wir alle wissen, dass die Form einer Antenne bestimmt, welches Signal sie senden oder empfangen kann. Deshalb hat eine Kurzwellen-Antenne eine andere Form als eine Antenne für einen Farbfernseher oder für eine Satellitenschüssel. Wenn wir den Körper in verschiedene Formen bringen, indem wir verschiedene Haltungen annehmen, dann beginnen auch wir in einer bestimmten Frequenz zu schwingen und sind in der Lage, eine bestimmte Frequenz zu empfangen.

Jede Asana ist ein einzigartig schwingender Ausdruck eines Aspektes der Schöpfung. In jedem Vinyasa Krama erfährst du den Fluss des Lebens, wenn du zu Katze-Kuh-Kobra-Hund wirst. Wenn du dich in eine Asana hineinbegibst, bringst du sowohl die Essenz der Schwingung ihres Sanskritnamens zum Ausdruck als auch die Essenz der Schwingung der entsprechenden Lebensform, die diese Asana verkörpert. Während du die Adlerhaltung ausführst, beginnst du vielleicht zu fühlen, wie es ist, seine Flügel einzuklappen und über einen langen Schnabel hinabzublicken, wenn du auf dem Ast eines Baumes sitzt.

Wir können diese Schwingungssignaturen nutzen, um Worte, Sätze, Geschichten und Mythen zu komponieren. Die Kombination der Schwingungen wird zu einem Gebet an das kosmische Bewusstsein.

Hier sind einige Beispielstunden für Anfänger, Fortgeschrittene und sehr fortgeschrittene Übende. Wir listen die Namen auf, die wir jeder Asanasequenz gegeben haben, gefolgt von der Seitenzahl, auf der sie abgebildet ist. Wir benennen auch die einzelnen Asanas und den Schwierigkeitsgrad der Sequenz oder der einzelnen Asanas. Neutralisierende Haltungen wie etwa Bheki (Kleinkindstellung) sind mit einem Sternchen versehen.

Um jede Sequenz zu lernen, schlage die entsprechende Seite auf und studiere den Fotostreifen auf dem unteren Rand genau. Sobald du alle Sequenzen einer Stunde auswendig kannst, bist du bereit, sie zu üben. Nach jeder Anleitung für eine Stunde haben wir eine

Bildstrecke angehängt, die alle Asanas in der Reihenfolge zeigt, in der sie in dieser Stunde geübt werden sollten. Im Idealfall kannst du diese Sequenzen jedoch auswendig und musst nicht mehr auf die Bilder schauen, sodass du frei durch die Sequenzen fließen kannst. Sobald du einmal diese grundlegenden Stunden verstanden hast, kannst du anfangen, deine eigenen zu kreieren. Nutze unsere Beispielsstunden und das, was du in diesem Kapitel über das Verbinden von Haltungen, Gegenhaltungen und neutralisierenden Haltungen gelernt hast, um anzufangen, deine eigenen Sequenzen zu entwickeln.

TIPPS FÜR DAS BENUTZEN DER ASANA-SEQUENZEN

Beachte: Diese Sequenzen können am besten unter der Anleitung eines zertifizierten Jivamukti-Lehrers erlernt werden.

1. Gehe die Sequenzen durch, um dich mit ihnen vertraut zu machen, und lies die darunter stehenden Anleitungen.

2. Stelle die Sequenz in den Zusammenhang einer Stunde. Wir bieten in diesem Kapitel Anfänger-, fortgeschrittene und sehr fortgeschrittene Stunden an.

3. Sobald der passende Zeitpunkt für eine Sequenz gekommen ist, wiederhole sie auf beiden Seiten, bis du sie gelernt hast. (Sobald du sie auswendig kannst, brauchst du sie nur noch einmal pro Seite auszuführen.)

4. Bei Asanas, die nur auf einer Seite abgebildet sind, aber auf beiden Seiten ausgeführt werden sollen, beginne zuerst mit der rechten Seite und wiederhole sie dann auf der linken.

5. Achte besonders genau auf die Anweisungen bezüglich des Atems unter jedem Bild.

6. Lege inspirierende Musik auf und freue dich!

Hier ist ein Beispiel für eine Anfängerstunde. Die Zahlen in der Spalte rechts geben den Schwierigkeitsgrad der Asana an.

Einfache Stunde 1

1. Widme all deine Anstrengungen mit diesem Chant Gott und dem Guru:

   Guru Brahma, Guru Vishnu, Guru Devo Mahesvara, Guru Sakshat, Param Brahma, Tasmai Shri Guruvey Namaha (Eine Übersetzung dieses Chant findet sich auf ***Seite 32****.)*

   Bitte darum, dass alle deine Handlungen dem Ende des Leidens, der Freiheit und dem Glück aller Lebewesen dienen:

   Lokah Samastah Sukhino Bhavantu (Eine Übersetzung findet sich auf ***Seite 85***.)

2. Nimm im Sitzen oder Stehen einige Augenblicke lang deinen Atem bewusst wahr. Lass das Einatmen und Ausatmen gleich lang und gleich stark werden.

3. Praktiziere mindestens 5 Minuten lang Surya Namaskar (Beschreibung siehe ***Seite 151***). Dann gehe weiter zu den folgenden Asanasequenzen. Dazwischen werden Asanas mit ihrer Dauer angegeben, die nicht Teil der fotografierten Asanas sind. Wenn keine Seitenzahlen angegeben sind, führe einfach die Asana aus, die angegeben ist (in diesem Fall Bheki oder die Kleinkindstellung). Die Zahlen in der äußersten rechten Spalte geben den Schwierigkeitsgrad jeder einzelnen Asana oder Asanasequenz an.

Des Kriegers Dreieck	Seite 104-105	1-2
Kundalinis Abstieg	Seite 112-113	1-2
Des Schusters Tisch	Seite 126-127	1-3
Erwachende Schlange	Seite 148-149	1-2
* Bheki (Kleinkindstellung, 10 Atemzüge halten)		1
Spiel des Fisches	Seite 154-155	2

4. Lege dich mindestens 10 Minuten lang in Savasana (Totenstellung). 1

   - Komme zum Sitzen, meditiere mindestens 5-10 Minuten in Stille.
   - Lege die Hände in der Gebetshaltung zusammen, neige den Kopf in Richtung Herz und chante *Om*.

EINFACHE STUNDE 1

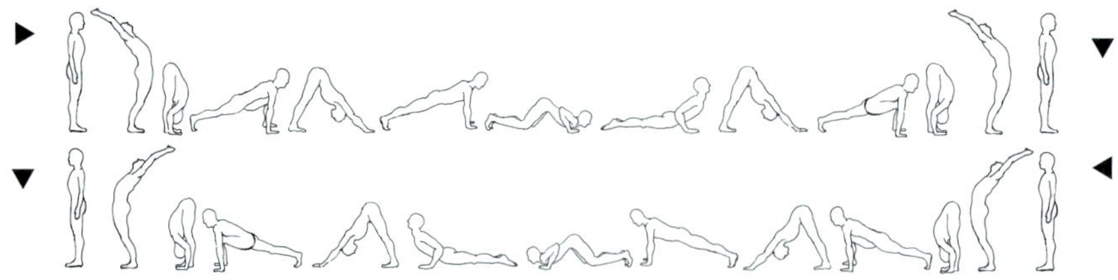

Sonnengruß

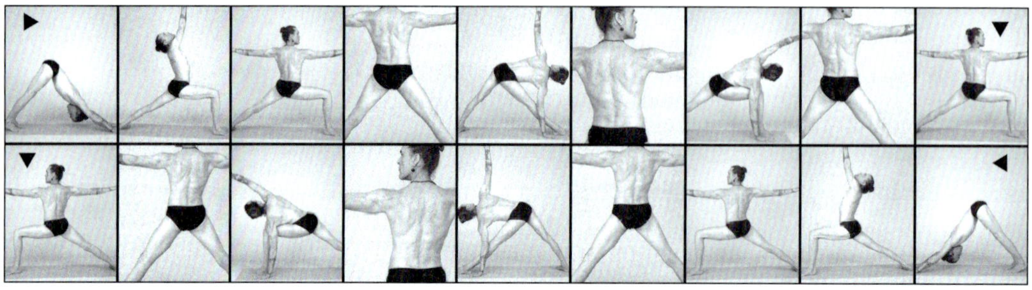

Des Kriegers Dreieck

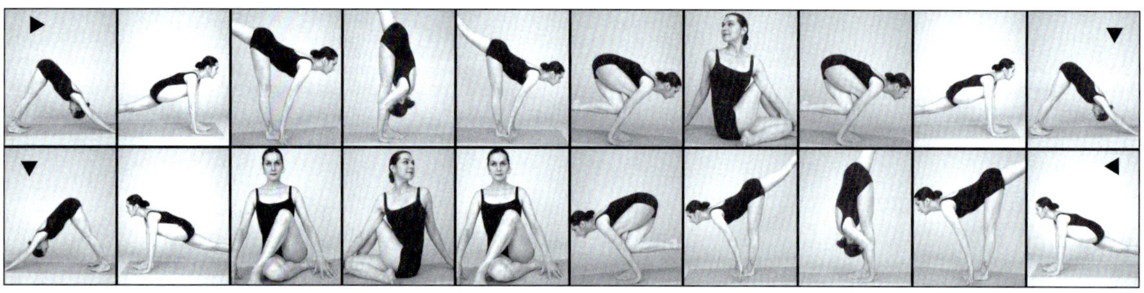

Kundalinis Abstieg

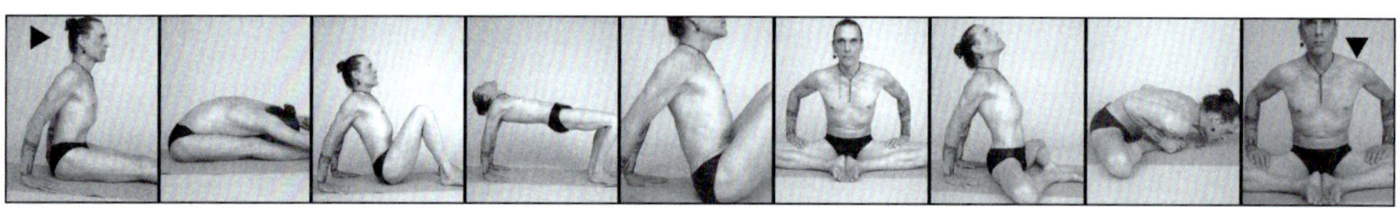

Des Schusters Tisch

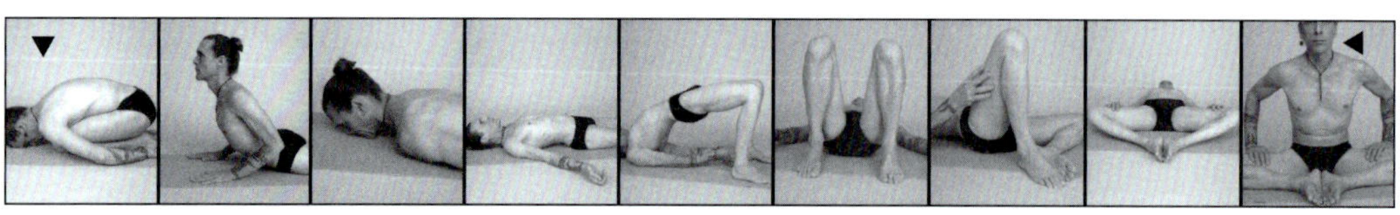

Kleinkindstellung Erwachende Schlange

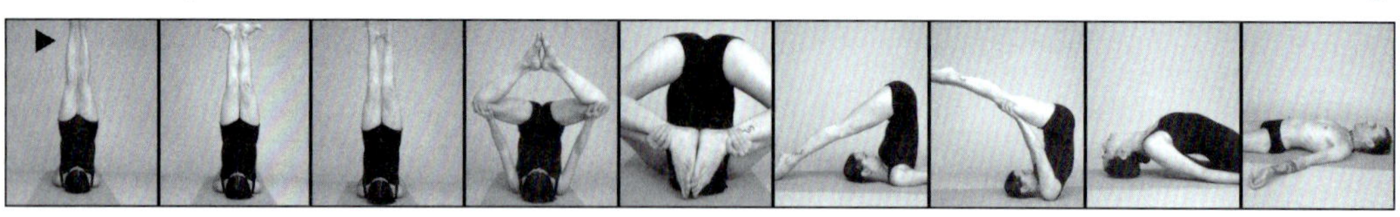

Spiel des Fisches Totenstellung

Einfache Stunde 2

1. Widme all deine Anstrengungen mit diesem Chant Gott und dem Guru:

   Guru Brahma, Guru Vishnu, Guru Devo Mahesvara, Guru Sakshat, Param Brahma, Tasmai Shri Guruvey Namaha

   Bitte darum, dass alle deine Handlungen dem Ende des Leidens, der Freiheit und dem Glück aller Lebewesen dienen:

   Lokah Samastah Sukhino Bhavantu

2. Nimm im Sitzen oder Stehen einige Augenblicke lang deinen Atem bewusst wahr. Lass das Einatmen und Ausatmen gleich lang und gleich stark werden.

3. Praktiziere mindestens 5 Minuten lang Surya Namaskar (Beschreibung siehe ***Seite 151***). Dann gehe weiter zu den folgenden Asanasequenzen und einzelnen Asanas:

Sitz der Isis	Seite 114-115	1-2
Schwierige Drehung	Seite 110-111	2-3
Des Kriegers Dreieck	Seite 104-105	1-2
Des Schusters Tisch	Seite 126-127	1-3
Die Schlange und der Hund	Seite 142-143	1-2
Sitzende Vorwärtsbeuge, Paschimottanasana (10 Atemzüge halten)		2
Spiel des Fisches	Seite 154-155	2

4. Lege dich mindestens 10 Minuten lang in Savasana (Totenstellung). 1

   - Komm zum Sitzen, meditiere mindestens 5-10 Minuten in Stille.
   - Lege die Hände in der Gebetshaltung zusammen, neige den Kopf in Richtung Herz und chante *Om*.

Einfache Stunde 2

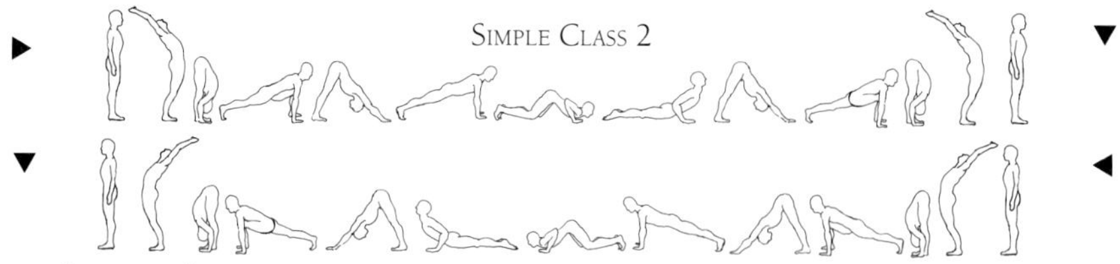

Sonnengruß

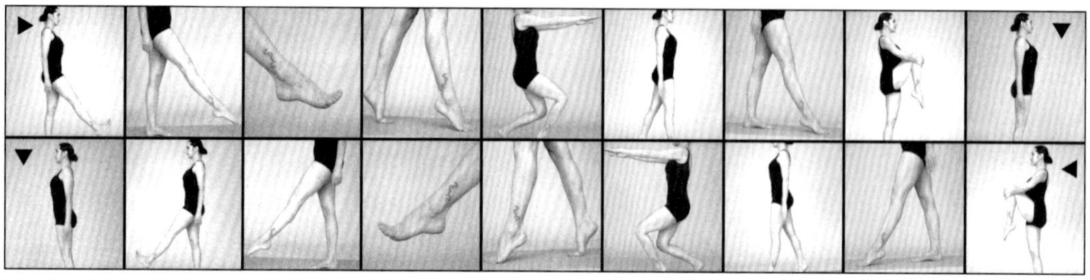

Sitz der Isis

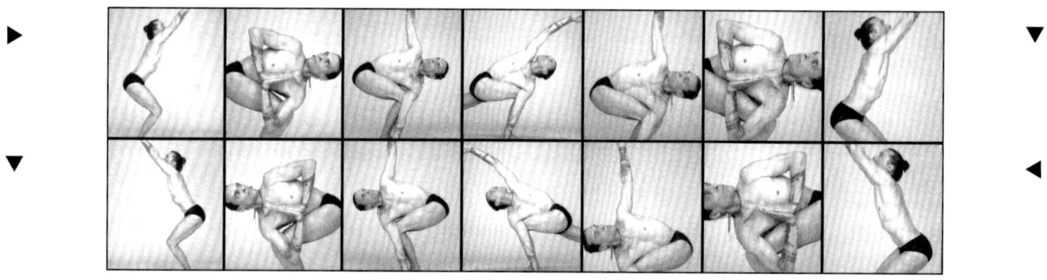

Schwierige Drehung

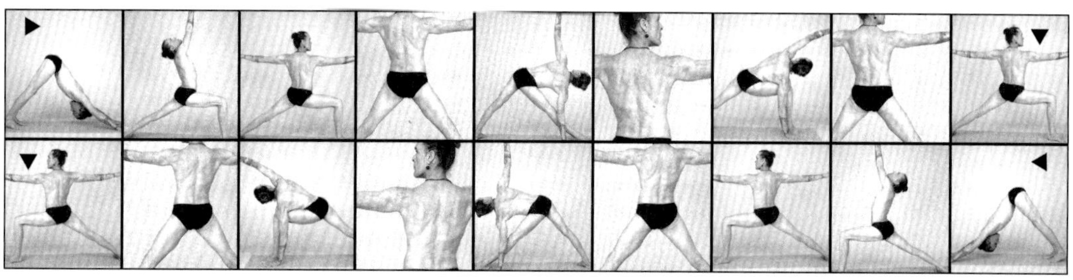

Des Kriegers Dreieck

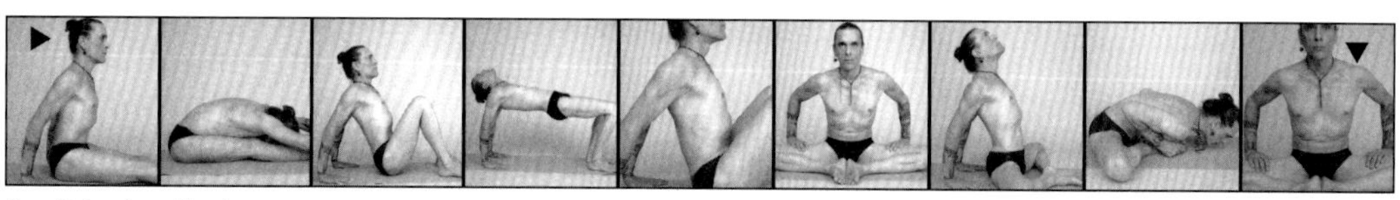

Des Schusters Tisch

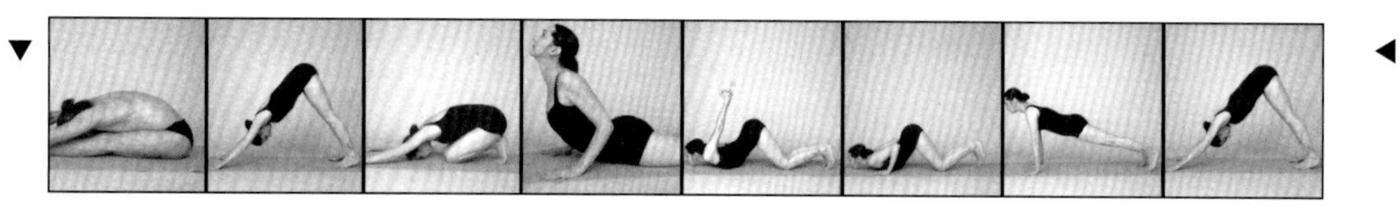

Sitzende Vorwärtsbeuge

Die Schlange und der Hund

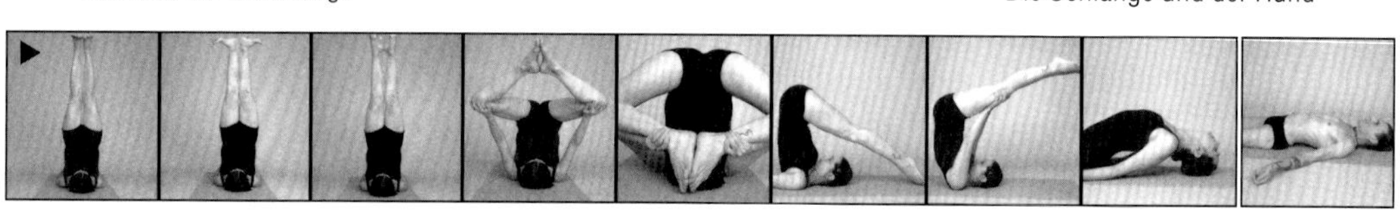

Spiel des Fisches

Totenstellung

Einfache Stunde 3: Fokus auf den Hüftöffnern

1. Widme all deine Anstrengungen mit diesem Chant Gott und dem Guru:

   Guru Brahma, Guru Vishnu, Guru Devo Mahesvara, Guru Sakshat, Param Brahma, Tasmai Shri Guruvey Namaha

   Bitte darum, dass alle deine Handlungen dem Ende des Leidens, der Freiheit und dem Glück aller Lebewesen dienen:

   Lokah Samastah Sukhino Bhavantu

2. Nimm im Sitzen oder Stehen einige Augenblicke lang deinen Atem bewusst wahr. Lass das Einatmen und Ausatmen gleich lang und gleich stark werden.

3. Praktiziere mindestens 5 Minuten lang Surya Namaskar (Beschreibung siehe ***Seite 151***). Dann gehe weiter zu den folgenden Asanasequenzen und einzelnen Asanas:

Des Kriegers Dreieck	Seite 104-105	1-2
Kundalinis Abstieg	Seite 112-113	1-2
Des Schusters Tisch	Seite 126-127	1-3
Hippie Drehung	Seite 130-131	2-3
Blühender Lotus	Seite 132-133	2-3
Schildkröten Hocke	Seite 138-139	1-3
Krähe, Bakasana (5 Atemzüge halten)		2
Erwachende Schlange	Seite 148-149	1-2
Frosch auf Reisen	Seite 152-153	1-3
*Uttanasana (mind. 15 Atemzüge halten)		2
Spiel des Fisches	Seite 154-155	2

4. *Liege mindestens 10 Minuten in Savasana (Totenstellung). 1

   - Komme zum Sitzen und meditiere mindestens 5-10 Minuten in Stille.• Nimm die Hände in die Gebetshaltung, neige den Kopf in Richtung Herz und singe *Om*.

EINFACHE STUNDE 3

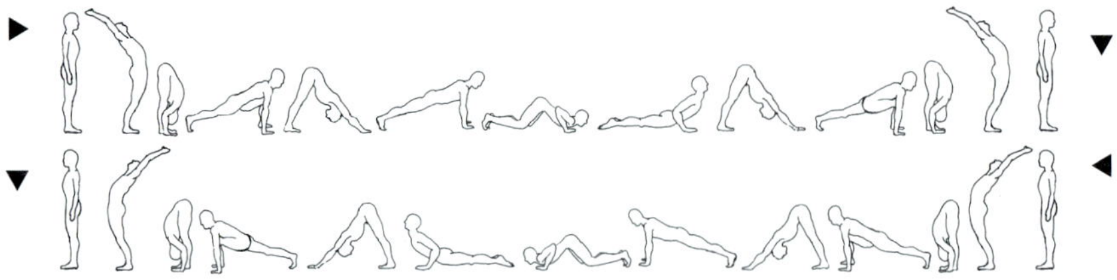

Sonnengruß

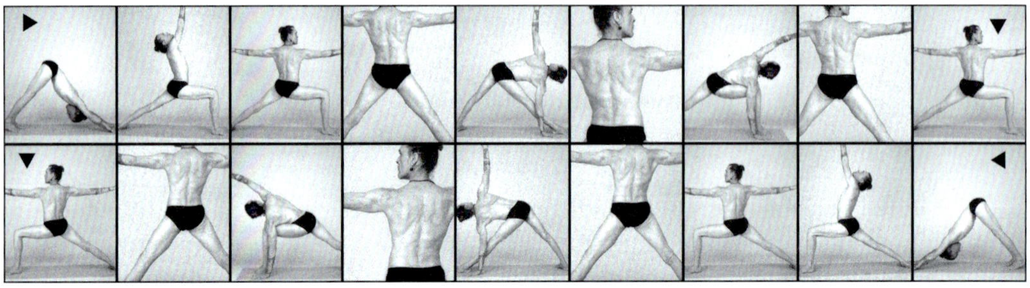

Des Kriegers Dreieck

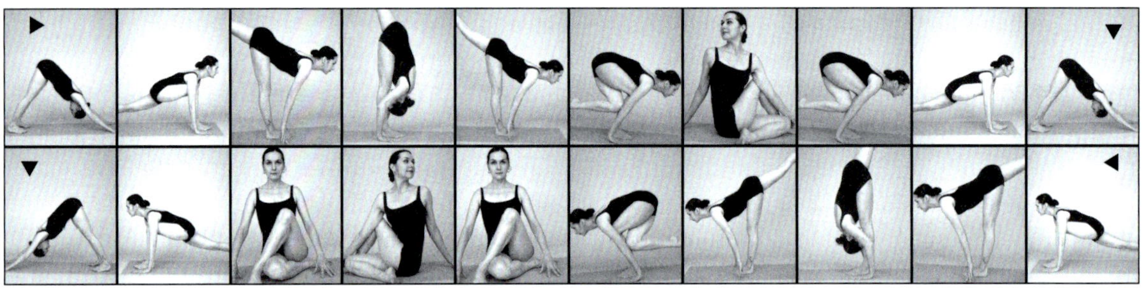

Kundalinis Abstieg

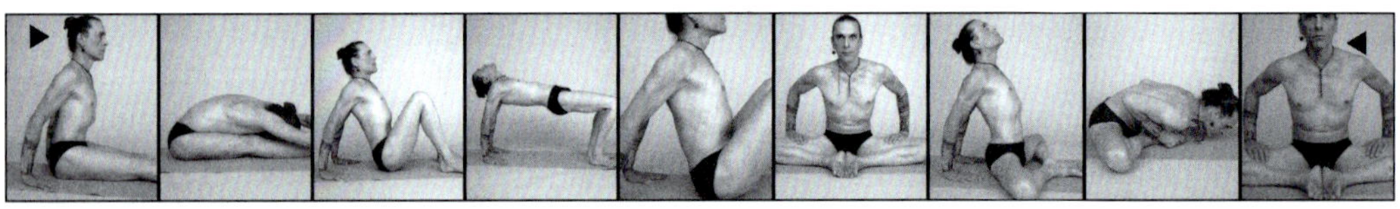

Des Schusters Tisch

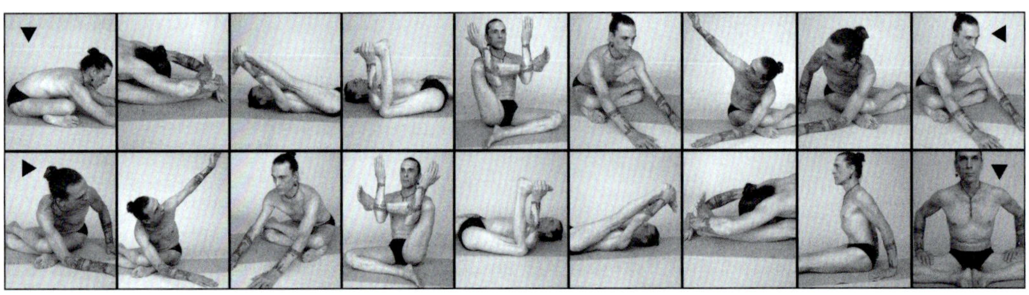

Hippie Drehung

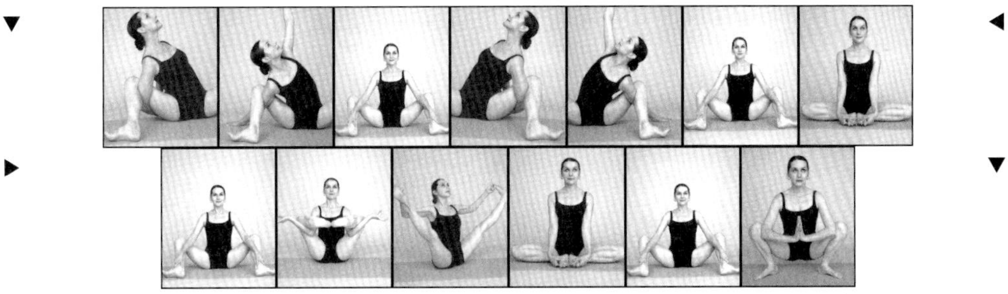

Blühender Lotus

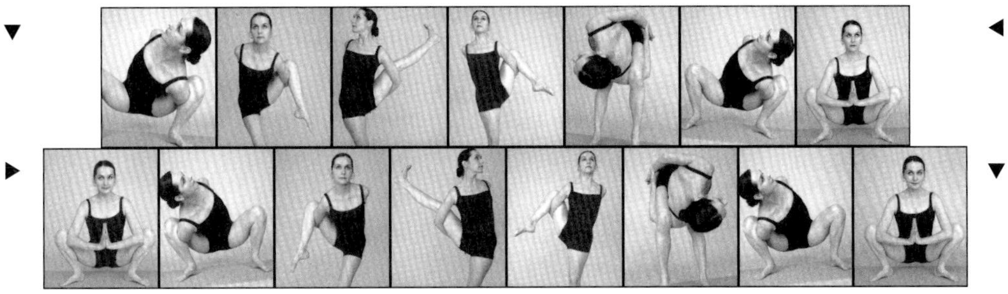

Schildkröten Hocke

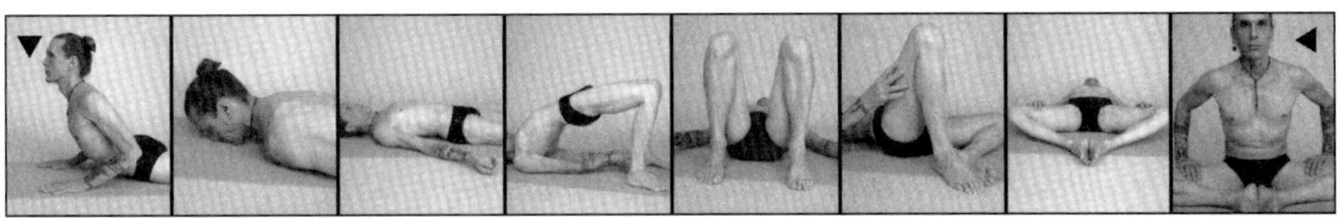

Erwachende Schlange

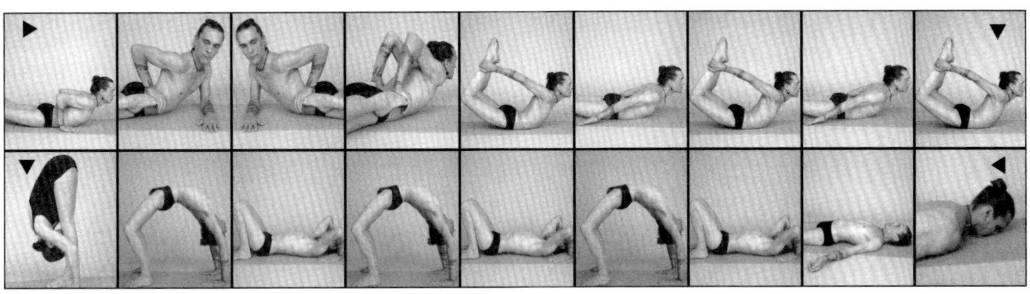

Frosch auf Reisen – Uttanasana

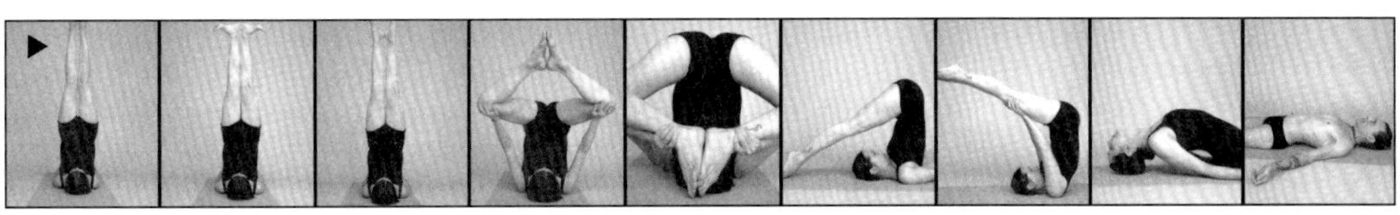

Spiel des Fisches Totenstellung

Fortgeschrittenen-Stunde 1: Fokus auf Vorwärtsbeugen

1. Widme all deine Anstrengungen mit diesem Chant Gott und dem Guru:

   Guru Brahma, Guru Vishnu, Guru Devo Mahesvara, Guru Sakshat, Param Brahma, Tasmai Shri Guruvey Namaha

   Bitte darum, dass alle deine Handlungen dem Ende des Leidens, der Freiheit und dem Glück aller Lebewesen dienen:

   Lokah Samastah Sukhino Bhavantu

2. Nimm im Sitzen oder Stehen einige Augenblicke lang deinen Atem bewusst wahr. Lass das Einatmen und Ausatmen gleich lang und gleich stark werden und atme dabei im Ujjayi-Atem (s.S. 123).

3. Praktiziere mindestens 5 Minuten lang Surya Namaskar (Beschreibung siehe ***Seite 151***). Dann gehe weiter zu den folgenden Asanasequenzen und einzelnen Asanas:

Des Kriegers Dreieck	Seite 104-105	1-2
Gebundenes Dreieck	Seite 106-107	1-3
Heimliches Gebet	Seite 108-109	1-3
Schwierige Drehung	Seite 110-111	1-3
Kundalinis Abstieg	Seite 112-113	1 2
Sitzende Vorwärtsbeuge, Paschimottanasana (mind. 15 Atemzüge halten)		2
Rishi Drehung	Seite 124-125	1-3
Des Schusters Tisch	Seite 126-127	1-3
Blühender Lotus	Seite 132-133	2
Balancierter Kompass	Seite 134-135	1-4
Mondtanz	Seite 136-137	1-4
Handstand, Adho Mukha Vrksasana (10 bis 20 Atemzüge halten)		4
Heldenaffe	Seite 144-145	1-3
Die Heuschrecke und das Kamel	Seite 150-151	1-2
Frosch auf Reisen	Seite 152-153	1-3
*Stehende Vorwärtsbeuge, Uttanasana (mind. 15 Atemzüge halten)		1
Spiel des Fisches	Seite 154-155	2
Auf den Spuren Krishnas	Seite 156-157	1-3
*Bheki (Kleinkindstellung)		1

1. *Liege mindestens 10 Minuten in Savasana (Totenstellung). 1

   - Komm zum Sitzen, meditiere mindestens 5-10 Minuten in Stille.
   - Nimm die Hände in die Gebetshaltung, neige den Kopf in Richtung Herz und singe *Om*.

Fortgeschrittenen-Stunde 1

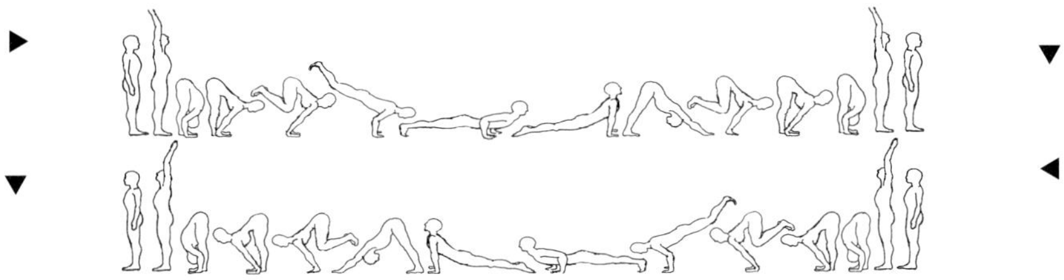

Sonnengruß

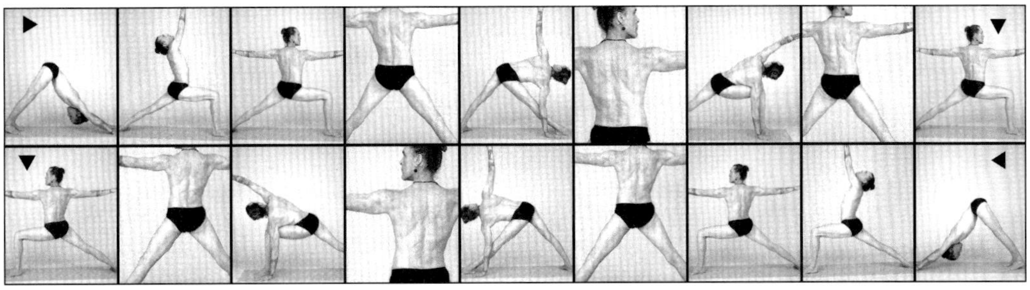

Des Kriegers Dreieck

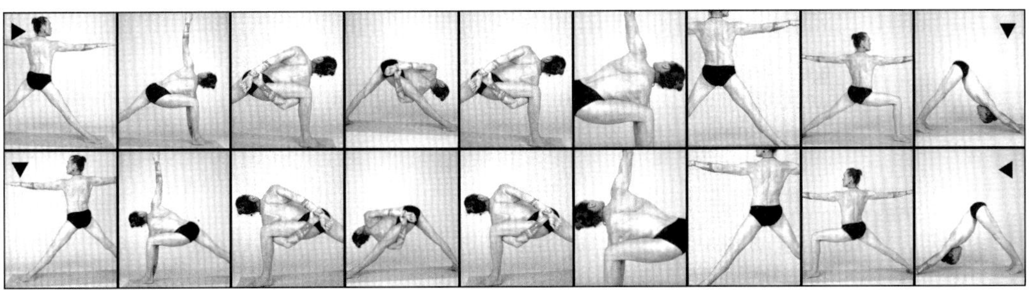

Gebundenes Dreieck

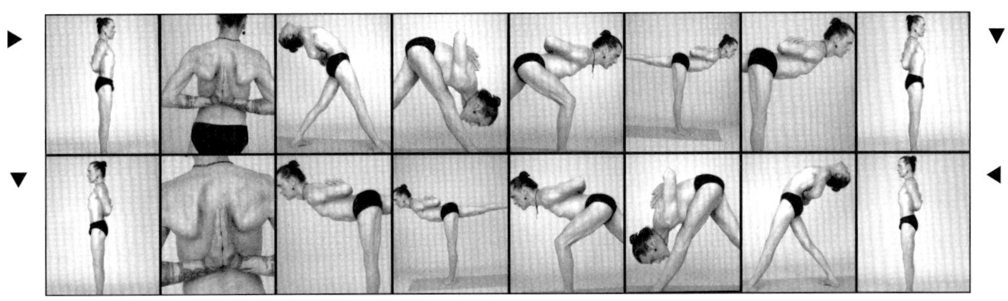

Heimliches Gebet

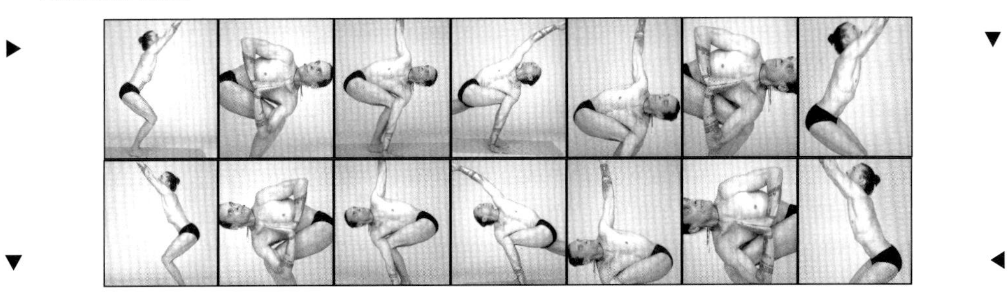

Schwierige Drehung

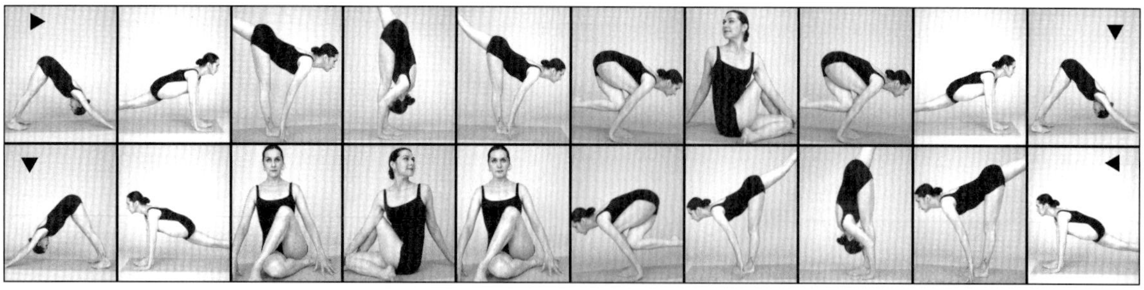

Kundalinis Abstieg

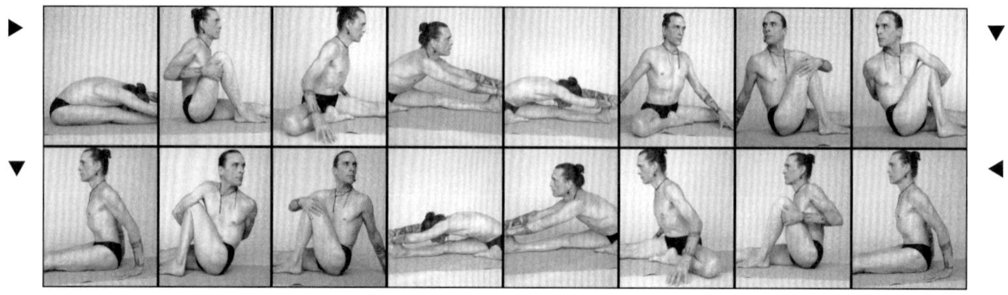

Sitzende Vorwärtsbeuge – Rishi Drehung

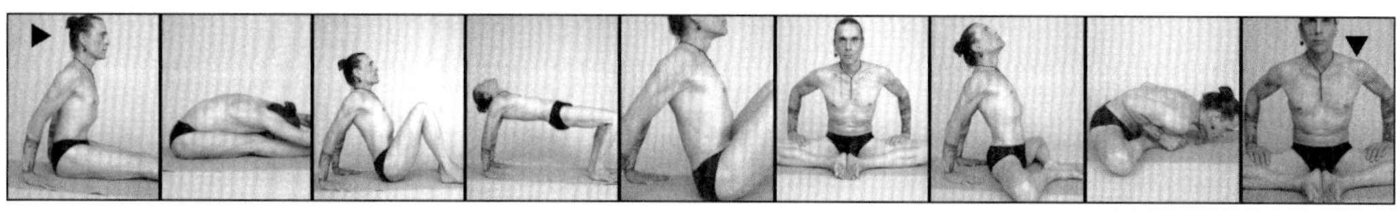

Des Schusters Tisch

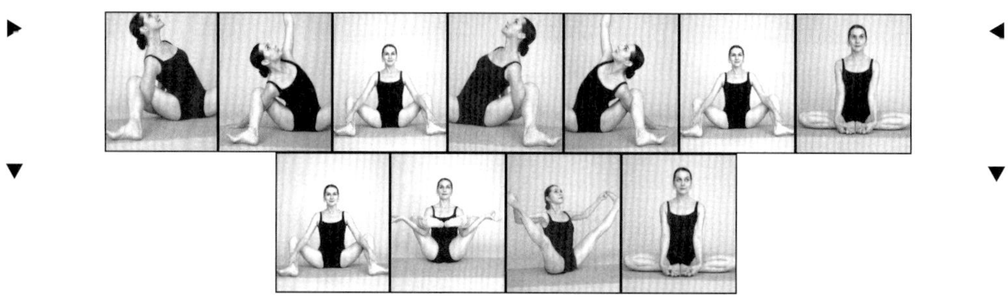

Blühender Lotus

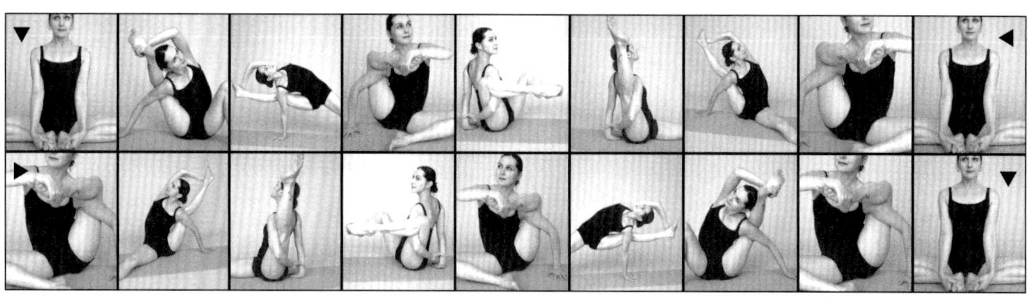

Balancierter Kompass

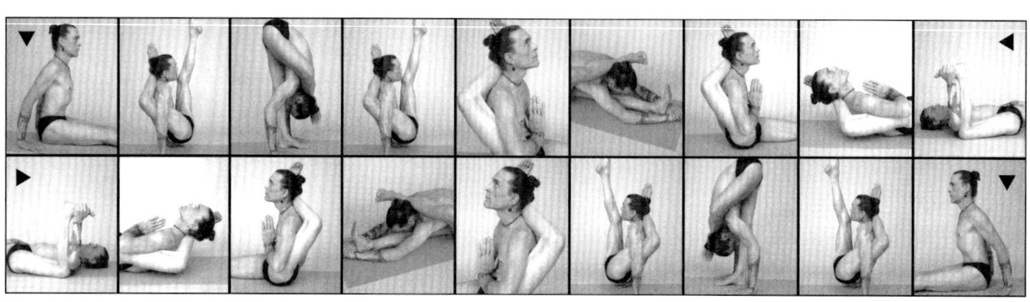

Mondtanz

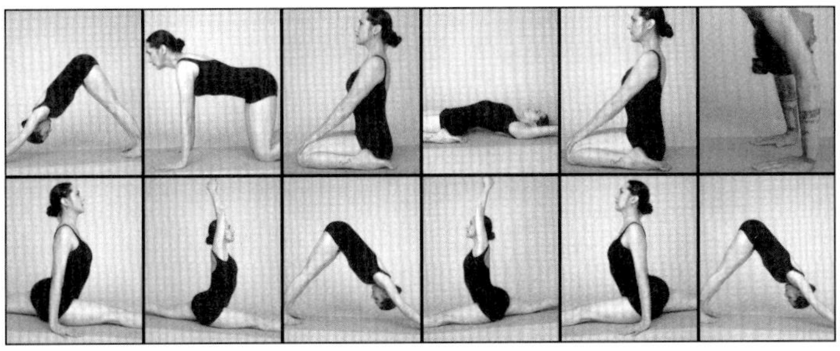

Handstand, Adho Mukha Vrksasana – Heldenaffe

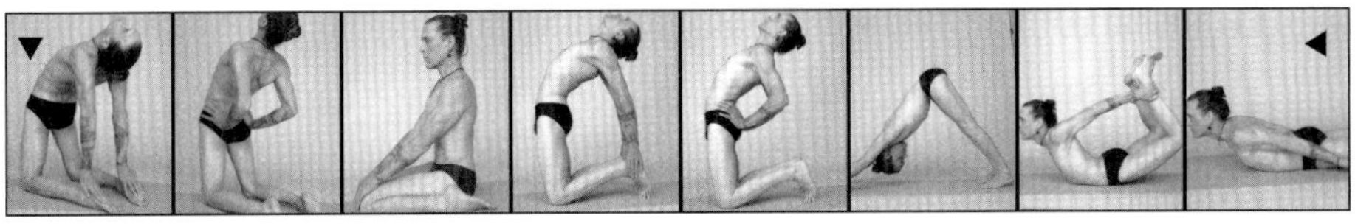

Die Heuschrecke und das Kamel

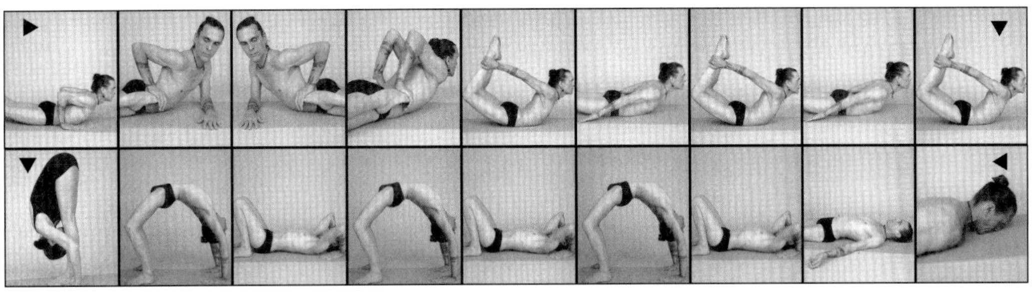

Frosch auf Reisen – Stehende Vorwärtsbeuge

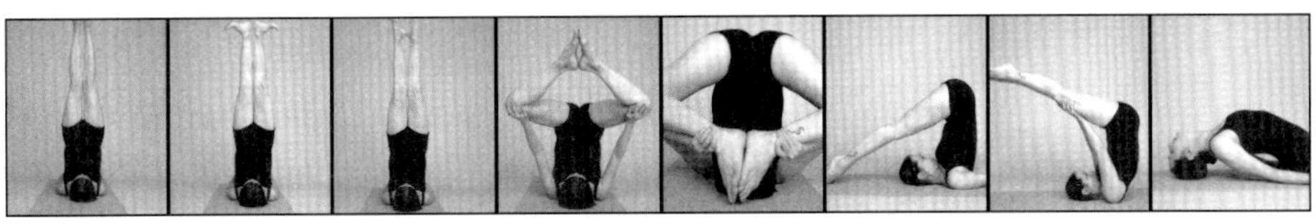

Spiel des Fisches

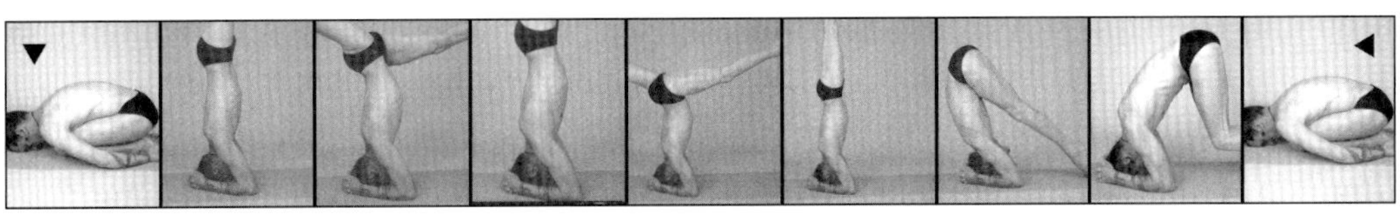

Auf den Spuren Krishnas – Bheki (Kleinkindstellung)

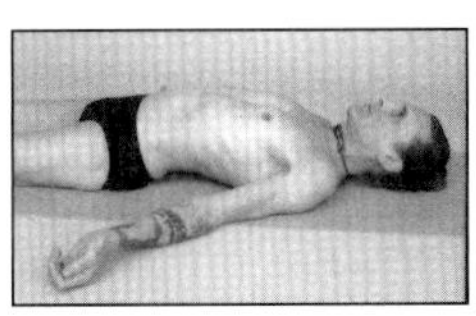

Totenstellung

Fortgeschrittenen-Stunde 2: Fokus auf Rückwärtsbeugen

1. Widme all deine Anstrengungen mit diesem Chant Gott und dem Guru:

   Guru Brahma, Guru Vishnu, Guru Devo Mahesvara, Guru Sakshat, Param Brahma, Tasmai Shri Guruvey Namaha

   Bitte darum, dass alle deine Handlungen dem Ende des Leidens, der Freiheit und dem Glück aller Lebewesen dienen:

   Lokah Samastah Sukhino Bhavantu

2. Nimm im Sitzen oder Stehen einige Augenblicke lang deinen Atem bewusst wahr. Lass das Einatmen und Ausatmen gleich lang und gleich stark werden und atme dabei im Ujjayi-Atem (s.S. 123).

3. Praktiziere mindestens 5 Minuten lang Surya Namaskar (Beschreibung siehe ***Seite 151***). Dann gehe weiter zu den folgenden Asanasequenzen und einzelnen Asanas:

Des Kriegers Dreieck	Seite 104-105	1-2
Gebundenes Dreieck	Seite 106-107	1-3
Stehende Drehung	Seite 122-123	1-4
Heimliches Gebet	Seite 108-109	1-3
Handstand, Adho Mukha Vrksasana (10 bis 20 Atemzüge halten)		4
Heldenaffe	Seite 144-145	2-3
Die Heuschrecke und das Kamel	Seite 150-151	1-3
Frosch auf Reisen	Seite 152-153	1-3
*Stehende Vorwärtsbeuge, Uttanasana (mind. 15 Atemzüge halten)		1
Hippie Drehung	Seite 130-131	2-3
Rishi Drehung	Seite 124-125	1-2
Des Schusters Tisch	Seite 126-127	2-3
Spiel des Fisches	Seite 154-155	2
Auf den Spuren Krishnas	Seite 156-157	1-3
*Bheki (Kleinkindstellung)		1

1. *Liege mindestens 10 Minuten in Savasana (Totenstellung). 1

   - Komm zum Sitzen, meditiere mindestens 5-10 Minuten in Stille.
   - Nimm die Hände in die Gebetshaltung, neige den Kopf in Richtung Herz und singe *Om*.

FORTGESCHRITTENEN-STUNDE 2

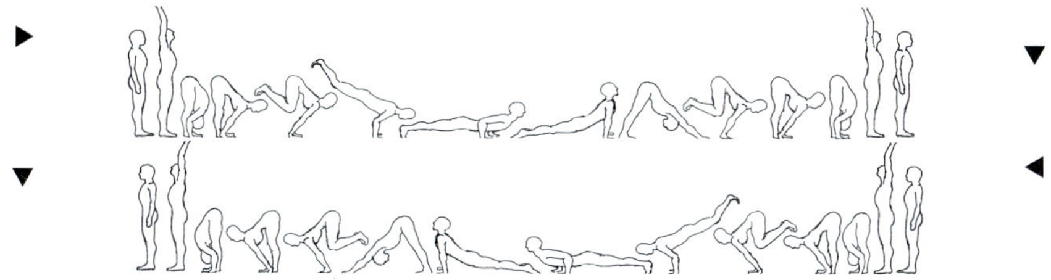

Sonnengruß

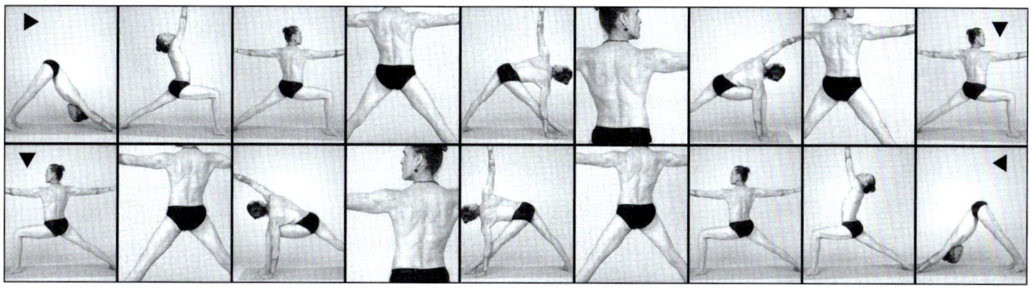

Des Kriegers Dreieck

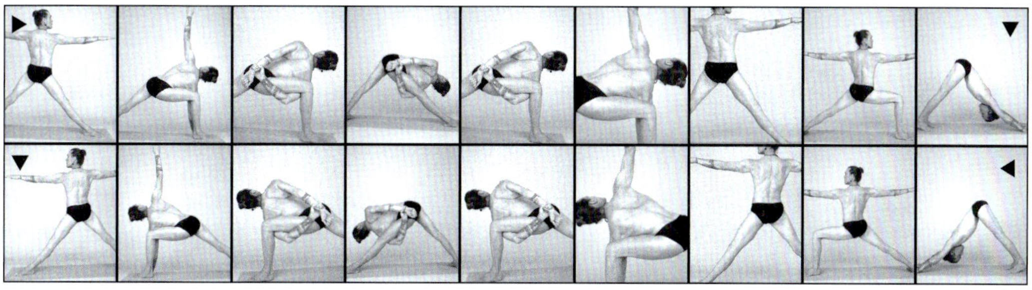

Gebundenes Dreieck

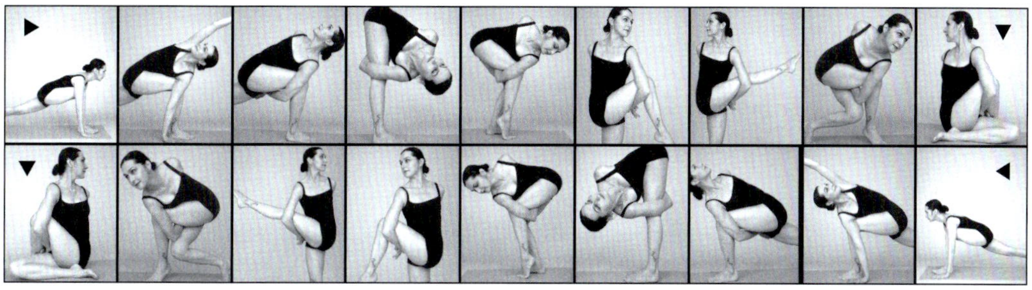

Stehende Drehung

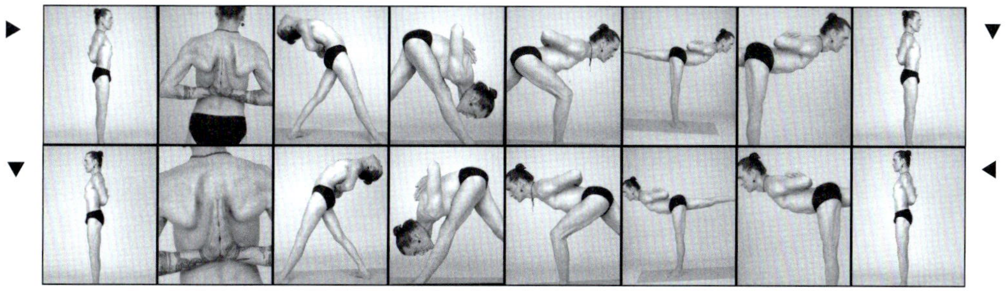

Heimliches Gebet

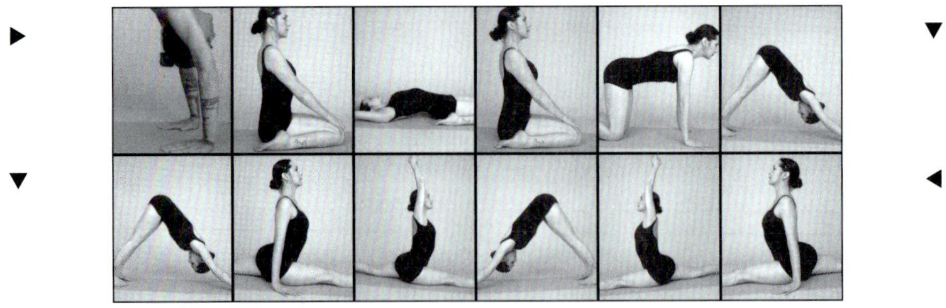

Handstand – Heldenaffe

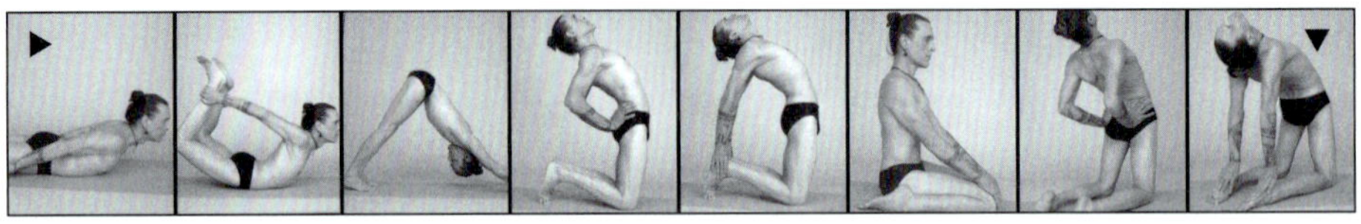

Die Heuschrecke und das Kamel

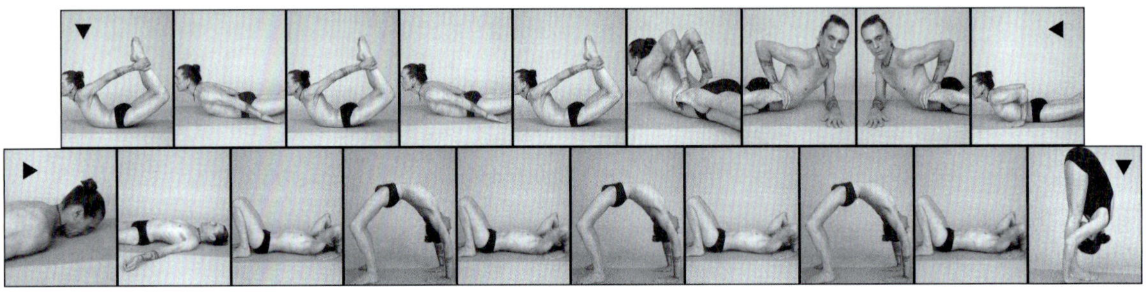

Frosch auf Reisen Stehende Vorwärtsbeuge

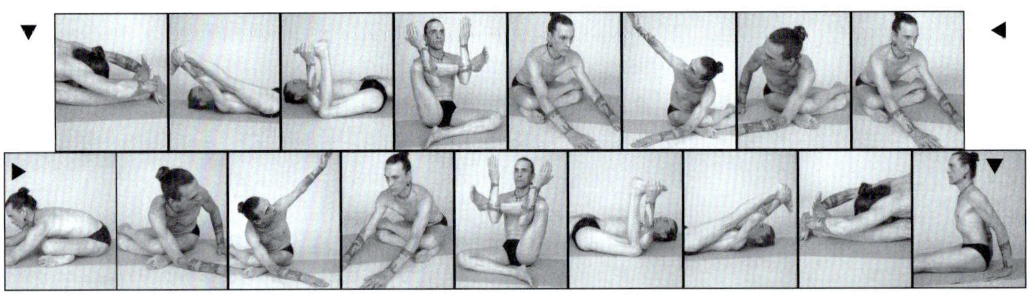

Hippie Drehung

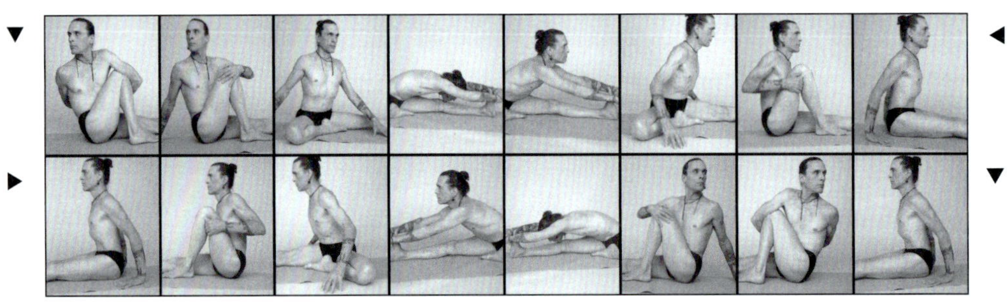

Rishi Drehung

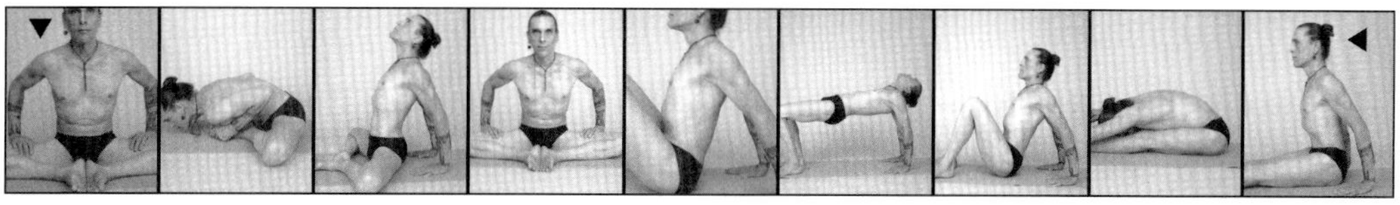

Des Schusters Tisch

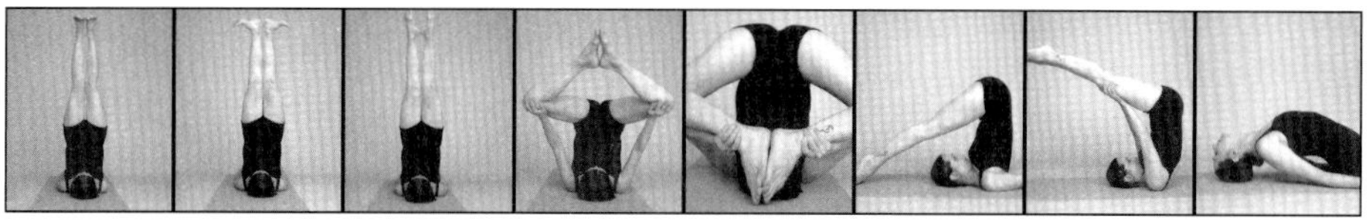

Spiel des Fisches

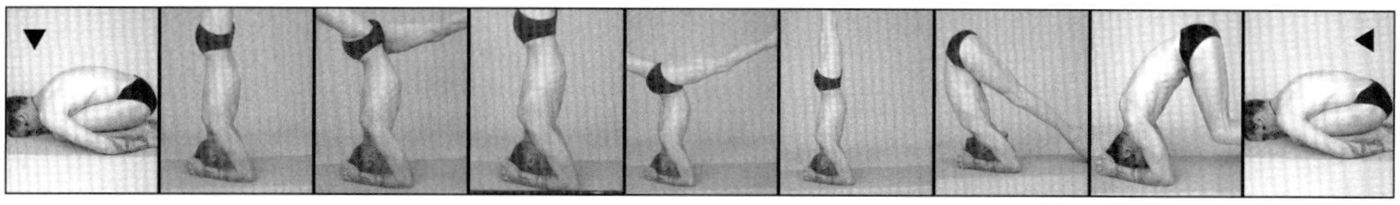

Auf den Spuren Krishnas – Bheki (Kleinkindstellung)

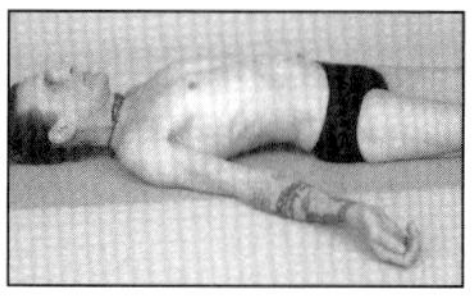

Totenstellung

Fortgeschrittenen-Stunde 3: Fokus Stehende Balancehaltungen

1. Widme all deine Anstrengungen mit diesem Chant Gott und dem Guru:

   Guru Brahma, Guru Vishnu, Guru Devo Mahesvara, Guru Sakshat, Param Brahma, Tasmai Shri Guruvey Namaha

   Bitte darum, dass alle deine Handlungen dem Ende des Leidens, der Freiheit und dem Glück aller Lebewesen dienen:

   Lokah Samastah Sukhino Bhavantu

2. Nimm im Sitzen oder Stehen einige Augenblicke lang deinen Atem bewusst wahr. Lass das Einatmen und Ausatmen gleich lang und gleich stark werden und atme dabei im Ujjayi-Atem (s.S. 123).

3. Praktiziere mindestens 5 Minuten lang Surya Namaskar (Beschreibung siehe ***Seite 151***). Dann gehe weiter zu den folgenden Asanasequenzen und einzelnen Asanas:

Des Kriegers Dreieck	Seite 104-105	1-2
Gebundenes Dreieck	Seite 106-107	1-3
Kundalinis Abstieg	Seite 110-111	1-2
Sitz der Isis	Seite 114-115	1-2
Des Adlers Flug	Seite 116-117	1-3
Den Schritt anheben	Seite 118-119	1-3
Mondaufgang	Seite 120-121	2-3
Schildkröten Hocke	Seite 138-139	1-2
Fliegende Krähe	Seite 140-141	1-3
*Stehende Vorwärtsbeuge, Uttanasana (mind. 15 Atemzüge halten)		1
*Sitzende Vorwärtsbeuge, Paschimottanasana (mind. 15 Atemzüge halten)		2
Rishi Drehung	Seite 124-125	1-3
Des Schusters Tisch	Seite 126-127	1-3
Erwachende Schlange	Seite 148-149	1-2
Heldenaffe	Seite 144-145	1-3
Die Heuschrecke und das Kamel	Seite 150-151	1-3
Frosch auf Reisen	Seite 152-153	1-3
*Stehende Vorwärtsbeuge (10 Atemzüge halten)		1
Spiel des Fisches	Seite 154-155	2
Auf den Spuren Krishnas	Seite 156-157	1-3
*Bheki (Kleinkindstellung)		1

4. *Liege mindestens 10 Minuten in Savasana (Totenstellung). 1

   - Komme zum Sitzen, meditiere mindestens 5-10 Minuten in Stille.
   - Nimm die Hände in die Gebetshaltung, neige den Kopf in Richtung Herz und singe *Om*.

FORTGESCHRITTENEN-STUNDE 3

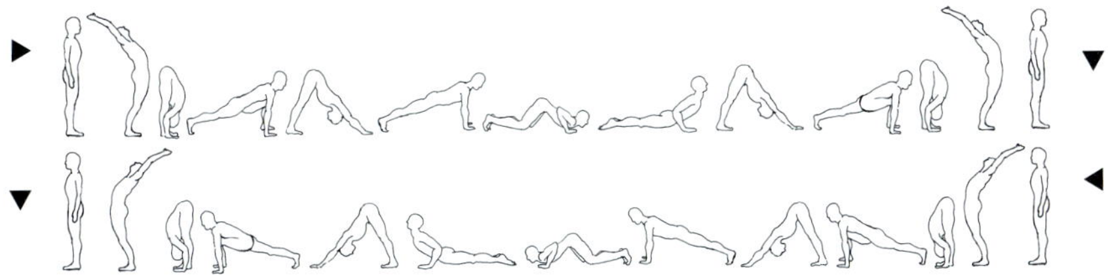

Sonnengruß

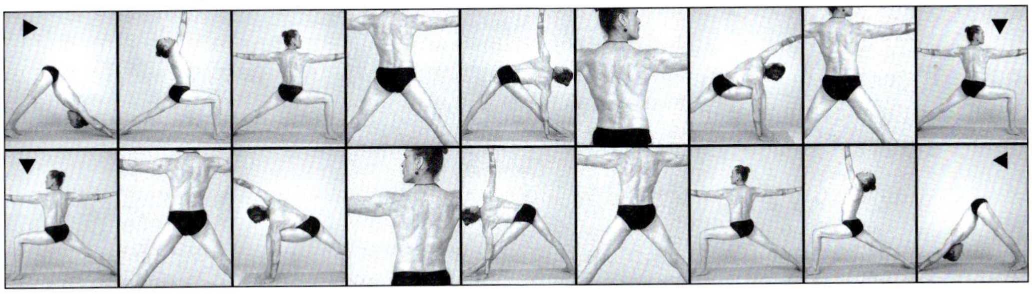

Des Kriegers Dreieck

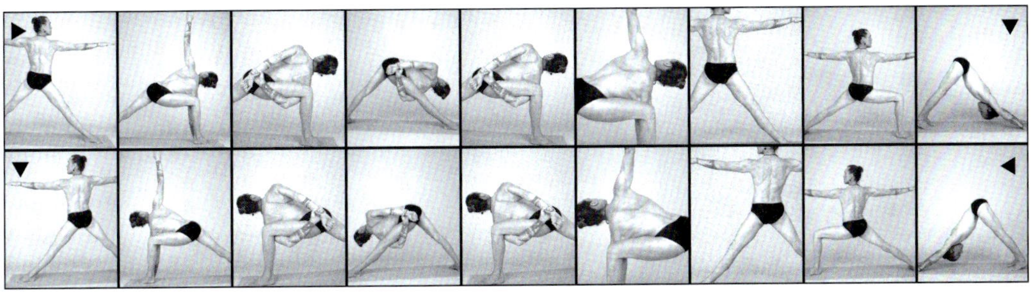

Gebundenes Dreieck

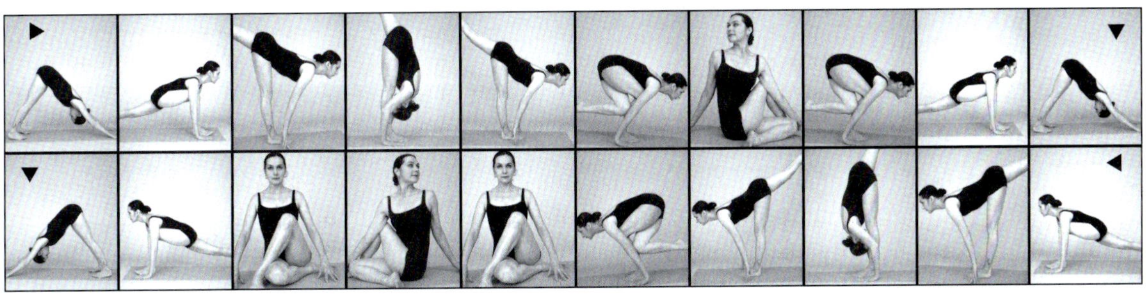

Kundalinis Abstieg

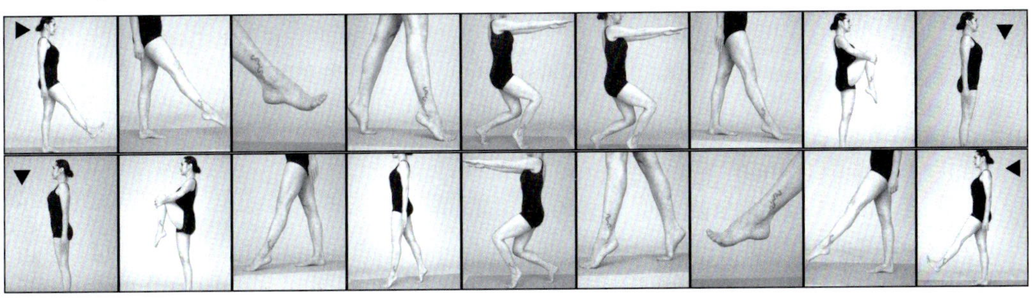

Sitz der Isis

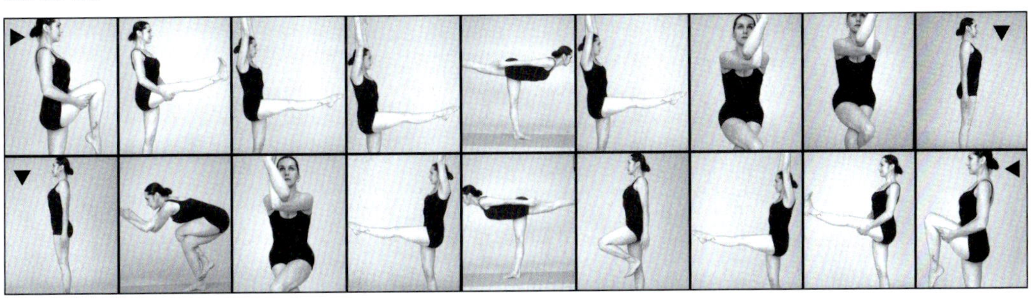

Des Adlers Flug

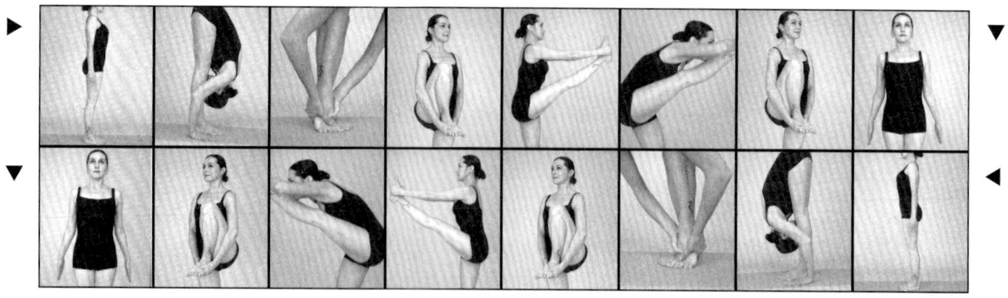

Den Schritt anheben

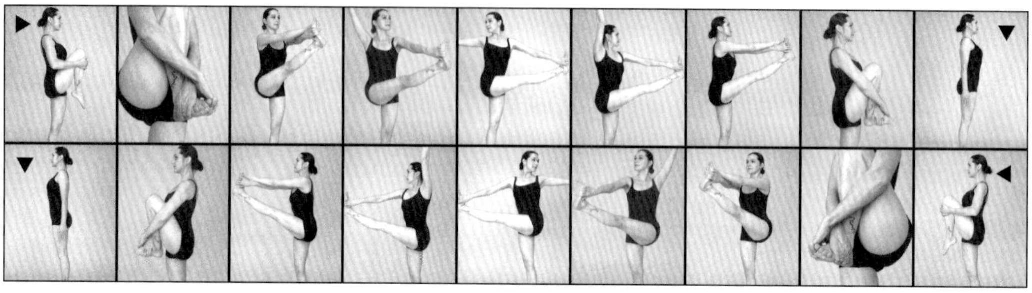

Mondaufgang

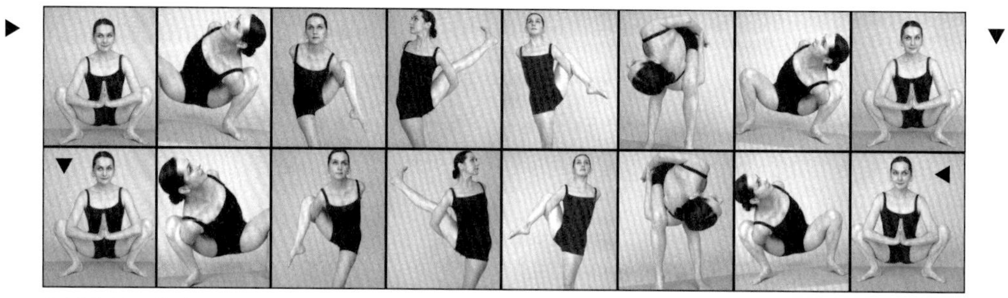

Schildkröten Hocke

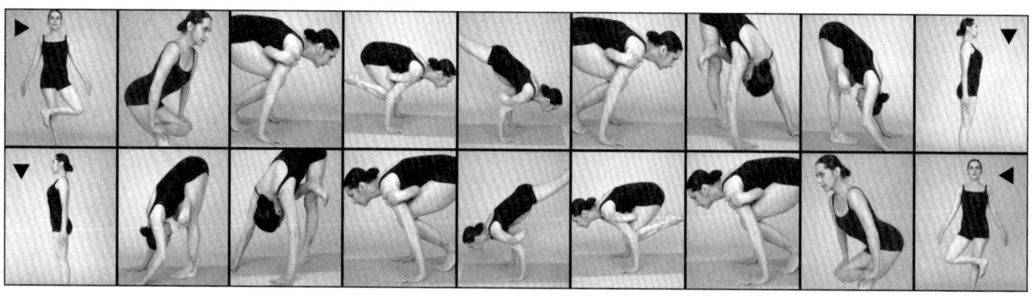

Fliegende Krähe

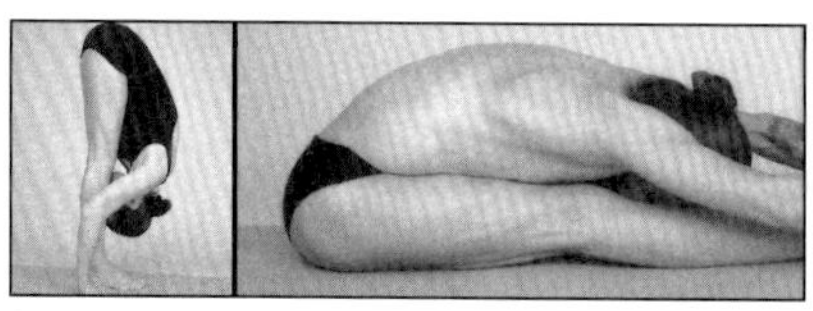

Stehende Vorwärtsbeuge – Sitzende Vorwärtsbeuge

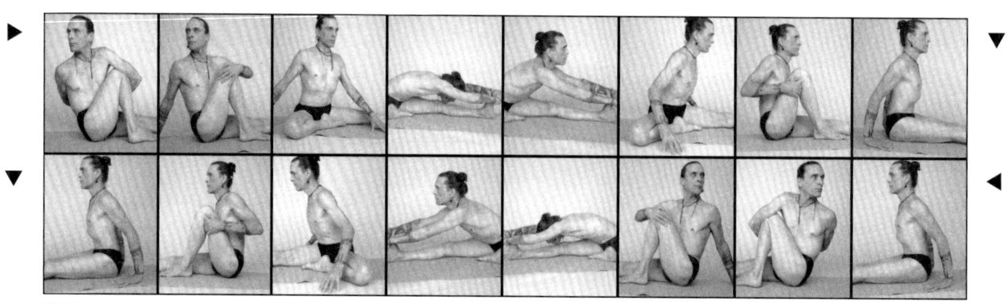

Rishi Drehung

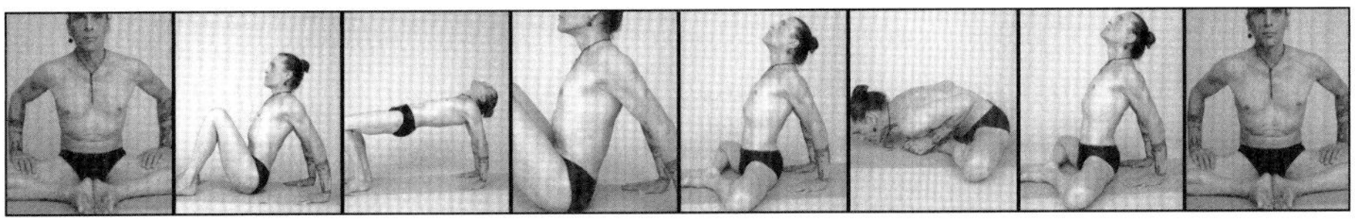

Des Schusters Tisch

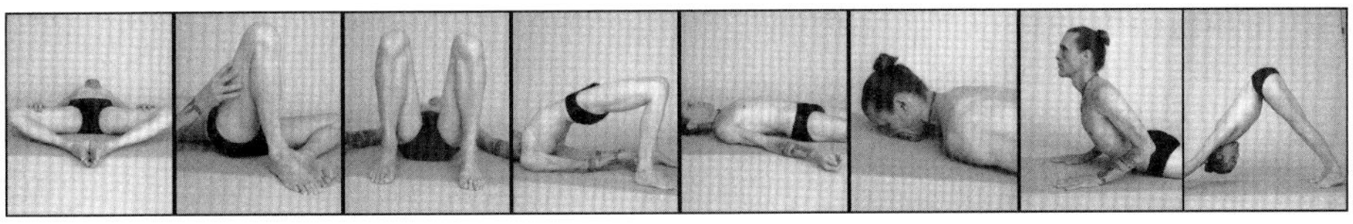

Erwachende Schlange

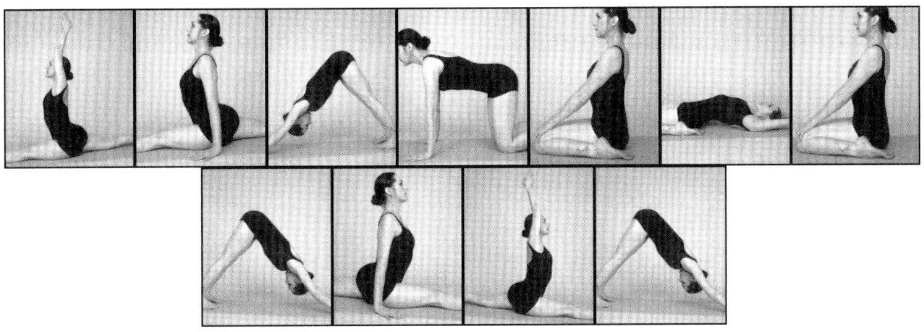

Heldenaffe

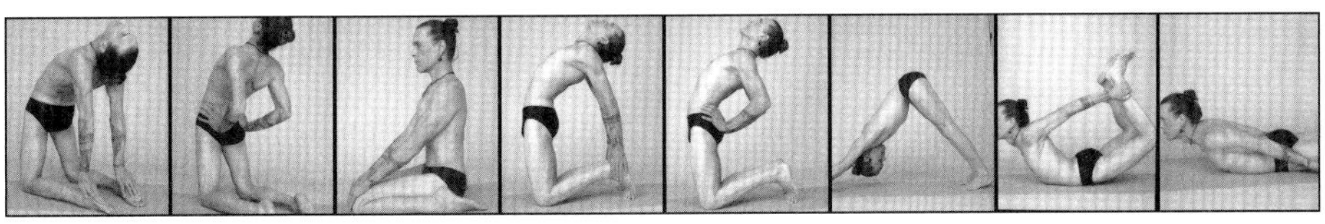

Die Heuschrecke und das Kamel

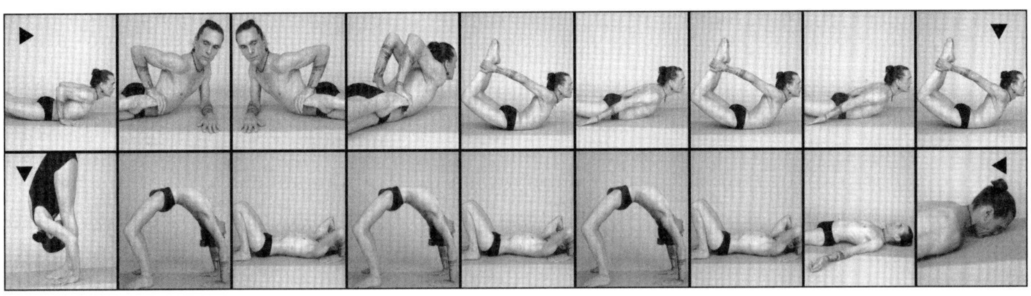

Frosch auf Reisen – Stehende Vorwärtsbeuge

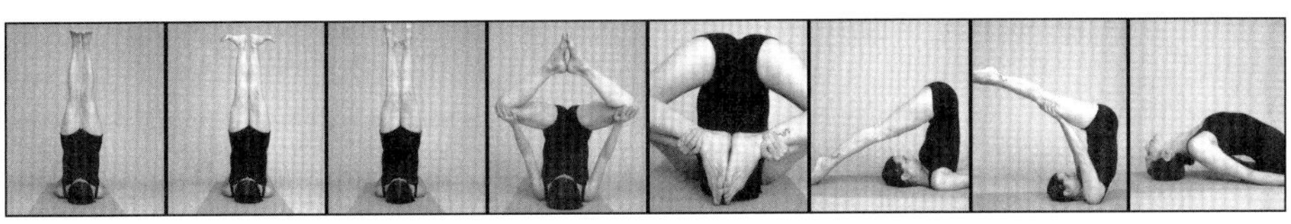

Spiel des Fisches

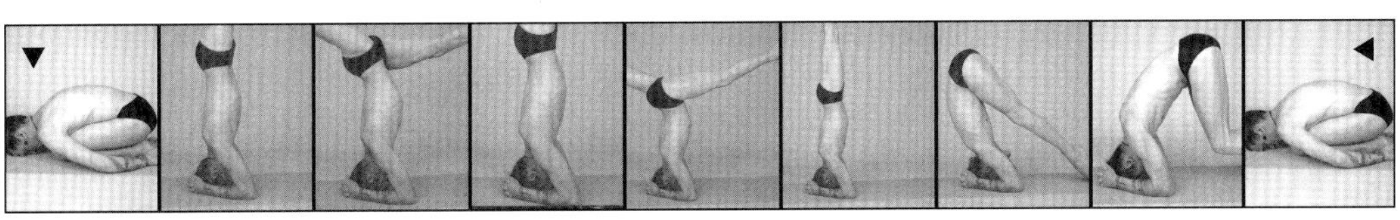

Auf den Spuren Krishnas

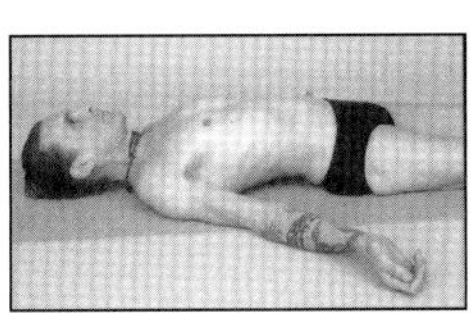

Totenstellung

Wie der nächtliche Schlaf hilft uns die tägliche Asanapraxis, uns wieder mit unserer wahren Natur zu verbinden. Und wie der Tiefschlaf ist die Asanapraxis sehr erfrischend. Sie kann auch sehr herausfordernd sein, weil sie uns auf sehr konkrete Weise an unsere Grenzen bringt. Die meisten von uns halten stur an ihren selbstzentrierten Gedanken fest, die sich um *Ich, Mich* und *Mein* drehen. Die Steifheit, die wir während der Asanapraxis erfahren, ist die Reaktion des Geistes auf die falsche Identifikation mit den Begrenzungen der äußeren Form.

Menschen können sehr stark auf diese Begrenzungen reagieren. In der Asanapraxis brechen einige Schüler schluchzend auf dem Boden zusammen und geben auf; andere werden wütend und zwingen sich über ihre Grenzen hinweg und verletzen sich; wieder andere kauern sich vor Angst zusammen und können nie Frieden mit ihren Grenzen schließen, weil sie sich nicht einmal erlauben, ihnen auch nur nahe zu kommen.

Die Lösung ist einfach: Identifiziere dich nicht mit den Begrenzungen, denen du während der Asanapraxis begegnest, und ebenso wenig mit denen deines täglichen Lebens. Der Yogi auf dem Nagelbett spürt sehr wohl jeden Nagel, aber der Ausdruck gleichbleibender Freude auf seinem Gesicht zeigt, dass er sich nicht mit seinen Begrenzungen identifiziert, sondern mit seinem unsterblichen, grenzenlosen Selbst. Begib dich also einfach in die verschiedenen, sich verändernden Formen der Asanas hinein, die uns systematisch an unsere Grenzen heranführen und den Atem benutzen, um uns durch unsere Tendenz, negativ zu reagieren, hindurchzuführen.

Wenn du dich dabei ertappst zu denken: „Das kann ich nicht," „Ich hasse das!" oder „Ich bin so ein Verlierer – jeder macht diese Haltung besser als ich," oder sogar „Wow, ich kann diese Asana echt gut," solltest du diese selbstzentrierten Gedanken einfach beobachten und den Fokus zurück auf den Atem lenken. Widme deine Praxis erneut dem Göttlichen Selbst, das über allen Gedanken steht, und stelle dich wieder in den Dienst des höheren Bewusstseins aller Lebewesen.

1979 erzählte Ram Dass in einem Vortrag eine großartige Geschichte darüber, wie man sich nicht in seinen Vorlieben verfängt. Diese Geschichte beruht auf einer Lehre des Dritten Chinesischen Patriarchen:

Der großartige Weg ist nicht schwer für die, die keine Vorlieben haben.

Schau dir dein Leben an und überlege dir, wie viele Vorlieben du hast. Du ziehst Freude dem Leiden vor? Das Leben dem Tod? Freunde der Einsamkeit? Freiheit der Gefangenschaft? Liebe dem Hass? Woran hängst du? Woran klammerst du dich? Steckst du in der Polarität fest? Diese Fragen stellt der Dritte Patriarch. „Triffst du auch nur die geringste Unterscheidung, so werden Himmel und Erde auf ewig getrennt," sagt er. Triffst du auch nur die geringste Unterscheidung, so hast du die Hölle erschaffen. „Wenn du dir wünschst, die Wahrheit zu sehen, dann vertritt keine Meinung, weder für etwas noch gegen etwas. Das, was du magst, dem gegenüberzustellen, was du nicht magst, erschafft das Un-Wohlsein des Geistes." Bist du bereit, so zu leben? Weißt du, wie offen man sein muss, um nach dieser Philosophie zu leben?

Dies ist die wildeste Philosophie, die ich kenne. Aber ich habe gerne einen wilden Freund an meiner Seite, der mich erinnert, wie oft ich Meinungen vertrete. „Das sollte so sein, und das so, und ich will, dass jeder so und so ist, und wäre es nicht schöner, wenn... ?“ Anstatt einfach offen zu sein, haben wir lauter Meinungen. Keine Meinung zu vertreten bedeutet nicht, keine Meinung zu haben – es bedeutet, dass wir nicht an ihr hängen. Es bedeutet nicht, dass wir keine Vorlieben haben, sondern es bedeutet, dass wir nicht an unseren Vorlieben hängen. Ich kann blau grün vorziehen, und ich entscheide, wenn ich die Wahl habe, dass ich lieber das Blaue wähle als das Grüne, aber wenn es dann am Ende doch grün wird, ach, so.

„Ach, so“ – wer kennt noch die Geschichte von „Ach, so“? Es war einmal ein Mönch in einem Kloster auf einem Berg. Ein einheimisches Mädchen aus dem Dorf wurde von einem Fischer schwanger. Sie wollte ihm im Dorf keine Probleme bereiten, also sagte sie: „ Es war der Mönch oben aus dem Kloster.“ Als das Kind geboren wurde, brachten die Leute aus dem Dorf es ins Kloster hinauf. Sie klopften an das Tor, und der Mönch öffnete die Tür; sie sagten zum Mönch, „Das ist dein Kind – nun zieh es auch groß.“ Und der Mönch sagte: „Ach, so.“

Neun Jahre später lag das Mädchen im Sterben. Sie wollte nicht sterben, ohne zu gestehen, was wirklich geschehen war, also sagte sie den Leuten, „Seht, ich habe gelogen. Es war nicht wirklich der Mönch, sondern der Fischer.“

Die Dorfbewohner waren entsetzt! Sie gingen hinauf zum Kloster und klopften an die Tür. Der Mönch öffnete das Tor, und da, neben ihm, stand ein neunjähriges Kind. Die Dorfbewohner sagten, „Wir haben einen schrecklichen Fehler gemacht. Das ist doch nicht dein Kind. Wir werden ihn mit zurück ins Dorf nehmen, um ihn großzuziehen, und du kannst in dein klösterliches Leben zurückkehren.“ Und der Mönch sagte: „Ach, so.“ Er war so im *Hier und Jetzt*, dass, egal, welche neue Entwicklung sich ergab, er einfach „Ach, so“ sagte.[1]

Wenn man Yoga aus niedrigen, selbstsüchtigen Gründen praktiziert, dann wird man immer derselbe bleiben, gefesselt an seine Glaubensmuster, was man tun kann und was nicht. Stattdessen lass los, und widme all deine Mühen dem grenzenlosen Potenzial. Verschreibe dich dem Glück aller Lebewesen.

Halte deine Aufmerksamkeit fest auf das ununterbrochene, ausgeglichene Atmen gerichtet, und koordiniere es mit deiner Bewegung. Halte deinen Geist ausgerichtet auf Gott. Wenn du das während der Asanapraxis schaffst, dann erzeugst du ein Vinyasa der Freude und Zufriedenheit, das unerschütterlich bleibt, auch wenn es im Leben Höhen und Tiefen gibt.

Vielleicht magst du Vorwärtsbeugen, aber keine Rückwärtsbeugen, oder umgekehrt. Aber wenn du dich entschließt, beide mit gleichem Enthusiasmus zu üben, dann wirst du dich von der Tyrannei der Gedanken befreien. Wenn du deine Vorlieben und Abneigungen mit wohlwollender Distanz betrachtest und dadurch ihren sonst üblichen Einfluss transzendierst, dann ist Yoga möglich. Ach, so.

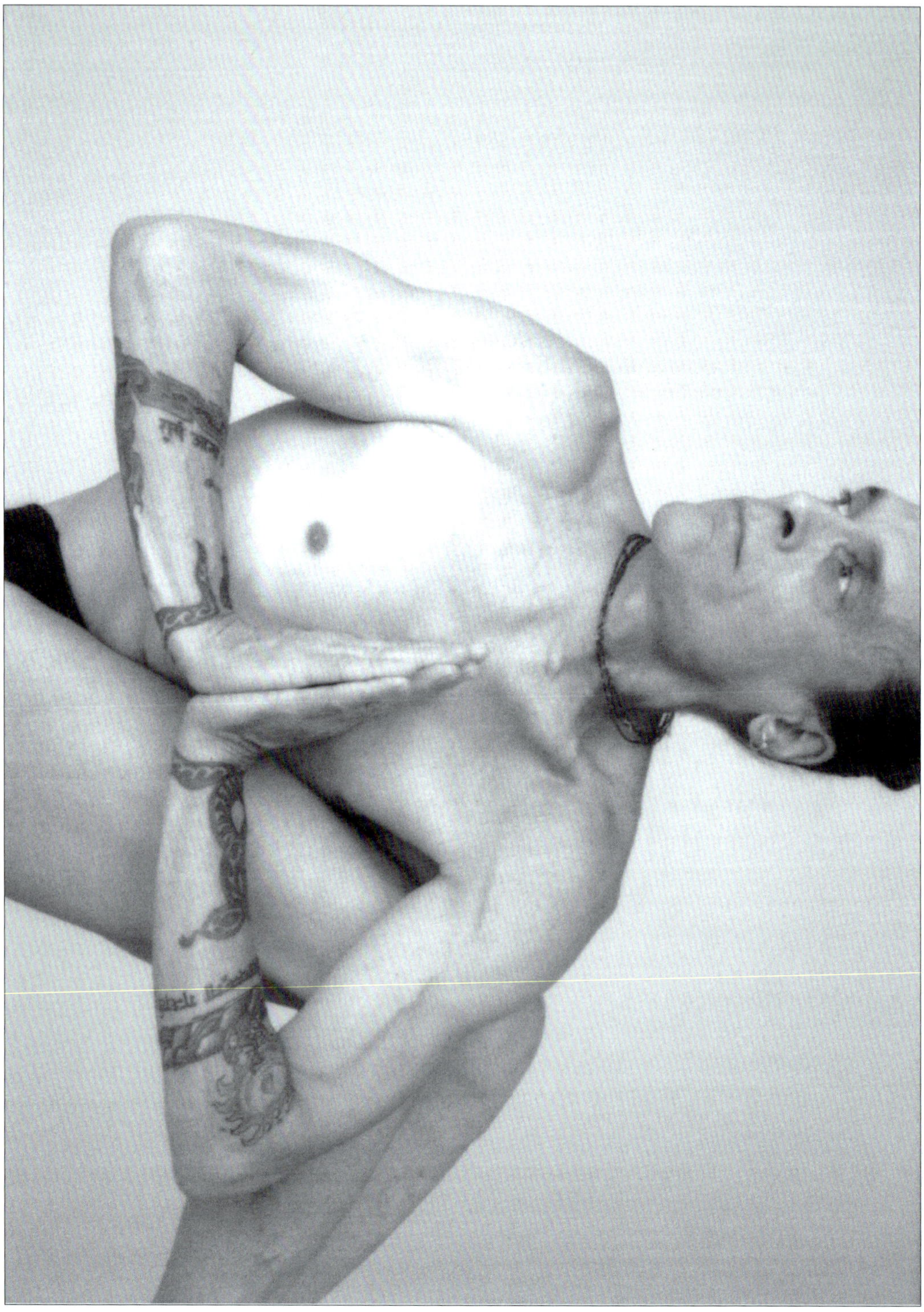

9 Kriya: Disziplin, Studium und Hingabe

Du trägst in dir, um dich herum und mit dir die Atmosphäre, die du durch dein Handeln erzeugt hast. Und wenn das, was du tust, schön ist, gütig und harmonisch, dann ist auch deine Atmosphäre schön, gütig und harmonisch.

Die Mutter, The Sunlit Path

Obwohl Yogapraktiken wie Pranayama, Asanas und Vinyasa Krama sehr aufregend zu lernen sind, kann es doch verlockend sein, immer mehr exotische Methoden zu lernen, sodass wir vergessen, warum wir wirklich mit einer spirituellen Praxis begonnen haben. Patanjali erkannte die Gefahr, zu viele Methoden oder äußere Praktiken vorzustellen, ohne die Leser daran zu erinnern, dass es sich im Grunde um einen einfachen Prozess handelt. Alles, was wir zu tun haben, ist, hart zu arbeiten und uns hingebungsvoll dem Ziel zu widmen, Gott zu erkennen. Deshalb leitete Patanjali sein Kapitel über die Praktiken mit einem einfachen Drei-Stufen-Plan zum Erreichen der Erleuchtung ein, der Kriya Yoga genannt wird.

Wie das Wort Karma stammt Kriya von der Sanskritwurzel *kr*, die Tat bedeutet. Karma bezeichnet jede Handlung, während Kriya die Handlungen bezeichnet, die besonders zu Reinigungszwecken unternommen werden. Kriyas sind Reinigungsübungen, die unser Leben klären und uns auf den Weg zur Gottes-Erkenntnis führen.

Tapah-svadhyaya-Ishvara-pranidhanani kriya yogah. (YS II:1)

Ein brennendes Verlangen nach Selbst-Erkenntnis, Selbst-Studium und Hingabe an Gott sind die Bestandteile des Yoga der Handlung.

Pantanjalis Drei-Stufen-Plan ist sehr direkt. In diesem Sutra sagt er einfach, dass die harte physische Arbeit der spirituellen Praxis mit dem Studium der Schriften verbunden werden und von der Hingabe motiviert sein sollte. Patanjali erzählt uns in diesem Yoga Sutra, dass die perfekte Handlung drei Kriterien erfüllt: tapah (ein brennendes Verlangen, das sich in einer spirituellen Disziplin zeigt), svadhyaya (Studium des Selbst) und Ishvara pranidhana (Hingabe an Gott).

tapah:	brennen
svadhyaya:	Studium des höheren Selbst
ishvara pranidhana:	alle Handlungen – Gedanken, Worte und Taten – an Gott hingeben oder abgeben.

Wie kann man diese drei Elemente in die eigene Sadhana (spirituelle Praxis) bringen? In Indien greifen einige Übende zu extremen Mitteln, um ihre Sadhana anzuheizen oder ihr tapas zu verleihen. Sie stehen jahrelang auf einem Bein oder halten einen Arm gerade nach oben in die Luft, bis er verkümmert. All dies sind Formen von tapas, die Yogis in Indien seit Jahrtausenden praktizieren. Den ganzen Tag lang bis zum Kinn im kalten Wasser zu stehen oder mitten in einem Feuerkreis mit einem Feuertopf auf dem Kopf in der sengenden Sonne zu sitzen, sind ebenfalls klassische yogische Formen von tapas. Man muss nicht zu solchen Extremen greifen, um seine Praxis tapasisch zu machen, aber falls du dich dazu hingezogen fühlst, werden wir die Letzten sein, die dir davon abraten!

Patanjali sagt, dass unsere spirituelle Praxis uns durch ihre Herausforderungen verändern sollte und dass sie in uns ein Feuer entzünden kann, das die Selbstsucht verbrennt. Das ist die Verinnerlichung des Opferfeuers im vedischen Indien. Das Feuerelement wird im Körper dazu genutzt, Unreinheiten zu verbrennen. Sicherlich ist die größte Unreinheit Avidya, die Unkenntnis des höheren Selbst. Was dem Feuer geopfert wird, ist das Ego, das niedrige Selbst.

Deine Sadhana – Pranayama, Asana, Meditation, und was es sonst noch sein mag – ist tapasisch, wenn du über einen längeren Zeitraum hinweg konsequent übst. Diese Praktiken sind tapasisch, weil sie den Vorstellungen der modernen Gesellschaft entgegenstehen. Es ist viel einfacher, selbstgefällig und entschieden derselbe zu bleiben, aber diese Gleichgültigkeit kann nicht viel transformative Hitze im Leben bewirken.

Die grundlegende Methode von Svadhyaya – dem Studium des höheren Selbst – ist das Lesen der Schriften. Diese Schriften geben dir Richtlinien für ethische, gerechte, yogische Handlungsweisen in der Welt. Etwas über das Leben von Erleuchteten zu lesen ist auch eine Form des Selbst-Studiums. Ihr Leben ist ein Beispiel dafür, wie mustergültige Absicht zu vollkommener Handlungsweise führt. Diese Heiligen sind Vorbilder für unsere eigene spirituelle Entwicklung.

Den Namen Gottes zu chanten ist eine andere Form von Svadhyaya. Sanskritchants wird nachgesagt, dass sie die essentielle Schwingung der Form Gottes enthalten, der angerufen wird. Wenn wir den Klang immer wieder chanten, beginnen unsere Zellen in der gleichen Schwingung zu vibrieren wie der Sanskritchant. Das Wiederholen des Namen Gottes auf Sanskrit baut die göttliche Form in uns auf.

Die dritte Komponente des Kriya Yoga – nach Tapas (Reinigung) und Svadyaya (Studium des höheren Selbst) – ist Ishvara Pranidhana (Hingabe an Gott). Ishvara ist der Herr: Gott in einer Form, die man sich vorstellen und der man sich hingeben kann. Pran ist Vitalität, Lebenkraft. Dhana bedeutet, Energie zu senden oder zu lenken. Ohne diese Hingabe wird die Yogapraxis selbst-zentriert und bindend. Patanjali empfiehlt, dass man jeden Gedanken, jedes Wort und jede Tat Gott widmet.

Einmal erzählte uns ein Schüler, dass er eine anstrengende Asana-Praxis begonnen hatte, aber nicht wusste, ob sie für ihn wirklich gut sei. Während der Praxis fühlte er sich gut, aber danach wurde er von starken Wutgefühlen übermannt und fand sich in Streitgesprächen mit Freunden und Arbeitskollegen wieder. Sollte er seine Yogapraxis aufgeben?, fragte er.

Wir sagten ihm, dass Patanjali eine Empfehlung für genau dieses Problem gegeben hat: Ishvara pranidhana. Der Schüler musste nur einen noblen und erhebenden Fokus für die Energie finden, die durch seine Praxis freigesetzt wurde. Wir schlugen vor, dass er etwas oder jemanden wählen sollte, der oder das für ihn diese noble, erhebende Absicht repräsentieren könnte, um so alle Energie, die durch seine Praxis freigesetzt wurde, dorthin lenken zu können.

Die Yogapraktiken erhöhen und steuern den Fluss von Prana. Wenn wir nicht bewusst diesen Fluss nach oben richten, fließt er zu allem, was einem gerade durch den Kopf geht. Wenn man Wut im Kopf hat, dann wird dieser Ärger durch die yogischen Praktiken vergrößert. Wennn man den Geist auf die Hingabe an Gott ausrichtet, dann wird diese Hingabe größer.

Die pyschotherapeutische Wirkung der Yogapraktiken liegt in ihrer Fähigkeit, unbewusste Gefühle an die Oberfläche steigen zu lassen. Das kann überwältigend sein, es sei denn, die Praxis wird unerschütterlich auf Gott ausgerichtet. Wenn diese freigesetzte Energie auf die Gottes-Erkenntnis gerichtet wird, statt auf den Ausdruck unbewusster, egoistischer Emotionen, wirkt sie befreiend und nicht mehr bindend.

Damit eine Yogapraxis eine reinigende Wirkung haben kann, muss sie alle drei Kriterien erfüllen, die im Kriya Yoga Sutra aufgelistet wurden. Eine herausfordernde Asanastunde könnte zum Beispiel tapasisch sein. Vielleicht schwitzt du stark und merkst, dass du in der Hitze der Stunde über das hinausgehen kannst, was du dir als deine körperlichen Grenzen vorgestellt hattest. Du spürst vielleicht sogar, dass du deinen Körper in der Hitze der Praxis reinigst. Aber wenn du während der Stunde ständig an einen Streit mit einem Arbeitskollegen denkst oder deine Fähigkeiten mit denen anderer Menschen vergleichst, dann hast du eine der wichtigsten Komponente der reinigenden Handlung vergessen: Ishvara Pranidhana, Hingabe an Gott, was bedeutet, sich von egoistischen Motiven zu lösen.

Und wenn du dich im Raum umschaust, um zu sehen, wer von den anderen Schülern in eine Asana gekommen ist, dann bist du in diesem Moment nicht beschäftigt mit Svadhyaya, dem Studium des höheren Selbst. Du bist ziemlich stark der Besessenheit des kleinen Selbst ausgeliefert.

Das Studium des Selbst beinhaltet herauszufinden, wo Bedürfnisse enden und wo Gier beginnt. Wir können diese Unterscheidung nur durch Experimentieren mit unserem eigenen Körper und Geist treffen, bis wir herausgefunden haben, wie wir Durcheinander und Verwirrung beseitigen können.

Wahrscheinlich hast du schon einmal Menschen getroffen, die wie besessen alles sammeln – von Zeitungen bis zu alten Kleidungsstücken. Wir fragen uns, wie sie überhaupt leben können, so ganz ohne Platz in ihrer Wohnung. Dennoch haben wir alle die gleiche

Art Durcheinander in unserem Kopf. Von dem Moment an, als wir in unserem Körper angekommen sind, haben wir Gewohnheiten, Einstellungen, Vorurteile, Vorlieben und Abneigungen, Zuneigung und Eigenschaften angesammelt.

Menschen, die Dinge in ihrer Wohnung ansammeln, gewöhnen sich an das Durcheinander. Es ist normal für sie, keinen Platz zum Sitzen, Schlafen, Essen oder Wohnen zu haben. Wir alle gewöhnen uns ebenfalls an das Durcheinander in uns. Wir geben ihm sogar einen Namen: „Dieses Durcheinander heißt Frank, ein irischer Katholik, Sternzeichen Stier und Klempner, der in der Upper West Side wohnt." Wir leben in ständiger Angst, auch nur den winzigsten Teil davon zu verlieren.

Ohne Raum kann die Schöpfung nicht stattfinden. Wenn man ein Haus kauft, kauft man Raum, der von Wänden umgeben ist. Je mehr Raum, desto wertvoller das Haus. Man kann auch nichts erdenken, wenn man keinen Platz in seinem Kopf hat. Man kann keinen Gast zuhause willkommen heißen, wenn man keinen Platz zuhause hat. Man kann auch keinen Gedanken von außen aufnehmen, wenn man keinen Platz im Geist hat.

Das Weltall ist das erste und älteste Element, ohne das keine Schöpfung möglich gewesen wäre. Genauso ist der innere Raum das erste und älteste der inneren Elemente, ohne das kein Denken geschehen könnte.

Was ist der Grund dafür, warum manche Menschen so kreativ sind? Sie haben Platz im Kopf. Was ist der Grund, warum sich manche Menschen wie Narren benehmen? Sie haben keinen Platz im Geist. Ihr Kopf ist stets mit allen möglichen Gedanken gefüllt, wie ein vollgestopftes Möbellager.

Niemand ist ein Narr, und niemand ist weise. Es ist der Raum, der uns zum Narren oder zum Weisen macht. Wenn man Platz im Kopf hat, dann wird man weise, und wenn man keinen Platz im Geist hat, dann wird man es nicht. Wenn man keinen Platz im Kopf hat, dann kann man Gott oder das „Ich-Bin" nicht begreifen, und andersherum, wenn man Platz im Geiste hat, kann man das Wirken des „Ich-Bin" oder „Gottes" in sich begreifen, entsprechend der Qualität und Quantität des Platzes, der vorhanden ist.

Shri Brahmananda Sarasvati, Terrestrial and Celestial Magnetism[7]

Patanjali nennt dieses Durcheinander chitta-vritti, die Fluktuationen des Geistes. Der Geist, fehlgeleitet durch die Sinne, nimmt an, dass alles, was man sehen kann, real ist, und alles, was man nicht sehen kann, auch nicht existiert. Vergnügungssucht und Zurückweichen vor dem Schmerz sind das Ergebnis dieses Missverständnisses. Die Kleshas stammen alle vom ersten Klesha ab, Avidya, was im Allgemeinen mit „Unwissenheit" übersetzt wird. Aber Unwissenheit impliziert, dass man sich einer Sache unbewusst ist, während Avidya eigentlich bedeutet, dass das, was du für wahr hältst, in Wahrheit falsch ist. Folglich sind „Unkenntnis des Selbst", „Un-Verständnis" oder „Täuschung" passendere Übersetzungen für Avidya.

Avidya führt zu den anderen Kleshas: Asmita, der übermäßigen Identifikation mit dem Ego oder dem Stolz; raga, der übertriebenen Anhaftung (oder Vorlieben); dvesa, der übertriebenen Abneigung (Aversion); und abinivhesa, der Angst vor dem Tod (Unsicherheit). Kriya Yoga ist das von Patanjali empfohlene Programm, um die Kleshas zu reinigen und das Durcheinander aus unserem Geist und Körper zu entsorgen, um Raum dafür zu schaffen, dass die göttliche Gnade eintreten kann.

Avidya entsteht, weil wir es gewohnt sind zu glauben, dass unsere Sinne Beweise liefern. Wenn man es sehen, hören, fühlen, berühren und schmecken kann, dann muss es wahr sein! Im Reich der Sinne ist die Wahrheit relativ. Meine Wahrheit mag nicht deiner Wahrheit entsprechen. Zeit vergeht schneller und langsamer, die Wahrheit von gestern ist der Mythos von heute, Gebäude (und Körper) verfallen, egal, wie gut sie gebaut sind.

Im yogischen Wortschatz jedoch bedeutet „wahr" universelle Wahrheit – unveränderlich. Wenn wir im Sumpf des Reiches der Sinne gefangen sind, glauben wir fälschlicherweise, dass die Sinne uns zur Wahrheit führen. Auf der Suche nach dieser Wahrheit streben wir nach Vergnügen und laufen vor dem Schmerz davon. Aber wie sehr wir dem Vergnügen auch hinterherlaufen, wir werden niemals genug davon bekommen, weil das Glück, das dadurch entsteht, nur von kurzer Dauer ist. Wie schnell wir auch vor dem Schmerz davonlaufen, er wird uns immer einholen. Auf der Suche nach Wahrheit sind unsere Vorlieben und Abneigungen enttäuschende Sackgassen.

Svadhyaya bedeutet Selbst-Studium. „Adhyaya" bedeutet zu studieren und „sva" heißt das Selbst. Svadhyaya ist das Studium der Schriften, einschließlich der Rezitation der Schriften und der Wiederholung von Mantren. Svadhyaya kann auch die Form von Satsang mit einem erleuchteten Meister annehmen (entweder indem man ein Buch von diesem Meister liest oder ihn oder sie wirklich trifft). Um die universelle Wahrheit zu finden, können wir die Worte und Taten von Menschen studieren, die das Selbst erkannt und das Leiden hinter sich gelassen haben. Wenn wir lesen, chanten und die Gesellschaft von erleuchteten Wesen suchen, verlieren wir die Identitifikation mit Körper/Geist. Wenn wir uns auf das wahre Selbst einlassen, verschwindet die Identifikation mit dem falschen Selbst. Wenn die Identifikation mit dem falschen Selbst verschwindet, entsteht das Wissen um die Unsterblichkeit.

Das löst den eisernen Griff von Abinivesha, der Angst vor dem Tod. Die Wahrheit der unsterblichen Seele, die durch Svadhyaya enthüllt wird, wird zu unserer Grundfeste. Angst vor dem Tod verfolgt uns, weil wir den Tod des Körpers für unseren Tod halten. Ironischerweise beginnen wir intensiver zu leben, wenn wir diese Angst loslassen und das Körper/Geist-Gefäß mit Abstand betrachten. Wir können unsere Rolle im Drama des Lebens viel freier spielen.

Die Anhaftung an das Ego und die Welt, die von den fünf Sinnen erfahren wird, aufzugeben, ist keine Negation des Ego oder der Welt; es ist ein Versuch, das Leiden zu beenden, das durch Unwissenheit entsteht. Dies ist das wahrhafte Streben nach Glück.

Die Anhaftung an das Ego und an die Welt der Sinne aufzugeben ist tapasisch und deshalb reinigend. Uns selbst Erfahrungen auszusetzen, gegen die wir eine Abneigung empfinden, um weiser und belastbarer zu werden, ist tapasisch. Das Studium des Höheren Selbst bietet uns Möglichkeiten, die Wahrheit der unsterblichen Seele zu begreifen – aber wir brauchen täglich Erinnerungen, um sie im Auge zu behalten. Diese täglichen Erinnerungen sind unsere Yogapraktiken: Asanas, Pranayama, ethischer Vegetarismus, welche Sadhana wir auch immer täglich tun, um Gott zu erkennen.

Sat-Sangatve Nissangatvam
Nissangatve Nirmohatvam
Nirmohatve Nishchala-Tattvam
Nischala Tattve Jivan-Muktih
Bhaja Govindam Bhaja Govindam
Bhaja Govindam Mudha-Mate

Gute und tugendhafte Gesellschaft lässt Nicht-Anhaftung entstehen. Aus Nicht-Anhaftung entsteht Freiheit von Täuschung. Durch die Freiheit von Täuschung kann man die unveränderliche Realität spüren. Durch die Erfahrung der unveränderlichen Realität erlangt man Befreiung in diesem Leben. Ich-Bin ist der Ozean des Bewusstseins. Erkennt man dies, spürt man: „Ich bin nicht der Körper und der Geist, obwohl ich einen Körper und einen Geist habe. Erkenne Govinda, erkenne Govinda, erkenne Govinda in deinem Herzen, O Du Weiser." (Chant aus dem Shankaracharya, übersetzt von Shri Brahmananda Sarasvati).

Patanjali erkannte, dass dieser Drei-Stufen-Plan für Kriya Yoga, obgleich wahr, doch schwierig ist und keine praktischen Methoden anbietet, die manche Menschen vielleicht brauchen, um Erleuchtung zu erlangen. Deshalb fügte er den *Yoga Sutras* einen detaillierteren Plan bei, das acht-stufige System, Ashtanga oder Raja Yoga (der im Grunde ein 16-stufiger Plan ist – man muss nur das Kleingedruckte lesen!).

DER ACHT-STUFEN-PLAN DES ASHTANGA YOGA

1. Yama
   Schränke deine Handlungen Anderen gegenüber ein (durch Gewaltlosigkeit, Wahrhaftigkeit, Nicht-Stehlen, sexuelle Zurückhaltung und Nicht-Anhäufen).

2. Niyama
   Beachte die yogischen Richtlinien bezüglich des Umgangs mit dem eigenen Körper und Geist. Diese sind Sauberkeit, Zufriedenheit, harte Arbeit, Selbst-Studium, Hingabe an Gott.

3. Asana
   Entwickle eine stabile und angenehme Beziehung zur Erde und allen Lebewesen.

4. Pranayama
   Lerne die Energie zu lenken, so dass du die Lebenskraft bewahren und freisetzen kannst.

5. Pratyahara
   Ziehe deine Sinne nach innen zu ihrer Quelle zurück.

6. Dharana
   Entwickle die Fähigkeit, den Geist zu konzentrieren, indem du die Aufmerksamkeit auf einen Punkt ausrichtest.

7. Dhyana
   Meditative Versenkung.

8. Samadhi
   Überbewusstsein, Ekstase.

Im Verlauf der Jahrhunderte wurden in anderen yogischen Schriften spezifischere Anweisungen für die Praktiken des Hatha Yoga niedergelegt, die einen Teil des Acht-Stufen-Plans von Patanjali ausmachen. Zwischen dem sechsten und dem fünfzehnten Jahrhundert vor Christus gab es eine Renaissance des Hatha Yoga. Während dieser Zeit wurden die meisten wichtigen Schriften aus dem bereits existierenden Wissen in Indien weiterentwickelt. Texte wie *Goraksha Samhita* von Yogi Gorakhnath, *Gherand Samhita* des Weisen Gherand und *Hatharatnavali* von Srinivasabhatta Mahayogindra gaben dem uralten Wissen Struktur. Im vierzehnten Jahrhundert schrieb Swatmarama ein detailliertes Handbuch für Hatha Yoga, die *Hatha Yoga Pradipika*. Die deutsche Übersetzung des Titels dieser Schrift lautet *Licht auf Hatha Yoga*.

Ein wichtiges Merkmal der *Hatha Yoga Pradipika* ist Shat Karma Kriya. Shat bedeutet „sechs" und karma bedeutet „Handlung." Kriyas sind Handlungen, die die Hindernisse aus dem Weg räumen, die uns vom Erkennen unserer wahren Natur abhalten. Schlechte Gesundheit kann eine solche Erscheinung sein, wohingegen eine gute Gesundheit für eine starke spirituelle Praxis förderlich ist.

Ayurveda wurde von den Rishis speziell für solche Menschen entwickelt, die die Welt gesund genießen wollen. Seine täglichen und jahreszeitlichen Rituale, Ernährungsrichtlinien, Therapien und Lehren von den Gegenmitteln für die Nebenwirkungen von Süchten können gesund und stark halten und es ermöglichen, voll Freude und angenehm zu altern, wenn man sich genügend einschränken kann, um diesen Vorschriften strikt zu folgen. Man muss bewusst wählen, wie nachlässig man sein möchte, was wiederum bestimmt, wie gesund man sein wird. Es gibt nichts umsonst.

ROBERT E. SVOBODA, PRAKRUTI: YOUR AYURVEDIC CONSTITUTION[2]

Shat Karma Kriyas sind die "sechs Handlungen", von denen gesagt wir, dass sie die Doshas ausgleichen, aus denen aus ayurvedischer Sicht der Körper besteht. Ayurveda bedeutet „die Wissenschaft des Lebens," und es handelt sich dabei um ein uraltes indisches System der Medizin und Heilung. Ayurveda definiert die Doshas wie folgt:

Vata: *Wind*
Pitta: *Galle*
Kapha: *Schleim*

Wenn diese Doshas außer Balance geraten, wird der Körper empfänglich für Krankheit.

Obwohl Jahrhunderte alt, ist das Konzept der individuellen Konstitution ein neues Konzept für den westlichen Geist, eine neue Art für uns alle, unsere „Beziehung" zur Natur zu verstehen. Ayurveda ist vor allem für all diejenigen gedacht, die sich selbst in Einklang bringen wollen, um harmonisierend auf das Universum einzuwirken.

ROBERT E. SVOBODA, PRAKRUTI: YOUR AYURVEDIC CONSTITUTION[3]

Bevor du versuchst, selbständig eine dieser sechs Reinigungspraktiken auszuüben, solltest du dir zuerst persönliche Anweisungen von einem Lehrer holen:

1. *dhauti:* Reinigung durch Wasser und Waschen. Das beinhaltet Zähneputzen, Zungenschaben, Rachensäubern, Ohrenspülen, Nase schnauben und das Innere der Nase auszuspülen, sowie Magen und Darm, die inneren Organe und den Anus zu waschen.

2. *basti:* Reinigung durch Darmspülung. Wenn nötig, lässt es sich schnell lernen, sich selbst Einläufe zu machen. Während des Fastens sind tägliche oder gelegentliche Einläufe notwendig.

3. *neti:* Reinigung der Nase. Das geschieht durch eine Reinigung der Nasenhöhlen mit einer Sonde oder einem Katheter oder mit Salzlösung. Wasser wird in ein Nasenloch geschüttet und fließt auf der anderen Seite wieder heraus. Oder ein Plastikkatheter oder Faden wird durch die Nase in den Mund hinabgeschoben. Den Katheter vor- und zurück zu bewegen stimuliert die Rückseite der Nasenhöhle.

4. *trataka:* Reinigung der Augen. Man starrt, ohne zu blinzeln, bis Tränen die Augen waschen. Man kann dazu eine Kerze oder ein Yantra benutzen, ein geometrisches Bild zur Anrufung von Gottheiten oder anderer heilsamer Wirkung.

5. *nauli:* Stimulation der Verdauung und Reinigung des Verdauungstrakts. Bauchmuskeln und Zwerchfell werden eingesetzt, um Dünndarm, Dickdarm und innere Organe durch Bewegung zu massieren. Während man nach dem Ausatmen den Atem aushält, wird der Bauch nach innen und oben gezogen, wobei der mittlere Teil isoliert und von Seite zu Seite, im Kreis oder wellenförmig auf- und abbewegt wird.

6. *kapalabhati:* Leuchtender Schädel. Diese Technik erleuchtet den Schädel, indem Energie nach oben geleitet wird. Bei diesem Vorgang werden die Atemwege gereinigt. Zuerst ein paar Mal tief ein- und ausatmen, dann bis zu einem angenehmen Punkt einatmen, und dann eine Serie von 25 bis 50 scharfen, starken Ausatemstößen durchführen, wobei das Zwerchfell bei jeder Ausatmung nach innen und oben gehoben wird. Die Aktion ist genau so, als würde man sich die Nase putzen. Die Ausatmung sollte betont werden, und eine kurze Einatmung sollte ganz von selbst als Reaktion auf die Ausatmung entstehen.

Durch die bewusst stimulierte Aufwärtsbewegung der Energie bei jeder Ausatmung beseitigt dieses Kriya abgestandene Gase und Fremdkörper aus der Lunge. Die Reibung des Atems verteilt die Elektronen ebenmäßig in den Wänden der Atemwege und polarisiert die elektrische Ladung der Schleimhäute. Dadurch entsteht ein aufwärts strebender, elektrischer Fluss, eine elektrische Aufladung der Luftröhre. Die Aufwärtsbewegung des Atems sorgt auf der physiologischen Ebene dafür, dass man sich emotional, psychologisch und sogar spirituell leichter fühlt.

Der erste Eindruck mag sein, dass die Shat Karma Kriyas nur den physischen Körper beeinflussen. Eigentlich aber reinigen sie das gesamte Wesen: den physischen, den Vital-, Emotional-, den intellektuellen und den Glückskörper. Sie sind in Wirklichkeit Methoden, das Selbst kennenzulernen, indem man Unordentliches wegräumt. Wenn die Unordnung erst einmal beseitigt ist, bleibt das Selbst übrig.

Wir beginnen zu erkennen, dass wir uns selbst von Avidya befreien können, indem wir reiner und reiner werden. Unwissenheit ist die wahre Verunreinigung, die durch die Shat Karma Kriyas beseitigt wird.

Wir sind nicht, was wir essen. Wir sind, was wir nicht ausscheiden.

HUGH ROMNEY[4]

Eine weitere interessante Nebenwirkung der Ausübung der Shat Karma Kriyas ist, dass wir, indem wir das Mysterium des Funktionierens und der Struktur der inneren Organe und Systeme entschlüsseln, uns von der Anhaftung an sie befreien. Wenn wir die wahre Beschaffenheit des physischen Körpers und die Unmöglichkeit beobachten, ihn auf ewig rein und jung zu halten, verlieren wir die Anhaftung an ihn. Wir tun unser Bestes, ihn gesund zu erhalten, weil er unser Instrument ist, aber wir geben den Versuch auf, unseren Körper immer gleich aussehen lassen zu wollen.

Durch die Praxis der Kriyas entwickeln wir *Viveka*, die Fähigkeit zu unterscheiden zwischen dem, was vergänglich, und dem, was unvergänglich ist, und *Vairagya*, die Leidenschaftslosigkeit oder Distanz des Geistes. Im Fall unseres Gurus Swami Nirmalananda stärkte die Praxis der Shat Karma Kriyas seine Fähigkeit, seinen Körper als ein vorübergehendes Phänomen zu betrachten und seine Seele als ewig bleibend zu erkennen. Er beschloss deshalb am 10. Januar 1997, *Prayopavesha* zu begehen, einen bewussten und vom Willen gesteuerten Tod für sich zu wählen. Er war 73 Jahre alt, erleuchtet und vollkommen gesund.

Man sagt, ein Mensch stirbt so, wie er oder sie gelebt hat. Swami Nirmalananda lebte ein erleuchtetes Leben und starb im Zustand der Erleuchtung, frei und glücklich.

Swami schickte uns eine Ankündigung aus seinem Ashram in Indien, wie er sie auch an viele Andere schickte, um uns von seinem bevorstehenden Tod in Kenntnis zu setzen. Es war merkwürdig, denn es war, als ob man eine Einladung zu einer Hochzeit oder einer Abiturfeier erhalten würde. Er schrieb: „Es wird bald Zeit, mich von Euch allen zu verabschieden. Es war eine Freude und eine Ehre, Euch gekannt zu haben, und Eure Liebe und Zuneigung zu erhalten... Mein so genanntes Ende ist endlos, denn es gibt kein Ende und keinen Anfang des Lebens. Spürt den unendlichen Zustand des Seins und spürt die grenzenlose Ausdehnung des Herzens."

Die Ankündigung informierte uns, dass er an einem bestimmten Datum seinen Körper verlassen würde, und dass wir vor diesem Datum zu ihm kommen müssten, falls wir ihn noch einmal besuchen wollten, bevor er starb. Er beschloss zu sterben, erzählte er uns und begründete es so: „Ich will nicht im Zustand von *roga* [Krankheit] sterben, sondern im Zustand von Yoga [Einheit]." Er sagte, er habe seine Arbeit beendet, und es sei an der Zeit, seinen Körper zu verlassen.

Sobald wir diese Nachricht erhalten hattten, reisten wir nach Indien, um ihn zu besuchen. Wir bettelten, er möge noch nicht sterben. Wir schlugen vor, dass er stattdessen mit uns zurück nach New York kommen solle. Wir versprachen, dass wir alles in unserer Macht Stehende tun würden, um für ihn in den Vereinigten Staaten Vorträge zu organisieren. Wir waren sogar ziemlich sicher, dass wir für ihn etwas bei den Vereinten Nationen erreichen könnten. Er antwortete auf seine heitere Art, er würde lieber sterben als nach New York zu kommen. Dann versuchten wir es mit Weinen und Flehen. Er sagte, dass es ihn traurig machen würde, uns weinen zu sehen. Er wolle nicht traurig sein. Während dieser letzten Tage war er glücklicher, als wir ihn je zuvor gesehen hatten.

Ein Mensch, der bei guter Gesundheit ist und sich entscheidet, bei klarem und gesundem Verstand und Körper zu sterben, unterstützt den Prozess von Prayopavesha dadurch, dass er aufhört zu essen und zu trinken, und indem er verschiedene Kriyas praktiziert, zum Beispiel Basti (Einläufe). Um sich auf Prayopavesha vorzubereiten, hörte Swami auf, feste Nahrung zu sich zu nehmen, und trank einen Monat lang nur noch Gerstenwasser (das Wasser, das übrigbleibt, wenn man Gerste darin eingeweicht hat) und klares Wasser. Danach nahm er nichts mehr zu sich, nicht einmal mehr Wasser. Nach etwa fünf Tagen ohne Wasser erlaubte der große und sanfte Swami seinem Körper zu zerfallen.

Swami Nirmalanandas bewusster Tod war die logische Folge seines gesamten Lebens, in dessen Verlauf er sich mehr und mehr von allen Anhaftungen gelöst hatte. Zuerst war er beispielsweise Vegetarier, dann gab er auch Milchprodukte auf und wurde Veganer.

Vegan zu leben war eine tapasische Praxis für Swami Nirmalananda, weil er als Brahmane erzogen worden war und die Nahrung von Brahmanen normalerweise viele Milchprodukte enthält. In unserer Kultur sind eine vegane oder eine vegetarische Lebensweise auch tapasische Praktiken, denn sie sind in einer Kultur, die die Entwürdigung von Tieren fördert, schwer aufrechtzuhalten. Nicht jeder kann den ganzen Tag auf seinem Kopf stehen, drei Jahre lang in Stille meditieren oder ununterbrochen den Namen Gottes singen, aber jeder isst normalerweise täglich. Selbst wenn man nichts anderes tut, kann man sein Essen zur spirituellen Praxis machen. Entscheide dich bewusst, nur Nahrung zu dir zu nehmen, die bei ihrer Entstehung anderen das geringst mögliche Leid zugefügt hat. Stelle sicher, dass du diese Nahrung mit Wertschätzung, Respekt und Dankbarkeit für das Opfer, das gebracht wurde, damit es Teil von dir werden kann, zu dir nimmst. Und lass dein eigenes Opfer in Bezug auf Vorlieben oder Geschmack deine Methode sein, das Feuer deiner Praxis brennend zu erhalten.

Wenn du Fortschritte auf dem spirituellen Weg machen willst, musst du deine Handlungen – einschließlich dem, was du zu dir nimmst – hinterfragen, ob sie ein authentischer Ausdruck der Liebe und der Seele in dir sind. Du musst dich fragen, ob das, was du tust, von Mitgefühl oder Gleichgültigkeit dem Leiden anderer gegenüber zeugt. Solange du ohne Mitgefühl handelst und isst, bleibst du im Sumpf der Trennung, der Einsamkeit und Frustration gefangen, denn du hast dem größeren Herzen in dir durch dein Leben noch keine Stimme verliehen.

John Robbins[5]

Einschränkungen der Ernährung in Form von vegetarischer oder veganer Lebensweise, Fasten und so weiter, können auch Formen von Svadhyaya sein, denn sie können dir helfen, Wissen über das Höhere Selbst zu erlangen. Ein Beispiel für ein traditionelles Nahrungstapas ist, die Nahrungsaufnahme den Mondphasen entsprechend zu gestalten. Nimm am Tag des Neumonds überhaupt keine Nahrung zu dir. Am folgenden Tag iss nur einen Esslöffel Nahrung. Steigere deine Ration der Nahrung täglich um einen Esslöffel, bis du am Tag des Vollmonds 15 volle Esslöffel Nahrung essen kannst. Die Ration wird dann schrittweise wieder vermindert, auf 14, 13, zwölf, elf Esslöffel und so weiter, bis du während des Neumonds wieder fastest.

Ein restriktiver Nahrungstapas wie dieser wird von einem Yogi nicht um der körperlichen Gesundheit willen durchgeführt, sondern als eine Forschungsreise in die Beschaffenheit des Selbst. Letztlich besteht unser Körper aus dem, was wir essen, und unser Geist wird von dem, was wir essen, beeinflusst. Sogar die Gedanken in unserem Kopf werden aus der Energie, die wir mit der Nahrung aufnehmen, erschaffen.

Interessante Zusammenhänge, wie Körper und Geist funktionieren, können erfahren und gelernt werden, indem man damit experimentiert, welche Wirkung die Form der Ernährung auf sie ausübt. Du weißt wahrscheinlich schon, dass die Qualität deiner Gedanken durch die Nahrung, die du zu dir nimmst, beeinflusst werden kann. Mach nicht den Fehler zu glauben, dass du dem Körper alles zuführen und den Folgen dieser Handlungen dann entgehen kannst. Wenn du daran interessiert bist, deinen Körper und deinen Geist zu reinigen, dann sollten das Essen, das du zu dir nimmst, und die Art, wie du es isst, mit einer guten Absicht aufgeladen werden. Unsere Zellen absorbieren alle Handlungen, die unternommen wurden, bis die Nahrung auf unserem Tisch steht. Das Wachsen der Nahrung, ihre Ernte, ihre Lagerung und ihre Zubereitung, zusammen mit dem Akt des Essens – all dies sind Möglichkeiten, die Nahrung mit segensreichen Qualitäten aufzuladen.

Unsere anmaßende, arrogante Leidenschaft für Maßlosigkeit hat unsere Welt vergiftet. Wenn wir hoffen, weiterhin auf diesem Planeten leben zu können, müssen wir jetzt den Schaden umkehren, sowohl in uns selbst wie auch in unserer Umwelt, so dass wir den Zorn der Natur besänftigen und selbst wieder zur Gesundheit zurückkehren können... Jeder sollte ein richtiges Zuhause haben, einen sicheren Hafen, an den er immer zurückkehren kann, in sich und im Außen. Aber wir alle haben eine Mutter in der Natur, und nur sie kann uns nach Hause führen.

Robert E. Svoboda, Prakruti: Your Ayurvedic Constitution[6]

Shauca ist der Sanskritbegriff für Reinheit, aber es bedeutet mehr als körperliche Reinlichkeit. Shauca bezeichnet die Reinheit von Körper, Geist und Seele. Wir können die Shat Karma Kriyas einsetzen, um den Körper zu reinigen, aber wie können wir den Geist klären?

Die einfachste Art, den Geist zu klären, besteht darin, sorgsam darauf zu achten, welchen Einflüssen wir ihn aussetzen. Der Geist ist wie ein klarer Kristall. Der Kristall nimmt die Farbe dessen an, was in seiner Nähe steht. Wenn er auf einem roten Tuch liegt, erscheint er rot. Auf die gleiche Weise wird der Geist von dem gefärbt, was man ihm nahebringt. Wenn man Fernsehen oder Filme schaut oder Bücher liest, die aufwühlende, unnötig sexuelle und gewalttätige Inhalte haben, wird der Geist von diesen Bildern gefärbt und das Leben wird negativ beeinflusst. Wenn man sich in Svadhyaya übt, indem man inspirierende Bücher liest oder inspirierende Videos, Fernsehen oder Filme ansieht, beginnt man den Geist zu reinigen. Und man wird inspiriert. Den Versuch zu unternehmen, das Selbst in anderen zu sehen – sogar in Tieren, Pflanzen und Mineralien –, ist auch eine Form von Svadhyaya.

Kriya Yoga ist eine Methode, mit der du die Verdunklungen deiner Freude beseitigen kannst. Wenn du Frieden, Freude und Glück willst, dann handle so, dass daraus Friede, Freude und Glück für alle entstehen. Wenn wir mit aller Kraft unsere täglichen Aktivitäten (Essen, Waschen, Lernen, spirituelle Praxis, Entspannen usw.) auf Harmonie ausrichten, dann üben wir Kriya Yoga – den Yoga der Handlung, der zu bedingungsloser Liebe führt.

Teil 3 Innere Praktiken, die zum Yoga führen

Einführung

Pratyahar: Sich nach innen wenden… der Unabhängigkeit entgegen

Ist dies wirklich eine Brücke? Was verbindet sie dann womit?

Audio Letter, „Is this a Bridge exactly"?

Die Yogapraktiken, über die wir bisher gesprochen haben, wie Pranayama, Asana, Viyasa Krama und Kriya, unterstützen den physischen und die feinstofflichen Körper bei der harten Arbeit am Überbewusstsein. Die natürliche Entwicklung der Yogapraktiken verläuft von diesen äußeren zu immer feineren und subtileren Praktiken wie Konzentration und Meditation. Pratyahar stellt die Brücke zwischen den äußeren und den inneren Praktiken dar.

In der *Bhagavad Gita* bittet Arjuna Krishna, ihm seinen Anblick vollständig zu enthüllen. Krishna weigert sich mit der Begründung, dass Arjunas Sinne und seine Sehfähigkeit zu begrenzt seien, um Krishnas Anblick zu ertragen. Aber Arjuna besteht darauf, und deshalb schenkt Krishna ihm eine spezielle „Gottes-Brille". Aber der Anblick ist noch immer zuviel für Arjuna, der ihn nicht verarbeiten kann und schreit, dass die Vision aufhören solle. Krishna meint: „Hab ich's dir doch gesagt", und rät Arjuna, dass er seine Wahrnehmungsfähigkeit über seine fünf Sinne hinaus erweitern müsse. Dann lehrt er ihn Pratyahar, die Praxis des Rückzugs und des Nach-innen-Richtens der Sinne. Und er bringt ihm Yogapraktiken bei wie Meditation, Bhakti Yoga – Hingabe – und Nada Yoga – das Hören des inneren, göttlichen Klangs.

Diese inneren Praktiken helfen uns dabei, eine neue und subtile Sensibilität zu entwickeln, mit der wir die Wirklichkeit wahrnehmen können. Normalerweise erfahren wir das Universum durch unsere fünf Sinne. Ihre Möglichkeit, uns ein vollständiges Bild zu vermitteln, ist jedoch durch ihre körperliche Bauweise begrenzt. Unser körperliches Nervensystem ist in Wirklichkeit mehr ein Instrument zum Filtern als ein Lieferant eines vollständigen Bildes. Die schmale Bandbreite des sichtbaren Lichts ist nur ein Bruchteil der Bandbreite des gesamten Lichts, was existiert. Der gesamte Bereich der Schallwellen ist ebenfalls wesentlich größer als der Ausschnitt, den unsere körperlichen Ohren hören können. Dasselbe gilt für die anderen Sinne.

„Sinne" ist eigentlich eine gute Bezeichnung für sie, denn genau das ist es, was sie für uns tun: Sie geben einem überwältigenden Universum der Möglichkeiten Sinn. Wenn wir das gesamte Lichtspektrum sehen oder die volle Bandbreite der Schallwellen hören könnten, würden wir wahrscheinlich verrückt werden.

Die Sinne vermitteln eine objektive, durch Übereinstimmung entstandene Wirklichkeit, die gesehen, gefühlt, gehört, berührt und geschmeckt werden kann. Und obwohl wir wissen, dass wir nur ein sehr schmales Stück des Kuchens abbekommen, sind die Meisten von uns ziemlich zufrieden mit ihrem Stück. Unglücklicherweise gewöhnen wir uns so sehr an dieses Stück, an seine Beweisbarkeit und Nützlichkeit, dass wir den Rest des Universums vergessen. Mehr noch, jeder der Sinne verbraucht unsere Energie dafür, seine begrenzte Wahrnehmung des Universums aufrechtzuerhalten. Wenn wir beispielsweise fernsehen, haben wir vielleicht das Gefühl, etwas zu bekommen – aber in Wahrheit zieht uns der Akt des Sehens Energie ab, die wir auch für andere Dinge verwenden könnten.

Dasselbe gilt für alle Sinne: Sie rauben uns Lebenskraft. Vairagya – Distanz – und Viveka – Unterscheidung – sind demgegenüber wie zwei Flügel, die der Kundalini Energie ermöglichen, nach oben bis zum Überbewusstsein zu fliegen.

An irgendeinem Punkt unseres Lebens sind wir von dem Maß des Glücklichseins enttäuscht, das die nicht zurückgezogenen Sinne uns verschaffen können, und wir fangen an, uns nach der Wahrheit zu sehnen. Durch Pratyahar können wir von einer Fixierung auf Äußeres zu einer Entdeckung des Inneren gelangen. Wenn wir in der Lage sind, unsere Sinne so weit nach innen zu ziehen, dass sie ihre ursprüngliche Quelle erreichen, werden wir die Wahrheit wahrnehmen können. Die äußeren Sinne enthüllen nur einen Bruchteil dieser Wahrheit. Indem wir unsere Energie von diesem Bruchteil der Wahrheit abziehen und sie auf die innere Verfeinerung konzentrieren, wird ein größerer Teil der Wahrheit erkennbar.

Pratyahar bedeutet ebenfalls „zum Mittelpunkt fließen". Wenn unsere Vitalität nicht länger kontinuierlich nach außen fließt und wenn wir sie unseren inneren Praktiken widmen, werden wir in der Lage sein, über die Brücke zu gehen, die wir gebaut haben.

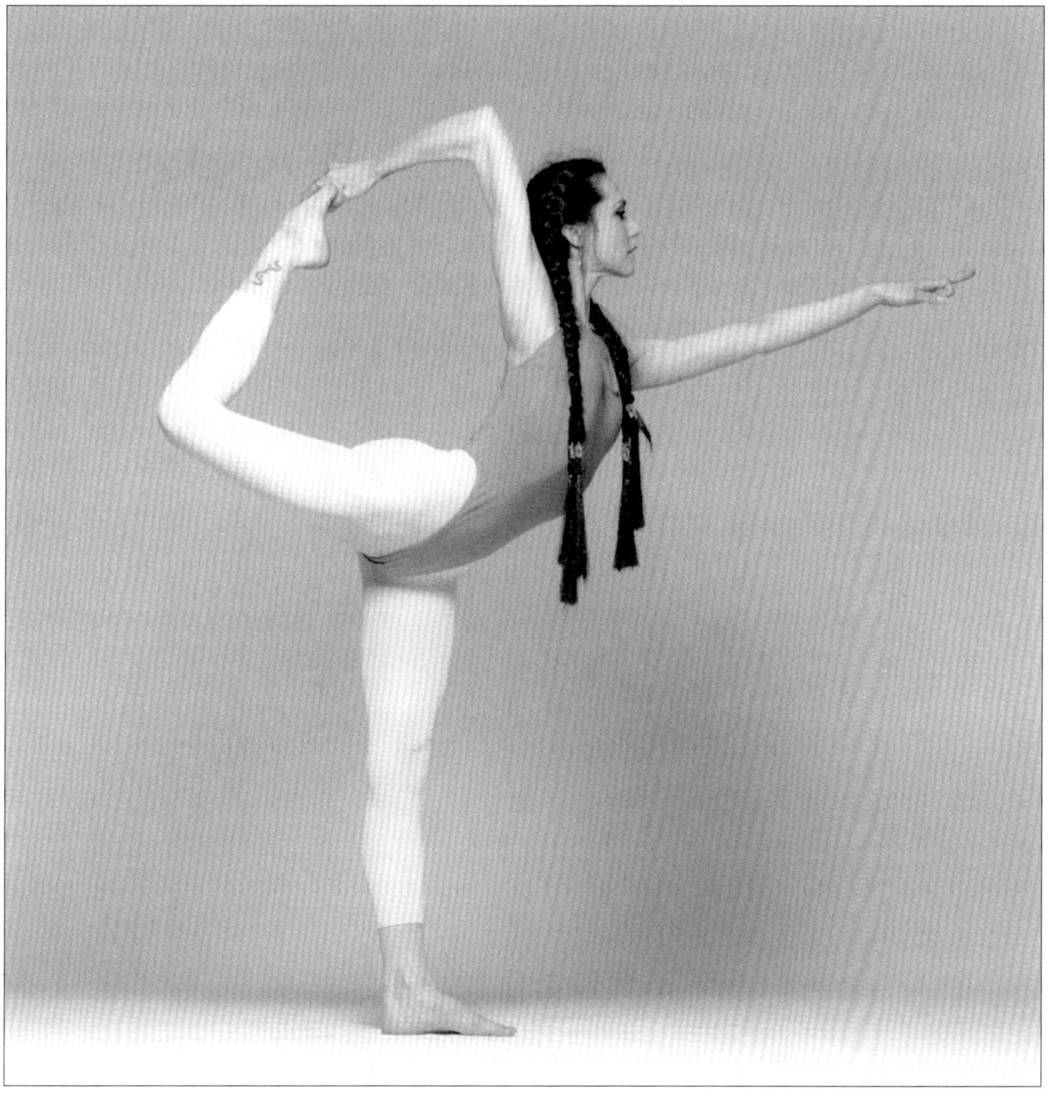

Foto: Michael Lavine

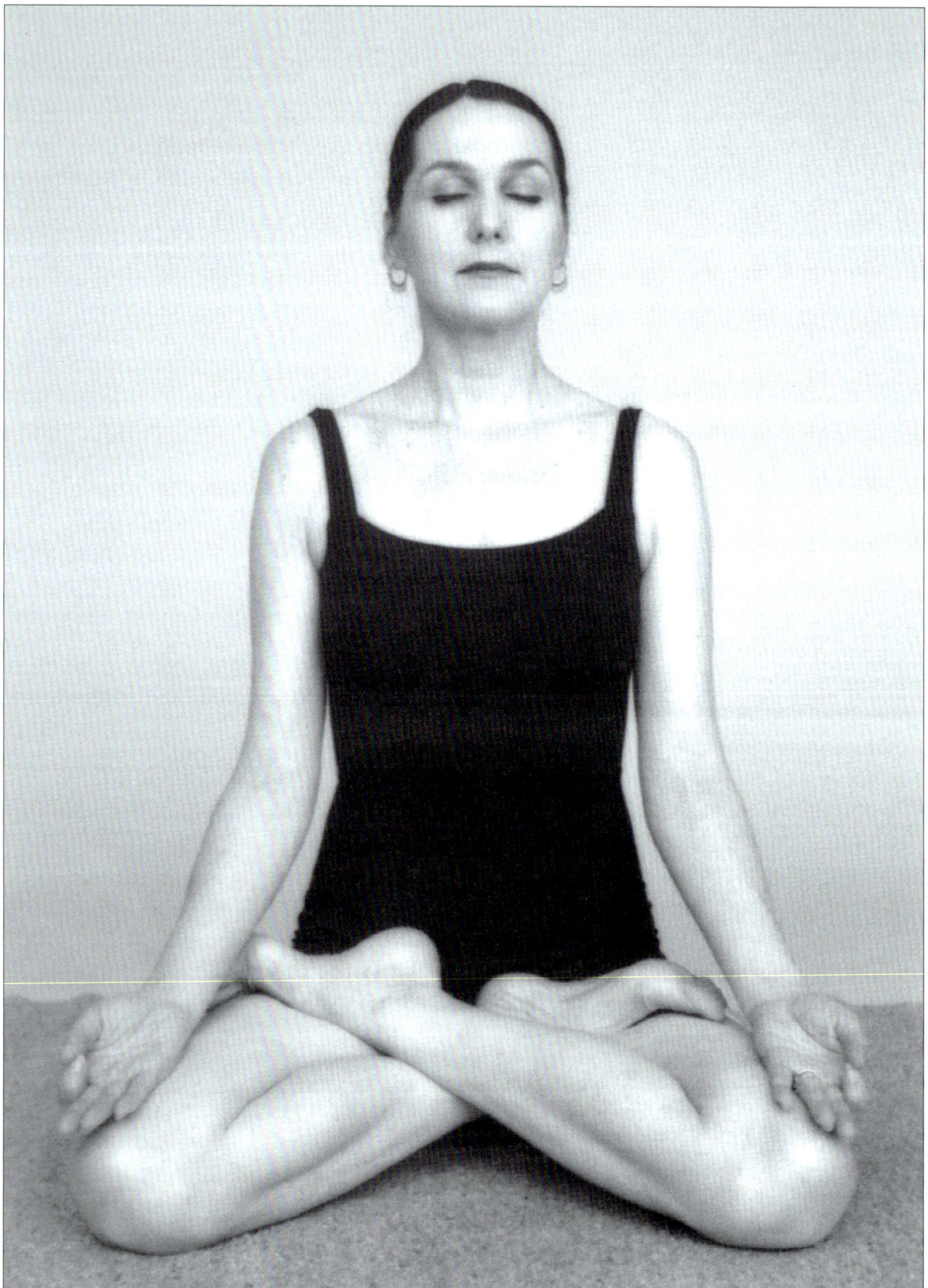

10 Meditation: Im Sitz der Seele ruhen

Unsere größte Pflicht ist es, über die Gedanken hinauszugelangen.

Swami Nirmalanda, The Silent Sage Speaks

Meditation ist die Praxis, dem Geist beim Denken zuzuschauen. Warum solltest du zusehen wollen, wie dein Geist denkt?

Nun, wenn du etwas beobachten kannst, dann weißt du, dass du dieses Etwas nicht bist. Du kannst nicht zusehen und zur gleichen Zeit sein, was du beobachtest.

Der Yogi strebt danach, seine oder ihre Identifikation mit Körper und Geist in die Identifikation mit dem Göttlichen Selbst zu verwandeln. Wenn eine Yogini den Geist beobachten kann, dann beginnt sie zu erkennen, dass sie nicht der Geist sein kann. Das ist schon einmal ein guter Anfang.

Diese Verschiebung der Identifikation ist der erste Schritt in Richtung Gott. Um Gott zu erkennen, musst du Gott werden. Du musst von der Identifikation mit Körper, Geist und den Gedanken, die vom Geist erschaffen werden, Abstand nehmen.

Meditation ist nicht dasselbe wie Gebet oder Kontemplation. Gebet bedeutet oft, einen anderen um etwas zu bitten. Kontemplation bedeutet, sich mit Gedanken und Konzepten zu beschäftigen. Meditation bedeutet, nach innen zu lauschen. Um zuhören zu können, muss man aufhören zu reden. Im Vertrauen darauf, dass alles genau so ist, wie es sein sollte, ruht der Meditierende in der Zeitlosigkeit.

Meditation ist nicht ausschließlich eine hinduistische oder buddhistische Praxis. Sie ist älter als jede Glaubensvorschrift, die von irgendeiner organisierten Religion gelehrt wird. Diejenigen, die sich bereit erklären, die Gedanken und den Intellekt beiseite zu lassen, um einen unbeschreiblichen Zustand des Seins zu erreichen, haben seit zahllosen Jahrhunderten geübt, indem sie einfach, wie die Quäker sagen, „der stillen Stimme im Inneren lauschen".

Um zu verstehen, was während der Meditation geschieht, müssen wir zuerst ein gewisses Verständnis dessen entwickeln, was Bewusstsein eigentlich ist, da dies das wissende Prinzip darin ist. Ein Wesen kann in einem hohen oder in einem niedrigen Bewusstseinszustand sein, entsprechend dem Ausmaß seiner Avidya (Täuschung oder Unwissenheit). Avidya kann das Bewusstsein trüben, so dass es erscheint, als würden wir versuchen, uns in einem schmutzigen Spiegel zu erkennen, und den Schmutz für unser Gesicht halten.

Die Yogapraktiken sind psychotherapeutische Methoden, den Spiegel des Bewusstseins zu reinigen. Sie sind dafür gedacht, den Übenden von Verzweiflung, Depression und von der Abhängigkeit von äußeren Dingen oder äußeren Bedingungen für das Glücklichsein zu befreien.

Leg es nieder, lass es fallen, lass es los, sing es raus, wirf es raus. Den ganzen Weg zu gehen, ist heilig, aber leider bleiben einige auf der Strecke, weil sie die schönen Sonnenblumen ansehen und an ihnen riechen, oder die Hand der Ewigkeit halten oder sich in Ekstase, Glückseligkeit verlieren, oder um das Licht kreisen, oder weder zur Wahrnnehmen noch zur Nicht-Wahrnehmung gelangen, sondern einfach überall, wo es möglich ist, hängenbleiben. Beweg dich! Beweg dich! Beweg dich!

Bhagavan Das[1]

Alle Yogapraktiken einschließlich der Meditation sind dafür gedacht, die in jeder Zelle, jedem Gewebe des Körpers und jeder Gedankenwelle des Geistes vorhandene Freude zu enthüllen. Durch diese Praktiken versucht der Yogi, seinen Geist von allen Gedanken zu befreien, die die Wahrheit der Psyche verbergen: dass die innere Seele – oder das Selbst – immerwährend in einem Zustand des Glücks existiert. Um wahrhaftig glücklich zu sein, müssen wir den Geist in einen Zustand klarer Wahrnehmung versetzen. Durch klare Wahrnehmung spiegelt der Geist das Selbst wie ein sauberer Spiegel.

Im ersten Kapitel der *Yoga Sutras* beantwortet Patanjali die Frage „Was ist Yoga?" wie folgt:

Yogash-chitta-vritti-nirodhah. (YS I:2)

Yoga entsteht, wenn die Schwankungen oder
Wirbel des Geistes zum Stillstand kommen.

Wenn man aufhört, sich mit den Gedanken, den Schwankungen des Geistes, zu identifizieren, dann entsteht Yoga, die Identifikation mit dem Selbst, Samadhi, Freude, Glückseligkeit und Ekstase! Fast das gesamte erste Kapitel der *Yoga Sutras* ist der Praxis und den positiven Wirkungen dieser Minderung der Schwankungen des Geistes und dem daraus resultierenden Zustand von Samadhi, dem Überbewusstsein, gewidmet. Im zweiten Kapitel der *Yoga Sutras* führt Patanjali eine Methode ein, dies zu erreichen: Meditation. Sie erscheint als Dhyana, eines der acht Glieder des Raja oder Ashtanga Yoga.

Um Meditation zu üben, müssen wir zuerst Pratyahar praktizieren, wobei wir lernen, die fünf Sinne nach innen zurückzuziehen. Sobald wir sitzen und uns nach innen wenden können, ohne von den Sinnen abgelenkt zu werden, sind wir bereit für die Meditation, die spontan und natürlich entsteht, wenn die Fähigkeit, die Konzentration für einige Zeit auf ein Objekt auszurichten und dort zu halten, gemeistert wurde. Wir können uns nicht selbst dazu bringen zu meditieren. Wir können uns nur selbst dazu bringen, uns zu konzentrieren.

Um unsere Konzentrationsfähigkeit zu entwickeln, müssen wir lernen, es unserer Aufmerksamkeit nicht mehr zu erlauben, von jedem Gedanken, der uns durch den Kopf geht, abgelenkt zu werden. Es liegt in der Natur des Geistes zu denken. Denken ist eine Form des Redens. Normalerweise plappert der Geist vor sich hin, und wir werden in einen ständigen Dialog mit diesem Geplapper hineingezogen. Um dies zu unterbrechen, empfiehlt Patanjali, sich auf etwas zu konzentrieren – auf den Fluss des Atems zum Beispiel. Man lässt den Geist einfach weiterreden, steigt aber nicht mehr darauf ein. Diese Konzentration nennt man Dharana.

Die verschiedenen Meditationsschulen unterscheiden sich darin, auf welches Objekt die Konzentration ausgerichtet wird. Dieses Objekt kann eine kunstvolle oder einfache Visualisierung, ein Mantra, eine Kerzenflamme, ein Mandala oder die Bewegung des Atems sein. Nur durch längerfristige Konzentration kann die Erfahrung der Meditation entstehen. Man *kann* sich nicht selbst zum Meditieren bringen, genauso wenig, wie man sich selbst zum Einschlafen bringen kann. Wenn man einschlafen will, ist es hilfreich, eine Situation zu erschaffen, die zur Verschiebung des Bewusstseins in einen anderen Zustand einlädt. Man putzt sich die Zähne, wäscht sich das Gesicht, zieht den Schlafanzug an, legt sich in ein gemütliches Bett, macht die Lichter aus, schließt die Augen, und innerhalb weniger Minuten schläft man ein... vielleicht.

Mit der Meditation ist es ähnlich. Es ist ein müheloser Zustand, der nur entstehen kann, wenn man sich darin geschult hat, still zu sitzen und sich ohne Ablenkung auf ein Objekt zu konzentrieren. Selbst mit all diesen Vorbereitungen mag es nicht möglich sein, in den meditativen, gedankenlosen Zustand überzuwechseln. Aber mit Übung kommt man diesem immer näher. Man gibt ja auch nicht auf zu schlafen, wenn man mal eine schlaflose Nacht verbracht hat. Am nächsten Abend versucht man es erneut. Das Gleiche gilt für die Meditation. Man sollte sie nicht aufgeben – sondern es immer wieder versuchen.

Die Konzentration mag viele Male während einer Übungssitzung unterbrochen werden. Das macht nichts.

Was zählt, ist, dass man gewissenhaft ist. Wenn man sich bewusst wird, dass man die Konzentration verloren hat, bringt man sie auf den Fokuspunkt zurück. Durch Übung wird die Konzentration so stark, dass sie sich nicht mehr so einfach vom Fokuspunkt ablenken lässt. Dann gelangt man auf eine neue Stufe: ununterbrochene Konzentration oder Dhyana.

Die uralten Lehren beschreiben diese Stadien in folgender, metaphorischer Form:

- Dharana (ununterbrochene Konzentration) ist, als ob Wasser in einen Topf gegossen wird. Das Wasser fließt nicht in einem unablässigen Strom, sondern in einzelnen Tropfen.

- Dhyana (Meditation, ununterbrochene Versenkung) ist, als ob man Öl in einen Topf gießt. Es fließt in einem ununterbrochenen Strom zum Ziel, dem Topf.

Die letzen vier Stufen des Ashtanga Yoga von Patanjali

Stufe 5, Pratyahar: Zurückziehen der Sinne. Der erste Schritt, eine innere Praxis zu etablieren, besteht darin, die Verblendung durch die Welt der Sinne aufzugeben.

Stufe 6, Dharana: Konzentration. Der Meditierende mag dann und wann seine Konzentration verlieren und abgelenkt werden, aber er ist in der Lage, jedes Mal die Aufmerksamkeit wieder auf das Konzentrationsobjekt zurückzubringen, sobald die Aufmerksamkeit zu wandern beginnt.

Stufe 7, Dhyana: Meditation. Wenn die Konzentration auf das ausgewählte Objekt eine Zeitlang zielgerichtet, stetig und ununterbrochen bleibt, entsteht Meditation.

Stufe 8, Samadhi: Überbewusstsein. Dies ist Yoga. Der Meditierende erlaubt durch intensive Konzentration (Dharana) dem Zustand der Meditation (Dhyana) zu entstehen, und der Geist kehrt zu seinem Ursprung zurück, der Quelle allen Seins. Folglich ist diese Erfahrung die Erkenntnis der Einheit allen Seins, und sie ist gleichbedeutend mit Ekstase und grenzenloser Freude.

Wenn man sich eine Zeitlang nicht von seinen Gedanken ablenken ließ, beginnen sie, leiser zu werden. Raum zwischen den Gedanken entsteht. Die Stille, aus denen die Gedanken entstehen, ist kontinuierlich da. Das ist eine andere Ebene des Vinyasa in Aktion. Der Bewusstseinzustand verschiebt sich, von einem Zustand der Zersplitterung zu einem Zustand der Konzentration. Diese Verschiebung des Bewusstseins wird von einem friedvollen Gefühl begleitet, das sowohl auf den Körper als auch auf den Geist wirkt. Dieser Frieden resultiert daraus, wenn man sich mit dem Unendlichen statt mit dem Endlichen identifiziert, das wir durch die Gedanken erfahren.

Es gibt drei normale Bewusstseinzustände. Oder besser gesagt, normales Bewusstsein scheint sich in drei Zuständen zu manifestieren. Im Sanskrit tragen diese normalen Bewusstseinzustände folgende Namen:

jagrat: *Wachzustand*
swapna: *Traumzustand*
sushupti: *traumloser Tiefschlaf*

Diese drei Zustände werden von allen Lebewesen erfahren, normalerweise in einem Zeitraum von vierundzwanzig Stunden.

Im Wachzustand wird das Bewusstsein von Gedanken beherrscht, die aus Erinnerungen aus der Vergangenheit und Vorstellungen über die Zukunft bestehen. Nur sehr selten schafft es der Geist, im Wachzustand ein Bewusstsein des gegenwärtigen Moments zu erlangen. In diesem Zustand nehmen wir die Realität von einer Bewusstseinsebene her wahr, die auf den physikalischen Gesetzen beruht, die das objektive Universum von Zeit und Raum steuern.

Während des Träumens entnehmen wir dem Wachzustand Bilder. Man kann nichts träumen, was man nicht bereits gesehen oder irgendwie im Wachzustand in diesem oder in früheren Leben erlebt hat. Aber in den Träumen werden die physikalischen Gesetze, die das Universum steuern, außer Kraft gesetzt. Im Traum sind wir in der Lage zu fliegen, durch Wände zu gehen und mit Menschen umzugehen, von denen wir wissen, dass sie bereits gestorben sind.

Tief in unserem Unterbewusstsein vergrabene Bilder können ebenso in unseren Träumen auftauchen. Die meisten Personen, die in unseren Träumen auftauchen, sind Aspekte von uns selbst. Diese unterbewussten Persönlichkeitsanteile erscheinen in verkleideter Form und können unser „normales“ Wachbewusstsein aufrütteln. Träume haben das Potenzial, uns zu helfen, Unerledigtes aus der Vergangenheit zu lösen. Sie können uns befreien, so dass wir weniger verwirrt leben können, indem sie das Unterbewusste mit dem Bewussten verbinden.

Sowohl im Wachzustand als auch während des Träumens identifizieren wir uns mit der Ego-Persönlichkeit, nicht mit den Göttlichen Selbst – außer vielleicht in seltenen Augenblicken, in denen reine Freude auftaucht. Während eines Traums erscheint uns alles „real.“ Erst wenn wir aufwachen, wird uns die Unwirklichkeit des Traums bewusst. Der Wachzustand ist nicht realer als das Träumen, aber aufgrund seiner objektiven Beschaffenheit betrachten wir ihn als realer. Wenn wir jedoch zu unserer wahren Natur erwachen, dann erscheint der Wachzustand ebenso wie ein Traum: unwirklich und vergänglich.

Im Tiefschlaf ruht die Persönlichkeit des Ego, weil sie mit ihrer Quelle, dem Göttlichen Selbst, verschmilzt. Es handelt sich nicht um einen Zustand der Göttlichen Erkenntnis, weil die Persönlichkeit des Ego selbst komplett unbewusst ist. Im Wachzustand kann sie sich nicht an das Verschmelzen mit Gott erinnern und kehrt in die Unwissenheit von Avidya zurück, die Identifikation mit Körper und Geist.

Trotzdem gewinnt die Seele Oberhand, während wir uns im Tiefschlaf befinden. Wenn jemand laut schreit, während wir im Tiefschlaf sind, wachen wir auf. Der beobachtende Teil des Bewusstseins hört zu.

Das Ziel der Meditation ist, etwas Ähnliches wie das Verschmelzen mit der Quelle wie im Tiefschlaf zu erleben – aber während wir wach sind. Dieser Zustand wird Turiya („der vierte" Zustand) oder Samadhi genannt. Nur erleuchtete Wesen kennen ihn, da ihr Bewusstsein durch Mühe und Gnade über zahllose Leben hinweg geschult wurde und sich nun voll entfalten darf. Sie können ihren Geist derart kontrollieren, dass sie ihn direkt nach innen auf die Göttliche Quelle richten können. Du hast vielleicht einen solchen Zustand in einem kurzen Moment der Glückseligkeit schon erlebt, wenn dein denkender Geist seinen Zugriff auf deine Aufmerksamkeit einmal entspannt hat.

Wir benutzen gerne das Bild eines Rades, um den Prozess zu beschreiben, der in der Meditationspraxis abläuft. Bei den meisten von uns wirbelt die Aufmerksamkeit normalerweise herum, verbunden mit den Gedanken wie die Speichen eines Rades.

Sobald das Rad sich in Bewegung setzt, folgen wir ihm, mit einem Gedanken nach dem anderen, in einem ununterbrochenen Strom von Gedanken, den ganzen Tag lang. Am Ende des Tages sind wir so erschöpft, dass wir ins Bett fallen. Während wir schlafen, drehen sich unsere Gedanken in Form von Träumen weiter. Wir träumen so lange, bis wir in Tiefschlaf fallen. Im Tiefschlaf gibt es keine Träume mehr, keine Gedanken, keine Bilder. Der Geist hat sich zur Quelle zurückgezogen, jenseits aller Gedanken. Wir befinden uns im stillen, unbewegten Zentrum des Rades – aber wir sind uns nicht bewusst, dass wir uns dort befinden.

Der Mittelpunkt des Rades wird im Sanskrit *Sukha* genannt, wenn die Achse sich ruhig dreht. Sukha bedeutet auch „Glücklich-Sein." Eine glückliche Achse ist eine, die sich genau in der Mitte eines Rades ruhig vor sich hin dreht. Im Sukha zu verweilen bedeutet, in der ewigen Freude der Seele zu ruhen.

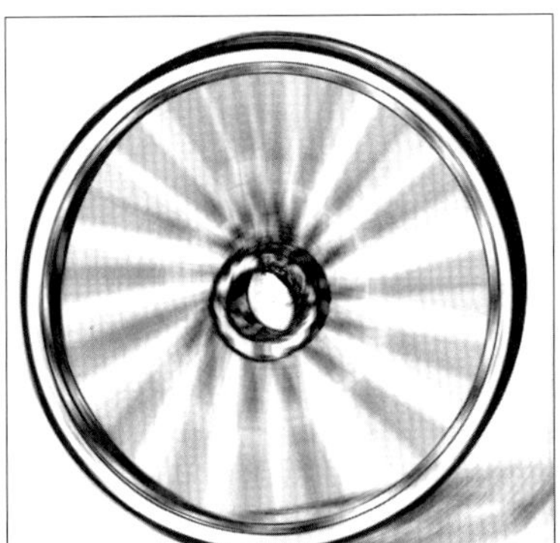

Reifen eines Fahrrades
Künstler: David Life

Indem wir üben, uns zu konzentrieren, versuchen wir uns *bewusst* von der Speiche des Rades, die sich mit jedem Gedanken dreht, wegzubewegen, indem wir uns auf ein Objekt konzentrieren. Wenn diese Konzentration nicht unterbrochen wird, rutscht die Aufmerksamkeit an einer Speiche entlang in die Mitte hinein. In der Mitte angekommen, dreht sich das Rad weiter, aber wir drehen uns nicht mehr gemeinsam mit jedem einzelnen Gedanken mit.

Das Wesen des Selbst ist Glückseligkeit, Ekstase und grenzenlose Freude. Man wird automatisch sehr glücklich, wenn man aufhört, sich mit dem endlos drehenden Rad zu identifizieren, und

Anleitung zur täglichen Meditation

1. *Wähle einen Sitz. Suche dir eine bequeme Sitzhaltung aus, bei der die Wirbelsäule senkrecht zur Erde aufgerichtet ist. Wenn du auf dem Boden sitzt, kannst du den Sitz erhöhen, indem du dich auf ein Kissen oder auf eine gefaltete Decke setzt, um es dir einfacher zu machen, die Wirbelsäule aufzurichten. Du solltest in der Lage sein, in dieser Position die Zeit der Meditationspraxis über stillhalten zu können. Wähle eine Handhaltung, die du bequem während dieser Zeit bewahren kannst: vielleicht im Schoß gefaltet oder auf den Knien abgelegt.*

2. *Werde still. Bewege den Körper nicht mehr, so dass du Stille erfahren kannst. Dein Körper wird still, wenn du ihm keinen Grund mehr gibst, sich zu bewegen.*

3. Lenke deine Aufmerksamkeit auf den Atem. Aber folge dem Atem nicht in den Körper hinein. Spüre ihn an der Nasenspitze, oder nimm wahr, wie er den Bauch hebt und senkt. Kontrolliere den Atem nicht; beobachte einfach, wann er ein- und wann er ausströmt. Halte die Aufmerksamkeit auf die Bewegung des Atems ausgerichtet. Lass ihn kommen und lass ihn gehen. Wie das Leben kommt und geht, so auch der Atem.

Erlaube den Gedanken, sich auf die Bewegung des Atems auszurichten. Halte den Atem nicht an, und halte dich auch nicht an einem Gedanken fest, um ihn weiterzudenken. Stattdessen lass den Atem kommen, lass einen Gedanken kommen. Lass den Atem gehen, und lass dabei auch den Gedanken gehen. Atme nicht bewusst; lass vielmehr den Atem deinen Körper beatmen, und beobachte ihn dabei. Denke nicht bewusst; lass stattdessen die Gedanken durch den Kopf fließen, und beobachte sie dabei. Werde zum nichturteilenden Zeugen, zum Sakshi. Lass los!

stattdessen in Sukha ruht, in der angenehmen Mitte, in der sich nichts verändert und alles real ist. Die Quelle von all dem, was sich bewegt, ist das, was sich nicht bewegt.

Zeit wird außer Kraft gesetzt, und die Wahrheit offenbart sich. Die Wahrheit ist Eins. Die Wahrheit ist unveränderlich und währt ewig; sie ist bedingungslose Liebe, der Urspung allen Lebens.

Die Art der Meditation, die für dich richtig ist, ist diejenige, die für dich *funktioniert*. Lehrer unterrichten Methoden, die sich für sie selbst als hilfreich erwiesen haben. Es gibt keine richtige oder falsche Methode. Die richtige Technik ist die, die funktioniert. Deshalb wähle eine Methode aus und beginne sie zu praktizieren. Um Ergebnisse zu erzielen, sei geduldig und praktiziere regelmäßig über einen längeren Zeitraum hinweg.

Obwohl ein fortgeschrittener Meditationsschüler in der Lage ist, in einer U-Bahn oder beim Warten am Flughafen zu meditieren, ist es für die meisten von uns hilfreich, für die Meditation zuhause einen Platz zu schaffen. Es sollte ein ruhiger Platz sein, wenn möglich ein Raum, dessen Tür man schließen kann.

Es kann helfen, einen Altar zu haben, auf dem man eine Kerze stellt und ein Bild eines Heiligen oder Göttlichen Wesens oder vielleicht einfach Blumen. Der eigene Altar kann zu Anfang sehr einfach sein und mit der spirituellen Praxis wachsen. Oder man hat zu Anfang einen stark geschmückten Altar, der dann mit der Zeit, wenn sich die Praxis verfeinert, schlichter wird. Ein Altar ist wie ein Spiegel. Er ist eine Externalisierung des Mülls oder der ersehnten Klarheit des Geistes. Er kann dir dienen, deine Seele sehen zu können.

Der Meditationsplatz ist eine H-OM-e Base (ein Basislager), zu dem du jeden Tag zurückkehren kannst. Aber wenn kein besonderer Ort verfügbar ist, brauchst du die Meditationspraxis dennoch nicht aufzugeben. Sogar dein Bett kann dir als Platz für deine Meditation dienen. Manchmal ist es der privateste Ort, den wir haben, vor allem, wenn du die Wohnung mit anderen teilst oder auf Reisen bist.

Wenn möglich, setze zum Meditieren einen Timer ein, so dass du dich konzentrieren kannst, ohne ständig auf die Uhr oder auf die Armbanduhr schauen zu müssen. Wenn du gerade erst mit einer Praxis begonnen hast, solltest du nicht zu viel Zeit für die Meditation aufwenden. Das Wichtigste ist, es jeden Tag zu tun. Wenn du zu ehrgeizig bist und dich zwingst, jeden Tag eine volle Stunde lang zu sitzen, wirst du wahrscheinlich nach einem oder zwei Tagen aufgeben. Beginne stattdessen mit einer realistischen Zeitspanne, die du regelmäßig beibehalten kannst.

Wir schlagen immer vor, dass Anfänger sich jeden Tag zur selben Zeit fünf Minuten lang hinsetzen. Wenn du das zwei Monate lang geschafft hast, ohne einen Tag auszulassen, dann kannst du weitere fünf Minuten hinzufügen. Praktiziere zwei Monate lang zehn Minuten pro Tag, und dann verlängere auf zwanzig Minuten. Nachdem du eine tägliche Praxis von zwanzig Minuten etabliert und zwei Monate lang geübt hast, kannst du die Zeit verlängern, je nachdem, was dein Zeitplan erlaubt. Die Meditationspraxis kann eine eigenständige Praxis sein, oder sie kann mit anderen Yogapraktiken deines täglichen Programms kombiniert werden.

Meditation wird etwas werden, was dir Spaß macht, aber erlaube, dass sie sich natürlich entwickelt. Auf der anderen Seite wird sich deine Praxis nicht weiterentwickeln, wenn du dich nicht an irgendeine Form von Disziplin hältst.

Wenn du einen Platz zum Meditieren gefunden hast, wähle deinen Sitz. Meditation sollte so praktiziert werden, dass deine Wirbelsäule senkrecht zur Erde aufgerichtet ist. Eine gebeugte Position betäubt den Geist und macht ihn unbewusst.

Eine aufrechte Wirbelsäule funktioniert wie eine Antenne. Shri Brahmananda Sarasvati hat den Körper/Geist oft als eine Art Fernseher oder Radio beschrieben, die in der Lage sind, die kosmische Sendung der Göttlichen Quelle zu empfangen. Das Nervensystem und all seine Aufmerksamkeitsbereiche stehen bereit, um sich auf das Göttliche einzustimmen.

Sthira-sukham asanam. (YS II:46)

Die Verbindung zur Erde sollte beständig und freudvoll sein.

Dieses Yogasutra, das oft nur auf Asanas bezogen wird, bezieht sich auch auf die Meditationspraxis. Sthira bedeutet beständig. Um körperliche Stabilität zu erlangen, muss ein Gefühl von Bewusstheit oder Wachsamkeit im ganzen Körper ausgedrückt werden. Das passiert am ehesten, wenn der Meditierende seinen Körper bewusst in eine gewählte Haltung bringt. Indem er dies tut, bringt der Meditierende die Absicht des Geistes in den Körper hinein. Wenn es eine starke geistige Absicht gibt, hebt der Körper sich an, um dieser zu begegnen.

Sukham bedeutet bequem. Es bedeutet dasselbe wie Sukha, Freude und Glück. Um also mit deiner sitzenden Praxis zu beginnen, wähle eine Haltung für den Körper, in der du sowohl wach als auch entspannt sein kannst. Versuche nicht, deinen Körper in Positionen zu zwingen, für die er nicht bereit ist. Wenn es dir zum Beispiel sehr schwer fällt, die Beine im Padmasana, dem Lotussitz, zu kreuzen, dann wähle diese Sitzhaltung nicht als deinen Meditationssitz. Padmasana kann dann zu einer anderen Zeit geübt werden. Wähle eine Sitzposition, die bequem für dich ist. Das Gefühl des Wohlbefindens kann sich vielleicht verändern, während die Minuten vergehen, aber gib dir zumindest eine faire Chance, indem du mit der bequemsten Haltung beginnst, die du finden kannst.

Eine Haltung der Ehrlichkeit und Demut ist die erste Voraussetzung für den spirituellen Weg. Wir müssen wissen, dass wir nichts wissen. Wir müssen wissen, dass es nichts zu wissen gibt, es gibt nur das Sein. Die beste Einstellung ist die, sehr dankbar und immerfort großzügig zu sein.

BHAGAVAN DAS, IT'S HERE NOW (ARE YOU?)[2]

Diese Dinge führen zu einer guten Meditationspraxis:

1. *Gleicher Ort. Ein Meditationsplatz sollte ein Ort sein, an den man jeden Tag meditiert.*
2. *Gleiche Zeit. Man sollte jeden Tag um die gleiche Zeit Meditation üben.*
3. *Einen Timer benutzen, um sich konzentrieren zu können, ohne ständig die Zeit im Auge behalten zu müssen.*

Ein Meditationstagebuch führen.

1. *Jeden Tag ein kleines Notizbuch verwenden, um die Uhrzeit und die Zeit einzutragen, während der man geübt hat.*
2. *Einfälle und Störungen, die aufgekommen sind, aufschreiben. Das kann hilfreich sein, um Muster, Gewohnheiten und Durchbrüche in der Praxis zu beobachten.*

Sitzende Haltungen für die Meditationspraxis

Die folgenden Positionen sind gut geeignet für die Meditationspraxis im Sitzen. Sie werden in der Reihenfolge ihrer Schwierigkeit aufgelistet, beginnend mit der einfachsten:

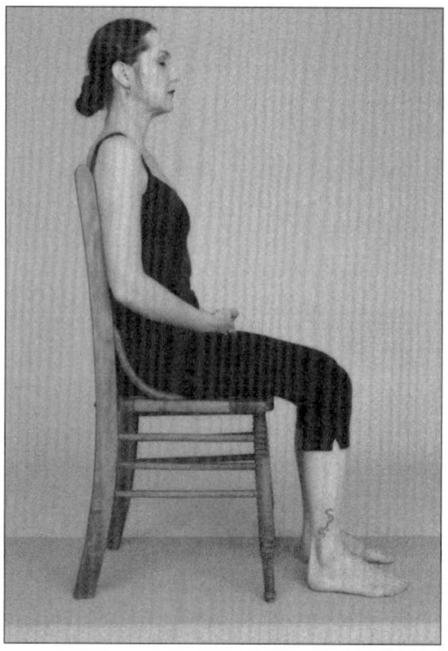

Auf einem Stuhl sitzend

1. **Auf einem Stuhl sitzen**
   Wähle einen Stuhl, der nicht zu weich und dessen Lehne gerade ist, und der, wenn möglich, keine Armlehnen hat. Wenn du sitzt, sollten beide Füße auf dem Boden stehen. Wenn deine Füße den Boden nicht berühren, lege eine Schachtel, einen Holzblock oder Telefonbücher unter die Füße. Die Fußsohlen sollten sich geerdet anfühlen. Die Beine sollten parallel zueinander sein. Am Anfang kannst du dich ruhig an den Stuhlrücken lehnen. Irgendwann setz dich nach vorn, sodass die Wirbelsäule sich aufwärts streckt und nicht mehr von der Stuhllehne gestützt wird.

   Die Hände ruhen leicht auf den Oberschenkeln mit den Handflächen nach oben oder nach unten. Die Ellbogen sollten leicht gebeugt sein, die Schultern entspannt.

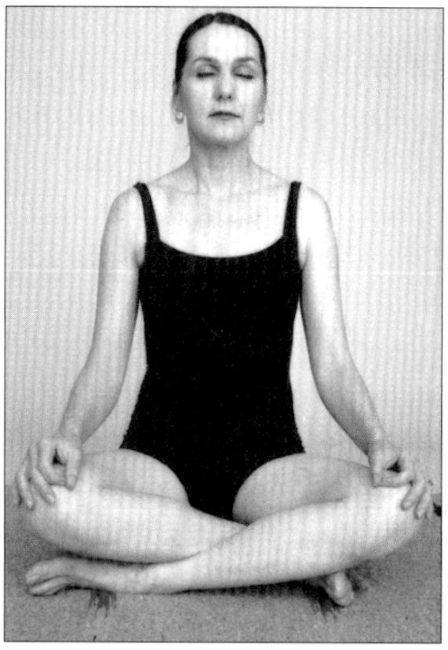

Schneidersitz

2. **Einfacher Schneidersitz**
   Breite eine Decke oder einen Teppich unter deinem Gesäß und deinen Füßen aus, um einen gepolsterten Untergrund zu haben. Überkreuze die Beine auf Höhe der Knöchel. Lege ein Kissen oder eine gefaltete Decke unter das Gesäß, damit deine Hüften höher oder zumindest auf einer Höhe mit den Knien sind. Wenn sich die Knie so anfühlen, als ob sie in der Luft hängen würden, lege gefaltete Decken oder Handtücher zum Stützen unter die Knie. Die Knie sollten sich so anfühlen, als ob sie in die Decken oder Handtücher hineinsinken. Allmählich werden sich durch das Sitzen mit gekreuzten Beinen die Hüften öffnen und die Knie mehr in Richtung Boden sinken. Bis dahin zwinge deine Knie nicht zum Boden.

Wenn es sehr schwierig ist, aufrecht zu sitzen, lehne dich zur Unterstützung an eine Wand. Später rutsche ein Stück von der Wand weg und erlebe, dass deine Wirbelsäule sich auch selbst aufrecht halten kann.

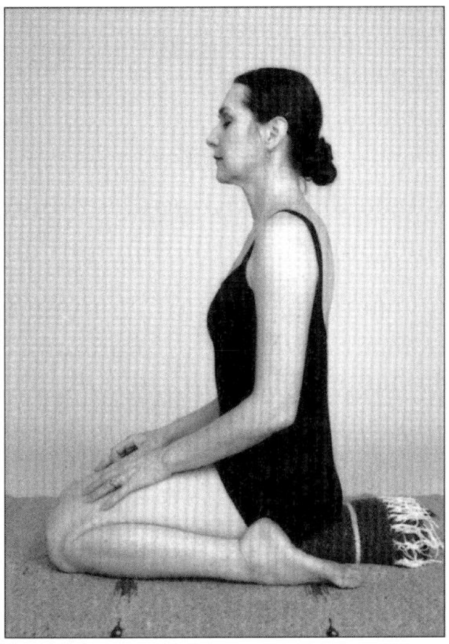

Unterstütztes Virasana

3. **Unterstützes Virasana**
Knie dich auf den Boden, beuge dabei beide Knie, so dass die Fußrücken auf dem Boden liegen und die Innenkanten der Füße außen an den Oberschenkeln anliegen. Lege eine gefaltete Decke oder ein Kissen unter das Gesäß und hebe damit den Sitz so hoch wie nötig, damit du keinen Schmerz in den Knien spürst. Wenn die Füße vom Druck auf den Boden schmerzen, kannst du eine Decke oder einen Teppich von den Knien bis zu den Füßen und Zehen unterlegen. Die Wirbelsäule sollte aufrecht sein. Kein Hohlkreuz.

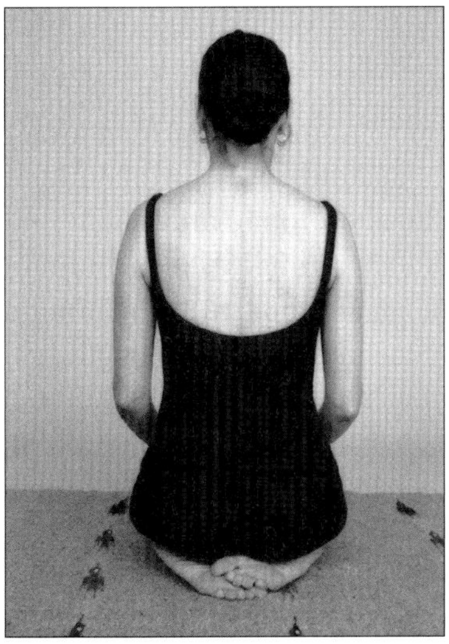

Vajrasana

4. **Vajrasana (Haltung des Blitzes)**
Im Knien setze dich auf die Innenkanten der Füße, die Ferse liegen an der Außenseite des Gesäßes. Die großen Zehen liegen übereinander, der rechte über dem linken.

5. **Halber Lotus**
Sitze mit gekreuzten Beinen, lege dabei den rechten Fuß auf den linken Oberschenkel. Die Fußsohlen beider Füße sollten nach oben zeigen. Sitze auf einem Kissen oder auf einer gefalteten Decke, so dass die Knie mehr in Richtung Boden sinken können.

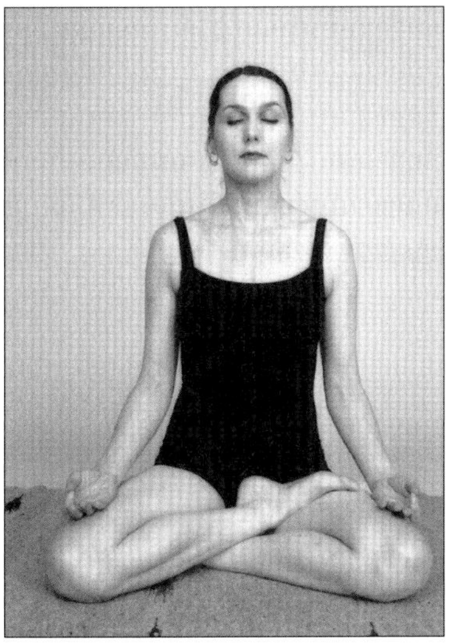

Halber Lotus

6. **Vorbereitung für Siddhasana**
Sitze mit gekreuzten Beinen, ziehe den linken Fuß nah zum Becken und lege den rechten Fuß auf den linken. Die Zehen des rechten Fußes werden dabei zwischen Oberschenkel und Wade des linken Beines geschoben. Die rechte Ferse sollte oben auf der linken Ferse liegen. Die Fußsohlen beider Füße sollten nach oben zeigen.

7. **Siddhasana (die Haltung der Perfektion)**
Sitze so, dass die linke Ferse gegen das Perineum oder die Scheide drückt. Die Zehen des linken Fußes werden zwischen Oberschenkel und Wade des rechten Beines geschoben. Lege die rechte Ferse auf die linke Ferse und schiebe die Zehen des rechten Fußes zwischen Oberschenkel und Wade des linken Beines.

8. **Padmasana (Lotusposition)**
Lege den rechten Fuß auf den linken Oberschenkel, so nah an der Hüfte wie möglich. Dann hebe den linken Fuß an und platziere ihn auf dem rechten Oberschenkel, so nah an der Hüftbeuge wie möglich. Die Fußsohlen beider Füße sollten nach oben zeigen.

Hand-Positionen für die Meditationspraxis

Unsere Hände sind Instrumente, mit denen wir den Gefühlen aus unserem Herzen Ausdruck verleihen. Die Hände können angespannt sein, ständig zusammengepresst und klammernd, oder sie können anmutig sein und großzügig. Die Essenz des spirituellen Herzens ist freudig und mitfühlend. Wie gut das spirituelle Herz sich durch die Schichten von Körper und Geist ausdrücken kann, hängt davon ab, wie offen die Energiekanäle (Nadis) sind. Wenn die Nadis verstopft sind, werden die Handlungen unserer Hände auch blockiert und können nicht freizügig Freude und Mitgefühl ausdrücken.

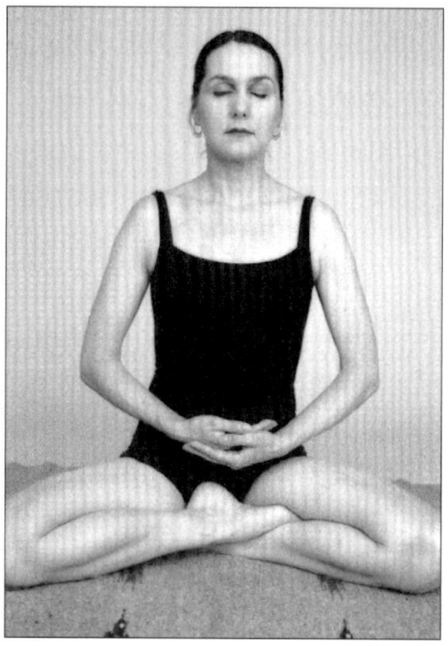

Padmasana

Die Energiekanäle, die vom vierten, dem Herzchakra (dem Anahata Chakra), ausgehen, strömen vom Bereich des physischen Herzen durch die Arme und in die Hände. Durch die Anwendung von Handgesten, die Mudras genannt werden, können wir die Reinigung dieser Energiekanäle während der Meditationspraxis unterstützen. Diese Mudras unterstützen den Fluss von Prana durch den physischen und die energetischen Körper.

Die folgende Liste von Handmudras kann während der Meditationspraxis benutzt werden. Sie können mit jeder der zuvor beschriebenen Sitzvarianten geübt werden:

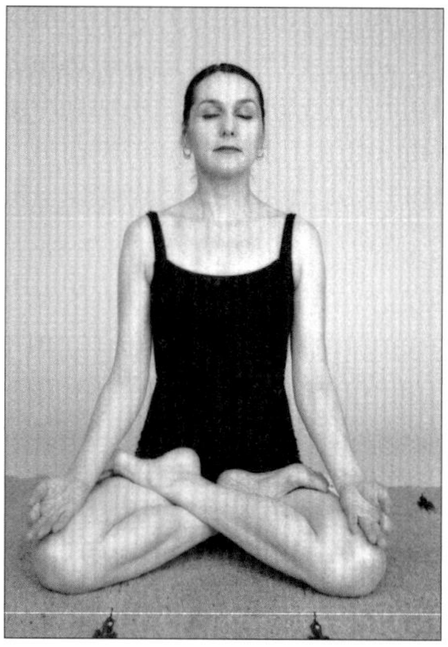

Meditation üben

1. **Die Hände liegen auf den Oberschenkel, Handflächen nach oben oder nach unten.**
   Die Finger sollten entspannt sein und leicht auseinanderfallen; Ellbogen leicht gebeugt, Schultern offen und entspannt.

2. **Chin Mudra**
   Daumen und Zeigefinger beider Hände zusammenführen; die anderen drei Finger sind entspannt gespreizt, die Handflächen zeigen nach oben oder unten.

3. ***Bhairavi Mudra***
   Die Hände in den Schoß legen, die Handflächen zeigen nach oben, Linkshänder sollten die linke Hand auf die rechte legen, so dass die aktive Hand in der passiven ruht. Das Gleiche gilt für Rechtshänder, dann ruht die rechte Hand in der linken.

Sobald du deinen Sitz und dein Mudra gefunden hast, prüfe, ob noch irgendwo Anspannungen im Körper sind, und nimm notfalls Veränderungen vor. Beginne bei den Füßen. Entspanne sie bewusst und bring die Füße in eine möglichst bequeme Position.

Dann wandere weiter nach oben, in die Beine und zum Gesäß. Wenn du beim Gesäß angekommen bist, spüre, wie es in den Boden hineinsinkt. Gib bewusst dieser Zugkraft nach unten nach; folge der Schwerkraft. Setze dich nach *unten*.

Wenn du dich wirklich der Schwerkraft, der Kraft der Erde, auslieferst, wirst du plötzlich die Gegenkraft spüren, die Kraft der Levitation, die himmlische Kraft. Diese Kraft kann als eine aufrichtende Bewegung in der Wirbelsäule wahrgenommen werden. Die Gelenke deines Körpers werden sich geräumiger anfühlen, wenn die Energie anfängt, besser zu zirkulieren. Spüre, wie dein physischer Körper eine Brücke zwischen dem Irdischen und dem Himmlischen bildet.

Entspanne deine Hände, Arme und Schultern. Erlaube dem Bauch und dem Brustkorb, sich so auszurichten, dass der Atem möglichst frei fließen kann. Lass die Flanken, den Rücken und den Nacken weich werden. Lege den Kopf oben auf die Wirbelsäule auf, das Kinn parallel zum Boden. Stelle sicher, dass das Kinn sich nicht zu sehr nach vorne schiebt und so Verspannungen im Nacken erzeugt. Entspanne die Muskulatur im Gesicht, vor allem im und um den Mund herum. Entspanne die Zunge im Mund. Wenn die Zunge still ist, kann auch der Geist still werden. Die Zunge kann sich auch am Gaumen entspannen. Schließe sanft deine Augen, sodass die Muskeln um die Augen entspannt bleiben können. Lass den Bereich zwischen den Augenbrauen weit und weich werden. Lass die Stirn entspannt sein, während du dem vorderen Bereich des Gehirns erlaubst, leicht in den Schädel zurückzusinken.

Nun bist du bereit, still zu sitzen.

Nachdem du dir die Zeit genommen hast, deinen Körper in eine möglichst bequeme Position zu bringen, ist der nächste Schritt, still zu werden. Zweifle nicht länger an der Sitzposition, die du gewählt hast. Erlaube nicht mehr, dass du daran denkst, die Position zu verändern. Sitze sie aus. Beim nächsten Mal, wenn du meditieren willst, kannst du etwas anderes ausprobieren, wenn sich die letzte Position nach einigem Minuten als unbequem herausstellen sollte. Wenn du beinahe alle Positionen einmal ausprobiert hast und sie alle gleichermaßen unbequem sind, dann gib auf! Wenn du dein Kämpfen um die richtige Position aufgibst, dann könnte es sein, dass sie sich dir von selbst zeigt. Die meisten von uns sind Tag und Nacht in Bewegung. Den Körper in eine Position zu bringen und ihn darin still zu halten, dabei den Atem zu beobachten, ebenso wie die Gedanken, die dir durch den Kopf gehen, ist eine kostbare und seltene Gelegenheit. Es ist eine Erfahrung, die über das, was als „normal" betrachtet wird, hinausgeht. Es ist eine Gelegenheit, das Alltägliche zu transzendieren.

Erlaube in deiner äußeren Form keine Bewegung. Lass zu, dass der Atem sich bewegt, in deinen Körper hinein und wieder heraus. Lass zu, dass deine Gedanken sich bewegen, in dich hineinkommen und dich wieder verlassen. Bis du still sitzen und den Geist einfach denken lassen kannst, ohne dich auf die Gedanken einzulassen, wirst du nie in der Lage sein, deinen Geist unter Kontrolle zu bekommen. Löse dich von deinen Gedanken, indem du ihnen dabei zusiehst, wie sie durch deinen Kopf ziehen.

Jesus gab folgende Anweisungen für die Meditation: „Sei still und erkenne, dass Ich Bin." Wenn wir uns bewegen, reagieren wir auf einen Gedanken. Der Gedanke mag ein unbewusster sein, der sich so tief hineingegraben hat, dass wir uns nicht einmal bewusst sind, warum wir uns bewegen. Die meisten von uns fühlen sich so ungemütlich in sich selbst, dass es schwierig ist, einfach still zu sein.

Der Dalai Lama sagte einmal dazu, „Den meisten Westlern mangelt es an Selbst-Vertrauen." Man kann das sehr genau sehen, wenn man Westlern dabei zusieht, wie sie in einer Schlange auf etwas warten, oder wenn man einer Gruppe von Yoga-Anfängern dabei zusieht, wie sie auf den Beginn einer Stunde warten. Sie können nicht still sitzen; sie fummeln ständig an etwas herum, weil sie mit sich selbst nicht im Reinen sind.

Wahres Selbst-Bewusstsein entsteht durch eine Verbindung zur Quelle, mit dem Selbst, mit dem, das immer in Frieden weilt. Sich an die Bewegungen des Geistes zu hängen bewirkt einen Mangel an Selbst-Vertrauen. Falsches Selbstbewusstsein kommt durch Stolz und Arroganz, die wiederum auf Angst beruhen, nicht auf der Glückseligkeit der Seele. Ein wechselhafter Geist kann niemals Ruhe und Beständigkeit bringen.

Was passiert, wenn du versuchst zu meditieren, und der Drang, dich zu kratzen oder einen bestimmten Körperbereich zu bewegen, so übermächtig wird, dass du ihm nachgibst und dich kratzt oder dich bewegst? Meistens hast du dann zwar diese besondere Unannehmlichkeit beseitigt, aber bald macht sich eine andere Stelle des Körpers bemerkbar, und das Szenario beginnt von vorn. Und die Folge? Du verbringst deine Meditationszeit damit, vor unangenehmen Gefühlen davonzulaufen.

Vergnügen zu suchen und Schmerz zu vermeiden ist das, was die meisten von uns normalerweise im Leben tun. Diese Strategie hat vielleicht manchmal sogar Glücklich-Sein zur Folge, aber dieses Glück ist nur von kurzer Dauer, weil es von Menschen und Situationen abhängig ist – und die verändern sich sehr wahrscheinlich und mindern dadurch unser Glück. Diese Strategie führt nur selten zu wirklich dauerhaftem Glück.

Wenn wir wünschen, wirklich unabhängig und wahrhaft glücklich zu sein, müssen wir es auf andere Art versuchen. Still zu sitzen gibt uns die Gelegenheit, den Kreislauf unserer Angewohnheit, vor der geringsten Unannehmlichkeit wegzulaufen und das Vergnügen außerhalb von uns selbst zu suchen, zu durchbrechen. Still zu sitzen, egal was kommt, ist nicht die Art und Weise, wie wir normalerweise auf eine unangenehme Situation reagieren. Wenn wir es dennoch versuchen, tauchen wir tiefer in uns selbst ein und erforschen unser Potenzial. Wir kommen dadurch der Quelle unseres Glücks immer näher. Du kannst sicher sein, dass noch niemand an einem eingeschlafenen Fuß gestorben ist. Das Blut wird sofort wieder zu zirkulieren beginnen, sobald du dich wieder bewegst. Das nächste Mal, wenn du dich zur Meditation hinsetzt, wähle einfach eine bequemere und gut gestützte Position, so dass dein Fuß weniger leicht einschlafen kann.

Es ist ganz natürlich, dass körperliches Unwohlsein auftritt, wenn du mit der Praxis der Meditation im Sitzen beginnst. Wir halten tief in unserem Körper Verspannungen fest. Wenn wir dem Körper erlauben, still zu werden, dann können diese unterdrückten Verspannungen in Form von schmerzhaften Empfindungen an die Oberfläche kommen. Wenn du wirklich frei von diesen schmerzhaften Verspannungen werden möchtest, dann bleibe innerlich bei deinem gewählten Fokus. Spannungen und Schmerzen sind einfach nur Gedankenformen. Wenn du ihnen erlaubst, sich zu bewegen, werden sie es auch tun. Aber wenn du innerlich daran festhältst und dich mit ihnen identifizierst, dann bleiben sie bei dir.

Wir haben aus all unseren Vorlieben eine Persönlichkeit erschaffen. Wir verfangen uns in unseren Vorlieben und Abneigungen und unseren kurzlebigen Vergnügungen und Enttäuschungen. Wir tragen sie mit uns, und man sieht es an der Art, wie wir unseren Körper bewegen und welche Haltung wir einnehmen. Die Meditationspraxis lässt diese

Muster an die Oberfläche steigen, sodass wir sie loslassen können und dadurch eine Transformation unserer Persönlichkeit ermöglichen. Alte Reaktionsmuster in Bezug auf Situationen und Dinge loszulassen erlaubt uns, offener und flexibler zu werden und nicht an einem festgefahrenen Selbstbild festzuhalten.

Wenn wir in der Lage sind, in unserem physischen Körper still zu bleiben, kann die innere Arbeit der Transformation des Geistes stattfinden. Wir können beginnen, uns zu konzentrieren.

Was normalerweise passiert, wenn man sich zum Meditieren hinsetzt, ist keine Meditation, sondern ein Versuch, an Dharana zu arbeiten, der Fähigkeit, sich zu konzentrieren. Mit anderen Worten, du gibst deinem Geist etwas zu tun und beobachtest ihn dann dabei, wie er dies tut.

Der Atem ist ein praktischer Konzentrationspunkt, weil er so einfach verfügbar ist. Selbst wenn man ein Mantra benutzt, wird die innerliche Wiederholung dieses Mantras mit dem Atem koordiniert.

Um Dharana zu üben, werde dir deines Atems bewusst. Richte deine Aufmerksamkeit fest auf einen Ort, an dem du am besten die Atembewegung spüren kannst. Die beiden Bereiche, die meistens zu diesem Zweck benutzt werden, sind die Nasenspitze, ungefähr einen Zentimeter vor den Nasenlöchern entfernt, oder der Bereich des Bauchs, wo sich die Zwerchfellmuskulatur sanft mit der Ausatmung hebt und mit der Einatmung senkt. Wenn du dich entscheidest, das Ein- und Austreten des Atems an der Nasenspitze zu beobachten, dann bleibe an dieser Stelle, als wärst du der Türsteher am Eingang eines Grand-Hotels. Der Türsteher folgt nicht jedem Gast in das Gebäude und in den Aufzug hinein und weiter, bis hinauf in sein oder ihr Zimmer. Er steht stattdessen einfach da und öffnet die Tür, wenn jemand hinein- oder hinausgeht. Der Türsteher betrachtet jeden Gast mit Gleichmut. Ein guter Türsteher schläft auch niemals während seiner Arbeit ein.

Beobachte deinen Atem, wie ein Türsteher die Menschen beobachtet, die ins Hotel hineingehen und aus dem Hotel herauskommen. Bemerke jeden Atemzug, wie er in den Körper eintritt und dann über die Nase wieder austritt. Folge dem Atem nicht bis in die Nasennebenhöhlen, die Luftröhre und in das weiche Gewebe der Lungen hinein. Nein, bleibe einfach unbewegt am Eingang stehen, etwa einen Zentimeter von den Nasenlöchern entfernt, und sei aufmerksam.

Wenn du dich entschließt, die Aufmerksamkeit auf den Bauch zu richten, dann lass diese Achtsamkeit unter der Bauchdecke im Inneren ruhen, oben auf dem Zwerchfell. Die Muskulatur des Zwerchfells hat eine ähnliche Form wie ein Regenschirm. Das Zentrum hebt sich mit der Ausatmung und senkt sich wieder mit der Einatmung. Erlaube deiner Aufmerksamkeit, sanft auf dieser Kuppel zu ruhen. Lass sie von der Kuppel nach oben und nach unten getragen werden.

Sobald du deine Aufmerksamkeit ausgerichtet hast und den Atem fühlst, atme nicht mehr bewusst. Lass stattdessen zu, dass der Atem deinen Körper beatmet, während du einfach dabei zusiehst. Mach deinen Körper zu einem offenen Kanal für den Durchfluss des Atems.

Beobachte jeden Atemzug. Einatmend und ausatmend. Du kannst leise vor dich hinsagen: „Einatmen und ausatmen." Lausche dem Atem. Um lauschen zu können, musst du in einem Zustand der Aufnamebereitschaft sein.

Lass keinen Atemzug aus: Einatmend, ausatmend, nimm jedes Mal wahr, wie der Atem den Körper betritt und ihn wieder verlässt. Versuche nicht, den Atem zu manipulieren. Lass einfach das Atmen geschehen, während du es beobachtest. Konzentriere dich darauf, jeden Atemzug zu beobachten, ohne den Atem zu verändern. Auf diese Art entwickelst du die Kunst, Zeuge zu sein.

Lass jede beurteilende Anhaftung an den Atem gehen. Sei der unparteiische Beobachter. Nach kurzer Zeit werden die Gedanken beginnen, sich an die Bewegung des Atems anzupassen. Lass dies geschehen und halte deine Aufmerksamkeit auf den Atem gerichtet, beobachte den Atem. Versuche nicht, mit dem Denken aufzuhören oder die Gedanken auszuschalten. Lass stattdessen jeden Gedanken kommen und auch wieder gehen. Halte deinen Atem nicht fest und halte auch keinen Gedanken fest. Lass zu, dass es eine kontinuierliche Bewegung des Atems durch den Körper und der Gedanken durch den Geist gibt.

Deine einzige Aufgabe besteht darin, den Prozess des Loslassens zu unterstützen. Lass nicht zu, dass der Atem sich verhakt und an einem Gedanken hängenbleibt, um ihn weiterzudenken. Lass jeden Versuch los, dich von einem Gedanken in einen Denkprozess hineinziehen zu lassen. Atme ein und atme aus. Der Fluss des Atems ist ausschlaggebend für die Praxis des Loslassens, die wiederum ausschlaggebend für die Praxis des Yoga ist. Lass ihn kommen, lass ihn gehen, egal, was passiert. Sobald Schwierigkeiten auftauchen, nimm sie wahr, gib ihnen Wertschätzung und lass sie gehen. Wenn Vergnügen entsteht, nimm es wahr, freue dich darüber und lass es gehen. Jedes Einatmen, jedes Ausatmen, lass es weiterziehen. Lass es gehen.

Mantras können helfen, die Aufmerksamkeit auf das Kommen- und Gehen-Lassen des Atems gerichtet zu halten. Die stille Wiederholung eines Mantras, im Einklang mit der Ein- und Ausatmung, hilft sicherzustellen, dass der Atem nicht ins Stocken gerät.

Der Sanskritbegriff Mantra wird aus zwei Klängen zusammengesetzt, *man* und *tra*. „Man" bedeutet Geist oder Denkinstrument, und „tra" bedeutet, eine Brücke zu schlagen oder überzusetzen. „Tra" ist die Wurzel der englischen Worte „travel" und „traverse" , die reisen oder überqueren bedeuten. Ein Mantra erlaubt, über die Gedanken hinauszureisen.

Ein Mantra kann ein Schutzschild für den Geist sein. Es schützt den Geist vor negativen und ablenkenden Gedanken. Was du denkst, wird deine Wirklichkeit. Wenn du still den Namen Gottes wiederholst, dann baut diese Schwingung langsam deine Gedankenmuster in etwas Göttliches um. Gott zu erkennen bedeutet, mit Gott zu verschmelzen, Gott zu werden. Du kannst etwas nicht wirklich kennen, ohne es zu werden.

Das Mantra ist der Name unseres Geliebten. Das ist Sein oder Ihr Name, welcher Name Gottes auch immer unser Herz berührt. Es ist etwas sehr Inniges, zutiefst Leidenschaftliches. Es muss eine erotische Liebesaffäre sein, die uns beschäftigt hält, dass wir vollkommen aufgeregt sind, wenn Gott anruft. Das ist das wahre Liebesabenteuer.

Bhagavan Das, It´s Here Now (Are You?)[3]

Mantras gibt es auch in Form von aufmunternden Sätzen, die den Geist ausrichten. *Nicht mein Wille, sondern Dein Wille geschehe* und *Herr, erbarme Dich* sind hilfreiche Mantras dieser Art.

Lass los ist ein sehr starkes Mantra, um Reinigung zu unterstützen. Mit jeder Einatmung, sage still *Lass* und mit jeder Ausatmung sage *los*. Dadurch lässt du Widerstände los, die das Göttliche Selbst davon abhalten, sich durch dein Wesen zu manifestieren. Du öffnest dich der Kraft der Liebe, die deine eigene Seele ist. Du lässt alle Widerstände gegen Yoga los. Wenn du loslässt, lässt du ganz automatisch Gott zu.

Letztlich lässt sich alles immer wieder darauf zurückführen, in Liebe loszulassen. Egal, was es ist, mach es mit Liebe, und kannst du es nicht mit Liebe tun, dann lass es lieber bleiben.

Bhagavan Das, It's Here Now (Are You?)[4]

Während der Praxis wirst du immer wieder mal die Konzentration verlieren und mit einem Gedanken auf und davon wandern. Wenn dir bewusst wird, dass dies geschehen ist, dann bringe liebevoll deine Aufmerksamkeit zurück zur Konzentration auf das Loslassen der Einatmung und der Ausatmung. Du wirst niemals erfahren, wie sehr die Gedanken dich im Griff haben, ehe du nicht geübt hast, sie kommen und gehen zu lassen.

Mit jedem Loslassen beginnt der Geist, sich zu seiner Quelle zurückzuziehen, zur selben Quelle, zu der unser gesamtes Bewusstsein sich zurückzieht, wenn wir im Tiefschlaf sind. Aber anders als ein Schlafender ist der Meditierende wach und ist sich dieses Prozesses bewusst. Er oder sie ist Zeuge dieses Prozesses.

Indem du dich mit Sakshi, dem Beobachter, identifizierst, lässt du alles los, was in dir die Qualität des Weggehen-Könnens hat. Was bleibt, ist das, wonach wir suchen, das, was immer schon da war: das Selbst.

Das Selbst existiert jenseits allen Denkens. Es ist unveränderlich und währt ewig. Es ist das „Ich Bin" der Veden, das wahre Ich: das gleiche Ich, das einmal fünf Jahre alt war; das Ich, das beim Schulabschluss dabei war; und das Ich, das jetzt hier ist und dieses Buch liest. Die äußere Form deines Körpers hat sich sicherlich verändert. Dein Geist hat sich milliardenfach verändert, aber deine innere Essenz hat sich nicht verändert. Du bist ist immer noch da. Also, sei jetzt hier! Meditiere!

Durch Loslassen geschieht alles.

Tao Te Ching

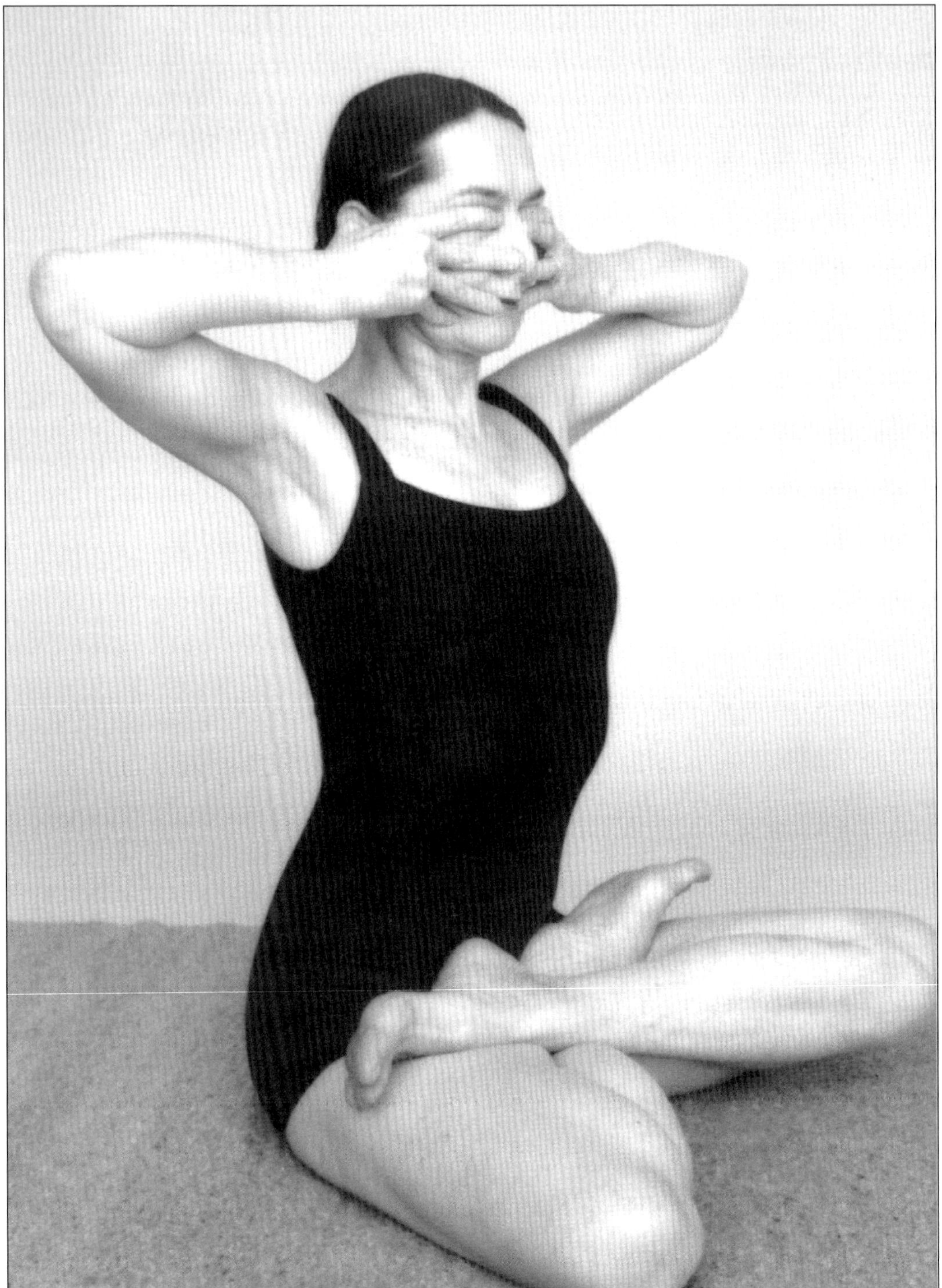

11
Nadam: Dem nicht-erzeugten Klang lauschen

Tasya vachakah pranavah.
Chante allzeit Om; denn Gott ist Om, höchste Musik.

Patanjalis Yoga Sutra I:27

Die *Hatha Yoga Pradipika* erklärt, dass Samadhi erreicht wird, wenn man *Anahata Nadam hört,* den nicht-erzeugten Klang. Das Ziel des Hatha Yoga ist, diesen klanglosen Klang zu hören, der OM ist, der Anfang und das Ende allen Klanges und aller Sphärenmusik. Um dies zu erreichen, muss der Yogi zuerst seine Fähigkeit zu lauschen vervollkommnen. Das Geschenk der Meditationspraxis ist die Fähigkeit, lauschen zu können, empfänglich genug zu sein, die feinsten Klänge wahrzunehmen, die vom Inneren eines jeden von uns ausgehen.

Ein Lehrer, der seinen Schülern zeigen wollte, welche Transformationskraft im tiefen Lauschen liegt, nahm diese mit zu einem Ort, an dem Feuerbestattungen abgehalten wurden. Dort hob er drei Totenschädel vom Boden auf. Er nahm den ersten Totenschädel, steckte einen Zweig durch das Loch, wo einst ein Ohr war, und dieser kam auf der anderen Seite des Schädels wieder heraus. Der Lehrer sagte: „Das ist ein Mensch, der die Wahrheit mit einem Ohr hörte, aber zu faul war, darüber nachzusinnen, was er gehört hat. Er ließ sie einfach zum anderen Ohr wieder hinaus."

Der Lehrer hob den nächsten Schädel auf und steckte ihm einen Zweig in das Ohrloch. Der Zweig blieb in der Mitte des Schädels stecken und bewegte sich nach oben. „Das ist ein Mensch," sagte der Lehrer, „der die Wahrheit nicht nur gehört, sondern auch darüber nachgedacht hat."

Als der Lehrer den Zweig in den dritten Schädel steckte, ging er zum einen Ohr hinein, nach oben ins Gehirn und wanderte dann weiter zum Herzen. „Das ist der Schädel eines Menschen, der nicht nur die Wahrheit gehört und kontempliert hat, sondern sie auch bis zum Herzen vordringen ließ. Dieser Mensch hat die Art des tiefen Lauschens entwickelt, die zur Gott-Erkenntnis führt."

Die Essenz aller Lebewesen ist Erde,
Die Essenz der Erde ist Wasser,
Die Essenz des Wassers sind die Pflanzen,
Die Essenz der Pflanzen ist der Mensch,
Die Essenz des Menschen ist die Sprache,
Die Essenz der Sprache ist das heilige Wissen
Die Essenz des heiligen Wissens sind Wort und Klang,
Die Essenz von Wort und Klang ist Om.

CHANDOGYA UPANISCHAD[1]

Klang ist die Essenz aller Energie. Die erste Schwingung, das Nadam, ist „nicht-erzeugt", was bedeutet, sie ist aus sich selbst entstanden; sie geschieht, ohne dass man zwei Dinge aneinander schlägt. Diese erste sehr feine Schwingung tönt immer noch durch jeden und durch jede Schwingung, die von Anbeginn an entstanden ist.

Am Anfang war das Wort, und das Wort war mit Gott, und das Wort war Gott.

BIBEL, JOHANNES 1:1

Nada Yoga ist der Yoga des tiefen, inneren Lauschens. Nada ist ein Wort aus dem Sanskrit, der Klang bedeutet; das verwandte Wort nadi bedeutet Fluss oder Strom. Es bedeutet auch sausen oder klingen. Nadis sind die feinen Kanäle, durch die Bewusstsein fließt.

Wir finden viele Hinweise auf Nada Yoga in der *Hatha Yoga Pradipika*. Das vierte Kapitel handelt von Samadhi, und ein Großteil dieses Kapitels ist dem Nada Yoga gewidmet.

Namah Sivaya Gurave
Nada-Bindu-Kadatmane,
Niranjna-Padam Yati
Nityam Yatra Prayanah.

HATHA YOGA PRADIPIKA IV:1

Shri Brahmananda Sarasvati interpretierte diese Verse wie folgt:

Nadam sei gegrüßt, der innere Führer und das innere Leben, der Spender allen Glücks für alle! Er ist der innere Guru, der als Nada (Klang), Bindu (der Punkt der Unsterblichkeit) und Kala (Zeit) erscheint. Jemand, der sich seinem inneren Guru, dem Nada, der inneren Musik, verschrieben hat, erreicht die höchste Glückseligkeit.[2]

Um die Praxis des Nada Yoga zu beginnen, muss der Yogi erst Pratyahar üben, indem er die Sinne nach innen zurückzieht und entschieden so viele äußere visuelle Eindrücke und Klänge wie möglich ausblendet. Die erste Stufe von Pratyahar ist, still und ruhig zu werden und einer inneren Ruhe zu erlauben, die Sinne zu durchdringen.

Das ist nicht so einfach, deshalb könnte eine Vorstufe sein, deine Fähigkeit zu verfeinern, wirklich den Klängen um dich herum zu lauschen. Wenn du einmal das äußere Lauschen verfeinert hast, kannst du deine Fähigkeit zu lauschen nach innen wenden.

Lauschen bedeutet empfänglich zu sein. Empfänglichkeit ist sehr wichtig für den Yogi, weil Erleuchtung nichts ist, was man einfangen könnte. Es ist etwas, das empfangen wird. Samadhi kann nicht durch Bemühen erreicht werden. Es ist ein spontanes Geschenk, das geschieht, wenn die Seele bereit ist, es zu empfangen.

Empfänglich zu werden heißt, wie ein Baby zu werden, denn Babys müssen versorgt werden. Es ist interessant zu bemerken, dass das physische Ohr einem Fötus ähnelt.

Das Gewebe des äußeren Teils des Ohres ist auch auf andere Art außergewöhnlich. Kein anderes Organ des Körpers enthält während der Reifung des menschlichen Embryos alle drei vorhandenen Zellarten:

Das Ektoderm, aus dem Gehirn und Nervensystem werden.
Das Endoderm, aus dem sich die Verdauungsorgane herausbilden.
Das Mesoderm, aus dem Knochen, Muskeln und das Blutsystem entstehen.

Das ist einer der Gründe, warum das Ohr sich so hervorragend zur Akupunktur eignet.

Wer Ohren hat, soll hören.

Bibel, Matthäus 11:15

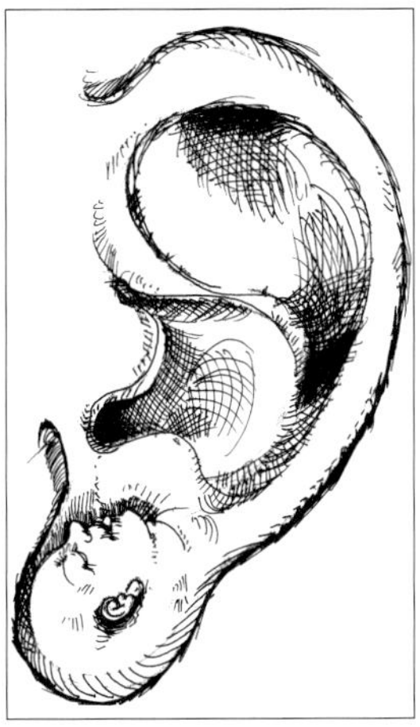

Das Ohr ähnelt einem Fötus
Künstler: David Life

Das Sehvermögen ist linear und leicht zu täuschen. Die Ohren hören Geräusche aus allen Richtungen und haben eine außergewöhnliche Wahrnehmungsgabe für Details, wie zum Beispiel winzige Unterschiede im Tonfall und in Harmonien. Das Ohr nimmt feinere Unterschiede wahr als das Auge es tut, das auf grobe Ausschnitte und eine lineare Wahrnehmung ausgerichtet ist.

Joachim-Ernst Behrendt, dem Autor des Buches *Nada Brahma: Die Welt ist Klang* zufolge, „kennen wir alle den Ausdruck *optische Täuschung*. Es gibt Dutzende dieser Täuschungen. Man kann in jedem Lehrbuch der Physiologie Beschreibungen davon finden. Der entsprechende Ausdruck akustische *Täuschung* existiert jedoch nicht. Das liegt daran, dass es tatsächlich nur sehr wenige akustische Täuschungen gibt, weil das Ohr uns viel korrekter über die Realität informiert.“[3]

Die Augen wandern ständig herum und sind ständig auf der Suche nach etwas, was sie festhalten können. Gott kann jedoch nicht festgehalten werden, weil Gott bereits überall anwesend ist. Gott kann gehört werden, wenn wir genau hinhören.

Die meisten von uns benutzen ihre Augen viel mehr als ihre Ohren. Bhagwan Shree Rajneesh nennt diesen Zwang des Schauens „Kodakomanie.“ Er sagt: „Achtzig Prozent eurer Energie fließen in die Augen. Die anderen Sinne leiden sehr darunter, weil nur noch zwanzig Prozent für sie übrig bleiben. Die Augen sind zu einem Adolf Hitler geworden. Ihr habt die Demokratie eurer Sinne verloren. Habt deshalb nicht zu viel Interesse an Bildern, sonst werdet ihr mehr und mehr die Fähigkeit verlieren, die Realität wahrnehmen zu können.“[4]

Wir können unsere Augen schließen und tun dies auch, aber wir können unsere Ohren nicht zumachen. Wir hören, bevor wir geboren werden, und wir hören auch noch nach unserem Tode. Wenn wir sterben, verlieren wir zuerst den Geruchssinn; dann den Geschmackssinn, dann verschwinden das Sehen und der Tastsinn. Aber Hören kann man noch lange nach dem Tod. Deshalb ist es so wichtig, dass die Menschen, die um einen Verstorbenen sind, weiterhin mit ihrem lieben Verstorbenen reden.

Die alten Tibeter kannten diese Wahrheit. *Das Tibetische Totenbuch* trug ursprünglich den Titel *Bardo Thodol*, was so viel wie *Befreiung durch Hören in der Zwischen-Welt* bedeutet.

Robert Thurman, Professor der Indo-Tibetischen-Buddhistischen Wissenschaften an der Columbia Universität, bemerkt dazu: „Den Ausdruck `Befreiung durch Hören´ zu benutzen, ist nicht ganz korrekt und könnte eine falsche Vorstellung von der ursprünglichen Bedeutung vermitteln. Ein näherliegendes Wort wäre „lernen" statt „hören". Noch näher an der eigentlichen Bedeutung wäre das Wort *shravana* aus dem Sanskrit, aber leider haben wir dafür im Englischen keine passende Übersetzung."[5]

Shravana bedeutet ein Hören, bei dem der Zuhörer nicht einfach hört, sondern vollkommen versteht, was gehört wurde, sodass das Ergebnis Lernen oder Erkenntnis ist. Es ist, wie wenn du sagst: „Ich hab dich gehört!" und meinst: „Ich weiß wirklich, was du damit sagen willst. Ich hab es genau verstanden."

Hören beginnt beim Zuhören, und Zuhören beginnt damit, still zu sein. Ohne Stille kann es keinen Platz geben, um etwas aufzunehmen. Lass den konstanten Drang los, jeden Gedanken, jeden Anblick oder jeden Klang festzuhalten und ihm eine Bedeutung zu geben. Wenn du das tust, beginnt sich die Stille wie ein Sonnenauf- oder Sonnenuntergang auszubreiten.

Jemand, der Yoga vollständig beherrschen will, sollte also Nada mit einem aufmerksamen Geist erforschen und alle Gedanken loslassen.

HATHA YOGA PRADIPIKA IV:93[6]

Um die Fähigkeit des Zuhörens zu schulen, fang damit an, gute Musik zu genießen. Wende mehr Energie dafür auf, deine Ohren als deine Augen zu entwickeln. Schalte den Fernseher aus. Setze stattdessen Kopfhörer auf und schalte die Stereoanlage an. Moderne Musik trägt dieselben universellen Lehren in sich, die schon zu allen Zeiten durch Musik das Herz erweckt haben – wenn du dir nur erlaubst, die Musik zu fühlen.

Musik zu fühlen, statt zu versuchen, sie intellektuell zu analysieren, ist ein Weg, den denkenden Geist zu umgehen und dem Herzen näherzukommen. Aber sei achtsam bei der Wahl dessen, was du durch deine Ohren in dein Wesen einlässt. Obwohl die Essenz allen Klanges OM ist, ist es hilfreich, Musik auszuwählen, die einen inneren Zustand des Wohlbefindens hervorruft.

Wenn ein Mensch sich dem Klang der Musik hingibt und ihren süßen, sanften, traurigen Schwingungen erlaubt..., durch die Ohren in seine Seele zu fließen, und seine gesamte Zeit dem herrlichen Klagen des Liedes widmet, wirkt das zuerst auf seine Energie und die Entschlusskraft des Geistes, falls er welche haben sollte, indem er sie wie Metall in einem Ofen erweicht, damit man es verarbeiten kann: Aber wenn er weiter macht und den Zauber nicht bricht, ist das nächste Stadium, dass sie schmelzen und zerlaufen, bis der Geist vollkommen aus ihm hinausgeflossen ist und seine geistige Stärke (wenn ich das so sagen darf) abgeschnitten wird, und er – wie Homer es nennt – „ein schwacher Krieger" geworden ist.

PLATO, DER STAAT[7]

Musik kann dich glücklich, eifersüchtig, aggressiv, ruhig, depressiv oder erhaben machen. Die alten Musiker Indiens waren sich dessen sehr wohl bewusst. Indem sie bestimmte Ragas spielten, konnten sie die Wolken zum Regnen und die Blumen zum Blühen bringen. Sie wussten, welche Klangkombinationen welche Emotionen im Zuhörer hervorriefen. Die weisesten Musiker konzentrierten sich darauf, Musik zu machen, die Gott dazu bringen würde, sich in den Musiker zu verlieben.

Gute Musik setzt sich über den denkenden Geist hinweg; gute Musik hat überhaupt keine wörtliche Bedeutung. Weil Musik die Kraft hat, den denkenden Geist zu transzendieren, kann gute Musik von großem Nutzen sein, um einen erweiterten Bewusstheitszustand zu erlangen. Erhebender Musik zu lauschen kann uns für Nada Yoga vorbereiten.

Nur schlechte Musik hat Bedeutung.

ALAN WATTS[8]

Man hört den Klang der unerzeugten Resonanz (Anahata Shabda); die Quintessenz dieses Klanges ist das (höchste) Objekt (Bewusstsein). Der Geist wird eins mit dem Objekt der Erkenntnis und löst sich darin auf. Das ist der höchste Zustand von Vishnu (Sthiti).

HATHA YOGA PRADIPIKA IV:100[9]

Wir haben erlebt, wie Musik das Bewusstsein erhöhen kann, als die Beatles ohne viel Federlesen indische Musik und Spiritualität in die Popmusik einführten. Im Beatles-Film *Hi-Hi-Hilfe* gibt es eine Szene mit indischen Musikern. Die Lieder „Norwegian Wood" und „Rain" zeigen George Harrison beim Sitar-Spielen. Die Beatles mischten sogar Mantren aus dem Sanskrit in ihre Lieder. In „Across The Universe" aus dem Album *Let It Be* singen sie „Jaya Guru Deva", und auf dem Album *All Things Must Pass* von George Harrison hört man „Guru Brahma, Guru Vishnu, Guru Devo Maheswara." Ravi Shankar wurde durch die Beatles in den Westen eingeführt und wurde dadurch selbst bekannt.

Indische Musik ist zutiefst spirituell. Wie Ravi Shankar sagt: „Unsere Tradition lehrt uns, dass Klang Gott ist – Nada Brahma. Das bedeutet, musikalischer Klang und die musikalische Erfahrung sind Stufen der Erkenntnis des Selbst. Wir betrachten Musik als eine Art spirituelle Disziplin, die das innere Wesen zum göttlichen Frieden und zur Glückseligkeit hinhebt."[11] In den meisten östlichen und afrikanischen Kulturen sind Musik und Tanz spirituelle Praktiken. In unserer Kultur wurde Musik zu einem Konsumgut gemacht.

Wie Ram Dass in seinem Buch *Sei jetzt hier* schrieb: „Erst als die Musik profanisiert wurde, wurde sie zu einem Instrument zur Befriedigung der Sinne. Vorher war sie eine Methode der Kommunion mit dem Göttlichen."[12]

Die Sehnsucht nach einer Verbindung zum Göttlichen war dennoch so groß in unserer Kultur, dass sie in der Jazzmusik und in den Texten von Rockliedern explodierte. Vor dem Festival in Woodstock hatte bereits der großartige Jazzsaxophonist John Coltrane in seiner monumentalen Aufnahme von *A Love Supreme* eine starke Verbindung zwischen Musik und Spiritualität geschaffen.

Als er [Coltrane] in die indischen und afrikanischen Kulturen eintauchte, erkannte er in der Musik ein Instrument zur Erleuchtung und keinen Selbstzweck mehr. Sein Drang, seinen musikalischen Horizont zu erweitern, wurde zu einem spirituellen Entwicklungsprozess, sein Spiel und seine Kompositionen ein Erforschen der Seele und des Geistes, indem er sein Publikum zu aktiven Teilnehmern statt nur zu passiven Zeugen machte.

THE WORLD ACCORDING TO JOHN COLTRANE[13]

Seit den 1960er Jahren haben die indische Philosophie und Spiritualität durch die Musik Zugang zur amerikanischen Kultur gefunden. Swami Satchidananda hielt 1969 die Eröffnungsrede des Woodstock Festivals. Das Motto des Festivals war Friede, Liebe und Musik. Swami Satchidananda sagte dazu:

„Meine geliebten Brüder und Schwestern, ich bin überwältigt von Freude zu sehen, dass sich die gesamte amerikanische Jugend im Namen der Musik hier versammelt hat. Tatsächlich, durch Musik können wir Wunder bewirken. Musik ist der himmlische Klang, und es ist der Klang, nicht das Atom, der das gesamte Universum steuert. Die Energie des Klanges, die Kraft des Klangs ist groß, viel größer als irgendeine andere Kraft der Welt.

An eine Sache möchte ich euch gerne erinnern – mit dem Klang können wir erschaffen, und mit dem Klang können wir zerstören...

Also lasst all unsere Taten und Künste Yoga zum Ausdruck bringen. Durch die heilige Kunst der Musik lasst uns Frieden finden, der die gesamte Erde erfüllt. Die Zukunft der gesamten Welt liegt in euren Händen. Ihr könnt sie neu erschaffen oder zerstören.

Die gesamte Welt wird euch zusehen. Die gesamte Welt wird wissen, was die amerikanische Jugend für die Menschheit tun kann.[10]

Coltranes Einbeziehung der östlichen Philosophie durchdrang die Jazz-, Rock- und Folk-Musik. Die philosophischen Ideale von Gott als Liebe, Frieden und Gewaltlosigkeit wurden in der Musik von Alice Coltrane, Sun Ra, Pharaoh Sanders, Ornette Coleman, Miles Davis, Don Cherry, dem Mahavishnu Orchester, Santana und den Beatles gefeiert. Diese Ideale strahlten durch die Texte von Jimi Hendrix, den Beatles, Georges Harrison, Van Morrison, Bob Dylan, Donovan und anderen. Der Kontakt mit der indischen Musik verursachte wahrhaftig eine Bewusstseins-Veränderung in der amerikanischen Popmusik.

Worte, Klänge, Sprache, Menschen, Erinnerung, Gedanken,
Ängste und Emotionen – Zeit – alles ist verbunden...
Alles ist aus Einem geworden – alles wird zu Einem gemacht.
Geheiligt werde Sein Name.
Gedankenwellen – Hitzewellen – alles Schwingungen –
Alle Wege führen zu Gott. Danke Dir, Gott.
Sein Weg... ist so schön... ist so gütig,
ist so voller Gnade – danke Dir, Gott.
Ein Gedanke kann Millionen Schwingungen hervorrufen
Und alle kehren zu Gott zurück... alles geht zurück.
Danke Dir, Gott.
Hab keine Angst... vertraue... danke Dir, Gott.
Das Universum ist voller Wunder. Gott ist alles.
Sein Weg... er ist so wundervoll.
Gedanken – Taten – Schwingungen, usw.
Sie alle kehren zu Gott zurück... Gott ist lebendig.
Gott ist
Gott liebt
Möge ich Deinem Blicke genügen.
Wir sind alle Eins in Seiner Gnade.
Die Tatsache, dass wir existieren, ist Bestätigung
Von Dir, oh Herr.
Danke Dir, Gott.

John Coltrane, A Love Supreme[14]

In der indischen Musik hören wir von der Sehnsucht der Seele, wieder mit der Quelle der Freude vereint zu sein: Gott. Indische Musik ist modal, und der Produzent Bill Laswell erklärt, dass sie „auf dem Hören und der Wiederholung des Gehörten basiert, um einen Zustand der Trance hervorzurufen.“[15]

Wann immer zwei Noten zusammentreffen, erzeugen sie eine Stimmung. Die Stimmungen, die aus der Interaktion der Noten entstehen, bilden Ragas. Ein Raga ist das, was den Geist färbt. Der Geisteszustand des Zuhörers wird durch die Musik gefärbt, und die Musik selbst basiert auf der Idee der Beziehung.

Die Beziehungen, die diese Musik beschreibt, sind keine weltlichen Liebeslieder, und sie erwecken im Zuhörer auch tiefere Emotionen, als weltliche Liebeslieder es tun. Sie sind wahre Liebeslieder – Lieder der Göttlichen Liebe, einer „Höchsten Liebe“. Solche Musik zu hören bereitet darauf vor, nach innen zu tauchen, in die feinstofflichen und ausgedehnten Bereiche der Freude.

Der verstorbene großartige Trompeter Don Cherry, mit dem wir das große Glück hatten, spielen zu dürfen, als er in unserer Band Audio Letter war, ist ein zutiefst spiritueller Musiker gewesen, voller Hingabe, in Allem Eins zu sehen. Es gab keinen Zweifel für ihn, dass Musik Gott ist und Gott Klang. Don liebte es, das folgende Zitat des Sufi-Meisters Hazrat Inayat Kahn zu zitieren:

Alle Religionen der Welt haben uns gelehrt, dass der Ursprung der gesamten Schöpfung Klang ist. Diese Musik des Universums ist der Hintergrund des kleinen Bildes, das wir Musik nennen. Unser Sinn für Musik, die Anziehungskraft, die die Musik auf uns ausübt, zeigt, dass es in der Tiefe unseres Wesens Musik geben muss. Musik liegt dem Funktionieren des gesamten Universums zugrunde. Musik ist nicht nur das größte Thema des Lebens, sie ist das Leben selbst. Was uns zur Musik hinzieht, ist, dass unser gesamtes Wesen aus Musik besteht. Jeder Mensch besteht aus Musik, ewiger Musik, die Tag und Nacht immerwährend spielt, und unsere Intuition kann diese Musik hören.

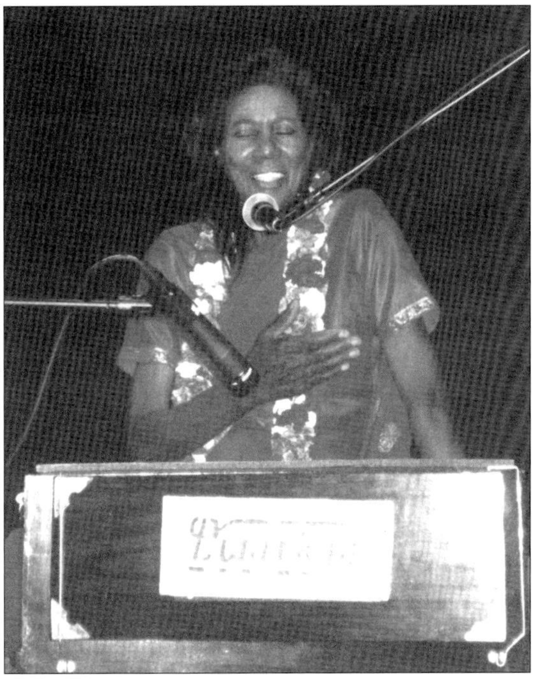

Alice Coltrane beim Leiten eines Satsangs im Jivamukti, 1998.
Foto: Sharon Gannon

Musik ist immer schon ein wichtiger Bestandteil des Jivamukti Yoga gewesen. In unseren Stunden spielen wir vor allem gerne die Musik, die aus den Einflüssen Indiens auf die amerikanische Musik entstanden ist. Zum Beispiel die indo-futuristische Mischung des Produzenten Bill Laswell, der westliche Jazzmusiker wie Pharaoh Sanders und Ornette Coleman mit indischen Meistern wie Zakir Hussain und Ustad Sultan Khan zusammengeführt hat und die außergewöhnlichen Ergebnisse aufzeichnete, die eine andächtige Stimmung entstehen lassen, die den Zuörer tief nach innen führt.

Komponisten und Musiker wie Laswell, Gabrielle Roth, Jan Wobble, Anisa and Roderick Romero, Deva Premal und Miten Sean Dinsmore, Cheb i Sabbah, Arjun Spinner, Wah, Krishna Das, Jai Uttal, Bhagavan Das und Mike Diamond erschaffen eine ost-westliche Verbindung, die im Radio gespielt wird und die Tanzclubs und Yogacenter rund um die Welt belebt. Diese Musik zeigt, dass Hingabe an Gott angesagt ist – das sie etwas Gutes in sich birgt und auch noch dafür sorgt, dass man sich gut fühlt. Wie Laswell sagt: „Diese Musik wird im Dienste der Demut gespielt, es ist keine Musik der Stilrichtung wegen. Wie der Pakistanisch-Kawalische Sänger Nusrat Ali Kahn – er sang zu Gott. Er sang nicht für das Publikum. Das Publikum mag da gewesen sein, aber sie waren nur Beobachter, wie jemand das Göttliche besingt. Das ist der Unterschied.“[16]

Wunderschöner, erhebender Musik zu lauschen ist ein guter erster Schritt zur Verfeinerung deiner Fähigkeit des Zuhörens. Der nächste Schritt ist zu lernen, wie du äußeren Geräuschen erlaubst, durch deinen Körper und Geist zu fließen, ohne dass sie dich beeinflussen.

Versuche es einmal: Setze dich bequem hin und schließe deine Augen. Sitz ganz still, tu nichts anderes, lausche nur. Normalerweise stoppen wir das Lauschen, sobald wir

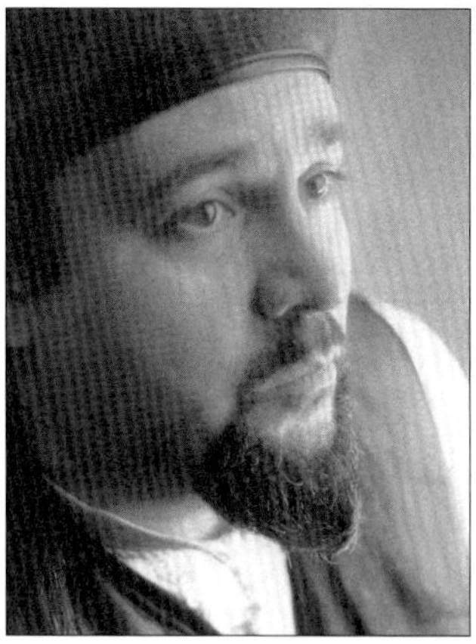

Bill Laswell
Foto: Thi-Linh Le

etwas hören, weil der urteilende Geist beginnt, es in gut und schlecht zu kategorisieren. Aber sobald wir etwas einen Namen geben, hören wir auf, es zu hören. Sobald wir denken, wir wüssten etwas, hören wir auf zu lernen.

Versuche stattdessen, die Geräusche nur im Außen zu beobachten, ohne sie zu benennen, ohne ihnen eine positive oder negative Qualität zuzuschreiben. Erlaube ihnen zu klingen. Höre das Ticken der Uhr, die Geräusche der Stimmen im anderen Raum, den Verkehr auf der Straße, ohne etwas zu verdrängen. Erlaube allen Geräuschen, durch deinen Körper und Geist zu fließen.

Ein Mantra ist eine heilige Silbe, vor allem das Vedische Pranavah Om, oder es ist eine Reihe von Worten, die mit Om beginnen, wobei die Rezitation und die Reflexion darüber geschehen, damit ein gewünschtes Ergebnis erzielt wird, nämlich Erleuchtung oder spirituelle Erkenntnis..

Swami Turiyasangitananda (Alice Coltrane)[17]

Nun bist du so weit, das innere Lauschen zu üben. Genau wie ein Mantra im Pranayama die Länge des Atems misst, können wir Mantras auch im Nada Yoga benutzen, um die Fähigkeit des Zuhörens zu schulen. Die Grundklänge der Mantras sind nicht mit gewöhnlicher Bedeutung aufgeladen; sie enthalten vielmehr die Schwingung ihrer essenziellen Bedeutung.

Wähle ein Mantra, wie *So Ham*, wobei du mit *So* einatmest und mit *Ham* ausatmest. Oder *Om Shri Durgayai Namah,* wobei du einatmest mit *Om Shri* und ausatmest mit *Durgayai Namah*. Oder *Shri Krishnaha Sharanam Mama,* wobei du einatmest mit *Shri Krishnaha,* und ausatmest mit *Sharanam Mama*. Oder *Nicht mein Wille, sondern Dein Wille geschehe,* wobei du einatmest mit *Nicht mein Wille*, und ausatmest mit *sondern Dein Wille geschehe.*

Chante das Mantra in Stille und koordiniere die Wiederholung des Klangs mit der Ein- und Ausatmung. Das Mantra muss nicht notwendigerweise zwischen der Ein- und der Ausatmung aufgeteilt werden. Du könntest auch das gesamte Mantra beim Einatmen chanten und es dann noch einmal beim Ausatmen wiederholen.

Egal, welche Gedanken oder Ablenkungen im Geiste entstehen, lass sie kommen und gehen, ohne ihnen Aufmerksamkeit zu schenken. Stattdessen schenke deine gesamte Aufmerksamkeit dem innerlichen Chanten des Mantras.

Arbeite daran, bis deine Aufmerksamkeit ohne Unterbrechung bei deinem Mantra verweilt, ohne dass du von einem Gedanken, einem Gefühl oder einer Empfindung abgelenkt wirst. Zu diesem Zeitpunkt erlaube dem Mantraklang, ins Innere vorzudringen, und lass es dann los.

Wir singen ein Mantra laut oder leise im Inneren nur deswegen, um die Erkenntnis der allgegenwärtigen Präsenz des Mantras anzustoßen. Diese heiligen Mantras durchdringen die äußeren und inneren Schichten. Sie klingen immer weiter, ob mit oder ohne denjenigen, der sie chantet. Mantras sind die feinstofflichen Formen Gottes.

Ich bin Om.

KRISHNA IN DER BHAGAVAD GITA 10:25[18]

Japa ist der Ausdruck, der zur Beschreibung der leisen oder lauten Wiederholung von Mantren verwendet wird. Wenn Japa zu wirken beginnt, braucht der Yogi nicht mehr weiter das Mantra zu chanten; das Mantra chantet dann den Yogi.

Das geschieht jedoch erst, nachdem sich der ganze Stolz und die Arroganz des Yogi vollständig in Demut aufgelöst haben. Sobald der Körper und der Geist des Yogi einmal eingeschwungen sind, spielt das Mantra den Yogi wie ein Instrument. Dies geschieht nur nach langer ernsthafter und ausdauernder Übung über Jahre und vielleicht sogar Leben hinweg. Shyam Das erzählt darüber in seinem Buch *Das Leben der großartigen Bhaktas von Indien* eine wunderschöne Geschichte:

> Eines Abends gingen zwei Bhaktas hinaus, um ein paar besondere Gegenstände auszuliefern, die der Krishna Tempel auf der anderen Seite des Flusses Yamuna benötigte. Es war spät am Abend, und es gab kein Boot mehr, um sie überzusetzen. Einer der Gläubigen, dessen Name Chachaji war, erklärte dem anderen, der mit ihm reiste: „Wo auch immer ich den Fuß auf das Wasser setze, dort musst du auch genau hintreten. Dann wirst du über das Wasser gehen können, und wir können beide den Fluss überqueren und die Gegenstände zum Tempel bringen."
>
> Chachaji ging über das Wasser und sang mit jedem Schritt den Namen Krishnas. Der andere Bhakta trat genau an die Stelle, die Chachaji mit dem Fuß berührt hatte, aber als sie halb über den Fluss waren, dachte dieser Bhakta: „Warum sollte ich dort hintreten, wo Chachaji seine Füße platziert? Ich kann Shri Krishnas Namen genau wie er rezitieren."
>
> Sobald er aber seinen Fuß auf eine Stelle im Wasser setzte, die Chachaji nicht berührt hatte, begann er unterzutauchen. Chachaji rief laut: „Ich sagte dir doch, du solltest genau dort hintreten, wo ich hingetreten bin. Warum trittst du woanders hin?"
>
> „Ich dachte, weil ich auch den Namen Shri Krishnas rezitiere, könnte ich meine Füße überall auf das Wasser setzen."
>
> Chachaji erklärte: „Shri Krishna erhört meine Rezitation, aber deine kann er noch nicht vernehmen."
>
> Chachaji nahm ihn dann bei der Hand und zog ihn aus dem Wasser, und so gelangten beide sicher auf die andere Seite. Als sie am Tempel ankamen, gaben sie dem Verwalter des Lagerraums die notwendigen Gegenstände. Dann erzählte der Bhakta dem Guru, was soeben passiert war.
>
> „Was heißt das, wenn Chachaji mir sagt, dass Shri Krishna seine Rezitation erhört, meine aber noch nicht vernehmen kann?", fragte er.
>
> Der Guru erklärte: „Bis Shri Krishna die Seele wirklich annimmt, bleiben unser Gebet und unsere Sadhana unreif. Nur wenn die Hingabe stark genug ist, kann man die Belohnung des Bhakti erhalten. Chachaji rezitiert das Mantra immerzu.

Seine Güte wurde dir bereits gezeigt."

„Kann ich die Großartigkeit von Chachajis Mantrarezitation erkennen?", fragte der Gläubige.

„Geh zu ihm nach Hause, er wird es dir noch einmal zeigen", sagte der Guru.

Als der Bhakta zu Chachajii nach Hause kam, fand er Chachaji schlafend vor, aber er hörte, wie Shri Krishnas Name aus jeder Pore seines Körpers drang.[19]

Damit der Fluss des Klangs frei durch den Yogi fließen kann, müssen die Nadis frei und ohne Blockaden sein. Um die Nadis zu reinigen, kann der Klangstrom direkt in die Chakren oder Energiewirbel gelenkt werden, um sie zu reinigen. Bei dieser Reinigungstechnik richtet man die Aufmerksamkeit auf jedes einzelne Chakra und singt das entsprechende Bija Mantra, den essenziellen Klang dieses Chakras.

Bija bedeutet Samen. Wenn dieser Samenklang in die Atmosphäre gepflanzt wird, wirkt er wie ein Schwingungsschlüssel, der das entsprechende Chakra öffnen kann.

Nachdem du laut das Bija Mantra gesungen hast, singe es innerlich leise weiter, während du die Aufmerksamkeit auf das jeweilige Chakra richtest. Das letzte Stadium besteht darin, dem Klang jedes Bija Mantras zu lauschen, während du auf das jeweilige Chakra meditierst. Sobald du es hören kannst, steige zur nächsthöheren Bewusstseinstufe auf, bis du beim Ajna Chakra angelangt bist.

Chakra	Entsprechender Ort	Drüsen/Sinn im physischen Körper	Zugehöriges Element	Bija Mantra
Muladharaam	Beckenboden	Nebenniere/Geruch	Erde	LAM
Swadisthana	unterhalb des Nabels	Keimdrüsen, Prostata, Hoden, Eierstöcke/Geschmack	Wasser	VAM
Manipura	Solarplexus	Bauchspeicheldrüse, Leber/Sicht	Feuer	RAM
Anahata	Herz	Thymus/Tastsinn	Luft	YAM
Vishuddha	Kehle	Schilddrüse/Gehör	Äther	HAM
Ajna	zwischen den Augen	Zirbeldrüse/Intuition	Akasha	OM/ laut
Sahasrara	Scheitelpunkt	Hypophyse/Ich-Bin	Akasha	OM/still

Traditionell verlangen die Anfangsstadien des Nada Yoga, dass der Yogi ganz bewusst so viele von außen kommende Geräusche wie möglich ausblendet. Die *Hatha Yoga Pradipika* rät, die Handposition des Yoni oder Shanmukhi Mudras zu benutzen, um die Ablenkungen von außen abzublocken, indem die Ohren, die Augen, die Nase und der Mund mit den Fingern verschlossen werden und die Aufmerksamkeit nach innen gerichtet wird (siehe Seite 214). Du kannst dir auch einfach die Augen verbinden und Ohrstöpsel benutzen. Wähle eine dieser beiden Methoden, um dich dabei zu unterstützen, deine Sinne nach innen zu ziehen.

Du wirst dann einen Ton hören. Sobald du ihn hörst, versuche nicht, ihn einzuordnen oder ihn zu beurteilen, sondern gehe ganz in den Klang hinein. Lausche dem Klang im Klang. Gehe in jeden Klang hinein, den du hörst. Lausche auf den Klang in deinem Kopf, der am dominantesten ist. Lass alle anderen Klänge gehen. Lausche auf diesen inneren Klang. Erlaube ihm, dein ganzes Bewusstsein zu füllen, bis deine Aufmerksamkeit mit dem Klang verschmilzt.

Du wirst dir dann eines anderen Tones bewusst werden; wiederhole dann den Vorgang. Tauche tiefer und tiefer hinein, lege mehr und mehr feinstoffliche Schichten frei, bis du den innersten Nadam, den Pranavah, Om, erreichst.

Die *Hatha Yoga Pradipika* beschreibt die Töne, die ein Yogi hören kann, während er Nada Yoga praktiziert. Es gibt keine Regeln darüber, welche dieser Töne ein Yogi hören kann oder wie viele oder in welcher Reihenfolge. Shri Brahmananda Sarasvati beschreibt in seinem Buch *Nada Yoga* folgende Klänge:

Jhinhjin-nada: Dies ist ein Ton, der klingt wie zirpende Grillen oder andere, einem Grashüpfer ähnliche Insekten, wie die Klänge, die man am Abend im Garten hören kann, wenn die Insekten singen.

Vanshi-nada: Das ist der Klang einer Flöte, aber er unterscheidet sich in der Frequenz und Lieblichkeit von einer Orchesterflöte.

Megha-nada: Das ist ein polternder Klang, ähnlich dem Poltern von Gewitterwolken. Deshalb wird er der Donner-Nada genannt. Es wird häufig von einem klickenden Geräusch begleitet, das so kräftig ist, dass es dem Meditierenden erscheint, als würden sich seine Knochen neu ausrichten oder sogar brechen. Dennoch erleben wir mit diesem Klang eine neue elektrische Stimmung.

Jharjhara-nada: Das ist der Klang wie das Scheppern einer Trommel.

Bhramari-nada: Das ist das Geräusch des Summens von Bienen, sehr musikalisch und klangvoll, wie von bestimmten Käfern und Bienen.

Ghanta-nada: Dies könnte mit dem Klang von Kirchenglocken verglichen werden.

Turi-nada: Dies ist der Klang eines Gongs oder von großen klirrenden Becken.

Bheri-nada: Dies beinhaltet Klänge, die der Pauke, der Trompete, verschiedenen anderen Blasinstrumenten und hohen Flöten ähnlich sind.

Mrdanga-nada: Dieser Klang ist ähnlich wie eine Militärtrommel oder eine kleine Trommel.

Tantri-nada: Verschiedene Streichinstrumente werden in diesem Zustand gehört, zum Beispiel die Geige, das Cello, die Sitar, die Vina oder die Harfe.[20]

Für den Yogi bebt die Welt, energetische Schwingungen bewegen sich in alle Richtungen. Es ist sehr ungewöhnlich, Schwingungen auf einer solch tiefen Ebene zu beobachten. Es erfordert Überzeugung und Mut. Für einen Yogi bedeutet dies, aus der Konvention von „dein, ihres und mein“ auszusteigen und in das Herz, den Sitz der bedingungslosen Liebe, einzutreten.

Zeit und Sprache sind auch nur Konventionen. Durch allgemeine Übereinkunft entscheiden sich Menschen, dieselbe Sprache zu sprechen. Auch die Zeit wird von örtlichen, staatlichen und internationalen Konventionen bestimmt. Der Yogi schaut nach der eigentlichen Bedeutung hinter diesen Konventionen.

Der Zeit (Kala) zum Beispiel liegt Pulsieren zugrunde. Wir spüren das Pulsieren im Schritt unseres Ganges, in der Bewegung des Atems, im Schlagen des Herzens, im Blut und im Puls der Elektrizität in unserem Nervensystem. Wenn wir uns selbst in diesen vorzeitlichen Rhythmen verankern und ihre über den ganzen Tag verteilten Auswirkungen jeden Tag beobachten, wird die Uhrzeit auf ihre rechtmäßige konventionelle Nutzung beschränkt und beherrscht nicht länger unser Dasein.

Der Nada Yogi strebt danach, mit dem inneren Puls des Lebens selbst zu pulsieren. Die verschiedenen Yogapraktiken enthüllen, wo es Dissonanz und Disharmonie im Körper/Geist gibt. Es sind Techniken, dieses Instrument zu stimmen, um einen gewöhnlichen Körper zu einem Instrument des Göttlichen Willens zu machen. Durch das Üben von Nada Yoga wird der Geist des Yogis erfüllt vom inneren Klang des OM, dem Bija Mantra des Ajna Chakra. Wie eine Kobra von der Musik der Flöte angezogen wird, bewegt sich Kundalini (Bewusstsein) in die Zentralachse, Shushumna Nadi, wenn sie OM hört. Die Vibration von OM, das aus dem Ajna Chakra kommt, lockt Kundalini nach oben, und sie beginnt ihren Aufstieg zum höheren Bewusstsein.

Der Nada Yogi ist ein Virtuose des Lebens, ein tugendhafter Freund, mit einem gesunden Körper/Geist, der im Einklang mit der Quelle steht. Wenn das Instrument auf OM eingestimmt ist, kann der wahre Sinn des Lebens enthüllt werden: den eigenen individuellen, selbst-zentrierten Willen dem grenzenlosen Bereich der bedingungslosen Liebe hinzugeben. Durch diesen Vorgang wird der Nada Yogi zur Verkörperung der Güte, zum Befreier zahlloser Wesen.

Groß ist der Rausch des Geldes, der körperlichen Kraft und Stärke, des Namens, des Ruhmes und der Stellung. Dies sind die größten Berauschungen der relativen Welt. Aber bei Weitem größer ist die unendliche Glückseligkeit von Anahata Nadam, die einen über Zeit und Raum hinausträgt und allen vergänglichen Rausch verblassen lässt und nutzlos macht.

KABIR[21]

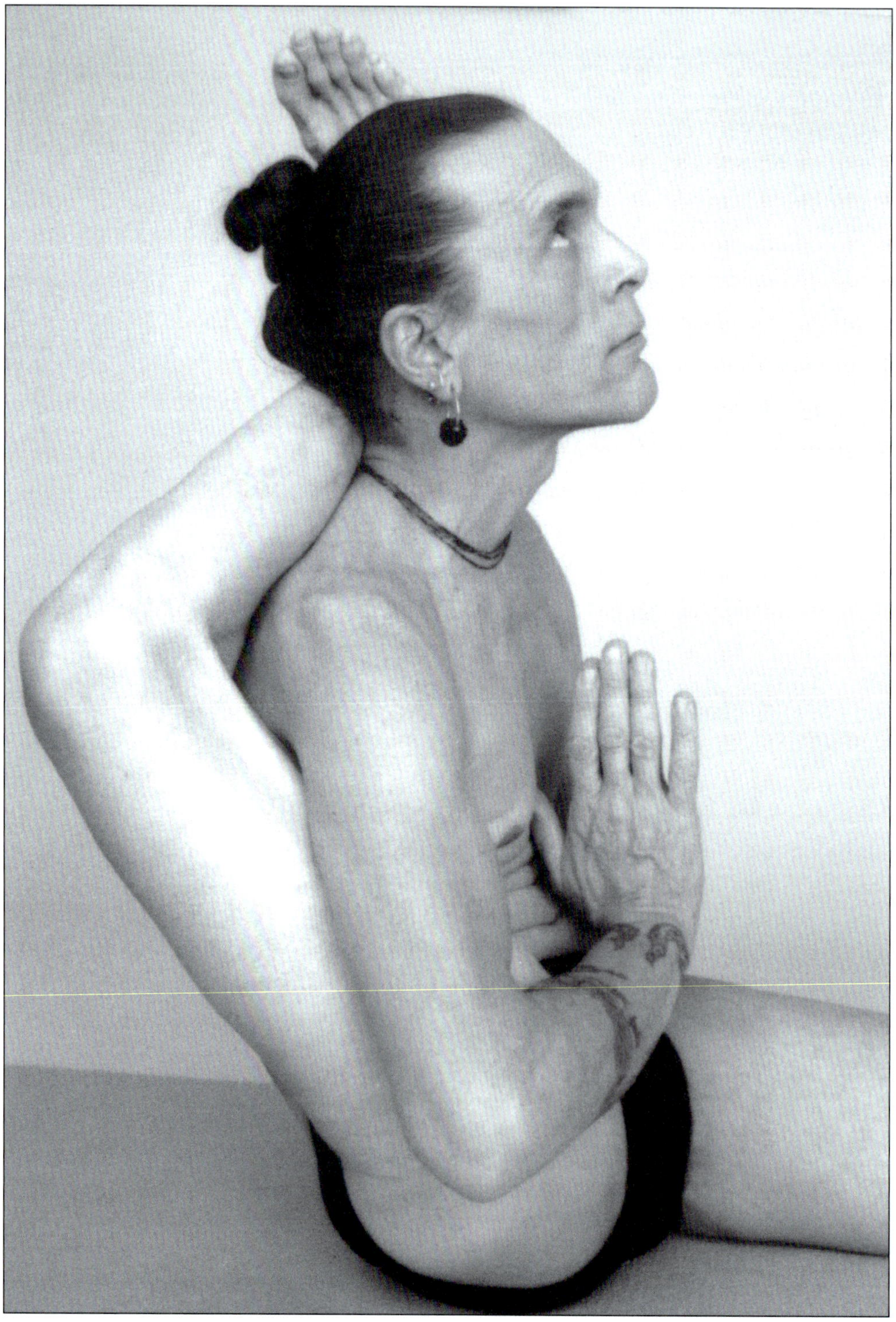

12 Bhakti: Zur Liebe selbst werden

Er sang, tanzte und schrie in einer ohrenbetäubenden Lautstärke; dann fiel er zu Boden, sprang daraufhin wieder auf, und sein Körper verbog sich in verschiedene Verrenkungen, als ob er von Krämpfen geschüttelt würde; mit einem Wort, er benahm sich so, dass man denken könnte, er hätte seinen „Verstand" verloren, wäre man nicht mit den Gepflogenheiten der Vaishnavas (derer, die alle Formen von Lord Vishnu verehren) vertraut. Aber je verrückter ein Vaishnava ist, desto heiliger ist er für die Leute.

Lal Behari Dey, Bengalisches Bauernleben

Bhakti bedeutet „Hingabe an Gott." Im Bhakti Yoga kultiviert der Übende seine Sehnsucht nach Gott. Bhakti Yoga ist der wichtigste Bestandteil des Jivamukti Yoga. Zu dienen und Gott näherzukommen ist der einzige Grund, Yoga zu üben und zu unterrichten. Es war unsere Sehnsucht, eine Beziehung voller Hingabe zu Gott zu entwickeln, die uns über die Jahre hinweg geführt hat, als wir diese Methode zusammengestellt haben, die wir Jivamukti Yoga nannten. Wir sind aus tiefstem Herzen Bhakti Yogis. Wie spürten von Anfang an, dass ohne die Sehnsucht nach Gott die Asanas bedeutungslos sind. Ohne Hingabe kann Yoga niemals erreicht werden.

Der Gläubige sehnt sich nur danach, mehr und mehr zu lieben, um sich auf ewig an der Beziehung zwischen Liebendem und Geliebtem zu erfreuen. Diejenigen, die dem Weg der Hingabe folgen, werden durch die Intensität ihrer Sehnsucht nach Gott gereinigt, in welcher Form auch immer er sie am meisten anspricht.

Krishna Das[1]

Hingabe an Gott wird mehrere Male in Patanjalis Yoga Sutras als Ishvara Pranidhana erwähnt.

Ishvara-pranidhanad-va. (YS I:23)

Indem man seine Identität Gott gibt, erlangt man die Identität von Gott.

Tapah-svadhyaya-Ishvara-pranidhanani kriya yogah. (YS II:1)

Disziplin, Studium des Selbst und Hingabe an Gott sind die Handlungen, mit denen man Yoga erreicht.

Samadhi-siddhir-Ishvara-pranidhanat. (YS II:45)

Einheit mit dem kosmischen Bewusstsein entsteht durch die Hingabe an Gott.

Patanjali sagt wiederholt, dass die Hingabe an Gott der direkteste Weg zur Selbst-Erkenntnis ist. Hingabe an Gott zeigt sich auch im zweiten Schritt von Patanjalis berühmter Ashtanga Yoga Methode, den Niyamas.

Patanjali empfiehlt die Art des Glaubens, die durch völlige Hingabe an Gott entsteht. Es gibt eine alte indische Geschichte aus der *Mahabharata*, die die Kraft der vollkommenen Hingabe an Gott illustriert:

Draupadi, die Ehefrau der Pandava Brüder, würde vor einem Gericht eines Dämonen-Königs vor tausenden Menschen gedemütigt, als der König versuchte, ihr den Sari herunterzuziehen. Sie hob eine Hand gen Himmel, um den Herrn um Hilfe zu bitten, aber mit der anderen Hand hielt sie ihre Kleidung fest. Der Herr antwortete nicht, weil ihre Hingabe nicht vollkommen war. In einer Geste völliger Hingabe erhob Draupadi dann beide Hände gen Himmel. Sofort kam Gott ihr zu Hilfe und hüllte sie in einen endlosen Sari ein. Wenn wir uns ihm vollkommen hingeben, gibt er sich uns vollkommen hin.

Viele modernen Yogalehrer behaupten, Hingabe an Gott sei nicht wichtig für Yoga. Sie argumentieren, dass diese Vorstellungen religiös seien und dass Yoga eine Philosophie sei und keine Religion. Wir raten deshalb, sich selbst mit den yogischen Schriften vertraut zu machen, zum Beispiel mit den *Upanischaden*, den *Yoga Sutras* und der *Bhagavad Gita*, und sich dann eine eigene Meinung zu bilden.

Jemand, der Hingabe an Gott besitzt, wird Bhakta genannt. Durch die Methode des Bhakti Yoga erlangt der Bhakta Zugang zu den Formen des Göttlichen, das in seinem oder ihrem Herzen wohnt. Hingabe bedeutet nicht blindes Nachfolgen. Es bedeutet bewusstes Streben nach Wahrheit. Wie kannst du Bhakti kultivieren? Beginne damit, ein anderes Wesen zu lieben, das dir bereits nahesteht, zum Beispiel ein Kind oder den Partner oder einen Freund. Lass daraus wahre Liebe werden, eine Liebe, die die Kraft hat, die wahre Natur des Wesens, das du liebst, zu erkennen. Im Sanskrit wird diese Form der bedingungslosen Liebe *prem*, die Göttliche Liebe, genannt. Um Prem in dir zu entwickeln, nutze Freundlichkeit. Beginne, die Freundlichkeit auf andere auszuweiten, die dir nicht so nahestehen, auf Wesen, die dir nicht ähneln oder die noch nicht einmal geboren sind.

Wenn man diese Stimmung der Hingabe erschaffen kann, dann wird der spirituelle Weg schön und aufregend. Du wirst dich nicht einmal darum bemühen müssen, es wird nicht länger wie Arbeit erscheinen, sondern ein Bestandteil des täglichen Lebens sein – ein Bestandteil jedes Moments.

Bhagavan Das, It's Here Now (Are You?)[2]

Alle Beziehungen sind für den Yoga-Übenden wichtig, denn sie bieten die Möglichkeit, Liebe zu spüren. Sie bieten auch die Möglichkeit, sich in Demut zu üben. Ohne Demut kann keine bedingungslose Liebe entstehen. Daran zu arbeiten, die Beziehungen des täglichen Lebens zu vervollkommnen, hilft dem Yogi, sich der höchsten Beziehung zu nähern: der Beziehung zu Gott.

Beziehungen können kühl und förmlich sein, neutral oder heiß und leidenschaftlich. Aber alle Beziehungen erfordern Engagement und Arbeit, damit alle Beteiligten glücklich sind.

Die Beziehungen des Lebens können in folgende Kategorien eingeteilt werden:

Diener und Herr
Freund und Freund
Eltern und Kind
Liebhaber und Geliebter

Diese Kategorien existieren im gewöhnlichen Alltagsleben, aber für den Yogi gelten sie auch in den feinstofflichen Ebenen der Seele. Entsprechend deinem Temperament und deiner karmischen Prägungen wird dir eine dieser Kategorien mehr zusagen als die anderen und bestimmen, welche Art von Beziehung mit Gott wir am einfachsten pflegen können.

Diener und Herr: Das ist eine Beziehung, die die meisten organisierten Religionen ihren Anhängern bieten. Verehre Gott, als ob du Sein Diener wärst und Er Dein Herr. Oder, wie es manche neuzeitlicheren Kirchen ausdrücken, als ob man für Ihn arbeitet und Er unser Chef wäre. Diese Beziehung kann kühl sein, von Angst geprägt und von Macht gefärbt . Für diejenigen, die dazu neigen zu dienen, bietet diese Beziehung jedoch eine Möglichkeit, Gott in Demut zu dienen. In dieser Art von Beziehung ist es die Demut, die dich befreit.

Freund und Freund: Eine Beziehung zu Gott zu führen, als sei er ein Freund, scheint ein bisschen entspannter zu sein, als Gott als Chef zu haben. Viele Leute finden diese Beziehung dennoch unangenehm, weil sie zu viel Verantwortung erfordert. Freundschaft erfordert Arbeit. Man muss regelmäßig in Kontakt stehen. Man muss bereit sein, intime Details zu teilen. In dieser Art von Beziehung ist es diese Bereitschaft, in eine innige Freundschaft mit Gott zu treten, die befreit.

Eltern und Kind: Um sich auf Gott zu beziehen, als wäre er dein Kind, musst du schon eine sehr weit entwickelte Seele sein. Um diese Art von Beziehung zu führen, muss der Bhakta frei von Stolz sein, wie eine liebende Mutter, die ihr eigenes Leben für das Leben ihres Kindes hingeben würde. Mutter Teresa hatte vielleicht eine solche Beziehung zu Gott. Sie sah die Kranken und Sterbenden als Jesus und sich selbst als Mutter, die aus Liebe versucht, ihr Leiden zu mindern. Sie hatte ungeheure Kraft, weil sie die Stärke einer Mutter hatte, die versucht, ihre Kinder zu beschützen und zu versorgen. Wenn man diese besondere Beziehung zu Gott hat, fördert das die zärtlichen Aspekte unseres Selbst zu Tage. Du wirst zärtlich und geduldig. Du kümmerst dich um Gott, und diese Sorge ist das befreiende Element dieser Beziehung.

Die umgekehrte Beziehung herrscht vor, wenn der Bhakta zum Kind wird und Gott als einen liebenden Elternteil sieht. Der Bhakta gibt sich vollständig wie ein Säugling der Fürsorge Gottes hin. Diese Bhaktas haben ein unerschütterliches Vertrauen in Gott. Sie akzeptieren ohne jede Frage, was im Leben passiert, wie ein Säugling, der seine Mutter als das gesamte Universum betrachtet. Yogis, die sich in dieser Form auf Gott beziehen, sehen das gesamte Universum als göttlich an. Gott sorgt für alles, und sie leben in einer gnaden-vollen Welt. Die große Heilige Anandamayima lebte so und bezeichnete sich selbst immer als ein kleines Kind. Sie sagte Dinge wie „Mein Körper ist gealtert, aber eigentlich bin ich ein kleines Kind."

Liebhaber und Geliebter: Dies wird als die höchste Beziehungsform zu Gott gesehen. Wie in der irdischen Welt wollen wir von einem perfekten Liebhaber geliebt werden. Die perfekte Liebesbeziehung ist eine, in der sich beide gleich vom anderen begehrt fühlen. Die Sehnsucht und das Verlangen nach dem anderen durchdringt das Herz des Bhaktas, der in Gott verliebt ist, und lässt ihn in Leidenschaft entflammen.

Die Liebe zu Gott ist keine Pflicht für den Bhakta, der danach strebt, zu lieben und geliebt zu werden; er ist vielmehr besessen davon. Der Bhakta hat wie ein Süchtiger nur eines im Auge; nichts kann ihm oder ihr im Wege stehen. Das ist eine heiße Beziehung, die durch das Feuer der Leidenschaft geschürt wird. Diese Art von Beziehung, obwohl sie am häufigsten unter den Vaishnavas (Bhaktas, die die Formen Vishnus verehren) verbreitet ist, findet sich auch in anderen Traditonen. Die katholische Mystikerin Teresa von Avila hatte diese Beziehung zu Jesus. Sie sagte, er habe ihr Herz mit einem Speer durchbohrt. Jesus war ihr Geliebter, mit dem sie eine ekstatische Verschmelzung erlebte. Rumi, der Sufi-Mystiker und Poet des 13. Jahrhunderts, ist ein weiteres Beispiel dafür. Er beschrieb sich selbst als trunkenen Liebhaber, berauscht von Kuss des Göttlichen.

Der indische Heilige Ramakrishna aus dem 19. Jahrhundert war ekstatisch berauscht von leidenschaftlicher Sehnsucht nach dem Göttlichen. Sein nächster Anhänger, Swami Vivekananda, brachte Yoga 1983 zur Weltausstellung der Religionen in Chicago in die Vereinigten Staaten. Die westlichen Übenden sind Vivekananda und letztlich seinem Guru, Ramakrishna, für sein Geschenk zu tiefstem Dank verpflichtet. Unser Erbe stammt von einem Bhakti Yogi, der verrückt nach Gott war.

Ramakrishna wurde als verrückt betrachtet. Sein Zustand war jedoch keine herkömmliche Verrücktheit, sondern Mahabhava oder religiöse Verrücktheit:

> *In... der Stimmung von erotischer Liebe identifizierte er [Ramakrishna] sich mit Radha [dem geliebten Schatz von Shri Krishna] in ihren Zuständen göttlicher Verrücktheit. Er hatte eine Vision von Radha und trug einen Sari, goldene Schmuckstücke und sechs Monate lang künstliches Haar. Er betrachtete sich selbst als eine der Gopis von Vrindavan, verrückt vor Sehnsucht nach ihrem göttlichen Geliebten. In dieser Liebestrunkenheit vergaß er zu essen und zu trinken. Tag und Nacht weinte er bitterlich."*[3]

Ramakrishna beschrieb seine Erfahrungen noch ausführlicher:

> *Mahabhava ist eine göttliche Ekstase, sie erschüttert Körper und Geist in ihren Grundfesten. Sie ist wie ein riesiger Elefant, der in eine kleine Hütte einbricht. Das Haus wird erschüttert bis in seine Grundfesten. Vielleicht fällt es sogar in sich zusammen... Ich war in diesem Zustand drei Tage lang bewusstlos. Ich konnte mich nicht bewegen. Ich blieb auf einem Platz liegen. Sobald ich das Bewusstsein wiedererlangte, nahm [mein Lehrerin] mich mit nach draußen, weil ich baden sollte. Aber meine Haut vertrug die Berührung ihrer Hand nicht; also musste mein Körper in ein schweres Tuch gehullt werden. Nur so konnte sie mich an der Hand nehmen und mich zum Badeplatz führen. Die Erde, die an meinem Körper hängen geblieben war, als ich am Boden lag, war wie festgebacken. In diesem Zustand hatte ich das Gefühl, als würde eine Pflugschar durch*

mein Rückgrat fahren. Ich schrie auf: „Oh, ich werde sterben! Ich sterbe!" Aber danach war ich von ungeheuerlicher Freude erfüllt.[4]

Die meisten von uns sind sich ihrer Hingabe nicht so klar bewusst oder nicht so leidenschaftlich, wie Ramakrishna es war. Die meisten von uns versuchen sich immer noch zu entscheiden, worauf sie ihre Hingabe eigentlich richten wollen – oder ob sie sie überhaupt auf irgendetwas richten wollen.

Du hast vielleicht Angst vor der Guruszene oder vor Organisationen. Oder du findest es sehr leicht, dich einem Lehrer von ganzem Herzen hinzugeben. Die Vielzahl der hinduistischen Gottheiten mag dein Herz bewegen. Oder du hast immer noch eine Affinität zu einer Gestalt der Religion, in der du aufgewachsen bist. Vielleicht glaubst du nicht an Gott per se, aber du hast Vertrauen in die Erleuchtung und in die Gemeinschaft der Suchenden. Es ist egal, auf wen du deine Hingabe richtest. Deine Hingabe sollte jedoch auf etwas Höheres als dein auf eigenes Ego-Selbst gerichtet sein. Deine Hingabe sollte dein Herz bewegen. Gib dich einer Form hin, die deine Seele spiegelt und dir dadurch deine innere Weisheit zeigt, dein höchstes Potenzial zur bedingungslosen Liebe.

Welche Form auch immer sie annimmt, Hingabe ist für das Erwachen der Seele ausschlaggebend. Weil Liebe die Essenz der unsterblichen Seele ist, tu alles, was du kannst, um deine Fähigkeit zu lieben zu erwecken.

Bhava ist der Sanskritbegriff, der die Stimmung von jemandem beschreibt, der in Gott verliebt ist. Diese Stimmung erlaubt es dem Übenden, in tiefere Ebenen der inneren Welten der Seele vorzudringen. Das Objekt der Liebe eines oder einer Bhakta ist Gott. Der Bhakta liebt Gott und wie jemand, der verliebt ist, kann er das nächste Treffen mit dem Geliebten kaum erwarten. Als ein Sänger voller Hingabe beschreibt Krishna Das diese Stimmung: „ Es ist Abend. Die Sonne geht unter. Meine Arbeit ist getan. Ich habe nun Zeit, mich dir wieder zuzuwenden, meine Liebe. Komm zu mir. Lass mich deine Berührung an meiner Wange spüren. Halte mich in deinen Armen, und lass mich in deine Augen blicken, in deine lachenden, reizenden, strahlenden Augen. Lass mich zu dir kommen, lass mich nicht warten. Ich verschmelze mit Dir. Ich rufe Deinen Namen."[5]

Wir alle wollen kennengelernt werden. Gott will uns kennenlernen. Er will, dass wir Ihn kennenlernen. Da haben wir schon eine Beziehung. Es ist romantische Liebe. Es ist wirklich einfach. Das ist die Wahrheit. Das ist, wie es wirklich funktioniert.

Bhagavan Das, It's Here Now (Are You?)[6]

Obwohl Patanjali klar darauf hinweist, dass Hingabe an eine Form Gottes für Yoga notwendig ist, gehen die Sutras nicht näher auf das Thema von Gottes Wesen ein. Die Srimand Bhagavatam, ein Text, der so alt ist wie die Yoga Sutras, schenkt uns dagegen eine detaillierte Beschreibung der Essenz Gottes. In diesem Text wird Er als Krishna bezeichnet, der Über-Alles-Attraktive, der die Herzen Seiner Anhänger schmilzt. Allein sein Blick ist schon stark genug, den Körper mit ekstatischen Wellen der Glückseligkeit zu durchströmen. Gott ist Bhagavan, ein schelmischer Geliebter mit überwältigender Verführungskraft.

Dieser Text stellt Gott ganz anders dar als die *Bhagavad Gita*. In der *Gita* ist Gott auf dharmischer Mission und hält intellektuelle Vorträge über die Natur der Pflicht. Aber in der *Srimand Bhagavatam* zeigt Gott uns sein Herz. Er ist Krishna, der Kuhhirte, der Geliebte, der Flöte spielt und mit der Seele flirtet. Dieser bezaubernde Krishna verwandelt die ganze Welt in Sein *lila*, Seinen Spielplatz. Krishna Das erklärt:

> *Die Beziehung zwischen Gott und seinen Anhängern wird das Göttliche Lila genannt. Lila ist ein Sanskritbegriff, der grob mit „Spiel" übersetzt werden kann. Die Motte, die sich am Licht einer Kerze erfreut, fliegt näher und näher heran und wird schließlich in die Flamme hineingezogen. Der Anhänger Gottes ist genauso, er sehnt sich danach, dem Göttlichen Geliebten näher und näher zu kommen, die Wärme und Ekstase dieser Liebe zu spüren. Wenn das Verlangen nach dem Geliebten stärker und stärker wird, erfährt der Anhänger die Trennung vom Geliebten so stark, dass sie alles andere Leiden im Leben auslöscht. Am Ende wird der Anhänger in die Flamme der Liebe gezogen, und der Geist bleibt ausschließlich beim Geliebten, und er sieht Ihn/Sie in jedem. Das ist Lila.*[7]

Wie Krishna Das erwähnt, hat Hingabe zwei wichtige Bestandteile: (1) die Identifikation oder ein Gefühl des Zusammengehörens und (2) die Trennung oder einen Raum, innerhalb dessen die Sehnsucht und Liebe sich entfalten können.

Glauben gibt es nicht ohne Identifikation; eine gemeinsame Sache ist nicht möglich ohne die Erfahrung des Göttlichen als etwas, mit dem man sich identifizieren kann und das potenziell erreichbar ist. Zur gleichen Zeit kann es keine Sehnsucht geben, wenn es keine Trennung zwischen dem Göttlichen und dem Aspiranten gibt; es gibt sonst keinen „Anderen", dem man sich hingeben könnte. Im Buddhismus etwa gäbe es das Mitgefühl des *Boddhisattva*, des Erleuchteten, nicht, wenn die Verschmelzung vollkommen wäre und es keine „Anderen" gäbe, die dieses Mitgefühl empfangen könnten.

Andere existieren als eine Möglichkeit für uns, Freundlichkeit zu praktizieren. Wenn wir anderen gegenüber freundlich sind, erwecken wir unsere innere Fähigkeit zu geben, und genau dieses Geben ist es, das uns befreit. Freundlichkeit reinigt den Geist und befreit dadurch die Seele. Für das Wohlergehen der Anderen zu sorgen verbindet uns mit Gott.

Um die Sehnsucht nach Einheit mit Gott zu pflegen, kultivieren die Bhaktas den süßen Schmerz der Trennung von Gott. Wir alle haben schon einmal die Trennung von einem Geliebten erlebt. Wir alle kennen den Schmerz im Herzen. Wir kennen die Gedichte, die von unserer Sehnsucht erzählen. Wir wissen, wie es ist, Visionen des Geliebten zu haben. Aus diesen Erfahrungen heraus bekommen wir ein Gefühl dafür, wie es sein muss, sich nach der Nähe Gottes zu sehnen. Der Yogi hat eine süße und traurige Sehnsucht nach dem Raum der Trennung, im Wissen, dass es mitunter auch das ist, wonach er sucht.

Die Sehnsucht, diesen Raum zu überschreiten und sich mit dem Göttlichen wiederzuvereinigen, treibt die Bemühungen an, sich in Richtung Wiedervereinigung aufzumachen, und erschafft so die Landschaft des spirituellen Lebens. Im Hin und Her der Emotionen zwischen der Sehnsucht nach Wiedervereinigung und der kompromisslosen Hingabe an die gerade außer Reichweite liegende Erfüllung dieser Sehnsucht findet der Yogi gleichzeitig einen Grund zu trauern und nach vollkommener Verschmelzung zu streben.

Es ist die Sehnsucht nach Perfektion und das Erreichen der nicht ganz vollkommenen Perfektion, die den Abgrund entstehen lässt, der sich nur durch einen Vertrauenssprung überwinden lässt. Das Pflegen und Genießen der Sehnsucht ist für Bhakti Yoga wichtig.

Wie Ramakrishna fragte: „Würdest du nicht lieber Zucker schmecken als Zucker sein?" Wenn der Schatz gefunden wurde, gibt es keine Sehnsucht nach Einheit mehr, nur noch Einheit selbst. Diese Sehnsucht zu fühlen und zu verstehen, dass sie durch die Trennung von der Quelle entstanden ist, löst eine ekstatische Vorstellung der Wiedervereinigung aus.

Als Swami Nirmalananda uns den Chant *Lokah Samasta Sukhino Bhavantu* beibrachte, versuchte er, uns dazu zu bringen, ihn mit einem melancholischen Unterton zu singen. „Wenn man zu Gott singt, muss die Sehnsucht in deiner Stimme zu hören sein. Ein Hauch von Traurigkeit ist gut," sagte Swami zu uns.

Die besten Kirtansinger singen Blues. Alle großartigen Kirtansänger, die wir kennen, haben diesen klagenden Tonfall. Ihre Stimme ist tief, dunkel und schwer. Es ist ein Klang, der charakterisiert ist durch die tamasische Qualität der Sturheit und der Art intensiver Bindung, der schließlich süchtig machen kann.

In der irdischen Welt des alltäglichen Lebens und der romantischen Liebe sollten diese Eigenschaften gemäßigt oder ganz hinter sich gelassen werden. Aber sobald wir in die höher liegende, geistige Welt gelangen, nehmen diese dunklen Qualitäten eine himmlische Süße an, die zur Sucht nach Gott führen kann. Nach Gott süchtig zu sein bedeutet, von Ekstase und Freude besessen zu sein. Die Sehnsucht in der Stimme, die unsere Herzen berührt, hilft uns zu erkennen, dass das Verlangen dieser Sänger das gleiche ist, das wir in unseren Herzen tragen. Es ist die universelle Bitte der Seele. Es ist die Sehnsucht der Seele, nach Hause zu gehen.

Viele Male fragte ich mich,
Ob mein Herz sich verhärtet,
Verdunkelt von den Wolken,
Die die Sonne verbergen.
Einen Augenblick oder ein Leben lang
In deinem Garten wartend
Sehe ich dich in der Ferne
Und fühle mich danach, laut zu weinen.

Jai Uttal, Krishna Das, und Linde „I Won't Ask For More"[8]

Kirtan ist eine Yogapraxis, die das Herz enthüllt. Gott lebt in jedem von uns, in unseren Herzen. Der Sänger Jai Uttal sagt: „Wenn wir chanten, reißen wir unsere Brust auf, öffnen unsere Herzen, um unsere wahre Identität zu enthüllen und Gott dort zu finden."

Wir selbst haben die Kraft des Kirtans entdeckt, weil Sharon von dem ekstatischen Chanten von Bhagavan Das so fasziniert war. Sie suchte nach allen Informationen, die sie über ihn finden konnte. Sie entdeckte den Ram Dass-Klassiker von 1971, *Sei jetzt hier.* In diesem Buch begegneten wir zum ersten Mal dem großen heiligen Bhakta Neem Karoli Baba oder Maharaji, wie ihn seine Anhänger nannten. Obwohl Maharaji seinen Körper bereits verlassen hatte, gab es immer noch einen ganzen Satsang seiner westlichen Anhänger. Einige dieser Anhänger waren verrückt vor Liebe zu Gott und zum Guru und verliehen ihrer Bhava oder hingebungsvollen Stimmung in Form von andächtigem Gesang oder Kirtan Ausdruck. Einige Kirtanaufnahmen mit Bhagavan Das, Krishna Das und auch Jai Uttal sind bei der Hanuman Stiftung erhältlich.

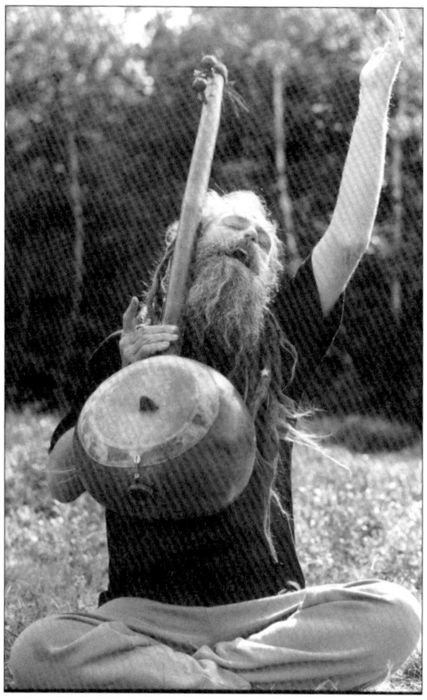

Bhagavan Das singt
Foto: Martin Brading

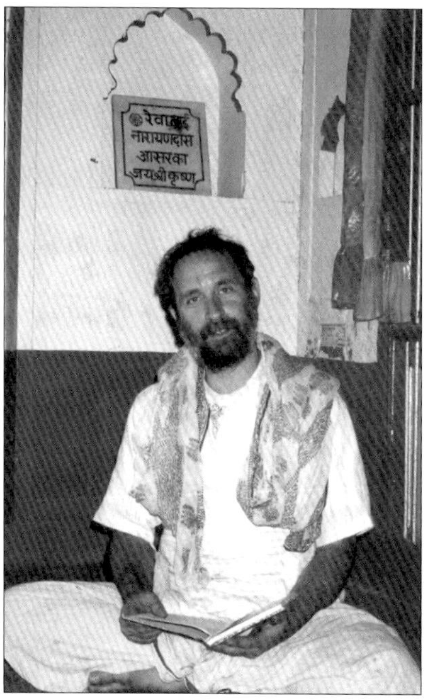

Shyam Das in Gokul, Indien
Foto: Sharon Gannon

Krishna sagt: Ich lebe nicht in der Ewigkeit der Vaikuntha oder in den Herzen der Jnana Yogis. Ich gehe dorthin, wo meine Anhänger meine Herrlichkeit besingen.
SIRMAND BHAGAVATAM[9]

Schon bald übten wir Asanas, während wir hingebungsvollem Chanten von Maharajis Anhängern lauschten. Die Musik belebte unsere eigene Praxis, also fühlte es sich nur natürlich an, sie mit unseren Schülern zu teilen. Wir spielten diese Musik als Begleitung in den Stunden, die wir unterrichteten. Nach kurzer Zeit begannen wir auch bei unserem Abend-Satsang spirituelle Gesänge und Kirtans zu singen. Wir hatten uns jedoch nie träumen lassen, dass diese großartigen Sänger eines Tages im Jivamukti Yoga Center sein würden!

Dann stieg eines Tages ein wild aussehender Amerikaner in einem Dhoti, einem weißen Kleidungsstück, das wie ein Rock um die Hüfte gebunden wird, aus einem Flugzeug aus Indien und marschierte in unser Yoga Center. Er veränderte unser Leben für immer. Sein Name war Shyam Das. Er war einer der ergebenen Sänger Maharajis. Shyam Das fragte, ob er in unserem Yoga Center einen Satsang leiten dürfe. Er leitete einen wundervollen Satsang im Kirtan-Stil an und ließ uns alle Krishnas Namen im Ruf- und Antwortstil singen. Zu dieser Zeit kamen nur ein paar Leute zum Satsang. Das änderte sich, als Shyam Das vorschlug, dass wir Jai Uttal einladen sollten zu singen.

Jai hatte gerade eine CD bei Triloka Records herausgebracht, die wir in all unseren Stunden spielten. Wir luden Jai ein, in unserem Center aufzutreten, und praktisch all unsere Schüler kamen. In der Luft lag ein magisches Flair. Jai verwirrte alle, als er hereinkam wie ein Rockstar, mit langer wallender Mähne und mit einer Stimme, die genauso balzen konnte wie die von Sting. Geoffrey Gordon begleitete ihn mit dem Schlagzeug, und Charlie Burnham spielte Geige.

Jai und „die Band" waren begeistert davon, dass alle mitsangen. „Das passiert normalerweise nicht, wenn wir spielen," sagte Jai erstaunt. Er wusste ja nicht, dass wir schon seit Jahren zu seinen Aufnahmen sangen!

Krishna Das, der Jais CD produziert hatte, war an diesem Abend im Publikum. Anders als Jai Uttal hatte sich Krishna Das in den vergangen Jahren darauf konzentriert, nicht in der Öffentlichkeit zu singen, sondern andere zu produzieren. Er kam mit solcher Demut zu uns und fragte, ob er einmal die Woche bei uns zum Singen kommen dürfe, und fügte noch hinzu, er habe bereits in Indien in Maharajis Ashram gesungen. Am nächsten Tag kehrte Jai nach Kalifornien zurück, aber Krishna Das wurde unser Haus-Kirtansänger, der regelmäßig montag abends den Kirtan im Jivamukti Yoga Center leitete.

Kurze Zeit nach diesem wichtigen Konzert von Jai Uttal rief uns Bhagavan Das auf Drängen von Shyam Das an. Shyam Das hatte ihm gesagt: „Du solltest dich mit diesen netten Leuten in New York in Verbindung setzen. Sie haben ein Bild von dir auf dem Altar, und alle stehen im Kopfstand davor, während sie zuhören, wie du singst."

Um ehrlich zu sein, hatten wir ein bisschen Angst, den Mann zu treffen, von dem Allen Ginsberg in seinem Gedicht „Ah, Bhagavan Das Singing" sagte, er „sitzt auf dem Boden, um zu singen, schließt seine Augen und stöhnt stundenlang zu Gott, und singt Blues in Sanskrit wie eine perfekte Jungfrau."[10]

Würde der Hype, den wir um Bhagavan Das schon so viele Jahre lang entwickelt hatten, dem realen Menschen aus Fleisch und Blut standhalten? Nun, Bhagavan Das kam und gab das erste seiner vielen Konzerte/Satsangs bei Jivamukti. Er war alles und noch viel mehr als das, was wir uns vorgestellt hatten.

Mit der Hilfe dieser Bhaktas haben wir bei Jivamukti einen Satsang entwickelt, der so durchdrungen von Hingabe war, dass es für die Schüler sehr einfach wurde, mitzumachen.

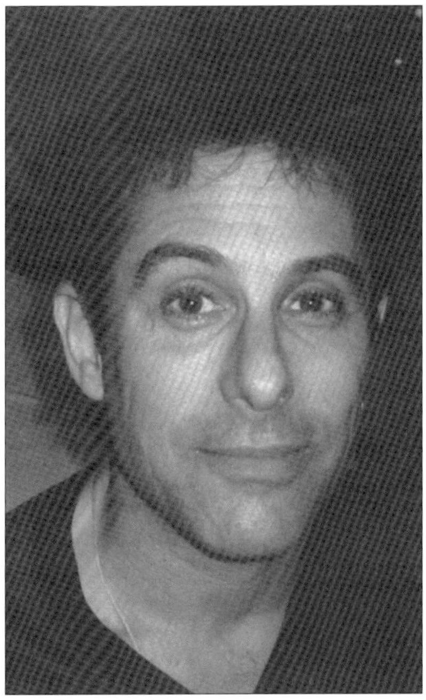

Jai Uttal

Foto: Sharon Gannon

Zweifle niemals daran, dass eine Gruppe aufmerksamer, engagierter Bürger die Welt verändern kann; tatsächlich sind dies die Einzigen, die es überhaupt können.

Margaret Mead[11]

Wie Krishna Das sagt: „Wenn wir ins Herz eintreten, sind wir alle sofort an einem Ort zusammen."[12] Alles, was du bei einem Kirtan tun musst, ist hinzugehen, zuzuhören, und vielleicht ganz spontan von Herzen mitzusingen. Du bist nicht da, um andere Leute zu beeindrucken. Dies ist eine Sadhana, eine spirituelle Praxis. Es ist eine Gelegenheit, in deine eigene Seele zu gelangen, und zwar mit dem magischen Schlüssel, der seit Jahrhunderten benutzt wird, um die Tür zum Herzen zu öffnen: der Name Gottes. Der Name Gottes ist Gott selbst.

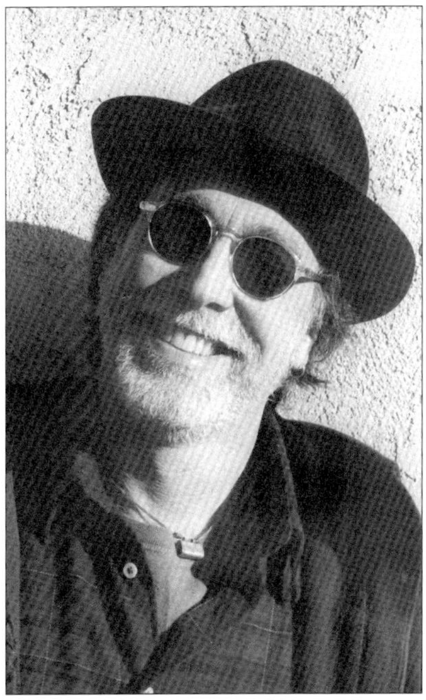

Krishna Das

Foto: Carla Cummings

Jai Uttal fügt hinzu: „Wir gehen alle gemeinsam auf eine Reise, wenn wir chanten. Je mehr jeder Anwesende in sein Herz gelangt, desto einfacher wird es für seinen Nachbarn, das Gleiche zu tun. Weil so viele Menschen diese Chants seit so vielen Jahrhunderten gesungen haben, schließen wir uns an dieses Energiefeld an, wenn wir sie singen, und werden von ihm genährt. Wir bekommen die Stärke, wir bekommen die Lebenskraft von Jahrhunderten voll Menschen, die Sita Ram gesungen haben."[13]

Ohne die göttliche Stimmung kann nichts davon geschehen. Ich denke, dass es das ist, was der New Age Bewegung fehlt. Es ist nicht wirklich viel göttliche Stimmung da. Es gibt nur ganz viel Gedränge, mehr Kaufen und Verkaufen.

BHAGAVAN DAS, IT'S HERE NOW (ARE YOU?)[14]

Die Namen Gottes zu chanten ist eine der hingebungsvollen Praktiken, die das Gefühl der Trennung vom Geliebten auflösen kann. Zu chanten nutzt Körper, Geist und Emotionen. Aber hier ist das Mysterium: Was wir als Sehnsucht nach Gott erleben, ist eigentlich Gott, der uns aus unserem Inneren heraus anzieht, um uns in sich hineinzuziehen. Es gibt nur Einen, und wir sind alle bereits Teil dieses Einen, aber wir denken immer noch, wir seien getrennt.

KRISHNA DAS[15]

Gesang, Tanz, Chanten und Gebet waren von jeher tradtionelle Formen des Bhakti Yoga. Es gibt viele Ebenen, auf denen man an diesen Ritualen teilnehmen kann. Am Anfang ist es vielleicht eine Frage der Neugier, und du bist der Beobachter. Dann kommt man an den Punkt der Teilnahme am Rand – zum „Mit-Singen." Dann kommt die Zeit, wenn du beginnst, mit dem Ablauf vertraut zu sein, und anfängst, dich mit dem Prozess zu identifizieren. Wenn diese Identifikation stärker wird, fallen andere Gedanken und Bewertungen fort, bis du schließlich eins mit dem Ablauf geworden ist. An diesem Punkt ist das Ritual zu einem lebendigen Prozess geworden und kann dich durch die Tür in die vollkommene Einheit führen. Zu wissen, dass diese Stadien existieren, bedeutet nicht, dass du sie einfach überspringen kannst. Egal, in welchem Stadium du bist, nimm es an. Wenn du das gegenwärtige Stadium der Teilnahme vollständig angenommen hast, nur dann wirst du beginnen, das nächste Stadium erfahrend zu erahnen.

RAM DASS, SEI JETZT HIER[16]

Am Anfang mögen die Sanskritchants zu kompliziert erscheinen, um ihnen folgen zu können. Wenn du deine Abwehr jedoch fallen lässt und dein Herz öffnest, wirst du anfangen, sie zu ergreifen. Höre zu und erlaube dir zu antworten.

Was uns am meisten an den Besuchen der Bhakti Yogis begeistert, ist, wie sie in der Lage sind, die Atmosphäre aufzuladen. Selbst wenn sie körperlich abgereist sind, bleibt eine hingebungsvolle Schwingung im Raum, die hilft, den Geist eines jeden zu erheben, der den Raum betritt, den sie innehatten.

Diese Stimmung der Liebe oder Bhava ist ausschlaggebend für jede Yogapraxis. Dieses Element wegzulassen würde uns flach zurücklassen, ohne die Inspiration weiterzumachen. Jede Yogapraxis ist ein Akt der Liebe. Sie muss das Herz bewegen, oder sie ist es nicht wert, dass man sie ausübt. Für uns drückt Musik diese sehnsüchtige Stimmung mehr aus, als Worte es je könnten, deshalb haben wir Musik zu einem wichtigen Bestandteil des Jivamukti Yoga gemacht. Die hingebungsvollen Chants von Bhagavan Das, Krishna Das, Jai Uttal und anderen, ob nun live oder aufgenommen, durchdringen unsere Yogaräume und erinnern die Schüler an diese tiefe Süße der Hingabe.

Alle heiligen Menschen, die wir je getroffen haben, egal, welche Form Gottes sie verehrten, chanteten den Namen Gottes. Dieses Chanten wird *nama-kirtana* genannt. Es ist eine kraftvolle Methode, den Inhalt des Geistes zu transformieren. Wohin der Geist geht, dahin bewegt sich auch unsere Realität. Wenn der Geist von Augenblick zu Augenblick bei Gott weilt, nun, dann ist man angekommen!

Bhakti Yoga kultiviert die Sehnsucht nach Gott! Ohne diese auf einen Punkt ausgerichtete Sehnsucht bleibt Gott eine Vorstellung in unserem Geist. Nur wenn das Feuer der Emotionen in Devotion (Hingabe) verwandelt wird, kann der Unglaube in unserem Herzen schmelzen, das seit Jahren durch die intellektuelle Versklavung verhärtet worden ist. Wenn der Fluss der Tränen den Geist durchströmt, wird die Seele an die Ufer des Göttlichen Herzens gespült, um dort in die Arme des Geliebten zu fallen.

Endlich zu Hause, oh Herr, ich bin endlich zu Hause.

Traditionelles Spiritual der Schwarzen

Oder wie Sri Brahmananda Sarasvati gesagt haben könnte, *„Endlich zu Hause, oh Herr, ICH-BIN endlich `OM´.“*

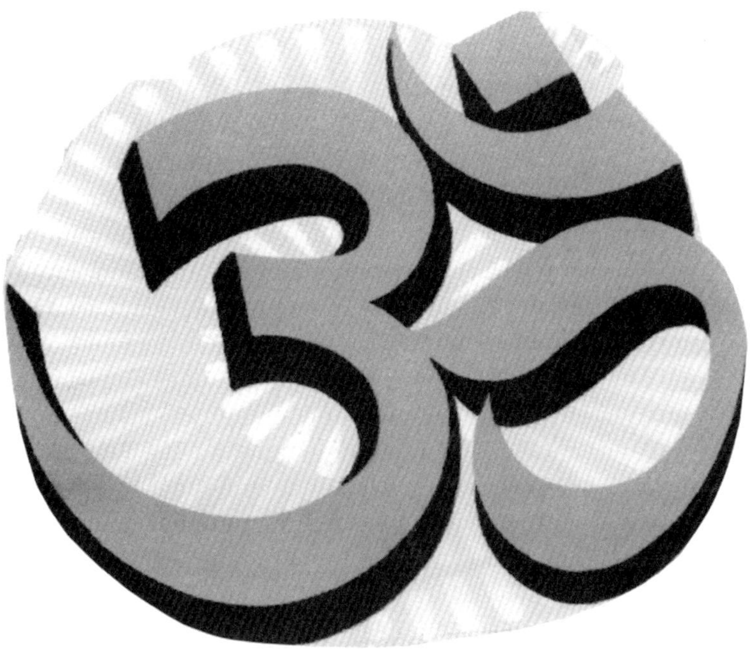

Anhang I: Asana-Tabellen

In den folgenden Tabellen wird jeder Asana eine Zahl von 1-4 zugeordnet. Diese Zahlen geben den relativen Schwierigkeitsgrad der Asana im Vergleich mit den anderen Asanas der gleichen Gruppe und aller anderen Gruppen an. Es ist schwierig, den Asanas diese Werte zuzuschreiben, denn eine bestimmte Haltung mag für den Einen schwer und für den Anderen leicht sein. Man sollte also diese Angaben im Verhältnis zu den eigenen Bedürfnissen und Neigungen sehen. Unsere Absicht ist nicht, eine Enzyklopädie von Asanas bereitzustellen, sondern genug Informationen zu geben, damit man selbst beginnen kann, Sequenzen zusammenzustellen.

Neutralisierende Haltungen

Diese Stellungen unterstützen die Neutralisierung des Effekts einer Asana, ohne Prana in die entgegengesetzte Richtung zu lenken.

Totenstellung – Shavasana	1
Kleinkindstellung – Bheki	1
Stehende Vorwärtsbeuge – Uttanasana	1
Nach unten schauender Hund – Adho Mukha Svanasan	1
Berghaltung – Samastittih	1
Göttinnenhaltung – Zurückgelegtes Baddha Konasana	1
Hocke	1
Stern – Tarasana	1

Stehende Haltungen

Berghaltung – Tadasana, Samastittih	1
Stehende Vorwärtsbeuge, Uttanasana	1
Sitz der Isis	1
Auf den Zehenspitzen stehen	1
Dreieck – Utthita Trikonasana	2

Gedrehtes Dreieck – Parivritta Trikonasana 2
Gestreckter Winkel/Flankendehnung – Utthita Parsvakonasana 2
Gedrehter gestreckter Winkel – Parivritta Parsvakonasana 2
Stehende Vorwärtsbeuge, Zehen gegriffen – Padangusthasana 2
Stehende Vorwärtsbeuge, auf Handflächen steigen – Pada Hastasana 2
Stehende Grätsche A, B, C, D – Prasarita Padottanasana A, B, C, D 2
Stuhl – Utkatasana 2
Gedrehtes Utkatasana – Parivritta Utkatasana 2
Krieger 1, 2 – Virabhadrasana 1, 2 2
Stehende Vorwärtsbeuge über ein Bein – Parsvottanasana 2
Krokodil – Makarasana 3
Vorwärtsbeuge mit halbgebundenem Lotus – Ardha Baddha Padmottanasana 3
Baum – Vrksasana 3
Adler – Garudasana 3
Stehender Spagat – Urdhva Prasarita Ekapadasana 4
Auf einem Bein stehende Balance – Utthita Hasta Pasangusthasana 4
Krieger 3 – Virabhadrasana 3 4
Balanciertes Marichyasana 4
Halbmond – Ardha Chandrasana 4
Stehende Vorwärtsbeuge, Fuß hinterm Kopf – Ruchikasana 4
Fuß hinter dem Kopf, Aufstehen 4

Seitenbeugen

Sitzende Seitenbeuge 1
Stehende Seitenbeuge 1
Dreieck – Utthita Trikonasana 2
Gedrehtes Dreieck – Parivritta Trikonasana 2
Gestreckter Winkel/Flankendehnung – Utthita Parsvakonasana 2
Zurückgelegte seitliche Beindehnung 2
Baum im Wind – Parsva Vrksasana 3
Anantasana 3
Tor – Parighasana 4
Seitlich geneigtes Flugzeug, großer Zeh gegriffen, Bein gestreckt – Vasisthasana 4

Vorwärtsbeugen

Stehende Vorwärtsbeuge – Uttanasan 1
Hund – Adho Mukha Svanasana 1
Stehende Vorwärtsbeuge – Padangusthasana, Pada Hastasana 1
Stabhaltung – Dandasana 1
Stehende Vorwärtsbeuge über ein Bein – Parsvottanasana 1
Einfache Hocke 1
Stehender Spagat – Urdhva Prasarita Ekapadasana 2
Stern – Tarasana 2
Sitzende Vorwärtsbeuge – Paschimottanasana 2
Ganzes Boot – Paripurna Navasana 2
Halbes Boot (Knie gebeugt, oder Rücken nah am Boden) – Ardha Navasana 2
Kopf zu Knie- Stellung – Janusirsasana 2

Knöchel zu Knie-Stellung	2
Stehende Grätsche – Prasarita Padottanasana A, B, C, D	3
Kuhgesicht – Gomukasana	3
Großes Siegel – Maha Mudra, großen Zeh halten, Bandhas, Janusirsana	3
Sitzende Vorwärtsbeuge mit gebundenem halben Lotus – Ardha Baddha Padma	3
Stehende Vorwärtsbeuge mit gebundem halben Lotus – A.B.P. Paschimottanasana	3
Ein Bein gestreckt, ein Knie oben, Arme gebunden – Marichyasana A	3
Ein Bein im Lotus, ein Knie oben, Arme gebunden – Marichyasana B	3
Ein Bein gestreckt, drehen, ein Knie oben, Arme gebunden – Marichyasana C	3
Schusterhaltung – Baddha Konasana	3
Stehen mit großen Zehen gegriffen – Ubhaya Padangusthasana	3
Zurückgelegte Beindehnung zum Kopf – Supta Padangusthana	3
Zurückgelegte Beindehnung zum Kopf – Supta Trivikramasana	3
Einbeinige Virasana Vorwärtsbeuge – Triang Mukha Haika Pada Paschimottanasana	3
Reiher – Krounchasana	3
Kompass schießender Bogen – Akarna Dhanurasana	3
Purzelbaum rückwärts – Chakrasana	4
Schildkröte – Kurmasana	4
Schlafende Schildkröte – Supta Kurmasana	4
Schlafender Yogi – Yoganidrasana	4
Kranz – Malasana	4
Embryo im Bauch – Gaarbho Pindasana	4
Balancierte Vorwärtsbeuge – Urdhva Mukha Padangusthasana (offen)	4
Balancierte Vorwärtsbeuge – Urdhva Mukha Paschimottanasana	4
Ein Fuß hinter dem Kopf – Eka Pada Sirsasana	4
Ein Fuß hinter dem Kopf, gebeugt – Skandasana	4
Zwei Füße hinter dem Kopf – Dwi Pada Sirsasana	4
Ein Bein hinter dem Kopf zurückgelegt – Bhairavasana	4
Seitlich geneigtes Flugzeug, Fuß hinter dem Kopf – Kala Bhairavasana	4
Mondvögel – Chakorasana	4
Stehende Vorwärtsbeuge, Fuß hinter dem Kopf – Ruchikasana	4
Stehen, Fuß hinter dem Kopf – Durvasana	4
Bein in Virasana, anderes Knie oben, Arme gebunden – Marichyasana E, F	4
Fuß hinter dem Kopf, anderes Knie oben, Arme gebunden – Marichyasana G, H	4
Fuß hinter dem Kopf, Arme hinten, aufrecht sitzen – Buddhasana	4
Fuß hinter dem Kopf, Arme hinten, Vorwärtsbeuge – Kapilasana	4
Fuß hinter dem Kopf, anderes Bein im Lotus, Arme hinten – Viranchyasana A	4
Fuß hinter dem Kopf, anderes Bein in Virasana, Arme nach hinten – Viranchyasana B	4
Chinesischer Spagat – Samakonasana	4

Rückwärtsbeugen

Göttinnenhaltungen – Zurückgelegtes Baddha Konasana	1
Versammlung – Kriechend	1
Schlange	1
Betende Schlange	1
Krieger 1 – Virabhadrasana 1	1
Heuschrecke – Shalabhasana	1
Ausfallschritt	1
Tisch	1

Geneigtes Flugzeug – Purvottanasana	1
Held – Virasana	2
Zurückgelegter Held – Supta Virasana mit Kopf auf dem Boden Paryankasana	2
Nach oben schauender Hund – Urdhva Mukha Svanasana	2
Fisch – Matsyasana	2
Nach oben schauender Blitz – Supta Vajrasana	2
Pfau – Mayurasana	2
Lotus Pfau – Padma Mayurasana	2
Fisch mit gestreckten Beinen und Armen gehoben – Uttana Padasana	2
Frosch – Bhekasana	2
Kobra – Bhujangasana	2
Löwe – Variation im vollen Lotus, Simhasana	2
Bogen – Dhanurasana	2
Bogen auf der Seite – Parsva Dhanurasana	2
Tanzender Shiva – Natarajasana ohne Schulterrotation	3
Kamel – Ustrasana	3
Spagat – Hanumanasana	3
Brücke – Setu Bandhasana	3
Rad, nach oben schauender Bogen – Urdhva Dhanurasana	3
Taube – Kapotasana	3
Voller Bogen – Padangustha Dhanurasana	4
Königstaube – Rajakapotasana	4
Taube im Spagat – Eka Pada Rajakapotasana	4
Tanzender Shiva – Natarajasana mit Schulterrotation	4
Taube im Ausfallschritt – Kapotasana Variation	4
Seitlich geneigtes Flugzeug mit einem Bein im vollen Bogen – Kapinjalasana	4
Zurückgelegter Frosch – Supta Bhekasana	4
Drop Back – Urdhva Dhanurasana 2	4
Rad mit Arm und Bein auf einer Seite gehoben – Eka Pada Urdhva Dhanurasana	4
Babyrad mit den Händen an den Knien – Laghuvajrasana	4
Schwan, Pfau mit Fingern nach vorne – Hamasana	4
Tick-Tock – Viparita chakrasana	4
Königstaube mit hinterem Bein gestreckt – Vilakhilhyasana	4
Königstaube mit Bein in Virasana – Eka Pada Rajakapotasana 3	4
Kobra Knie halten mit gestreckten Beinen – Bhujangasana 2	4
Kobra Knie halten mit Füßen zum Kopf – Rajakapotasana	4
Halber Frosch, Halbes Bhekasana, halb gekreuztes Dhanurasana – Gherandasana 1	4
Ein Bein in halbem Lotus gebunden, eins in Dhanurasana – Gherandasana 2	4
Grashüpfer mit Füßen am Boden – Ganda Bherundasana	4
Heuschrecke mit gestreckten Beinen, Füße am Boden – Viparita Salabasana	4
Ganzes Rad (Knöchel halten) – Triang Mukhottasana	4
Auf Ellbogen/Kinn bis Handflächen balancieren – Sayanasana	4
Kopfstand mit Füßen am Kopf – Sirsa Padasana	4

Drehungen

Stehende, hängende einfache Drehung, Gegenhaltung für Rückwärtsbeugen	1
Liegende Drehung mit einem Knie gebeugt	1
Liegende Drehung mit Garudabeinen	2
Liegende Drehung mit geraden Beinen	2

Sitzende Drehung – Ardha Matsyendrasana	2
Sitzende Drehung – Marichyasana C	2
Parivritta Uttkatasana	2
Stehende Drehung – Parivritta Parsvakonasana	2
Gedrehtes Dreieck – Parivritta Trikonasana	2
Gedrehter Knöchel zu Knie	2
Stehende gedrehte Grätsche, Knöchel greifen	3
Gedrehte Seitdehnung – gedrehtes Janusirsasana	3
Gedrehte Seitdehnung – gedrehtes Virasana Beine geöffnet	3
Sitzende Drehung – Marichyasana D	3
Drehung in der Hocke mit Beinen zusammen – Paschasana	3
Gedrehter blühender Lotus – Parivritta Vikasitakamalasana	3
Seitliche Krähe – Parsva Bakasana	3
Seitliche Krähe mit beiden Beinen gestreckt und zusammen	3
Seitliche Krähe mit beiden Beinen gestreckt und dem oberen Bein hinten	4
Armbalance zur Seite – Astavakrasana	4
Lotus seitliche Krähe	4
Stehende, hängende Drehung mit Rücken zu den Beinen	4
Drehung in der Vorwärtsbeuge – Parsva Paschimottanasana	4
Volle Drehung (Lotushaltung) – Purna Matsyendrasana	4

Umkehrhaltungen

Nach unten schauender Hund – Adho Mukha Svanasana	1
Halber Schulterstand – Viparita Karani	1
Fisch – Matsyendrasana	1
Schulterstand – Salamba Sarvangasana	2
Kerze – Niralamba Sarvangasana	2
Schulterstand mit einem Bein in Halasana – Eka Pada Sarvangasana	2
Schulterstand mit einem Bein in Halasana, gedreht – Parsvaika Pada Sarvangasana	2
Schulterstand mit Hüften zu einer Seite gedreht, Beine zur Brücke gesenkt – Parsvaika Pada Sarvangasan	2
Schulterstand mit Beinen in der Brücke – Setu Bandha Sarvangasana	2
Schulterstand Brücke mit einem Bein gehoben – Eka Pada Setu Bandha Sarvangasana	2
Schulterstand mit Beinen im Lotus – Padmasana in Sarvangasana	2
Schulterstand mit Beinen im Lotus, zur Stirn gesenkt – Pindasana in Sarvangasana	2
Pflug – Halasana	2
Pflug mit Knien zu den Ohren – Karnapidasana	2
Pflug mit Beinen in der Grätsche – Supta Konasana	2
Pflug auf einer Seite des Kopfes – Parsva Halasana	3
Auf den Kopf gestellter Bogen – Urdhva Dhanurasana	3
Brücke – Setu Bandhasana	3
Kopfstand – Salamba Sarvangasana	3
Pfauenfeder – Pincha Mayurasana	3
Kopfstand mit Beinen 90 Grad gesenkt – Urdhva Dandasana	4
Armvariationen im Kopfstand, vom Tripod – Baddha Hasta, Mukta Hasta 2, 3	4
Beinvariationen im Kopfstand – Eka Pada, Parsvaika Pada, Urdhva Padmasana, Parsva Urdhva, Pindasana, Sirsa Padasana	4
Kopfstand mit Beinen in der Brücke – Dwi Pada Viparita Dandasana	4

Kopfstand mit einem Bein in der Brücke, ein Bein gehoben –
Eka Pada Viparita Dandasana 4
Kopfstand Füße im Kreis laufen – Mandalasana 4
Pfauenfeder mit beiden Beinen in der Brücke, Fersen greifen – Chakra Bandhasana 4
Tick-tocks – Viparita Chakrasana in Urdhva Dhanurasana 4
Lotusbrücke – Uttana Padma Mayurasana 4
Skorpion – Vrschikasana 2 4
Handstand – Adho Mukha Vrksasana 4
Handstand Skorpion – Vrchikasana 2 4
Auf Ellbogen, Kinn auf den Händen balancieren – Sayanasana 4
Grasshüpfer mit Füßen auf dem Boden neben dem Kopf – Ganda Bherundasana 4
Heuschrecke mit Füßen über dem Kopf, gestreckte Beine – Viparita Salabhasana 4

Balancehaltungen

Baum – Vrksasana 1
Vierbeinige Stabhaltung – Chaturanga Dandasana 1
Halbes Boot – Ardha Navasana Rücken rund, Knie gebeugt 1
Boot – Navasana 1
Zurückgelegte seitliche Beindehnung – Anantasana 2
Hängender Ohrring – Lolasana 2
Adler – Garudasana 2
Stehende Vorwärtsbeuge mit halbem gebundenem Lotus –
Ardha Baddha Padmottanasana 2
Halbmond – Ardha Chandrasana 2
Balancierte Vorwärtsbeuge Zehen gegriffen –
Urdhva Mukha Paschimottanasana 1 2
Balancierte Vorwärtsbeuge Kinn zum Schienbein – Urdhva Mukha
Paschimottanasana 2 2
Krähe – Bakasana 2
Stehender Spagat – Urdhva Prasarita Ekapadasana 2
Stehende einbeinige Balance – Utthita Padangusthasana 2
Große Zehe stehende Balance – Ubhaya Padangusthasana 2
Krieger 3 – Virabhadrasana 3 2
Armbalance, Knöchel überkreuzt – Bhujapidasana 2
Seitliche Krähe – Parsva Bakasana 2
Ein Bein über dem Arm, ein Bein nach vorne – Eka Pada Bhujasana 2
Einbeiniger Schildkrötenstab – Eka Pada Kurma Danda 3
Spagat – Hanumanasana 3
Glühwürmchen – Tittibhasana 3
Seitlich geneigetes Flugzeug, Zehen gegriffen – Vasisthasana 3
Seitlich geneigtes Flugzeug, Fuß im Lotus – Kasyapasana 3
Seitlich geneigtes Flugzeug, Fuß hinter dem Kopf – Kala Bhairavasana 3
Seitlich geneigtes Flugzeug, Bein gestreckt über Arm – Visvamitrasana 3
Gedrehter Halbmond – Parivritta Ardha Chandrasana 3
Krokodil – Nakrasana 3
Weiser Astavakra Balance – Astavakrasana 3
Embryo im Bauch – Garbha Pindasana 3
Pfau – Mayurasana 3
Pfauenfeder – Pincha Mayurasana 3

Fliegende seitliche Krähe – Eka Pada Galavasana	3
Seitliche Krähe mit beiden Beinen gestreckt und zusammen – Dwi Pada Koundinyasana	3
Seitliche Krähe mit beiden Beinen gestreckt und oberes Bein zurück – Eka Pada Koundinyasana 1	3
Seitliche Krähe mit beiden Beinen gestreckt und unteres Bein zurück – Eka Pada Koundinyasana 2	3
Ein Bein Glühbirnchen, ein Bein Krähe – Eka Pada Bakasana 2	3
Glühwürmchen 2 – Tittibhasana 2	3
Lotuspfau – Padma Mayurasana	4
Pferd – Vatayanasana	4
Kuhhirte – Goraksasna	4
Fliegende Krähe – Eka Pada Galavasana	4
Lotus Krähe – Urdhva Kukkutasana	4
Seitliche Lotus Krähe – Parsva Kukkutasana	4
Lotus Krähe mit einem Knie innerhalb der Arme – Galavasana	4
Einbeinige Krähe – Eka Pada Bakasana 1	4

Sitzende Haltungen

Blitz – Vajrasana	1
Einfacher Sitz – Sukhasana	1
Halber Lotus – Ardha Padmasana	1
Sitz des Meisters – Siddhasana	2
Sitz der Yogini – Yoni Siddhasana	2
Hängender Ohrring – Lolasana	2
Balancierter Lotus – Vikasitakamalasana	2
Heldensitz – Virasana	2
Ganzer Lotus – Padmasana	3
Waage – Tolasana (Lotus Variation)	3
Yoni Mudra – Sanmukhi Mudra (Parangmukhi, Sambhava)	3
Ferse hoch; drückender Fußrücken – Yoni Asana	3
Berg – Parvatasana	3
Hahn – Kukkutasana	3
Embryo im Bauch – Garbha Pindasana	3
Ein Fuß in Mulabhandasana, ein Bein im Lotus – Vamadevasana 1	4
(aus der Taube) Beide Füße zur Seite in Gebetshaltung – Vamadevasana 2	4
Yogasiegel – Yoga Mudrasana	4
Yogastab – Yogadandasana	4
Auf Füßen sitzen, beide Fersen nach vorne – Mulabhandasana	4
(aus Bhaddakonasana) Beide Füße zum Brustkorb – Kandasana	4

Anhang II: Empfohlene Quellen

Empfehlenswerte Bücher in deutscher Sprache:

Behrendt, Joachim Ernst, Nada Brahma: Die Welt ist Klang, Suhrkamp 2007

Chapple, Christopher, Ich bin. Teil 1 und 2, Kamphausen Verlag, 1998

Dalai Lama, S. Hlgkt. der, Das Buch der Menschlichkeit: Die neue Ethik für unsere Zeit, Lübbe, 2002

Dass, Ram, Schrot für die Mühle, Sadhana Verlag, 1995

Dass, Ram, Sei jetzt hier, Sadhana Verlag, 1996

Dass, Ram, Subtil ist der Pfad der Liebe, Sadhana Verlag, 1983

Desichakar, T. K. V., Yoga. Gesundheit von Körper und Geist: Leben und Lehren Krishnamachariyas, Theseus, 2005

Desichakar, T. K. V., Yoga – Tradition und Erfahrung. Die Praxis des Yoga Sutra des Patanjali, Via Nova, 2005

Devereux, Godfrey, Yoga, Kamphausen Verlag, 1998

Feuerstein, Georg, Die Yoga-Tradition, Yoga Verlag GmbH, 2008

Godman, David, Sei, was du bist! Ramana Maharshis Unterweisungen über das Wesen der Wirklichkeit und den Pfad der Selbstergründung, O.W. Barth, Scherz, 1990

Govinda, Lama Anagarika, Grundlagen tibetischer Mystik, Aquamarin, 2008

Hari, Yogi, Schlesier, Florian Vyasa, Anders-Hoepgen, Marcel Brahmadev, Hatha Yoga Pradipika, Via Nova, 2007

Heruka, Tsang Nyön, Herr der Yogis: Das Leben von Jetsün Milarepa, Sequoyah Verlag, 2006

Iyengar, B.K.S., Licht auf Yoga, Das grundlegende Lehrbuch des Hatha Yoga, O.W. Barth, Scherz, 1993

Iyengar, B.K.S., Licht auf Pranayama, Das grundlegende Lehrbuch der Atemschule des Yoga, O.W. Barth, Scherz, 2008

Kornfield, Jack, Frag den Buddha – und geh den Weg des Herzens, Kösel 1995

Levine, Stephen, Wege durch den Tod, Kamphausen, 1997

Ma, Anandamayi, Matri Darshan, Mangalam, 1994

Mahendranath, Gupta, Das Vermächtnis, O. W. Barth, Scherz, 2003

Mirabai, Liebesnärrin, Yin Yang Media Verlag, 2006

Nirmalananda, Swami, Girlande der Weisheit, Yantra, 2003

PETA und Newkirk, Ingrid, Das Beste aus der veganen Küche: 150 internationale Gerichte für alle, die ohne tierische Produkte genießen möchten, Heyne TB, 2007

Prakash, Prem, Der innere Weg zur Freiheit: Die Yogasutras und Naradas Bhaktisutras, Frankfurt: Krüger, 1999

Rinpoche, Sogyal, Das tibetische Buch vom Leben und vom Sterben, Frankfurt: Fischer, 2004

Roach, Geshe Michael, Der Garten des Buddha: Tibetische Lehren, Deutscher Taschenbuch Verlag, 2002

Roach, Geshe Michael, Die Weisheit des Diamanten: Buddhistische Prinzipien für beruflichen Erfolg und privates Glück, Deutscher Taschenbuch Verlag, 2005

Robbins, John, Ernährung für ein neues Jahrtausend, Nietsch, 1995

Robbins, John, Food Revolution, Nietsch, 2003

Silva, Mira und Sham, Mehta, Das Yogahandbuch nach der Iyengar-Methode, Christian, 2009

Singer, Peter, Animal Liberation, Die Befreiung der Tiere, Rowohlt, 1996

Sivananda, Swami, Göttliche Erkenntnis, Mangalam, 2001

Sivananda, Swami, Göttliches Elixier, Yoga Vidya, 2004

Thurman, Robert A. F., Das Tibetische Totenbuch, Krüger, 1996

Thurman, Robert A. F., Revolution von innen, Econ, 1999

Empfehlenswerte Filme:

Diet For a New America, produziert von EarthSave, Fox Lorber Associates, 419 Park Ave., New York, NY 10018.

Henry (Spira): One Man´s Way, Regie: John Swindells, produziert von Peter Singer, 1997, Bull Frog Films, (800)543-3764.

The Animals Film, Regie und produziert von Victor Schonfield und Myriam Alaux, 1987.

SlickPics Int., Inc. MPI Home Video, Oak Forest, IL 60452; deutsch: Der Tierfilm (1981).

The Witness: Animal People Anthology Volume I, Regie Jenny Stein, produziert von Tribe of Heart, Ltd., PO Box 149, Ithaca, NY 14851 www.tribeofheart.org; deutsch: Der Zeuge, deutsche Bearbeitung von Thomas Winger und Klaus Unterberger, 2002, vertrieben von veganbasics.com.

What Is Yoga?, Regie Mary Bosakowski, produziert von Jivamukti Yoga, vertrieben von Mystic Fire Video/Jivamukti, www.jivamuktiyoga.com, 1998.

Asana, Sacred Dance of the Yogis, Choregraphie von Maher Benham und Sharon Gannon, Regie James Carman, produziert von Jivamukti Yoga, vertrieben von Mystic Fire Video/Jivamukti, www.jivamuktiyoga.com, 1998.

Empfehlenswertes zum Anhören:

Gesprochenes: Audio-CDs und Kassetten

Moon over Morocco, Hörspiel von Tom Lopez, ZBS Productions, 174 N. River Road, Fort Edwards, NY 12828. ZBS@global2000.net.

The Fourth Tower of Inverness, Hörspiel von Tom Lopez, ZBS Productions, 174 N. River Road, Fort Edwards, NY 12828. ZBS@global2000.net.

Vier einstündige Yogastunden von Sharon Gannon und David Life, produziert von Jivamukti-Yoga, 1997:

1. *Intermediate/Advanced, Musik von Bhagavan Das, unterrichtet von David Life.*
2. *Intermediate/Advanced, Musik von Krishna Das, unterrichtet von Sharon Gannon.*
3. *Basic/Beginner, Musik von Bill Laswell, unterichtet von David Life.*
4. *Relaxation/Meditation, Musik von Bill Laswell, unterrichtet von Sharon Gannon.*

Zusätzlich auf Deutsch erhältlich:

1. Backbending CD/DVD (deutsch/englisch), unterrichtet von David Life, deutsch: gesprochen von Patrick Broome.
2. Balancing CD/DVD (deutsch/englisch), unterrichtet von Sharon Gannon, deutsch: gesprochen von Gabriela Bozic.
3. Beginner Vinyasa, unterichtet von Sharon Gannon, deutsch: gesprochen von Gabriela Bozic.
4. Class for Busy People, unterrichtet von David Life, deutsch: gesprochen von Patrick Broome.

Chakra: The Seven Centers, Text und Musik mit David Life, Sharon Gannon, Willem Dafoe, Sarita Choudry, Bill Laswell, Zakir Hussain, produziert von Janet Rienstra, Meta Records, 2000.

Jivamukti-Vorträge, aufgenommen im Jivamukti Yoga Center:

The Silent Sage Speaks, Swami Nirmalananda, 1999.
Yoga and Buddhism, Robert Thurman, 1999.
Yoga and Buddhism, Volume II, Robert Thurman, 2001.
Ahimsa and the Pig Story, John Robbins, 1999.
Ayurveda und Yoga, Robert Svoboda, 2001.
Chakra Tuning, Bhagavan Das, 2002.
Telltale Heart, Krishna Das, 2001.
Why Should You Care About Animal Rights, Ingrid Newkirk, 2001.

Musik: CDs

Bill Laswell, *Asana*, Meta Records, 1999.
Bill Laswell, *Asana II*, Meta Records, 2000.
Jai Uttal, *Beggars and Saints,* Triloka, 1994.
Bhagavan Das, *Bhagavan Das: Now!,* Mike D. Triloka, 2002.
Arjun Spinner, *Bhajananandi, Volumes 1, 2, 3,* People, People Int., 2001.
Gabrielle Roth, *Sundari,* Raven Records, 1999.
Deva Premal und Miten, *The Essence,* White Swan Music, 1998.
Alice Coltrane, *Turyia Sings,* Jowcol Music, 1982.
Alice Coltrane, *Divine Songs,* Jowcol Music, 1987.
Krishna Das, *One Track Heart,* Triloka, 1996.
Krishna Das, *Pilgrim Heart,* Triloka, 1998.
Krishna Das, *Life on Earth,* Triloka, 1999.
Krishna Das, *Breath of the Heart,* Karuna, 2001.
Jai Uttal, *Monkey,* Triloka, 1992.
Jai Uttal, *Shiva Station,* Triloka, 1997.
Sean Dinsmore, *Export Quality,* The Dum Dum Project, 2001.
Jai Uttal, *Footprints,* Triloka, 1990.
Neti Neti, The Audio Letter Remix, Meta Records/Jivamukti, 2002.

Um eine vollständige Liste der Bücher, Filme, CDs und Kassetten zu erhalten, bitte den Online Shop des Jivamukti Yoga Center besuchen:
http://jivamuktiyoga.com/boutique/index.html

Anmerkungen

Einleitung: Wiedervereinigung

Motto: Walt Disney, „Walt Quotes", Walt Disney Company Homepage www.disney.com

1. Robert Thurman, *Inner Revolution* (New York: Penguin Putnam, 1998), S. 281
2. *Taittiriya Upanishad* 3:1-6, aus: *The Upanishads*, übersetzt von Juan Mascarò (London: Penguin Books, 1965)

Einführung: Yoga ist unsere wahre Natur: Einheit mit dem Göttlichen Selbst

Zitat am Ende: The Sky Cries Mary, „Chickaboom Cocktail", Seeds, Collective Fruit Records, 1999

Kapitel 1 Jivamukti Yoga: Yoga im Westen wiedervereinen

Motto: Vidyaranya, *The Jivan-Mukti-Viveka*, zitert in „The Concept of Jivanmukti" von Paul Norman Cohen (Magisterarbeit, McMaster Universität, Hamilton, Ontario, 1976), S. 19-20

1. Ishvarakrishna, *Samkhyakarika,* 2. Jh. v. Chr. , zitert nach dem Internet
2. Shri Pattabhi Jois, *Yoga Mala* (New York: Eddie Stern/Patanjali Yoga Shala, 1999)
3. Seine Heiligkeit d. Dalai Lama, *Life Space Death*, Notizen, produziert von Bill Laswell, Meta Records, 2001
4. Bhagavan Das, I was born on the wings of a dove, *Bhagavan Das live,* Kassette, selbst veröffentlicht, 1993

Kapitel 2 Die Wurzeln des Yoga... Zurück zur Quelle

Motto: Pandit Usharbudh Arya, *Yoga-Sutras of Patanjali with the Exposition of Vyasa (eine Übersetzung und ein Kommentar),* (Honesdale, PA; Internationales Himalaja Institut für Yogawissenschaft und Philosophie in den USA, 1986), Vol. 1, S. 3

1. Ramamurti S. Mishra (Shri Brahmananda Sarasvati) *The Textbook of Yoga Psychology* (New York: Julian Press, 1971), S. 173
2. Ebda., S. 80
3. Die Mutter, *The Sunlit Path*: Passages from Conversations and Writings of The Mother (Pondicherry, Indien: Sri Aurobindo Ashram Publication Department, 1984), S. 5

4. Swami Nirmalananda, *The Silent Sage Speaks: Recorded Live at Viswa Shanti Nikethan, BR Hügel, Südindien*, Kassette, veröffentlicht vom Jivamukti Yogazentrum, New York, 1999
5. Deepak Chopra, *How to Know God* (New York: Harmony Books, 2000), S. 2
6. Sankaracharya, *The Viveka Chudamani*, zitiert in: *The History of Yoga*, von Vivian Worthington (London: Arkana, 1989), S. 117-118
7. Swami Satchidananda, *The Yoga Sutra of Patanjali, Translation and Commentary by Sri Swami Satchidananda* (Buckingham, VA: Integral Yoga Publications, 1990), S. 6-7
8. Shri Pattabhi Jois, Interview mit den Verfassern, 1993

Kapitel 3 Karma: Was du denkst, sagst und tust

Motto: Shri Anandamayima, *Matri Darshar*, Deutsch-englisch ed. (Rastede, Deutschland: Mangalam Verlag S. Schang, 1983), S. 45

1. Shri Anandamayima, *Matri Darshar*, S. 127
2. Patanjali, *Yoga Sutras*, I:33, übersetzt von Ramamurti S. Mishra (Shri Brahmananda Sarasvati), *The Textbook of Yoga Psychology*, S. 148
3. S. Hl. d. Dalai Lama, *Ethics for a New Millennium* (NewYork: Riverhead, 1999), S. 162-163
4. Yoga Shikha Upanishad, übersetzt von Alain Danielou, Yoga: Mastering the Secrets of the Universe (Rochester, VT: inner Traditions, 1991), S. 117

Kapitel 4 Ahimsa: Auf dem gewaltlosen Weg

Motto: Martin Luther King jr.

1. False Prophets, „Bhaghdad Stomp", Alternative Tentacles Records, 1987
2. S. Hl. d. XIV. Dalai Lama, öffentlicher Vortrag, Beacon Theater, New York City, 1999
3. Ramamurti S. Mishra (Shri Brahmananda Sarasvati), *The Textbook of Yoga Psychology*, S. 205
4. Swami Satchidananda, „Guided Relaxation and Affirmations for Inner Peace", Kassette, aufgenommen im Satchidananda Ashram, Yogaville, VA. Integral Yoga Publications, 1986
5. Thomas Edison, zitiert in: *Why Vegan*, Pamphlet (Vegan Outreach, 1999), Pittsburgh, PA
6. *PETA Vegetarian Starter Kit* (Norfolk, VA: PETA, 2000)
7. John Robbins, Autor von *A Diet for a New America*, aus einem Brief an die Verfasser, 27. Dezember 2000
8. Karen Davis, *Poisoned Chickens, Poisoned Eggs*, zitiert in *Why Vegan*?
9. *Why Vegan?* Pamphlet (Vegan Outreach, 1999), Pittsburgh, PA
10. John Robbins, Brief an die Verfasser, 27. Dezember 2000
11. Auszug aus einem Artikel von associated press vom 20. September 1996, Nachdruck in *Why Vegan*?
12. Mahatma Gandhi, zitert in *Why Vegan*?
13. Sting, „Fragile", *Nothing Like The Sun*" A&M Records, 1987, veröffentlicht von EMI Music/Magnetic Music
14. George Bernard Shaw, *Living Graves*, zitiert in *Why Vegan?*
15. Ingrid Newkirk, *You Can Save The Animals*, (Rockland, CA.: Prima Pubslishing, 1999)

Kapitel 5 Guru: Der Lehrer, den du sehen und fühlen kannst

Motto: Indisches Sprichwort

1. Georg Feuerstein, *The Yoga Tradition* (Prescott, AZ: Hohm Press, 1998), S. 20
2. Shyam Das, Gespräch mit den Verfassern, August 2000
3. Robert Thurman, *Inner Revolution*, S. 33
4. Swami Nirmalananda, *A Garland of Forest Flowers* (Bombay: R. V. Raghavan, Vindya Press, 1993), S. 19
5. Ebda., S. 147
6. Swami Nirmalananda, *The Silent Sage Speaks: Recorded Live at Viswa Shanti Nikethan, BR Hügel, Südindien*
7. Swami Nirmalananda, *A Garland of Forest Flowers*, S. 153
8. Ebda., S. 19
9. Ebda., S. 147
10. Shri Pattabhi Jois, Gespräch mit den Verfassern, 1992
11. Shri Pattabhi Jois, Gespräch mit den Verfassern, September 2000
12. Swami Vivekananda, Zitat auf einem alten Poster in Indien, gesehen von den Verfasser
13. Ramamurti S. Mishra (Shri Brahmananda Sarasvati), The Textbook of Yoga Psychology
14. Shri Brahmananda Sarasvati, *Keys to Nirvana-Tantram* (Monroe, NY: Baba Bhagavandas Publication Trust, 1998), S. 14-15
15. Shri Bahmananda Saravati, Lehren im Ananda Ashram Satsang, gehört von den Verfassern

Kapitel 6 Prana: Die Lebenskraft befreien

Motto: *Kaushitaki Upanishad* 3:2, zitiert nach Geord Feuerstein, The Yoga Tradition, S. 179

1. *Hatha Yoga Pradipika: Light on Hatha Yoga*, übersetzt von Swami Muktibodhananda Saravati (Ganga Darshan Munger, Bihar, Indien: Sri G.K. Kejriwal Honorar-Sekretariat Bihar School of Yoga, 1993), S. 491
2. Shri Brahmananda Sarasvati, *Nada Yoga* (Monroe, NY: ICSA Press, Ananda Ashram, 1989), S. 5

Kapitel 7 Asana: Der Sehnsucht nach Yoga Struktur verleihen

Motto: Alan Watts, WBAI Radio-Sendung, Oktober 1997

1. *Ashtavakra Samhita*, I:8, übersetzt von Swami Nityaswarupananda (Kalkutta: Advaita Ashrama Publication Department, 1994), S. 14-15
2. Lama Anagarika Govinda, *Foundations of Tibetan Mysticism*, 3. Auflg. Ed. (New York: Samuel Weiser, 1971), S. 76
3. Bhagavan Das, *What is Yoga?*, Video, Regie: Mary Bosakowski, produziert von Jivamukti Yoga, Verleih: Mystic Fire Video/Jivamukti, 1997
4. „Is this a Bridge, exactly?“, *It Is This, It Is Not This*, Audio Letter (Cityzens for Non Linear Futures, 1987)
5. Alan Watts, Uppsala College Vorträge, übertragen vom Uppsala College Radio
6. Deepak Chopra, *How To Know God*, S. 147
7. Bob Dylan, „I'll Keep It with Mine“, *Bob Dylan, The Bootleg Series Volumes 1-3*, Sony Columbia, 1991

Kapitel 8 Vinyasa Krama: Die vergessene Sprache der ineinanderfließenden Haltungen

Motto: Ramamurti S. Mishra (Shri Brahmananda Sarasvati), The Textbook of Yoga Psychology

1. Ram Dass, Vortrag in Yuca Valley, 1979

Kapitel 9 Kriya: Disziplin, Studium und Hingabe

Motto: Die Mutter, The Sunlit Path, S. 111

1. Shri Brahmananda Sarasvati, *Terrestrial and Celestial Magnetism* (Monroe, NY: Baba Bhagavandas Publication Trust, 1996), S. 4-5
2. Robert E. Svoboda, Prakruti: *Your Ayurvedic Constitution* (Albuquerque, NM: Geocom Ltd., 1989), S. 4
3. Ebda., S. 10
4. Hugh Romney, zitiert in *A Diet for a New America: How your Food Choices Affect Your Health, Happiness and the Future of Life on Earth*, von John Robbins (Tiburon, CA: H.J.Kramer, 1998), S. 284
5. John Robbins, Brief an die Verfasser, 27. Dezember 2000
6. Robert E. Svoboda, *Prakruti: Your Ayurvedic Constitution*, S. 10

Einleitung in Teil 3

Motto: Audio Letter, „Is This a Bridge, Exactly", Lied, *It Is This, It Is Not This*, Cityzens for non-Linear Futures, 1997

Kapitel 10 Meditation: Im Sitz der Seele ruhen

Motto: Swami Nirmalananda, *The Silent Sage Speaks: Recorded Live at Viswa Shanti Nikethan, B.R. Hügel, Südindien*

1. Bhagavan Das, zitiert in Be Here Now von Ram Dass (New York: veröffentlicht von Crown Publishing, 1971), S. 10
2. Bhagavan Das, It' Here Now (Are You?), (New York: Broadway Books, 1997), S. 307
3. Ebda.
4. Ebda., s. 306

Kapitel 11 Nadam: Dem nicht-erzeugten Klang lauschen

Motto: Patanjali, Yoga Sutra 1:27

1. *Chandogya Upanishad*, zitiert in: *The world is Sound, Nada Brahma*, von Joachim-Ernst Behrendt (Rochester, VT: Destiny Books, 1991), S. 28-29
2. Shri Brahmananda Sarasvati, *Nada Yoga*, S. 3
3. Joachim-Enst Berendt, *The Worls is Sound, Nada Brahma*, S. 137
4. Bhagwan Shree Rajneesh, zitiert in: ebda., S. 141
5. Robert Thurman, Gespräch mit den Verfassern, 19. Oktober 2000
6. *Hatha Yoga Pradipika: Light on Hatha Yoga*, Kommentar der Bihar School of Yoga, 2. Aufl., ed. (Munger, Bihar, Indien: Bihar School of Yoga, 1993), S. 584
7. *Platos Republik*, übersetzt mit einer Einleitung von Desmond Lee, 2. Auflg., ed.(London: Penguin Books, 1974)

8. Allan Watts, Vorträge, Uppsala College, übertragen vom Uppsala College Radio
9. *Hata Yoga Pradipika: Light on Hatha Yoga*, übersetzt von Swami Muktibodhananda Sarasvati (Buckingham, VA: Integral Yoga Publications), S. 62
10. *Shri Swami Satchidananda: Portait of a Modern Sage*, herausgegeben von Dr. Prem Anjali und Sw. Sharadananda (Buckingham, VA: Integral Yoga Publications), S. 62
11. Ravi Shankar, *My Music, My Life* (New York: Simon and Schuster, 1968), zitiert in *The World is Sound, Nada Brahma*, von Joachim-Ernst Behrendt, S. 154
12. Ram Dass, *Be Here Now*, S. 74
13. *The World According to John Coltrane*, Regisseur, Robert Palmer, Meister der Amerikanischen Music Series, Toby Byron/Multiprises in Verbindung mit dem Taurus Film, München und den Video Arts, Japan, BMG Video, ein Produkt der BMG Entertainment, New York, 1993
14. John Coltrane, *A Love Supreme*, liner notes, Jowol Music BMG, 1964
15. Bill Laswell, Interview mit den Verfassern, 12. Oktober 2000
16. Ebda.
17. Swami Turiyasangitananda (Alice Coltrane), Cover-Rückseite der CD *Mantram*, Shaila Music (BMI), 1999
18. Sri Swami Satchidananda, *The Living Gita* (Buckingham, VA: Inteegral Yoga Publications, 1997), S. 156
19. Shyam Das, *The Lives of the Great Bhaktas of India*, unveröffentlichtes Manuskrip
20. Shri Brahmananda Saravati, *Nada Yoga*, S. 16-17
21. Kabir, zitert in: ebda., S. 35

Kapitel 12 Bhakti: Zur Liebe selbst werden

Motto: Lal Behari Dey, *Bengal Peasant Life*, zitert in *The Madness of the Saints: Ecstatic Relifion in Begal*, von June McDaniel (Chicago: University of Chicago Press, 1989), S. 29

1. Krishna Das, *One Track Heart*, liner notes, Triloka Recors, 1999
2. Bhagavan Das, *It's here now (Are you?)*, S. 308
3. Mahendranath Gupta, *The Gospel According to Sri Ramakrishna*, übersetzt von Swami Nikhilananda, zitiert in June McDaniel, *The Madness of the Saints: Ecstatic Religion in Bengal*, S. 97
4. Ebda.
5. Krishna Das, *One Track Heart*, Textbeilage
6. Bhagavan Das, *It's Here Now (Are you?)*, S. 305
7. Krishna Das, *One Track Heart*, Textbeilage
8. Jai Uttal, Krishna Das und Linde, „I Won't Ask for More", *Monkey*, Triloka Records, 1992
9. *From Sirmand Bhagavatam*, den Verfassern erzählt von Shyam Das
10. Allen Ginsberg „Ah, Bhagavan Das singing", Textbeilage der Bhaganvan Das, AH, Bhagavan Das Music, 1971
11. Margaret Mead, zitiert in: *Why Vegan*?
12. Krishna Das, Gespräch mit den Verfassern, September 2000
13. Jai Uttal, *Beggars and Saints*, Textbeilage, Triloka Records, 1994
14. Bhagavan Das, *It's Here Now (Are you?)*, S. 308
15. Krishna Das, *One Track Heart*, Textbeilage
16. Ram Dass, *Be Here Now*, S. 74

Glossar

Anmerkung: In diesem Buch wird Sankrit wiedergegeben, ohne besondere Zeichen für unsichtbare Buchstaben zu benutzen. Bezüglich der Aussprache einige allgemeine Regeln:

1. *a* wird normalerweise „ah" ausgesprochen.
2. *e* wird normalerweise wie ein langes „e" ausgesprochen („eh").
3. Die vorletzte Silbe eines Wortes wird normalerweise betont (Beispiel: abinivesha wird „abiniVEsha" ausgesprochen).
4. *i* am Ende eines Wortes wird normalerweise „i" ausgesprochen (Beispiel: shakti)
5. *c* wird immer wie „tsch" ausgesprochen („Rutsche").

abinivesha übermäßige Angst vor dem Tod, eines der fünf *kleshas* oder Hindernisse zur Selbst-Erkenntnis

abhyantara innen

Adisesha Endlos, die Schlange Ananta, die Lord Vishnu trägt

agami karma zukünftiges Karma

ahimsa Gewaltfreiheit; das eigene Verhalten anderen gegenüber einschränken, so dass man ihnen durch die eigenen Gedanken, Worte und Taten keinen Schaden zufügt; das erste Yama aus Patanjalis Ashtanga System. Ahimsa ist der Prüfstein aller yogischen Praktiken.

ajna chakra das Dritte Auge, befindet sich zwischen den Augenbrauen; der Sitz von Shiva oder des Kosmischen Bewusstseins

akasha Raum, feinstofflichster Äther

anahata chakra „ungeschlagenes Rad"; dieses feinstoffliche Energiezentrum des Körpers befindet sich im Bereich des Herzens und des Herzgeflechts, das vierte Chakra

anahata nadam „unerzeugter Klang"; der erste, klanglose Klang

ananda Glückseligkeit, Ekstase

Ananda Ashram spirituelles Zentrum, das 1964 von Shri Brahmananda Sarasvati gegründet wurde; als universelle Schule für Meditation und spirituelle Forschung; befindet sich etwa eine Stunde von New York entfernt in Monroe, New York.

anandamaya kosha Glückskörper; kausaler (Samen-)Körper

Anarchie Selbst-Herrschaft; wahre Selbst-Herrschaft bedeutet, vom inneren Göttlichen Selbst geleitet zu werden, nicht von den Begierden des Egos. Die Philosophie der Selbst-Herrschaft wird Anarchismus genannt.

anna Nahrung

annamaya kosha der physische Körper, der aus Nahrung besteht; eine der fünf Hüllen der Seele

antar-kumbhaka „innerliches Genießen"; Atemverhaltung nach der Einatmung, den Atem im Körper halten

apana nach unten fließendes Prana oder Lebenskraft; einer der Prana Vayus, fließt vom Nabel zu den Füßen; kreative und ausscheidende Kraft

aparigraha Nicht-Horten, Freiheit von Gier; eines der fünf *yamas* aus Patanjalis *Yoga Sutras*. Pantajali rät, dass diejenigen, die Yoga zu erreichen wünschen, ihr Verhalten anderen gegenüber einschränken, indem sie nicht gierig sind und teilen.

Apokalypse das Enthüllen, das Lüften

Arjuna ein heroischer Prinz, einer der Pandava Brüder, der mit seinem Wagenlenker, Shri Krishna, auf dem Schlachtfeld steht. Die *Bhagavad Gita* (Das Lied des Herrn) ist die Unterhaltung zwischen Arjuna und Shri Krishna.

asamprajnata ohne Samen, *nirbija samadhi;* das zweite Stadium von *Samadhi* oder die Ekstase des Überbewusstseins

asana Sitz, Haltung, Verbindung zur Erde; das dritte Glied des Ashtanga Systems von Patanjali

ashram Rückzugsort im Wald, Platz für spirituelle Praxis

ashtanga acht-gliedrig

Ashtanga Yoga Patanjalis acht-gliedriger Pfad, auch *Raja Yoga* genannt; auch der „Markenname" des Yogastils, der von Shri K. Pattabhi Jois aus Mysore, Indien, entwickelt und unterrichtet wurde

Ashtavakra Samhita uralte Schrift, die vom Weisen Ashtavakra in Form eines Dialogs zwischen König Janaka und Ashtavakra verfasst wurde. Die Lehren, die dargelegt werden, sind rein monistischer Vedanta.

ashwini mudra „Stutensiegel"; Kontrahieren des analen Schließmuskels (nicht *mulabhanda*)

asmita Identifikation mit dem Ego, Egoismus, Individualismus; eines der fünf *Kleshas* oder Hindernisse für Yoga oder zur Selbst-Erkenntnis

asteya Nicht-Stehlen; einer der fünf *yamas* aus Patanjalis *Yoga Sutras*. Wenn man Yoga erreichen möchte, rät Patanjali, nicht zu stehlen.

Astralkörper Hüllen der Seele, die feinstofflicher sind als der physische Körper, aber dichter als der Glückskörper. Die drei Astralkörper setzen sich aus Lebenskraft, Emotionen und Intellekt zusammen.

Atha yoganusasanam Das erste Sutra aus Patanjalis *Yoga Sutras*, in dem die Einführung in die Darstellung des Yoga geschrieben steht: „So geschieht Yoga, wie ich es in der natürlichen Welt beobachtet habe."

atithi der Gast, dessen Ankunftszeit unbekannt ist

Atman das Göttliche Selbst, die inne-wohnende Seele; das, was sich mit dem absoluten *Brahman* identifiziert und nicht mit der begrenzten Form von Körper und Geist

Atman jnana Kennen des Selbst; Identifikation mit dem kosmischen Bewusstsein, nicht mit der Persönlichkeit des Ego

Audio Letter Musikband, die 1979 vom Gitarristen Sue Ann Harkey und der Sängerin-Violinistin Sharon Gannon gegründet wurde. „[Audio Letter] ist nicht wirklich eine künstlerische Band, sondern eine Anti-Rock Performancegruppe. Das gesamte musikalische Material von A.L. ist improvisiert. Seine Mitglieder singen nicht; sie tönen und chanten. Sharon Gannon wiederholt Sätze, bis sie ihre Bedeutung verloren haben und nur noch als Klang oder Zauber wirken." (Aus einem Artikel von Gary Reel, *Art Express*, Mai-Juni 1981, S. 81). Die Gruppe löste sich 1988 auf, nachdem sie das Album *It Is This, It Is Not This* gemeinsam mit Musikern wie Denis Charles, Don Cherry und David Life aufgenommen hatte.

avidya Unwissen; Unkenntnis der wahren eigenen Identität, die das Göttliche Selbst ist
ayama ungehindert, Ausdehnung
ayurveda die Wissenschaft des Lebens; das uralte indische System der Medzin und Heilung
bahya-kumbhaka „äußerliches Genießen"; Atemverhaltung nach der Ausatmung; den Atem außerhalb des Körpers halten
bandha Verschluss; ein psychokinetischer Energieverschluss, der den Fluss von *prana* lenkt
basti Einlauf; eines der *shat karmas*, der sechs Reinigungstechniken des Hatha Yoga
Bhagavad Gita *Das Lied des Herrn*, ca. 200 vor Christus geschrieben, stellt einen Ausschnitt des Epos *Mahabarata* dar, die von dem Weisen Vyasa verfasst wurde, in dem Krishna dem Krieger Arjuna die Methoden zum Erreichen von Yoga erklärt. Vor allem Bhakti und Karma Yoga werden hervorgehoben. Neben Patanjalis *Yoga Sutras* und der *Hatha Yoga Pradipika* ist dies eines der wichtigsten Bücher für die Yogapraktiken.
***Bhagavan Das* (geb.** 1945) Kirtansänger, Anhänger der Göttlichen Mutter in Form von Kali Ma; wird im Buch *Sei jetzt hier* von Ram Dass vorgestellt; Autor von *It´s Here Now (Are You?);* Schüler von Neem Karoli Baba
Bhagawan Shree Rajneesh (1931-1990) auch bekannt als Osho; erleuchteter Meister
bhairavi mudra „Dämoninnen-Siegel"; Bhairavi ist der Name einer der zehn Shaktis von Lord Shiva. Sie steht für die Kraft des Todes, die ein Lebens lang bei uns ist. Diese Mudra hilft, abhinivesha (Angst vor dem Tod) zu überwinden.
bhakta ein Gott Ergebener
bhakti Hingabe an Gott, Liebe zu Gott
Bhakti Yoga der Yoga, der durch Unterwerfung und Hingabe an den Herrn erlangt wird
bhava von der Sanskritwurzel *bha*, bedeutet Zustand des Seins; ein Zustand oder eine Stimmung, die durch Wellen intensiver Emotionen gekennzeichnet wird, die durch die Verbindung zum Göttlichen entstehen
bija Samen; die enthaltene Essenz der Schwingung
bindu der Ort der Unsterblichkeit
Bodhananda, Swami spiritueller Name, der David Life nach seiner Initiation in den Orden der *Sanyaas* von Swami Nirmalananda gegeben wurde. Der Name bedeutet „Glückseligkeit der höchsten Intelligenz."
bodhisattva ein buddhistischer Ausdruck, der jemanden beschreibt, der Nirvana oder Erleuchtung erreicht hat; jemand, der die Wahre Natur des Selbst erkannt hat, aber anstatt sich an der Ekstase zu erfreuen, die *samadhi* begleitet, gelobt hat, in Mitgefühl unter den Unerleuchteten zu leben, um ihnen auf dem Weg zur Erleuchtung zu helfen.
bolo positiver Ausruf
Brahma der kreative Aspekt der hinduistischen Dreifaltigkeit
Brahma bandha *Prana* (Lebenskraft) dem Höchsten Bewusstsein entgegenlenken und halten
brahma granthi „Schöpferknoten"; tiefste Energieblockade, befindet sich zwischen *muladhara* (Wurzel) und *svadisthana* (Sexualzentrum)
brahmacharya wörtlich nach *Brahman* greifen; das vierte *yama* aus Patanjalis *Yoga Sutras*, das sich auf sexuelles Verhalten bezieht. Den sexuellen Beziehungen des Yogis sollte eine Intention der Erleuchtung zugrundeliegen, und sie sollten nicht unterhalten werden, um die Kraft des Egos zu verstärken.
Brahmadev, Swami Leiter des Viswa Shanthi Nekethana, Swami Nirmalanandas Ashram in B.R. Bergen, Karnataka, Indien
Brahman von der Sanskritwurzel *bri*, die sich ausdehnen bedeutet; die ewige, unveränderliche Realität; das, was über jegliche Form hinausgeht
Brahmanen die Priesterkaste, die höchste der vier Kasten im Hinduismus
bri sich ausdehnen, größer werden; lobpreisen; die Sanskritwurzel, von der Begriffe wie *Brahma* (Gott, der Schöpfer) und *Brahman* (das Höchste Bewusstsein, Gott) stammen.

Buddha der Erwachte; Gautama, der Buddha. Hindus betrachten ihn als einen Avatar, eine Inkarnation des Gottes Vishnu.

kausaler Körper Samenkörper; bezieht sich auf die feinstofflichste Hülle der Seele, *anandamaya kosha*, die aus Glückseligkeit besteht

chakra „Rad"

Chandogya Upanischad einer der Haupt-*Upanischaden*, die die ältesten und grundlegensten sind, aus der die Philosophie des *Vedanta* entsprungen ist

chin mudra „Siegel der Bewusstheit," Fingerspitzen von Zeigefinger und Daumen werden zusammengeführt. Dieses Mudra führt *prana* zusammen und richtet es auf die Erkenntnis.

chittam das Zeug im Geist

chitta-vritti die Bewegungen und das Durcheinander des denkenden Geistes

Chutney indische Würzsauce; kann süß, salzig oder scharf sein; wird als Gewürz benutzt

darshana 1. Sicht oder Vision; 2. Blickweise oder Wahrnehmung. Der Hinduismus hat sechs philosophische Systeme oder *Darshanas*.

das Diener

deva einer der glänzenden Götter des Hinduismus

devi einer der strahlenden Göttinnen des Hinduismus

dhana geben oder auf etwas richten; wie in *pranadhana*, was bedeutet, *prana* (Lebenskraft) zu geben oder auf etwas zu richten

dhara Ort

dharana Konzentration, die zur Meditation oder *dhyana* führt

dharma-mega-samadhi Regenwolke des Wissens; die höchste Form von *samadhi* oder Überbewusstsein; aus Patanjalis Yoga Sutra IV:29

dhauti waschen; eines der *shat karma kriyas*

dhoti traditionelle indische Kleidung für Männer, normalerweise aus weißem Baumwollstoff gemacht, wird um den Unterkörper gewickelt

dhyana der Zustand der Meditation; vertiefte, durchgängige Ausrichtung der Aufmerksamkeit auf einen Punkt

diksha formelle Initiation in eine spirituelle Praxis oder Abstammungslinie

doshas „Fehler"; die drei Temperamente des *ayurveda*; *kapha*=Schleim, *pitta*=Galle und *vata*=Luft

drishti Blick

dukha „schlechter Ort," Grenze, Leiden; Gegenteil von *sukha* (Freude)

dvesa Haß, Abneigung gegen unangenehme Dinge; eines der fünf *kleshas* oder Hindernisse für Yoga oder Selbst-Erkenntnis, Erleuchtung

Ego individuelles persönliches Selbst

Erleuchtung Selbst-Erkenntnis; Befreiung von der Vereinzelung, die ekstatische Erfahrung der Einheit mit der Göttlichen Quelle

Gautama (150 v.Chr.?) der Name des Buddha; auch der Name des Vertreters der Schule der Nyaya-Philosophie, eines der sechs philosophischen Systeme Indiens

Geranda Samhita mittelalterlicher Text des Hatha Yoga

Gesetz des Karma das Gesetz von Ursache und Wirkung; jeder Aktion folgt eine Reaktion

Gott das Göttliche, das höchste Prinzip, *Brahman*

Gopal Kuh-Junge; Name für den jugendlichen *Shri Krishna*

Gopi Kuh-Mädchen. Im Sanskrit bedeutet *go* Kuh, Sinne; *pi* bedeutet sich bewegen oder hüten. Im mystischen Sinne ist ein Gopi eine Seele, die die Sinne auf Gott zu bewegt; in einem esoterischeren Rahmen kann sie die Kühe hüten.

Göttlich transzendent, über die physische Welt hinausgehend; traumhaft, himmlisch

Göttliche Mutter eine Anrede für Gott in Form der Göttin

Göttliches Selbst höchstes Selbst, höchstes Bewusstseinsprinzip, Gott

Göttlicher Wille höherer Wille, frei von selbstsüchtigen Motiven des Egos; Gottes Wille; die Sehnsucht nach dem Besten

granthi eine Blockade im feinstofflichen Körper, die den Fluss von Prana behindert, Erleuchtung verdunkelnd. Die drei Granthis müssen durchdrungen werden, bevor Erleuchtung geschehen kann.

guna Qualität; die manifeste Welt der Mutter Natur besteht aus den drei gunas: *sattva* (Leichtigkeit), *rajas* (Aktivität) und *tamas* (Trägheit).

guru bringt Licht ins Dunkel, Lehrer

Guruji liebevoller Name für den Lehrer oder Guru. Setzt man ein *ji* ans Ende eines Namens, bezeugt dies Vertrautheit und Zuneigung.

Ham *bija mantra* für das *vishuddha chakra* an der Kehle

Hanuman „Kiefermann"; Gott Shiva inkarnierte als *Hanuman*, der Affengott, der im klassischen hinduistischen Epos, *Die Ramayana*, vorkommt. Er steht für den perfekten Verehrer; einer, dessen Herz und Geist immer auf Gott gerichtet sind und dessen Handlungen alle aus Liebe zu Gott unternommen werden. Der große Heilige Neem Karoli Baba wird als eine Inkarnation von Hanuman betrachtet.

Harappa Sitz einer Zivilisation des zweiten Jahrtausends im Tal des Flusses Indus; heute liegt diese Gegend im Nordwesten Indiens.

Hatha Yoga *Ha:* Sonne; *tha:* Mond; *yoga:* verbinden; die Verbindung von Sonne und Mond; der Yoga, der durch die energischen Mittel der Disziplinierung des physischen Körpers als auch durch das Reinigen der feinstofflichen Nervenkanäle, der *nadis*, erreicht wird. Wenn der Körper rein genug ist, erwacht *kundalini shakti* oder Bewusstsein und steigt duch die *Chakren*, die Bewusstseinsebenen, hinauf zum Sitz des Bewusstseins, dem Sitz der Freude in *ajna chakra*. Hatha bezieht sich auf die Dualität, aus der alle Gegensatzpaare bestehen: männlich/weiblich, Freud/Leid, gut/böse, Tag/Nacht, links/rechts. Wenn diese Vorlieben überwunden werden, manifestiert sich das grenzenlose Selbst im Yogi.

Hatha Yoga Pradipika *Licht auf die Einheit von Sonne und Mond;* Schrift aus dem 14. Jahrhundert, ein Handbuch für Hatha Yoga, verfasst von Swatmarama

Himalaya Himalaya-Gebirge; heiliges, mystisches Gebirge. Die beiden bekanntesten Berge sind Mount Everest, der höchste Berg der Welt, und Mount Kalaish, die Heimat von Shiva. Befindet sich dort, wo der indische Subkontinent und Eurasien sich treffen.

himsa Schaden

himsisch schadenvoll; das, was Schmerz und Leid verursacht

Hindi Sprache, die in den meisten nördlichen Staaten Indiens gesprochen wird; benutzt dieselben Schriftzeichen wie Sankrit

Hinduismus Santana Dharma, die universelle Wahrheit, die Religion der Menschen die nahe dem Tal des Flusses Indus lebten. Allgemein betrachtet, kann mann auf fünf Weisen Hindu sein: Einmal als Hindu geboren werden, dann durch den Glauben an moksha (Befreiung), an das Gesetz des Karma, an Wiedergeburt und durch Vegetarismus.

Hindustani jemand oder etwas von indischer Abstammung oder Herkunft, vom Subkontinent Indiens

homa Feueropfer, altes vedisches Ritual; genutzt, um den, der es durchführt, zu reinigen. Meistens enthält das Opfer Getreide und Ghee, die ins Feuer gegeben werden, während man Mantren rezitiert.

Ich-Bin das höchste kosmische Selbst

ida nadi „Mondstrom", der linke, kühlende Energiekanal

Ishvara der Herr; Gott in einer Gestalt

Ishvara pranidhana die eigenen Lebenskraft, *prana*, an den höchsten Herrn geben; Hingabe an Gott; aus Patanjalis Sutra I:23

Isis Ägyptische Göttin, Ehefrau und Schwester von Osiris, Mutter von Horus, dem Jüngeren. Sie personifiziert das, was „ist." Sie ist die Erde, die Welt der Manifestationen. Isis zu verehren war nicht nur im alten Ägypten sehr verbreitet, sondern auch bei den Römern.

jagrat der Wachzustand des Bewusstseins; die Welt der objektiven Realität

jalandhara bandha „Wolkenfängerverschluss," allgemein bekannt als Kinnverschluss; eines der drei Bandhas, die im Hatha Yoga benutzt werden

Jamini Vertreter der *Purma Mimansa,* einer der sechs klassischen Schulen der indischen Philosophie

japa Mantrawiederholung; manchmal mit Gebetsperlenkette ausgeführt (*mala*)

jaya Triumph! Gruß!

Jaya Gurudev „Triumph dem, der die Dunkelheit beseitigt und die Tür zur Erleuchtung öffnet"

jiva die individuelle Seele, die unerleuchtete Seele

jivanmukta einer, der zur wahren Natur des Seins erwacht ist, während er noch am Leben ist

jivanmukti befreit leben; der Zustand dessen, der ein jivanmukta ist, der sich mit *Brahman* identifiziert, nicht mit dem Körper/Geist-Bewusstsein

Jivan-Mukti-Viveka Text aus dem 14. Jahrhundert vom vedantischen Philosophen Vidyaranya, dessen Werk sich vor allem auf Valmikis *Yoga Vasistha* beruft. Die *Yoga Vasistha* ist der erste und wichtigste Text, der das Konzept des *jivanmukti* aufwirft.

jnana Wissen; kann weltliches Wissen betreffen, *jnana vritti,* oder das Wissen des Göttlichen Selbst, *atman jnana*

Jnana Yoga der Yoga, der durch die Unterscheidungsfähigkeit des Geistes, und *svadhyaya,* das Studium des Selbst, erlangt wird. Es ist einer der vier Yogaarten, die anderen sind Bhakti, Karma und Raja

Jois, Shri K. Pattabhi (1914-2009) einer der wichtigsten Schüler von Shriman T. Krishnamacharya; lebte und unterrichtete in Mysore, Karnataka, Südindien; entwickelte das System, das Ashtanga Yoga genannt wird

Kabir (1440-1518) Bhakti-Dichter, der in eine muslimische Familie von Stoffwebern geboren wurde. Er konvertierte zum Hinduismus.

kaivalyam All-Einsein; der höchste Zustand von *samadhi* oder Erleuchtung; absolute Befreiung von allem, was nicht wirklich ist

kala Zeit

Kali mächtige hinduistische Göttin, die die Anhaftung ans Ego (asmita) ihrer Anhänger zerstört; Aspekt der Kriegsgöttin *Durga*

Kali Yuga „das dunkle Zeitalter"; unsere gegenwärtige Epoche; dem Hinduismus zufolge ist es das letzte der vier Zeitalter. Im Allgemeinen wird davon ausgegangen, dass es mit dem Tod Krishnas 3006 v. Chr. begonnen hat. Es ist bekannt für den spirituellen Verfall. Satsang und Chanten des Namen Gottes werden als die direktesten Praktiken betrachtet, die in dieser Zeit zur Selbst-Erkenntnis führen.

Kanada Vertreter von Nyaya, eines der sechs klassischen Systeme der indischen Philosophie

kapalabhati „leuchtender Schädel"; eine Hatha Yoga Reinigungspraxis, die die Ausatmung benutzt; eines der sechs *Shat Karmas*

Kapila Vertreter von Samkhya, eines der sechs klassischen Systeme der indischen Philosophie

karma von der Sanskritwurzel *kr,* die Handlung bedeutet. Allgemein gesprochen ist karma jede Handlung: Gedanke, Wort oder Tat. Das Gesetz des Karma ist das Gesetz von Ursache und Wirkung: auf jede Aktion folgt eine Reaktion.

Karma Yoga der Yoga, der durch selbstloses Dienen erlangt wird, und dadurch auf die Früchte der eigenen Handlungen zu verzichten und Handlungen mit reiner Intention auszuführen, frei von selbstsüchtigen Motiven. Der Karma Yogi erkennt, dass Gott der einzig Handelnde ist.

Kaushitaki Upanischad alte Schrift, die eine detaillierte Beschreibung der Lehre der Wiedergeburt enthält. Sie wirft auch ein Licht auf die Göttliche Natur von *prana.*

kevala kumbhaka „bewegungsloses Genießen"; spontanes Stoppen des Atems

Khan, Hazrat Inayat (1882-1926) Sufimystiker, bekannter Meister der nordindischen Musik, ein Nada Yogi, der kundtat, wer das Mysterium des Klanges kennt, kenne auch das Mysterium des Universums; Vater von Vilayat Inayat Khan, der die Arbeit seines Vaters fortführte, den Sufismus im Westen zu verbreiten

kirtan von *kir,* „schneiden"; andächtiges Singen in Ruf-und-Antwort-Stil, normalerweise werden der Name Gottes oder heilige Mantren gechantet

klesha Hindernis zur Befreiung, ein Leiden des Geistes. Im *Yoga Sutra* beschreibt Patanjali fünf *Kleshas*: *Avidya* (Unwissenheit), *Asmita* (Identifikation mit dem Ego), *Raga* (Verhaftetsein ans Vergnügen), *Dvesa* (Abneigung, Hass gegenüber Unangenehmem) und *Abinivesha* (Angst vor dem Tod).

kosha Hülle, Umhüllung

kr handeln

krama die Abfolge (von Veränderungen), die von Moment zu Moment geschehen

Krishna „der Attraktive"; geliebter hinduistischer Gott, Avatar des Gottes Vishnu

Krishna Das (geb. 1947) Anhänger von Neem Karoli Baba (Maharaji); inspirierender und vielgeliebter Kirtansänger, der entscheidend dazu beigetragen hat, den amerikanischen Yoga mit dem Element der Hingabe oder *bhakti* zu erfüllen.

Krishnamacharya Tirumalai, Yogi des 19. Jahrhunderts aus Südindien, Gelehrter, Arzt, Bhakta. Er ist der Guru der vier wichtigsten Yogalehrer des 20. Jahrhunderts: K. Pattabhi Jois, B.K.S. Iyengar, T.K.V. Desikachar und Indra Devi. Er wird als der größte Yogi des 20. Jahrhunderts betrachtet.

kriya von der Wurzel *kr,* das „Handlung" bedeutet; eine spezielle Handlung, die zu Reinigungszwecken unternommen wird

Kriya Yoga der Yoga, der durch reinigende Handlungen erreicht wird, die Körper und Geist auf die Selbst-Erkenntnis vorbereiten. Patanjali zufolge besteht Kriya Yoga aus *tapas, svadhyaya* und *ishvara pranidhana.*

ksana ein zeitloser Augenblick

kundalini Bewusstsein; im Unerleuchteten, sagt man, liegt sie schlafend wie eine Schlange in *muladhara chakra.* Wenn die Erleuchtung beginnt, bewegt sie sich durch den zentralen Kanal, *sushumna,* und die Energiezentren, *Chakren,* aufwärts; ihr Ziel ist der Sitz von Shiva, das *ajna chakra* (Drittes Auge).

lam *bija mantra* für das *muladhara chakra*

Lakshmi Hinduistische Göttin der Fülle, des Überflusses, des Reichtums, Wohlergehens und der Schönheit; sie steht für den Reichtum der Natur. Auch bekannt als „Shri"; Gefährtin von Narayana; wird mit dem Wasser in Verbindung gebracht; sie ist die ewig-gebende großzügige Mutter. Ihre Anhänger stellen sie durch Handlungen der Güte, des Mitgefühls und Großzügigkeit zufrieden. Sie beschenkt die mit Macht, Vergnügen und Wohlstand, die die Gesetze des Lebens respektieren und danach streben, in Harmonie mit der gesamten Schöpfung zu leben.

lila „Spiel"; göttliche Manifestation oder Projektion

madhyam Medium

maha groß oder großartig

maha bandha eine Praxis, bei der man die drei *Bandhas* während der Atemverhaltung nach der Ausatmung (*bahya kumbaka*) aktiviert – *mula bandha, uddiyana bandha* und *jalandhara bandha*

mahabhava „die großartige Stimmung," sobald man trunken ist von der Ekstase der Einheit mit Gott, *samadhi*

Maha Prabhu „Großer Herr"; Vorsilbe, die gewöhnlich für den großen Heiligen *bhakti* Shri Chaitanya des 19. Jahrhunderts verwendet wird

manas Geist. Dieser Begriff bezeichnet Herz/Geist, weil er Emotionen mit einschließt

manipura chakra „Juwel in der Stadt"; Energiezentrum im feinstofflichen Körper, das im Bereich des Solarplexus sitzt

manomaya kosha die mentale Hülle oder Umhüllung von *Atman*; einer der fünf Körper, die die Seele umgeben

mantra „Überwinder oder Beschützer des Geistes"; ein Wort oder Satz mit transzendentaler Kraft

marga Pfad

maryada das, was begrenzt

maryada marga der Weg der Mühe und Disziplin

mauna Schweigen; eine yogische Praxis, bei der man von veräußerter Sprache ablässt, um die Gedanken zu kontrollieren

maya Mittel, Bedingung; die illusorische Kraft des Göttlichen; das, was verschleiert, begrenzt und verbirgt

Meditation *dhyana,* Vertiefung, ununterbrochene Konzentration auf ein Objekt; das siebte Glied von Patanjalis Ashtanga System

moksha Befreiung

Mutter, die (1878-1973) spirituelle Mitarbeiterin von Sri Aurobindo, die unter ihren Anhängern einfach als Die Mutter bekannt war. 1926 übernahm sie vollständig die Leitung des Aurobindo Ashrams und blieb fast 50 Jahre lang dessen Leiterin. Sie plante und erbaute Auroville, eine utopische Gemeinschaft außerhalb von Pondicherry.

mudra Siegel

mukta einer, der frei von *avidya* ist

mukti der Zustand von jemandem, der frei von *avidya* ist

muladhara Wurzelbereich

muladhara chakra das Wurzel*chakra* (Energiezentrum) sitzt im Beckenboden; Eingang zu *sushumna nadi*

nada(m) Urklang, erste Vibration (*shabda*), das heilige Mantra *Om*

Nada Yoga der Yoga, der erlangt wird durch dem Zuhören von *nadam* (*Pranavah* oder *Om*); wird geübt durch das Lauschen nach dem unerzeugten Klang

nadi Fluss, Strom, strömen, klingen, Bach; feinstofflicher Kanal für den Fluss von *prana* (Lebenskraft). Es gibt 72000 *nadis* im feinstofflichen Körper des Menschen. Der Fluss von *prana* durch die Kanäle ist es, was den physischen Körper belebt. Es gibt drei Haupt*nadis*: *ida* (links), *pingala* (rechts) und *sushumna* (zentral).

Nadi Shodhana „Kanalreinigung"; *pranayama* Technik, die die *nadis* durch Wechselatmung reinigt und ausgleicht

nama-kirtana *nama* bedeutet Name; nama-kirtana heißt die Namen Gottes singen.

namaskar formale Begrüßung; eine Art, die heilige gemeinsame Göttlichkeit in jedem Wesen anzuerkennen; wird ausgeführt, indem die Handflächen vor dem Herzen zusammengeführt werden. Dadurch sagt man: „Das Göttliche, das in meinem Herzen wohnt, verbeugt sich vor dem Göttlichen, das in deinem Herzen wohnt."

namaste eine weniger formelle Form der Begrüßung *namaskar*

nauli eine der *shat karma* Techniken des Hatha Yoga; die Bauchmuskeln werden isoliert und zur Massage der inneren Organe benutzt.

Navasana Boot

Neem Karoli Baba (1900?-1973) Heiliger des 20. Jahrhunderts aus Vrindavan, der als Inkarnation von Hanuman betrachtet wird. Dieser Guru brachte vielen Menschen den Wert eines einfachen Lebens in Hingabe und Demut bei. Er chantete ununterbrochen „Ram." Der Guru von Bhagavan Das, Krishna Das, Ram Dass, Baba Hari Das und Shyam Das. Sein Leben und seine Lehren sind in dem Büchern *Sei jetzt hier* und *Subtil ist der Pfad der Liebe* von Ram Dass dargestellt.

neti „Nasenreinigung"; eine der *shat karma* Techniken des Hatha Yoga. Um *jala neti* auszuführen, wird Wasser in ein Nasenloch geschüttet und fließt durch das andere wieder hinaus. Bei *sutra neti* wird ein Faden in ein Nasenloch geführt und durch den Mund wieder herausgezogen.

nirbija samadhi wörtlich: *samadhi* ohne einen Samen; das zweite Stadium von *samadhi; Asamprajanta Samadhi*

Nirmalananda, Swami (1925-1997) erleuchteter Heiliger aus Kerala, Südindien. Nach einer Weltreise lebte er über dreißig Jahre abgeschottet in den Wäldern der B.R. Hügel außerhalb von Bangalore, Karnataka, Südindien. Seine *sadhana* beinhaltete das Praktizieren von *mauna* (Schweigen), Meditation und *ahimsa* (Gewaltlosigkeit). Seine Verpflichtung zu *ahimsa* bewegte ihn dazu, sich aktiv sozial zu engagieren. Durch seine außerordentlichen Briefe kommunizierte er mit den Staatsoberhäuptern der Welt. Am 10. Januar 1997 beging er *prayopavesha* (selbst-gewollten Tod).

nirodha Einschränkung, Aufhören, Stoppen

niyama Richtlinien; zweites Glied von Patanjalis Ashtanga System; Handlungen, die der Yogi unternimmt, die ihn oder sie selbst betreffen. Es gibt fünf *niyamas: saucha, santosha, tapas, svadhyaya* und *Ishvara pranidhana.*

Om das Klangsymbol für Gott (*Pranavah*); das kräftigste Mantra, der Urklang, *Nadam*

Om Namah Shivaya „Ich verbeuge mich vor Shiva, dem Gütigen, der die Kraft hat durch Transformation zu zerstören."

Om Shri Durgayai Namah „Ich verbeuge mich vor der schönen Göttin Durga, die schwierig zu erreichen ist."

Padmasana Lotus; sitzende Asana, die durch das Überkreuzen der Beine in die Form einer Lotusblume entsteht. Die Haltung stimuliert die *nadis*, so dass während der Meditationspraxis *prana* in *shushumna* fließen kann.

parabda karma gegenwärtiges Karma

paramapara Abstammungslinie

Pashupati „Beschützer der Tiere"; eine uralte Form von Shiva, die auf Harappa-Siegeln im Tal des Flusses Indus gefunden wurde

Patanjali Weiser, der als Inkarnation der Schlange *Adisesha, Sesha* oder *Ananta* betrachtet wird, die das gesamte Universum trägt; hat die *Yoga Sutras* zusammengetragen, wird als Gründer der Yogaphilosphie gesehen. Es gibt Unstimmigkeiten bezüglich der Zeit, zu der er gelebt hat, es wird vermutet, dass er zwischen 3000 v. Chr. und 300 v. Chr. gelebt hat.

physischer Körper der äußere stoffliche Körper, der aus Nahrung besteht, *annamaya kosha*

pingala nadi „Sonnenstrom"; rechter, heißer, männlicher Energiekanal

Prakriti Mutter Natur, zusammengesetzt aus den drei Qualitäten, *gunas: tamas, rajas* und *sattva*

prana Lebenskraft, Vitalität. Es gibt fünf *pranas*, die *prana vayus* heißen: *prana, apana, undana, samana, vyana.*

pranamaya kosha vitale Hülle, der energetische Körper

pranayama (Lebenskraft) + *yama* (Einschränkung) oder *prana* (Lebenskraft) + *ayama* (freisetzen); die Lebenskraft einschränken und/oder sie freisetzen; das vierte Glied von Patanjalis Ashtanga System

pratyahara die Praxis, die Sinne nach innen zu ihrer Quelle zurückzuziehen als Vorbereitung für die Konzentration und Meditation; das fünfte Glied von Patanjalis Ashtanga System

pravahi weltlich

prayopavesha selbst-gewollter Tod. Im Gegensatz zum Selbstmord, der durch Wut, Verzweiflung, Enttäuschung oder Traurigkeit angespornt wird, wird *prayovesha* von jemandem begangen, der in einem erhöhten Zustand des Yoga ist. Die Methode, die dafür verwendet wird, ist oft, die Nahrungs- und Wasseraufnahme zu unterlassen, bis der physische Körper aufhört zu funktionieren.

prem Göttliche Liebe

puja ritueller Gottesdienst durch Opfergaben an das Göttliche, in Form einer Gottheit oder eines Gurus; eine wichtige hingebungsvolle Praxis

puraka Einatmung

Purusha reiner Geist, das transzentente Selbst

Purva Mimamsa eine der sechs klassischen Schulen der indischen Philosophie; beschäftigt sich mit dem vedischen Ritual

pushti gut-genährt, dick, voller Gnade

pushti marga der Weg der Gnade

raga (1) Verlangen, übermäßiges Festhalten an Vergnügen; Patanjali zufolge ist *raga* einer der fünf *kleshas* oder Hindernisse zur Erleuchtung. (2) von der Wurzel *ranj*, die bedeutete, etwas mit Farbe oder Emotion einzufärben. Indische Musik beruht auf *raga*, einer Abfolge von Noten und Klang, die eine bestimmte Stimmung oder Emotion im Zuhörer hervorrufen.

rajas Leidenschaft, dynamische Aktivität, Bewegung nach außen, äußerliche Kreativität; eines der drei *gunas*

ram *bija mantra* für *manipura chakra*; groß geschrieben der Name des Avatar des Gottes Vishnu, des Helden der *Ramayana: Ram*

Ram Dass geboren 1931 als Richard Alpert; amerikanischer Psychologieprofessor in Harvard. Während der 1960er Jahre war er mit Timothy Leary an der Bewusstseinsforschung beteiligt. 1967 reiste Dass nach Indien, wo er Bhagavan Das und seinen Guru Neem Karoli Baba traf; er schrieb den Klassiker *Sei jetzt hier,* der das spirituelle Erwachen im Westen stark geprägt hat, als es in den frühen 1970er Jahren anbrach; Gründer der Hanuman Stiftung.

Ramakrishna (1836-1886) Bhakti Heiliger des 19. Jahrhunderts aus Bengalen, Indien; Anhänger der Mutter „Kali." Seinen wichtigster Schüler, Swami Vivekananda, brachte 1894 die Philosophien des Yoga und Vedanta zum ersten Mal in die Vereinigten Staaten.

Rama Mohan Brahmacharya Guru des Heiligen des 19. Jahrhunderts, Shri T. Krishnamacharya

Ramana Maharshi (1879-1950) erleuchteter *jnana* Yogi aus Tamil Nadu, Südindien. Seine Methode der Selbst-Erforschung bestand in der Suche nach der Antwort auf die Frage „Wer bin ich?"

rechaka Ausatmung

rishis im Wald lebende, erleuchtete Weise, die als Channel für die göttliche Weisheit der yogischen Schriften fungierten. Ihre Offenbarungen kamen in Form von Hymnen und Gedichten.

roga Krankheit

Rose, Tara (geb. ca. 1950) Yogalehrerin der Sivananda Linie aus New York; Sharon Gannons und David Lifes erste Yogalehrerin für Asanas

Rudra Riß; der, der weint, der Wehklagende; einer der vielen Namen für Shiva

rudra granthi Knoten des Shiva; oberste Energieblockade im feinstofflichen Körper zwischen *vishudda* (Kehle) und *ajna chakra* (Drittes Auge)

sabija samadhi wörtlich *samadhi* ohne Samen; erstes Stadium von *samadhi, samprajnata*

sadhana bewusste spirituelle Praxis

sadhu „Entsager", einer, der den Eid eines *sanyaas* geleistet hat, den weltlichen Aktivitäten zu entsagen, um im Inneren nach *atman jnana* (dem Wissen des Selbst) zu suchen

sahasrara chakra „Rad des tausend-blättrigen Lotus"; energetisches Zentrum im feinstofflichen Körper am Scheitelpunkt

sakshi „der mit den Augen"; der Beobachter

Salamba Sarvangasana *salamba* = unterstützt + *sarv* = alle + *anga* = Teile, Glieder + *asana* = Sitz; „Sitz, der alle Teile stützt" (unterstützter Schulterstand)

samadhi „dem Höchsten gleich"; *sam* (gleich) + *adhi* (Höchstes); Ekstase, Glückseligkeit, Erleuchtung, Selbst-Erkenntnis, kosmisches Bewusstsein

samana vayu „ebenmäßige Brise"; verbreitet Lebenskraft; einer der *prana vayus*

samavritti „gleichmäßiges Drehen"; regelmäßiges Atmen

Samkhya Aufzählung; einer der sechs klassischen Systeme der indischen Philosophie; beschäftigt sich mit der Schöpfung der Materie, die vom Feinstofflichsten zum Gröbsten hinabsteigt. Yoga ist das Gegenteil, es konzentriert sich auf den Aufstieg von der äußersten und gröbsten zur innersten, feinstofflichsten Ebene des Daseins.

samprajnata erstes Stadium von *samadhi; sabija samadhi,* mit Samen

samsara an Vereinzelung leiden; das Rad von Geburt, Tod und Leiden

samskaras Furchen oder Abdrücke, die durch jedes Karma, jede Handlung, die unternommen wird, in die Hüllen der Seele eingeritzt werden

Sanatana Dharma die universelle Wahrheit, gemeinhin bekannt als Hinduismus, der auf den Lehren der *Veden* basiert

sanchitta karma vergangenes Karma, das über Lebzeiten hinweg angesammelt wurde

Sankaracharya (788-820 n. Chr.) einer der fünf großen Lehrer (*acharyas*) oder Verfechter der Vedantaphilosophie. Seine Kommentare wurden weitestgehend in die westlichen Sprachen übersetzt. Deshalb setzen Westler die Vedantaphilosophie mit den Ansichten Sankaracharyas gleich und vergleichen seine Ansichten nicht mit denen der anderen vier *acharyas*.

Sanskrit die uralte Sprache Indiens; einer mächtige, vibrierende Sprache, die in sich die Kraft birgt, das heraufzubeschwören, was gesprochen wird

Sant Khesavadas erleuchteter Heiliger aus Bangalore, Südindien; Schüler von Swami Sivananda aus Rishikesh

sanyaas Initiation in einen Mönchsorden; jemand der dem Weltlichen entsagt, um in sich zu suchen

Sarasvati die *shakti* oder Energie von *Brahma*, dem Schöpfer. Sie ist die Göttin des Lernens, der Musik, der Wissenschaft und der Künste. Sie spielt die himmlische *vina*; ihr Gefährt ist ein weißer Schwan.

Sarasvati, Shri Swami Brahmananda (?-1993) erleuchteter Heiliger des 20. Jahrhunderts aus Uttar Pradesh, Nordindien. Auf dem Höhepunkt seiner medizinischen Karriere widmete er sich der Lehre von den Mitteln der Selbst-Erkenntnis, vor allem durch das Studium und die Praxis von Yoga, Sanskrit und Meditation. Er ist Gründer des Ananda Ashrams in Monroe, New York, und der Yoga Society in San Francisco, Brahmananda Ashram. Er ist Autor des wichtigsten Textes über die *Yoga Sutras* von Patanjali: *The Textbook of Yoga Psychology.* Er verließ seinen Körper im September 1993.

satchidananda wahres Sein, Wissen und Glückseligkeit; die Qualitäten des Höchsten Selbst

Satchidananda, Swami (geb. 1914) erleuchteter Heiliger des 20. Jahrhunderts, Schüler von Swami Sivananda aus Rishikesh; Satchidananda gründete das Integral Yoga Institute, das Schulen überall in den Vereinigten Staaten hat; Autor mehrerer Bücher, einschließlich eines Kommentars zu den *Yoga Sutras* von Patanjali; hielt die Eröffnungsrede in Woodstock und ist ausschlaggebend dafür, dass die östliche Philosophie in den 1960er Jahren in die Jugendkultur mit einging. Er lebt in Yogaville, Buckingham, Virginia; bekannt für seine sanfte Art zu sprechen und außergewöhnlich improvisierte Sprechweise, die brillant Weisheit und Witz miteinander verknüpft.

satsang *sat* = Wahrheit + *anga* = Bindung oder Glied; Anbindung an die Wahrheit; Verbindung mit denen, die uns an unser Wahres Potenzial erinnern

sattva Gleichgewicht, Leichtigkeit, Reinheit, Bewegung nach innen; eines der drei *gunas*

sattvisch die Qualität von *sattva* besitzend; Leichtigkeit, Reinheit, die Sehnsucht, zur Erleuchtung zu gelangen

satya „wahrhaftig sein"; Ehrlichkeit, Aufrichtigkeit

Seele die Essenz des Seins

shakti weibliche Kraft des Göttlichen; Kraft der Natur oder *Prakriti*

Shankarananda, Swami (geb. 1949), Schüler von Swami Vishnudevananda. Viele Jahre lang war Shankarananda der Leiter der Sivananda Yoga Ranch im Hinterland von New York. Shankarananda ist gesegnet mit einem tiefen Verständnis für die Philosophie und die Wissenschaft des Yoga und seine Anwendung in der modernen Welt. Er ist ein charismatischer und inspirierender Lehrer.

shastra maßgeblicher Text bezüglich jeden Gebietes, vor allem in Wissenschaft und Religion

shastrisch aus einem Lehr- oder Textbuch über Lehren entnommen

shat karma „die sechs Handlungen"; Hatha Yoga Reinigungspraktiken

shauca „leuchtend"; Reinlichkeit

Shiva der Zerstörer; die dritte Gottheit der hinduistischen Dreieinigkeit. Er ist der Gott, der die Lehren des Yoga durch seinen ersten Schüler, Matsyendranath, in die Welt brachte

shraddha Vertrauen in Gott, den Guru und die Schriften

shravana „hören"; durch Zuhören erkennen oder lernen; wahrhaftiges Zuhören

Shree Ma indische weibliche Heilige des 20. Jahrhunderts; lebt in Devi Mahir, ihrem Ashram in Napa Valley, Kalifornien

Shri (1) Name für die Göttin Lakshmi (2) göttlich schön, als respektvolle Geste einem Namen vorangestellt

Shri Anandamayima (1896-1982) bengalische, ekstatische, weibliche *bhakta* des 20. Jahrhunderts

Shri Krishnaprem westlicher Swami, Anhänger von Krishna; schrieb den Kommentar zur *Bhagavad Gita*, der ein Lieblingswerk des *satsang* von Neem Karoli Baba war

Shri Krishna Sharanam mama „Sri Krishna, der schöne Attraktive, ist meine Zuflucht."

Shyam Das (1953-heute) andächtiger Sänger, ein Anhänger von Krishna in der Linie von Shri Vallabhacharya; reiste nach Indien, wo er seinen Guru, Neem Karoli Baba, traf; Sanskritgelehrter, der sowohl Hindi als auch die uralte Sprache von Shri Krishna, Braja Basha, spricht; einer der wenigen, die die Lehren von Shri Vallabhacharya ins Englische übersetzt haben, erhielt eine Initiation in die Line von Pushti Marga

siddha „der Fertige"; Meister mit übernatürlichen Kräften

Siddhasana „Sitz des Meisters"; nach *Padmasana* der *Hatha Yoga Pradipika* zufolge die wichtigste Asana

siddhi „Vollendung, Fähigkeit"; Kraft, die aus der Yogapraxis entsteht

Sivananda, Sri Swami (1887-1963) erleuchteter Heiliger, der die Divine Life Society in Rishikesh gegründet hat. Als Arzt fand er sich nur die Symptome des Leidens behandelnd, deshalb gab er seine Karriere auf und widmete sich der Beseitigung der Wurzel allen Leidens, indem er die Lehren von Yoga und Vedanta vermittelte. Er war ein herausragender Schriftsteller und schrieb auf Englisch. Unter seinen begabten Schülern befinden sich Swami Satchidananda, Swami Vishnudevananda und Swami Sivananda Radha.

sloka ein schriftlicher Vers, kann ein Gedicht oder Mantra sein

Speziezismus eine verurteilende Sichtweise für bestimmte Tierarten; ein allgemeiner Glaube (unter Menschen), dass menschliche Tiere die einzigen sind, die Rechte (eine Seele) haben und dass alle anderen Tiere nur zu ihrem Vorteil da sind.

Srimand Bhagavatam Sanskrittext des 10. Jahrhunderts, der die Geschichte des Lebens von Shri Krishna darlegt. Er ist auch bekannt als *Bhagavata-Purana*.

sthira stabil, beständig

sthit unbewegt, stabil, beständig, unberührt von physischen Ablenkungen und Gedanken

sukha „süßer Ort"; Offenheit, Freude, Gegenteil von *dukha* (Leiden)

Sur Das blinder Dichter aus dem 15. Jh.; einer der acht Poeten, die Ashta Chhap bildeten, eine Gruppe von Barden, die von Vallabacharya gegründet wurde, um Shri Krishna zu lobpreisen

shushumna „süßer Schrein"; zentraler Energiekanal des feinstofflichen Körpers, wichtigster *nadi* für den *Hatha Yogi*

sushupti unbewusster Tiefschlaf; einer der normalen Bewusstseinzustände

sutra „Faden"; Lehren in Form knapper, prägnanter Aussagen

svadhyaya „dem Eigenen entgegengehen"; Selbst-Studium

swadhistana chakra „Rad ihres liebsten Aufenthaltsorts"; zweittiefstes Energiezentrum des feinstofflichen Körpers, das kreative und sexuelle Zentrum

swapna Traumzustand, einer der drei normalen Bewusstseinszustände

Taittiriya Upanischad einer der wichtigsten *Upanischaden*

tamas Trägheit, Schwere, Dunkelheit, Eigensinn, Sturheit; eines der drei *gunas* oder Qualitäten, die *maya*, der Welt der Illusion, zugrunde liegen

tapas „verbrennen"; Entsagung, starke Disziplin

Tat tvam asi „Das bist Du"; bezieht sich auf die Identifikation mit den transzendentalen Selbst

Tibetisches Totenbuch (ca. 8. Jh. v. Chr.), Titel des Originals *Bardo Thodol*. Es ist eine Anleitung für die Zwischenstadien, die bevorstehen, wenn der Körper verlassen wird und eine neuer betreten wird

trataka unerschütterliches Blicken auf ein Objekt, ohne zu blinzeln; eines der *shat karmas* des Hatha Yoga

triguna die drei Qualitäten von *maya* oder *Prakriti*, der Welt der Materie: *tamas* (Trägheit), *rajas* (Aktivität) und *sattva* (Gleichgewicht)

turiya „das Vierte", *samadhi;* über die drei normalen Bewusstseinzustände hinausgehend

udana einer der *prana vayus*; Lebenskraft, die von der Kehle zum Scheitelpunkt aufsteigt

uddiyana bandha „hinauf-fliegendes Siegel"; das Zwerchfell wird nach *bahya-kumbhaka* (Atemverhaltung nach der Ausatmung) nach oben und unter die Rippen hinein gehoben

ujjayi siegreich

upadhi Körper, Gefährt

Upanischad „nahe sitzen"; uralter Text, ca. 800 v. Chr verfasst. Das Wissen, das in diesen Büchern enthalten ist, stammt von den Rishis. Es wird angenommen, dass es über hundert gibt, aber es gibt 12 Haupt*upanishaden*. Die Vedantaphilosophie basiert auf diesen Schriften.

Uttal, Jai (geb. 1951) Anhänger von Neem Karoli Baba, bekannter Schüler des führenden indischen Musikers Ali Akbar Khan; Kirtansänger, spielt mehrere Instrumente und nimmt Musik auf. Mit seiner Band, The Pagan Love Orchestra, hat Jai einen der innovativsten Einflüsse in der Musikwelt.

vaikuntha das himmlische Reich des Gottes Vishnu

vairagya „Leidenschaftslosigkeit"; Distanz von allem, das einen zu *avidya* (Unwissenheit, Missverständnis) führen könnte

Vaisesika eine der sechs klassischen Philosophien Indiens, normalerweise gepaart mit *Nyaya*. Der Gründer war der Weise *Gautama* (nicht der Buddha).

vajrasana „Sitz des Blitzes"

vam *bija mantra* von *swadhistana chakra*

vayu „Wind“; Lebenswind

Vedanta „das Ende der *Veden*“; die *Upanischaden* sind die destillierte Essenz der spirituellen Botschaft der *Veden*. *Vedanta* ist die Bezeichnung der klassischen Philosophie, die auf den *Upanischaden* gründet. Der Kern des *Vedanta* ist die Ultimative Realität, *Brahman*, als die Essenz, die allen Wesen zugrunde liegt. *Vedantisch* bezieht sich auf Ideen und Praktiken, die aus den *Veden* stammen.

Veden von der Sanskritwurzel *vid*, die Wissen bedeutet; uraltes Wissen, das zuerst in mündlicher Überlieferung weitergegeben und dann niedergeschrieben wurde; sie werden als die ältesten Schriften betrachtet. Es gibt vier: *Rig, Yajur, Sama* und *Atharva Veda*. *Vedisch* bezieht sich auf Ideen und Praktiken, die aus den *Veden* stammen.

vegan (1) Nahrung und andere Produkte, die aus rein pflanzlichen Quellen stammen (2); jemand, der strikt vegetarisch ist, also nichts isst oder benutzt, was von Tieren kommt.

Vegetarismus die Lebenshaltung, kein Fleisch zu essen

vijnanamaya kosha eine der feinstofflichsten Schichten, die die Seele umgeben, zusammengesetzt aus dem höheren Intellekt (Intuition)

vinyasa Instrument zu Verbindung

vinyasa krama die verbundenen Momente in einem unablässigen Prozess der Veränderung

Virasana „Heldensitz“

visamavritti ungleichmäßiges Atmen; das Verhältnis der Länge der Einatmung, Ausatmung und Atemverhaltung verändern

Vishnu „Bewahrer“; in der hinduistischen Dreifaltigkeit steht *Vishnu* für die *sattvische* Kraft der Erhaltung. Er inkarniert als ein Avatar, wenn die Welt bewahrt werden muss. Viele glauben, auch Krishna, Ram, Buddha und Jesus waren Avatare des Gottes Vishnu.

vishnu granthi „Knoten des Bewohners“; Energieblockade zwischen *manipura* (Solarplexus) und *anahata chakra* (Herz)

Viswa Shanthi Nikethana Swami Nirmalanandas kleiner Ashram, tief in den Wäldern der B.R. Hügel, Karnataka, Südindien; ein heiliger Ort für alle Vögel, Tiere und Pflanzenfreunde, der nun von Swami Brahmadev geleitet wird

viveka Unterscheidungsfähigkeit zwischen wahr und unwahr; zu wissen, was wahrhaftig ist

Viveka Chudamani Text aus dem 8. Jh., der von Sankaracharya verfasst wurde und sich mit der Philosophie der *Advaita* (Nicht-Dualität) *Vedanta* beschäftigt

Vrindavan kleiner Ort im Norden Indiens, wo *Krishna* seine Jugend verbracht hat, als faszinierender Redner für Kühe und Charmeur der *Gopis*

vritti „drehen, Welle, Wirbel“; Bewegung

vyana vayu der alles durchdringende Lebenswind; einer der prana vayus

Vyasa Weiser, der die *Vedanta* Philosophie begründet hat, eine der sechs philosophischen System Indiens; schrieb das Epos *Mahabarata*; schrieb auch den grundlegenden Kommentar zu Patanjalis *Yoga Sutras*

Yajur Veda eine der vier *Veden;* beschäftigt sich mit dem Opferritual

yam *bija mantra* von *anahata chakra* (Herzzentrum)

yama (1) Einschränkung; das erste Glied von Patanjalis Ashtanga Yogasystem. Die *yamas* sind Regeln, die das Verhalten eines Yogis anderen gegenüber einschränken. Patanjali nennt fünf Regeln: *ahimsa, satya, asteya, brahmacharya, aparigraha*. (2) Groß geschrieben steht *Yama* für den hinduistischen Gott des Todes. Der Tod des Körpers ist eine große Einschränkung für die Seele, denn ohne Körper ist es schwer, *karma* zu lösen.

Yamuna einer der drei heiligen Flüsse Indien; die anderen beiden sind der Ganges und Sarasvati; *Yamuna* wird als weiblicher Gegenpart zu *Shri Krishna* gesehen. Jede Göttin gibt wahren Anhängern ihren Segen; der Ganges schenkt *moksha* (Befreiung), Yamuna schenkt *bhakti* (Liebe).

yoga von *yui*, vereinen; das Vereinen des individuellen Selbst mit dem kosmischen ewigen Selbst; Einheit mit Gott, *samadhi*

Yoga Sutras schriftliche Quelle des philosophischen und praktischen Yogasystems oder die Methode, um *samadhi* zu erlangen; gesammelt vom Weisen Patanjali; besteht aus kurzen, prägnanten Aussagen (*sutra*), unterteilt in vier Kapitel, die sich mit *samadhi* (Überbewusstsein), *sadhana* (Praxis), *siddhis* (Fähigkeiten) und *kaivalya* (letztendliche Erleuchtung) befassen.

Yogash chitta-vritti-nirodhah das zweite Sutra aus Patanjalis *Yoga Sutras*, in dem die Definition für Yoga gegeben wird: „Yoga geschieht, wenn man aufhört, sich mit den Bewegungen des Geistes zu identifizieren."

yogi jemand, der Techniken praktiziert, um Selbst-Erkenntnis zu erlangen, auch jemand, der bereits Erleuchtung erlangt hat; im gegenwärtigen Gebrauch werden damit männliche und weibliche Yogaübende bezeichnet.

yogin männlicher (älterer), aber ursprünglicherer Begriff, um jemanden zu beschreiben, der Yoga übt oder Yoga erreicht hat

yogini eine weibliche yogin

yoni mudra auch bekannt als *shanmukti mudra;* mit den Fingern werden die sieben Tore der Wahrnehmung des Kopfes verschlossen

Yoni siddhasana *yoni* = Vagina + *siddhi* = Kraft + *asana* = Sitz; Sitz der weiblichen Kraft

Wahrheit das, was absolut ist, über allem relativen Dasein; *Brahman*

Danksagungen

Wir wollen unseren Gurus, Shri Brahmananda Sarasvati, Shri Swami Nirmalananda und Shri K. Pattabhi Jois danken. Ohne ihre Liebe wäre nichts möglich.

Wir danken auch Bhagavan Das für seine starke Stimme und sein aufrichtiges Herz; Shyam Das für seine Freude, seinen Enthusiasmus, seine Liebe zum Leben. Hari unter allen Umständen; und Tulsi dafür, keinen unserer Herzschläge zu verpassen.

Krishna Das, dafür, dass er den Pfad des Pilgers weiterverfolgt, um mitten ins Herz zu gelangen. Jai Uttal für sein beständiges Streben nach dem Göttlichen.

Shri Neem Karoli Baba und Shri Anandamayima, wir verbeugen uns zu Euren Füßen und den Decken, auf denen ihr gesessen seid. Shri Krishnamacharya, wir bemühen uns, im Schatten deiner Lotusfüße zu gehen. Tiefe Anerkennung an Amma und Manju Jois, Sarasvati, Sharath und Shruthu Rangaswamy für ihre grenzenlose Güte.

Dankbarkeit und Liebe an Swami Shankarananda für seine wundervollen Geschichten, Weisheiten, Ermunterungen und Unterstützung.

Besonderen Dank an Swami Satchidananda für seine Güte, seinen Humor und seine einnehmende Heiligkeit. Dank an Ram Dass, dafür, die Wahrheit zu sagen, jeden zu lieben und uns davon zu erzählen. Dank an Dharma Mitra, der uns daran erinnert „an Gott zu denken".

Dank an Swami Ramananda dafür, den Segen Mas mit uns zu teilen.

An Tara Rose, dass sie unsere erste Yogalehrerin gewesen ist. Mit Wertschätzung danken wir Peter Lamborn Wilson dafür, uns mit Swami Nirmalananda in Kontakt zu bringen und Swami Brahmadev dafür, dass er sich um Swami Nirmalanandas Ashram kümmert. Dank an Radha, Bharanti, Ma Ba, Joan, Manorama, Vidya, Krishna-devi, Bhavani und Charka vom Ananda Ashram dafür, dass sie freigiebig und voller Freude weiterhin das Wissen von Shri Brahmananda Sarasvati mit uns teilen.

Wir verbeugen uns außerdem vor seiner Heiligkeit, dem XIV. Dalai Lama. Zutiefst danken wir Professor Robert Thurman und seiner hochgeistigen Gemahlin Dakini Nena für ihre enthusiastische Freundschaft, ihre Unterstützung und Ermunterung.

Lex Hixon für seine Anmut und Gedichte.

Geshe Michael Roach dafür, uns *Den Garten* zu geben.

Tiefe Anerkennung an die Beatles dafür, uns alle auf Indien und all seine Magie und Mystik aufmerksam gemacht zu haben. Besonderen Dank an George Harrison für seine Hingabe an Shri Krishna.

An unsere ehrenwerte und lieben Freunde Maha Laxmi (Trudie Styler) und Stingji Maharaji für ihre unerschütterliche Liebe, Güte und Unterstützung und ihre Begabung, andere Seelen auf dem Weg zur Befreiung zu unterstützen.

Danke Gott für Bob Dylan und seinen Mut, anders zu denken, und an Van Morrison für sein aufrichtiges, irisches Herz und seine mystischen Visionen. An John und Alice Coltrane dafür, dass sie das Gedenken Gottes in die amerikanische Musik gebracht haben. Dank an den genialen Bill Laswell für sein unerschütterliches Weitertragen dieses Gottes-Gedenkens. Tiefste Dankbarkeit und Bewunderung an Janet Rienstra für ihre Begabung, die Stiftung aufrechtzuerhalten und uns immer noch mit ihrer strahlenden ansteckenden Verspieltheit zu infizieren. An unsere Freunde Don Cherry und Denis Charles dafür, mit uns Musik zu machen und Life zu führen.

An Joel Sneed, den lebendigen Beweis, dass Yoga funktioniert.

An Gabrielle Roth für ihre Leidenschaft für heilige Musik und Tanz.

An Louise Landes Levi für ihre Mirabai-ähnliche Hingabe an Gott.

An Sean Dinsmore für seine groovigen Klänge.

An Cheb i Sabbah dafür, unsere Herzen zu bestricken.

An Asha Puthli für ihre Begabung zuzuhören und zu singen, was sie gehört hat.

An Deva Premal und Miten für ihre Stärke einer Rose.

Dank an Ammaji für ihre Umarmungen.

An die Mutter und Shri Aurobindo für das Zusammenfügen der Yogawege.

An Swami Sivananda für das Schreiben vieler Yogabücher und seiner großartigen Geschenke an die Welt.

An Alan Watts dafür, Menschen zu inspirieren, dass Meditation und Spiritualität angesagt sein können.

Dank an Robert Svoboda für seine Intelligenz und seinen Charme, mit allem umzugehen.

Dank an Sant Khesavadas für all seine liebevollen Segnungen.

Dank an Tom Lopez für der Fourth Tower of Inverness.

Dank an Billy Forbes für seine beständige Kommunikation aus Nepal. Wir danken für Witz und Erleuchtung von U.G. Krishnamurti.

Dank an die Saint Theresa Lowrey dafür zu beweisen, dass man auch in diesen Zeiten heilig sein kann.

Annerkennung an Mike Diamond und Tamra Davis für ihre Aufrichtigkeit, Demut und ihren Mut, Wege zu finden, Gott zu verehren und unsere Kultur zu verändern.

Mit tiefster Anerkennung danken wir dem heroischen Mut und Mitgefühl von John Robbins, wahrhaftig einer der wichtigsten Menschen dieser Zeit.

Dank an Ingrid Newkirk und PETA für ihre unermüdliche Arbeit, Speziezismus zu beseitigen.

An Russell Simmons dafür, Vegetarier zu sein, und die Verbindung zwischen Vegetarismus und Weltfrieden erkannt zu haben.

Wir danken Dr. Martin Luther King, Jr. dafür, einen Traum gehabt zu haben, und Robert und John Kennedy dafür, ihn dabei zu unterstützen, diesen Traum mit der Welt zu teilen, und Rory Kennedy dafür, diesen Traum weiterzutragen.

Dank an Michelle Hooten und Wes Doherty dafür, uns am Anfang ihr Body Electric zur Verfügung zu stellen.

Danksagung an Mary Bosakowski dafür, uns zu helfen, herauszufinden, was Yoga ist.

An Maher Benham und James Carmen dafür, von unseren Asanatänzen inspiriert zu werden, und Edward Clark für das Weitertanzen.

An Maria Rubinate für ihre Musikalität, Demut und Geduld.

An Willem Dafoe für seine aufrichtige Hingabe an Yoga und seine Sehnsucht nach Erleuchtung.

An Christy Turlington dafür, immer eine anmutige Yogini zu sein.

Dank an Donna Karan für ihren Mut, Wahrheit in eine unwahre Welt zu bringen.

Dank an alle gesegneten Menschen, die das Omega Institut am Laufen halten, dafür, einen Platz für Öffnung geschaffen zu haben.

Dank an Shiva (Marty) Shankar dafür, uns zu lehren, bewusst zu sterben.

An unsere Familien und festen Freunde, die immer da waren und mit uns auf Messers Schneide gelaufen sind, wir verbeugen uns voller Demut vor und umarmen herzlich: Evelyn und Joe Laslo; Fran, Bob, Richard, Kerry und Julie Kirkpatrick; Jules und Alex Fabre;

Martin, Ivy, Brandon, Marti, April, Hilma und Don Gannon; Laurel McGraw, Richelle Fischer, Ricky Schultze, Kathleen Hunt, Dr. Andrew Lange, Anisa und Roderick Romero, Beaver Chief, Kat Allen, Bill Wikstrom, Isabelle Kahn, Randy Hall, Glen Whiprud, Vyvyn Lazonga, Rodney und Lucy Hogan, Alex Auder, Pilar Limosner, Umananda Sarasvati, Anshula Kedar, Mamuska, Tai Tea, Miten und Ursula.

Wir schulden unserem gesamten Staff bei Jivamukti tiefsten Dank, vor allem Charlos Menji-var und Amy Gail. Wir ehren und verbeugen uns vor all unseren engagierten Jivamuktilehrern für ihre Abenteuerlust und Bereitschaft, die Praxis von Jivamukti Yoga Teil ihres Lebens werden zu lassen und unser Leben durch ihre ständige Weiterentwicklung zu bereichern.

Ohne die direkte Mithilfe der Folgenden hätte dieses Buch nicht entstehen können:

Sue Ann Harkey für ihre kreativen Ideen zum Design.

Christopher Hildlebrandt für seine großzüge Hilfe beim Glossar.

Deb DeSalvo für ihr brillantes Schreiben, redaktionelle Begabung und ihr unermüdliches Streben nach Perfektion und dafür, dieses Projekt von Anfang bis Ende zu leiten.

Martin Brading für seine magischen Fähigkeiten, Bilder zu machen, die voll Klang vibrieren – ähnlich wie The Greatful Dead, die Musik machten, die vibrierende Bilder erzeugt hat – ohne ihn wäre dieses Buch nur ein Haufen Worte.

Joel Gotler für seinen enthusiastischen Glauben an uns von Anfang an.

Leslie Meredith und Maureen O´Neal für ihr aufmerksames Redigieren, und allen Leuten von Ballantine für ihren Glauben, dass Menschen daran interessiert sein könnten, ein Buch wie dieses zu lesen.

Am wichtigsten: Danke Gott!

Stichwortverzeichnis

Über die Verfasser

SHARON GANNON (Tripura Sundari) begann ihre Suche nach Unabhängigkeit bereits bei ihrer Geburt am 4. Juli, dem amerikanischen Unabhängigkeitstag, in Washington, D.C. Ihr Interesse an Mystik wurde durch ihre katholische Erziehung genährt. Sie studierte Ballett, Modernen Tanz, klassischen indischen Tanz, Musik und östliche Philosophie und schloss ihre Studien mit dem Magister an der Universität Washington 1979 ab.

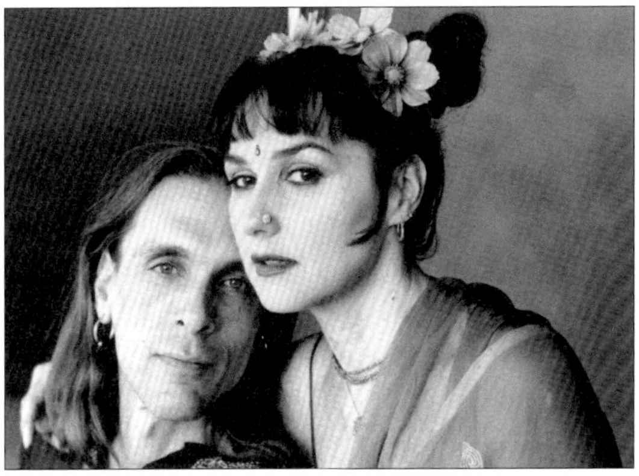

Während der 80er Jahre war Sharon die Leadsängerin und Geigerin der Jazz-Rock-Band Audio Letter. Sie war auch eine regelmäßige Autorin der Anthologien und Zeitschriften von Semiotext(e) der Columbia Universität, New York. Im Jahr 1984 wechselte sie vom künstlerischen Ausdruck zum Lehren von Yoga, da sie prakische Methoden vermitteln wollte, die Menschen direkter und unmittelbarer gut tun würden.

Sharon hat Kunst immer als ein Mittel gesehen, mit dem man die Seele erheben kann. Durch ihre unterschiedlichen künstlerischen Ausdrucksformen versuchte sie immer etwas zu vermitteln, was nicht nur inspirierend, sondern auch bildend wirkte, und das von der spirituellen Suche nach tiefem Glück erzählte, die von allen geteilt wird.

„Der Erfolg und das Glück, die wir spüren, sind das direkte Ergebnis der Freundlichkeit, die wir anderen erwiesen haben", schrieb Sharon einmal. Sie ist engagiert im Kampf für die Rechte der Tiere und eine ausgesprochene Verfechterin einer ethisch begründeten vegetarischen Lebensweise sowie die Autorin von Cats and Dogs are People, too (Katzen und Hunde sind auch Menschen), 1999 erschienen im Verlag Jivamukti Press, in dem sie die unsensiblen Haltungen ergründet, die zur Dosennahrung für Hunde und Katzen führen.

Seit 1976 hat Sharon weltweit bei vielen Lehrern Yoga studiert, darunter vor allem bei Shri Brahmananda Saraswati, Swami Nirmalananda und Shri K. Pattabhi Jois.

DAVID LIFE (Deva Das) wurde in einer Kleinstadt in Michigan geboren. Er machte einen Magisterabschluss an der Kunsthochschule der Michigan State Universität, mit den Nebenfächern Lyrik und Psychologie.

Während seines gesamten Lebens hatte David bereits Interesse an Metaphysik und Spiritualität. Seine katholische Erziehung inspirierte seine Hingabe an christliche Mystiker wie Johannes vom Kreuz und Teresa von Avila. David verbrachte drei Jahre als Initiand der Shankaracharya Linie yogischer Mönche und wurde in die Boddhisattva und Kalachakra Initiation durch Seine Heiligkeit, dem XIV. Dalai Lama, initiiert.

David zog im Jahr 1979 nach New York, wo er seine künstlerische Karriere fortsetzte und das Life Café eröfnete, einen Hotspot im East Village für Musik, Kunst und Poesie.

Während er das Life Café in den 1980ern führte, hatte David enge Verbindungen zu Latino-Dichtern ebenso wie zu Altmeistern wie Allen Ginsberg und zu Julien Beck und Judith Malina vom Living Theater. Er war ein einflussreicher Bühnenkünstler, Maler und Lyriker.

Im Jahr 1984 begann David, Yoga zu studieren. Er lernte weltweit bei vielen großartigen Lehrern, darunter K. Pattabhi Jois, von dem er als Lehrer für fortgeschrittenes Ashtanga Yoga zertifiziert wurde. Davids Interesse an Yoga wird von seinen künstlerischen, literarischen und metaphysischen Studien unterstützt. Er reichert seinen Unterricht mit Metaphern, Musikalität und Spiritualität an, gewürzt mit Humor, Power und Spontaneität.

Über Jivamukti Yoga

Jivamukti Yoga Zentrum
404, Lafayette Street
New York, NY 10003
(800) 295-6814

Jivamukti Yoga Center Uptown
853, Lexington Avenue
New York, NY 10021
(212) 396-4200

Anfänger- und Fortgeschrittenen-Kurse sind auf Unterrichts-CDs und -Kassetten erhältlich. Die Videos *Was ist Yoga?* und *Asana: Der heilige Tanz der Yogis* sind ebenfalls erhältlich. Zur Bestellung bitte die Internetseite www.jivamuktiyoga.com besuchen.

In Deutschland kann man Jivamukti Yoga über das Zentrum in München kennenlernen:

Jivamukti Yoga München GmbH
Schellingstr. 63
80799 München
Tel.: 089 – 54806994
www.jivamukti-muenchen.de
Mail: info@jivamukti-muenchen.de

Kommentare zum Jivamukti Yoga

„Jivamukti hat mein Leben stark beeinflusst. Ich habe dieses Buch zweimal gelesen und erwarte, dass ich es noch viel öfter lesen werde. Es ist die Bibel meiner spirituellen Praxis."

Russell Simmons
Geschäftsführer der Rush Communications und Mitbegründer der DefJam Records

„Davis und Sharon sind Lehrer im wahrsten Sinne des Wortes – als Anleiter und Mentoren fordern sie heraus und inspirieren. Ihr Buch gibt dem Leser eine Ahnung davon, wie die Kraft des Yoga ein Leben transformieren kann."

Trudie Styler
Mitbegründerin der Rainforest Stiftung

„Sharon und David singen die Essenz des Yoga in ihrem neuen Buch JIVAMUKTI YOGA. Ihr Buch ist unglaublich gut zu verstehen, ohne dass es dafür Kompromisse in Bezug auf die Tradition des Yoga machen müsste. Im selben Atemzug applaudiere ich ihnen für ihren Mut, im Ausdruck ihrer einzigartigen und begabten Stimmen so kreativ und waghalsig zu sein."

Rodney Yee

„Sharon und David waren in der Lage, viele Menschen durch ihren Tanz des Lebens zu berühren. Sie vermitteln den wahren Sinn von Yoga: die Einheit des Geistes, Körpers und der Seele. Sie haben die einzigartige Gabe, einen Raum in New York für New Yorker zu kreieren, wo man in der Lage ist, die Verrücktheit des Außen mit der inneren, ruhigen Welt in Einklang zu bringen. Gleichzeitig sind sie in der Lage, ihre eigene Kreativität weiterzuentwickeln und sie mit vielen anderen zu teilen."

Donna Karan

„David und Sharon haben uns ein großes Geschenk mit diesem sehr lesbaren, berührenden Handbuch gemacht, das uns die Mittel an die Hand gibt, unser eigenes grenzenloses Potenzial, unser wahres Selbst zu erfahren. Es erlaubt uns darüber hinaus, Gott zu erkennen, wenn auch nur ganz kurz. Mögen alle Wesen weiterhin dieses Geschenk erfahren und es auf jede Facette ihres Lebens anwenden. Gott segne sie."

Mike D
Beastie Boys

„Wenn Sie nicht das Glück haben, bei David und Sharon zu studieren, dann ist dies hier vielleicht das Zweitbeste. Ein Buch voll von ihren persönlichen Gedanken und ihrer Philosophie. Das Wissen, das in diesem Buch zum Ausdruck kommt, ist lehrrreich und inspirierend."

William Dafoe

„Sharon und David machen uns mit diesem Buch ein großes Geschenk; sie öffnen die Welt des Yoga in einer ganz persönlichen und erdverbundenen Art, die sie auch für unsere Zeit lebendig macht, während sie gleichzeitig ihre ganzheitliche Vision des Yoga mit uns teilen, die in einer transformierenden Einheit mit allem besteht, allen Wesen, dem Göttlichen und dem göttlich Menschlichen."

Robert A. Thurman
Autor, Die Innere Revolution
Übersetzer des Tibetischen Totenbuches

„Reinigend, befreiend, erhebend: das sanfteste, weiseste Handbuch von zwei äußerst sanften, wissenden Gurus. Sie räumen mit all den kleinen Einwänden auf, die vom Weg der reinen Freude abhalten könnten. Kann man sich das vorstellen: Erleuchtung auf einfache Art, für jeden, der das Beste in sich entdecken will, ebenso wie das verborgene Glück in seinem Leben!"

Ingrid Newkirk
Mitbegründerin und Präsidentin von People for the Ethical Treatment of Animals (PETA)

„Diese wundervolle Buch, die Jivamukti Methode der alten Kunst des Yoga, ist der nächste Schritt einer authentischen und lebendigen Weisheitskette, von zwei großartigen Lehrern, denen wirklich etwas an ihrer Tradition liegt und auch – das ist am wichtigsten – an ihren Schülern."

Geshe Miachael Roach
Direktor des Asian Classics Instituts
Autor von The Garden und The Diamond Cutter

„Jivamukti Yoga ist ein Schatzkästchen voll Eingebungen und Information, die von großem Nutzen für alle sein können, die ernsthaft auf dem Weg des Yoga sind."

John Robbins
Autor, Diet for a New America und The Food Revolution

„David und Sharon zielen darauf ab, ein Yoga der Befreiung in allen Lebensbereichen zu unterrichten, und dieses Buch ist ihr Manifest, um Yoga von dem Konventionellen und Vorhersagbaren zu befreien."

Dr. Robert E. Svoboda
Führender Ayurveda-Experte und Bestseller-Autor
Ayurveda: Life, Health and Longevity

Weitere Bücher aus dem Verlag Via Nova:

Herz-Yoga

Die heilende Kraft inniger Verbindung
Mark Whitwell

2. Auflage

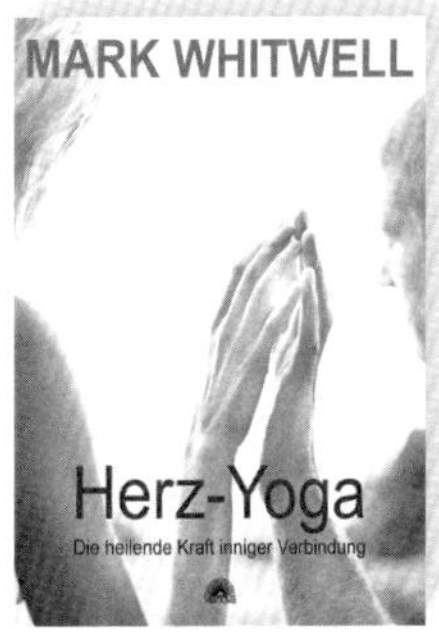

Paperback, 304 Seiten, 160 Fotos und Grafiken,
ISBN 978-3-86616-176-4

„Der höchste Ort yogischer Bewusstheit ist das Herz, nicht der Kopf." Und im Herzen sind wir alle schon erleuchtet, meint Mark Whitwell. Er studierte den Yoga bei bedeutenden Meistern wie T.K.V. Desikachar, der ihn auch in den Yoga des Yogameisters T. Krishnamacharia einführt. Im „Herz-Yoga" wagt Whitwell Revolutionäres: Er formuliert ein neues, ein eigenes Yoga - sutra des Herzens: 44 knapp zusammengefasste Weisheiten über das Leben, die Liebe und die Erleuchtung. Yoga ist für den Autor das Leben selbst, ein Tanz des Männlichen und des Weiblichen in gegenseitigem Respekt. Wie sich dies auf die eigene, tägliche Yogapraxis auswirken kann - auch dies kann man in diesem aufrüttelnden Buch lernen.

Yoga-Philosophie-Atlas

Eckard Wolz-Gottwald

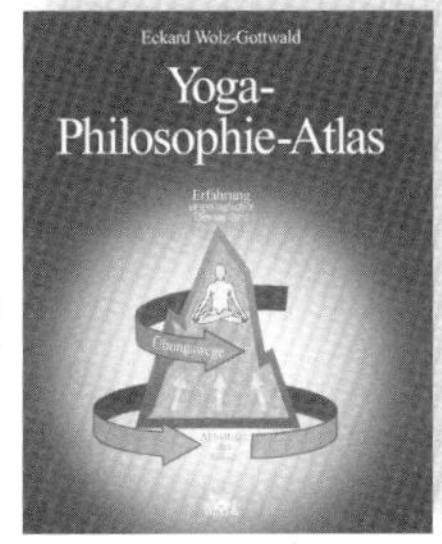

Hardcover, 228 Seiten,
230 Abb. und Graphiken,
ISBN 978-3-936486-04-9

5. Auflage

Der „Yoga-Philosophie-Atlas" ist eine Enzyklopädie der Yoga-Philosophie. Er besteht aus Texten zu allen zentralen Themen der Yoga-Philosophie. Die den Text erläuternden Grafiken können die Grundstrukturen eines Gedankens treffend auf den Punkt bringen und ermöglichen so den Zugang zu den oft komplizierten Zusammenhängen der Yoga-Philosophie. Von der allgemein verständlichen Anschaulichkeit ist der Weg zu den Tiefen des yogischen Wissens gewiesen. Der „Yoga-Philosophie-Atlas" erläutert die einzelnen Wege und Schulen und setzt sie in den großen Zusammenhang der Philosophie des Yoga. Die Grundthemen der Yoga-Philosophie, die großen Text-Zeugnisse des religiösen Yoga, des klassisch-philosophischen Yoga und auch des körperorientierten Yoga der Gegenwart bilden besondere Schwerpunkte.

Yoga Philosophie Karten

Ein Grundkurs zur Philosophie des Yoga
Eckard Wolz-Gottwald

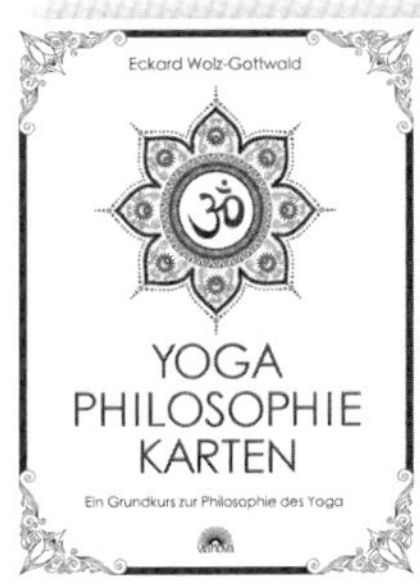

Kartenset, 84 Karten mit Begleitbuch (120 Seiten),
ISBN 978-3-86616-460-4

Yoga-Philosophie-Karten sind ein praxisbezogener Grundkurs zur Erfahrung der Philosophie des Yoga. Zusammengestellt aus allen wichtigen Texten der fast 3000-jährigen Tradition des Yoga sind 84 Kerngedanken der Yoga-Philosophie mit 84 Karten auf den Punkt gebracht. Die Karten ermöglichen es, über die zentralen Gedanken der Philosophie des Yoga zu meditieren, um dann mit Hilfe der Erklärungen des Begleitbuches ein umfassendes Verständnis der Zusammenhänge zu gewinnen. Die traditionelle Methode der Vermittlung von Yoga-Philosophie in kurzen Merksätzen wird hier verbunden mit den Prinzipien modernen Lernens. Yoga-Übende können sich mit den Karten übend auf den Weg begeben, um so ihre eigene Praxis zu vertiefen. Der Kurs ist geeignet zum Selbststudium für Anfänger wie auch für Fortgeschrittene und bietet gleichzeitig auch ausgezeichnetes Material zur Verwendung im Yoga-Unterricht.

Yoga bei Angst und Panikattacken

Selbsthilfe und Heilung
Karo Wagner / Anna Kramer

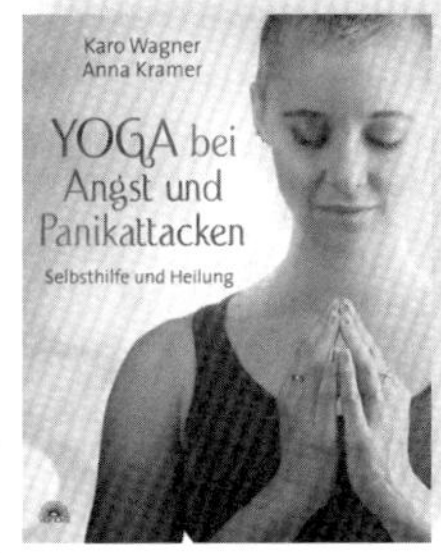

Klappenbroschur, 144 Seiten,
ISBN 978-3-86616-459-8

Dieses Yoga-Selbsthilfebuch kann zu einer einmaligen Unterstützung für all jene werden, die unter Panikstörungen leiden und sich damit - trotz Therapie - alleine gelassen fühlen. Die gezielten Anleitungen für das mentale und körperliche Training sowie die speziell ausgewählten Übungen zeigen eindrucksvoll, dass konzentrierte Yogapraxis den Umgang mit der Panik ganz erheblich erleichtern oder sie sogar auflösen kann. Fundiert werden nicht nur die Wechselwirkungen der Psychosomatik auf emotional-energetischer und körperlich-geistiger Ebene erläutert, sondern auch motivierende Praxisbeispiele, persönliche Erfahrungsberichte und wirksame Techniken für Notfälle vermittelt. Menschen mit Panikstörungen bietet dieses Yoga-Selbsthilfebuch eine ganz reale Chance, wieder in ihr normales Leben zurückzufinden!

Das kleine Buch der Meditation

12 geführte Reisen nach innen
Sonja Wiethölter

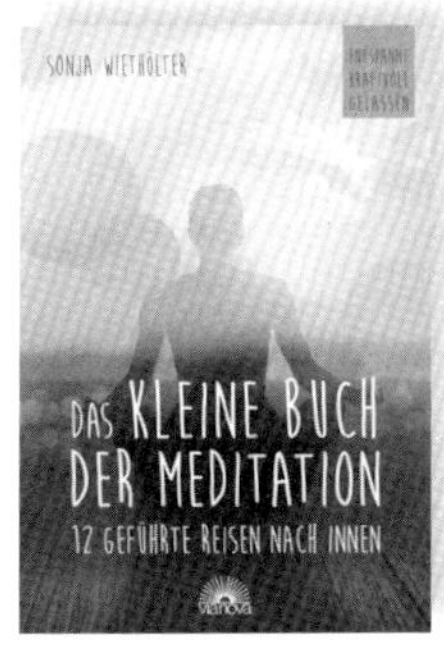

Klappenbroschur, 112 Seiten, 7 Fotos,
ISBN 978-3-86616-457-4

Viele Menschen erkranken an der modernen Gesellschaft. Erfolgsdruck und Dauerstress strapazieren den Geist bis hin zu körperlichen Auswirkungen. Was wir brauchen, ist ein neuer Zugang zu uns selbst, ein Ventil für unsere Anspannung und Orientierung im Leben. Diese 12 meditativen Reisen entführen den Leser in eine phantastische Welt in seinem Inneren, ein Ort, an dem Erholung, Besinnung, Bewusstheit, neue Perspektiven und die Bedeutung der Selbstachtung erfahren werden können. In atemberaubenden Bildern von lauschigen Wäldern, steilen Gebirgsketten und weitläufigen Stränden zeichnet Sonja Wiethölter dem Leser einen Weg der Imagination, der ihn näher zu sich selbst führt.

Yoga auf dem Stuhl

Ein Übungsbuch
Edeltraud Rohnfeld

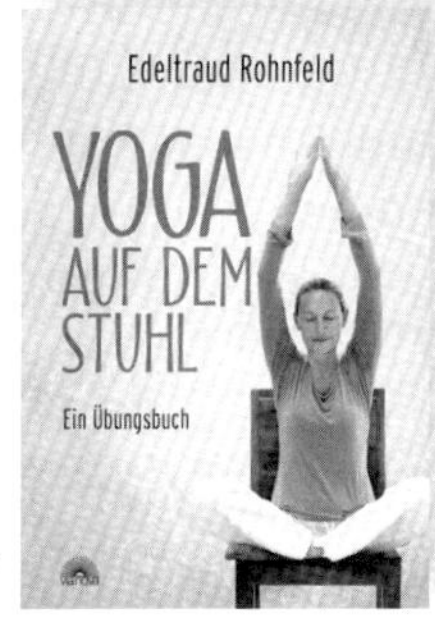

Hardcover, 184 Seiten,
über 100 Zeichnungen,
ISBN 978-3-86616-455-0

5. aktualisierte Neuauflage

Viele Menschen würden gerne die körperbewussten Entspannungstechniken des Yogas erlernen. Doch aus Zeitmangel, Alters- oder anderen Gründen scheuen sie sich, klassisches Yoga auf der Matte zu üben. Genau diese Menschen werden sich durch diese neue Form des Yogas angesprochen fühlen, denn fast jeder kann sie ausführen. Egal, ob sie sich zu unbeweglich, zu alt oder zu wenig selbstbewusst fühlen, die Übungen in diesem Buch sind so abgewandelt, dass sie selbst von behinderten Menschen im Rollstuhl ausgeführt werden können. Ob im Büro oder zuhause, ob unterwegs im Zug oder im Flugzeug, ob während der Rekonvaleszenz nach schwerer Krankheit oder Unfall, mit dieser Form des Yogas ist der Übende flexibel. Der Effekt ist groß, der Schwierigkeitsgrad niedrig und die Gefahr, sich eine Verletzung zuzuziehen, gering. Alle Übungen werden so ausführlich und anschaulich beschrieben, dass jeder Interessierte sie ohne Vorkenntnisse ausführen kann. Zum besseren Verständnis sind alle Übungen durch Illustrationen der Autorin dargestellt.

Yoga Nidra – Tiefe, Stille & Klarheit
Ralph Skuban

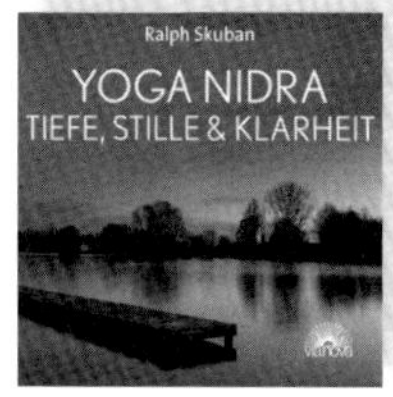

CD, Laufzeit: 60 Minuten,
ISBN 978-3-86616-453-6

Erleben Sie mit dieser CD eine faszinierende innere Reise in das Land zwischen Wachsein und Schlaf. Yoga Nidra ist eine der kraftvollsten und tiefgreifendsten Meditationen des Yoga, dabei sehr einfach durchzuführen und unglaublich wohltuend und heilsam. Mit Hilfe der geführten Meditation können Sie bei hellwachem Geist den Atem sowie den physischen und feinstofflichen Körper erkunden und dabei energetische und emotionale Blockaden auflösen. Yoga Nidra ermöglicht eine einmalige Tiefe der Entspannung für Körper und Geist und zugleich eine fühlbare Aktivierung der Lebensenergie, ist unglaublich erholsam und erfrischend. Innerer Friede kehrt ein, Gelassenheit, Wachheit und Freude.

Yoga des Yogananda
Klassische Texte und Übungen für heute
Jayadev Jaerschky

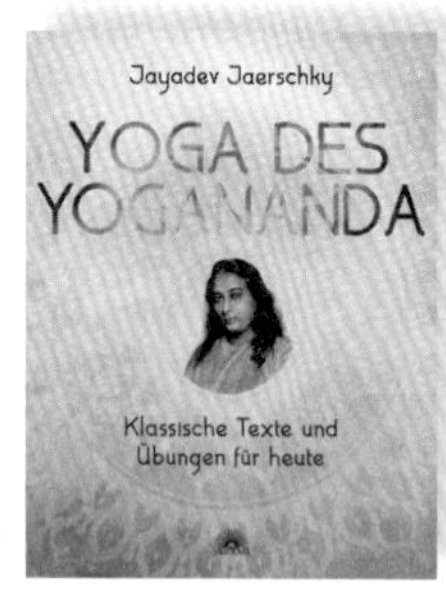

Broschur, 352 Seiten, 93 farbige Fotos,
ISBN 978-3-86616-442-0

Yogananda gilt als einer der herausragendsten spirituellen Persönlichkeiten des 20 Jahrhunderts. Mit seinem Bestseller „Autobiografie eines Yogi" hat er Menschen weltweit eine ganz neue geistige Dimension des Yoga eröffnet. Dass hier nun erstmals ein vollständiges Handbuch seiner einmaligen Praxis zur Verfügung steht, ist ein großes Geschenk für alle, die den Yogaweg gehen. Denn es verbindet uns mit der Quelle der Weisheit eines erwachten Meisters, dem Yoga immer ein Weg der inneren Befreiung und des tiefen Mitgefühls war. Nichtsdestotrotz sind die Übungen und Meditationen der Energiewahrnehmung und -lenkung, die Affirmationen sowie Positionen und die vielen praktischen Hinweise absolut einzigartig und führen uns, ob Anfänger oder Fortgeschrittene, stets zur unmittelbaren Essenz des Seins.

Die stärkende Kraft der Meditation – innere Ruhe und Klarheit gewinnen
Paramhansa Yogananda

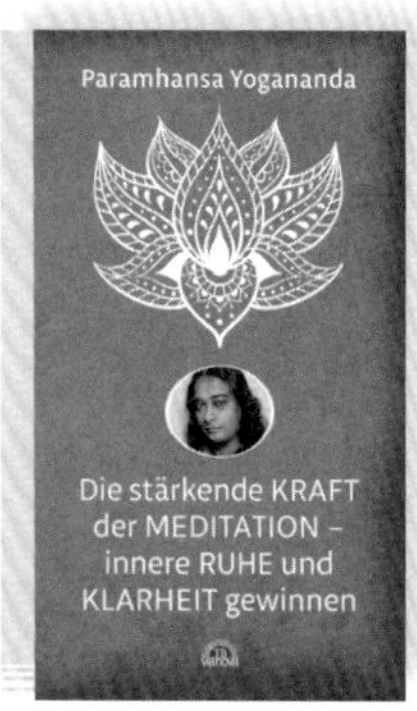

Taschenbuch, 128 Seiten, ISBN 978-3-86616-441-3

Dieses Buch des weltberühmten Yogameisters Paramhansa Yogananda (Autor von „Autobiografie eines Yogis") ist ein „Juwel der Weisheit", denn es zeigt uns klar und direkt den Pfad zu wahrer innerer Kraft und Stärke und legt dar, wie wir als Menschen unser größtmögliches Potential realisieren können Denn alles, was wir suchen, ist schon da: in uns selbst, ein „göttlicher Samen", der nur befreit werden muss von inneren Hindernissen, negativen Gedanken und belastenden Gefühlen. Die hier erstmals in deutscher Sprache veröffentlichten Texte mit vielen praktischen Übungen, Affirmationen und Meditationen weisen den Weg in eine neue Dimension des eigenen Lebens. Ein Buch für alle, deren sehnlichster Wunsch es ist, rückhaltlos ihre höchste Bestimmung zu leben und ihr ganzes inneres Licht strahlen zu lassen!

Yogatherapie und ganzheitliche Medizin
Vorbeugung und Heilung von Krankheiten
Remo Rittiner/ Dr. med. Ingfried Hobert

2. Auflage

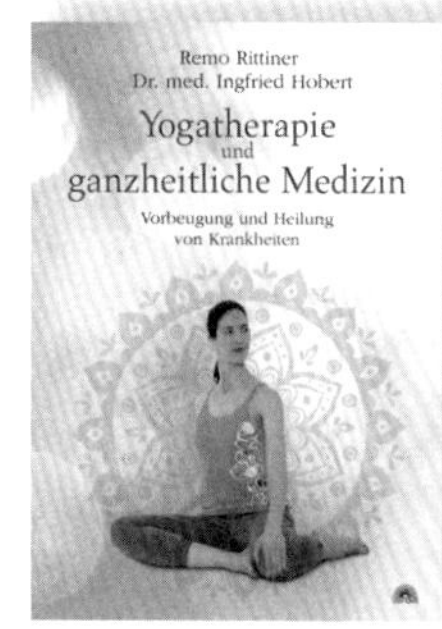

Paperback, 184 Seiten, 400 Fotos,
ISBN 978-3-86616-438-3

Dieses Buch ist für all jene Menschen geschrieben, die an chronischen Krankheiten leiden und nach neuen Wegen der Heilung und Linderung ihrer Beschwerden suchen. Vor dem Hintergrund ganzheitlicher Psychosomatik haben der erfahrene Yogatherapeut Remo Rittiner und der naturheilkundliche Mediziner Dr. Ingfried Hobert diese spezifischen Yoga-Programme entwickelt, die sich schon bei vielen Patienten erfolgreich bewährt haben. Ob Hüftarthrose, Heuschnupfen oder Bandscheibenvorfall, ob Übergewicht, Depression oder Burnout, wer sich auf dieses Übungsprogamm einlässt, hat beste Chancen, seinen Gesundheitszustand ganz wesentlich zu verbessern. Die einzelnen Übungen sind in klarer und verständlicher Form mit vielen Fotos dargestellt und für jeden leicht zu erlernen.

Das große Ayur-Yoga-Praxisbuch
Yogaprogramme für Gesundheit, Vitalität und geistige Kraft
Remo Rittiner

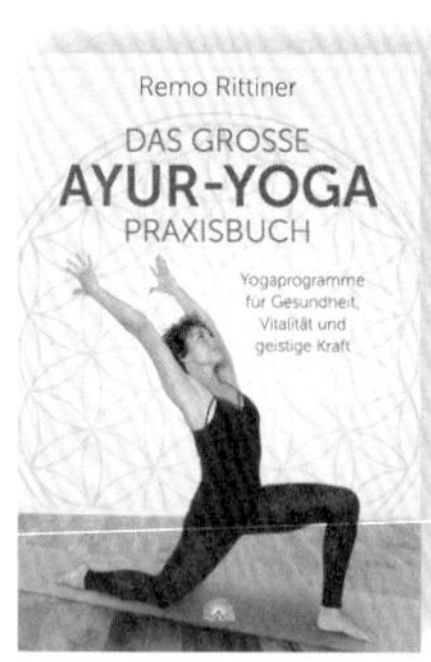

Paperback, 240 Seiten, 560 Fotos,
ISBN 978-3-86616-433-8

Dieses Buch basiert auf den Grundprinzipien der Yogatradition von T. Krishnamachayra, die der bekannte und erfahrene Yogaexperte Remo Rittiner auf zeitgemäße Weise zusammengefasst hat. Fundiert werden Geschichte und Entwicklung des Ayur-Yoga sowie die wichtigsten Erkenntnisse aus der westlichen Anatomielehre vermittelt. In seltener Ausführlichkeit bekommt der Lernende mit über 600 Farbfotos die wichtigsten Yogahaltungen und die abwechslungsreichen Übungen dieses kraftvollen und wirksamen Yoga-Programms präzise und übersichtlich präsentiert. Ein außergewöhnliches Yogabuch, das den wertvollen Nutzen des Ayur-Yoga für ein erfülltes und gesundes Lebens in seiner ganzen Bandbreite darstellt. Inspirierend für Yogalehrende, für Anfänger und Fortgeschrittene im Yoga.

Hatha-Yoga im Sport
Die moderne Sportwissenschaft trifft auf Grundprinzipien der Körperpraxis des Yoga
Christian Koch

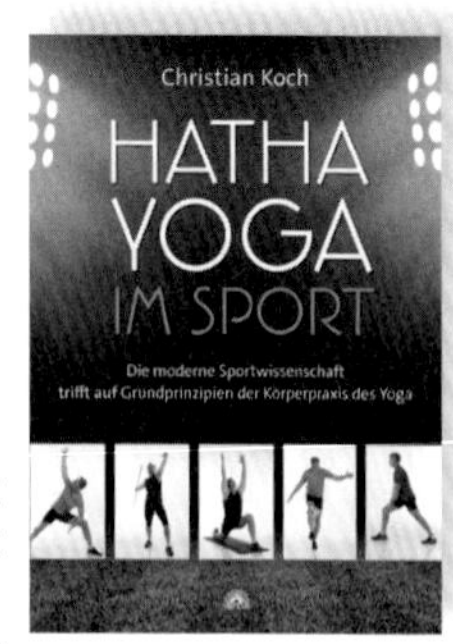

Klappenbroschur, vierfarbig, 120 Seiten,
240 farbige Fotos, 7 Tabellen,
ISBN 978-3-86616-404-8

Endlich ein Yogabuch, das sich fundiert und gezielt an alle Sportler richtet! Ganz gleich, ob Breiten- oder Leistungssport, wer Gesundheit und Leistungsfähigkeit mit Hilfe ausgewählter Yogapraxis ausbauen möchte, hat mit diesem Buch einen Volltreffer gelandet. Vom „Warm Up" bis zum „Cool Down" - ein perfektes Zusammenspiel von moderner Sportwissenschaft und fundiertem Yogawissen! Neben wertvollen Infos über Muskulatur, Sehnen und Faszien, gekonntes Dehnen und Stretching erfahren Sie auch, wie Sie Ihre Beweglichkeit verbessern und möglichen Verletzungen vorbeugen können. Grandios der praktische Teil, der für die populärsten Sportarten passgenaue Yoga-Übungen bietet. Dieses innovative Yoga-Buch ist wichtig für alle Sportler, Trainer, Übungsleiter und Fitnessfreunde und natürlich für Yoga-Lehrende und Yoga-Praktizierenden!

Die spirituelle Dimension des Hatha-Yoga

Erwachen in ein höheres Bewusstsein
Gyandev McCord

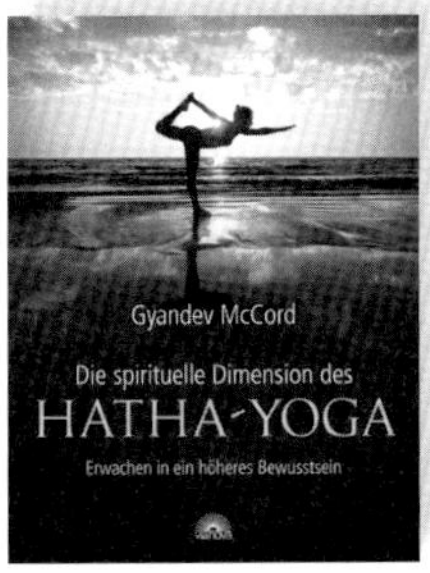

Klappenbroschur, 256 Seiten, 180 farbige Fotos,
ISBN 978-3-86616-386-7

Das Üben von Yoga ist wohltuend und gesund für Körper und Seele, doch in der Essenz ist es ein geistiger Weg der Selbsterkenntnis und inneren Transformation. Mit diesem Buch werden Sie die Yoga-Praxis in einer ganz neuen spirituellen Dimension und Kraft kennen lernen, sein wahres Potential und seine außergewöhnlichen Wirkungen auf Bewusstsein und Energiekörper entdecken. In der Tradition des berühmten Lehrers Paramhansa Yogananda, Autor des weltbekannten Bestsellers „Autobiografie eines Yogis", zeigt Gyandev McCord, wie Yoga zu einem einzigartigen Werkzeug spirituellen Wachstums werden und zu wahrhaftigem innerem Frieden und Glück führen kann.

Heilmethode Nadi-Muskeltherapie

Verspannungen, Schmerzen und Blockaden lösen durch ganzheitliche Behandlungsprogramme und Yogatherapie
Remo Rittiner

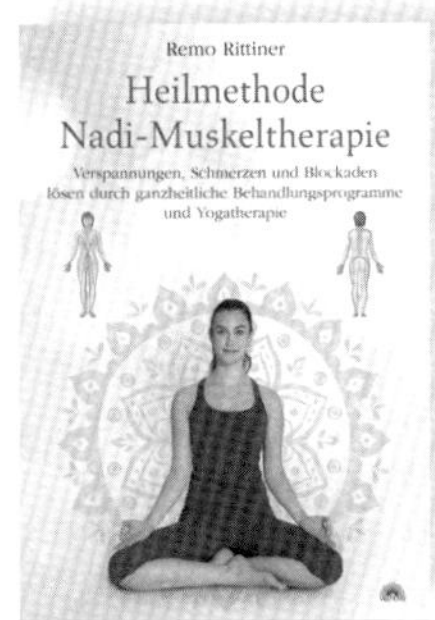

Paperback, 176 Seiten, vierfarbig,
200 farbige Fotos und 80 anatomische Bilder,
ISBN 978-3-86616-385-0

Dieses Buch vermittelt erstmals das Grundlagenwissen über die Funktionsweise und die praktischen Anwendungen der Nadi-Muskeltherapie. Der bekannte Yogatherapeut Remo Rittiner hat Jahrtausende altes yogisches und ayurvedisches Wissen mit modernsten Erkenntnissen der Neurophysiologie und Neuroanatomie verbunden und zu einer hochwirksamen ganzheitlichen Therapieform weiterentwickelt. Von der Anamnese bis zum Behandlungsablauf wird anschaulich und konkret erklärt, wie Verspannungen, Schmerzen und Blockaden bei den uns heute bekanntesten Beschwerden gezielt gelöst werden können. Ganzheitliche Übungen aus der Yogatherapie und der spirituellen Praxis ergänzen dieses für unsere Zeit so einzigartige und wertvolle Heilwissen!

Lichttherapie - Die Medizin der Zukunft

Einfach und wirkungsvoll
Alexander Wunsch, Gregor Wilz, Anja Füchtenbusch, Christian Dittrich-Opitz, Thomas Klein, Hans Stormer

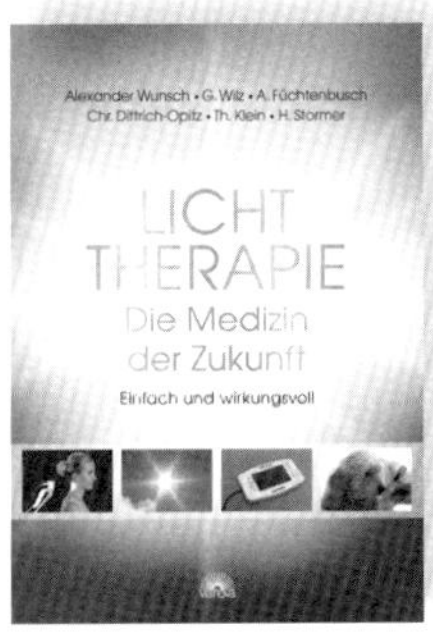

Paperback, 216 Seiten, 96 farbige Fotos,
16 Grafiken, ISBN 978-3-86616-371-3

Kaum jemand weiß, dass Licht tatsächlich ein sensationelles Heilmittel ist, nachweislich wirksam z.B. bei Osteoporose, Herzinfarkt, Schlaganfall, Bluthochdruck, Autoimmunerkrankungen, psychischen Störungen, Krebs und vielen anderen Krankheiten. Dieses Buch vermittelt übersichtlich das neueste und aktuellste Wissen rund um die moderne Lichttherapie und all ihrer möglichen Anwendungen. Zugleich kommen die bekanntesten „Lichttherapeuten", allesamt erfahrene Mediziner, zu Wort und teilen für jeden verständlich ihre fachlichen Kenntnisse. Erfahren Sie, welche enorme Bedeutung Sonnenlicht für die menschliche Gesundheit hat und wie wirkungsvoll Sie Licht als Medizin der Zukunft heute schon ganz bewusst und gezielt bei Krankheiten nutzen können!

Yoga für Kinder und Jugendliche

Ausgeglichenheit, Konzentration, Selbständigkeit
R. Sriram / Kornelia Becker-Oberender

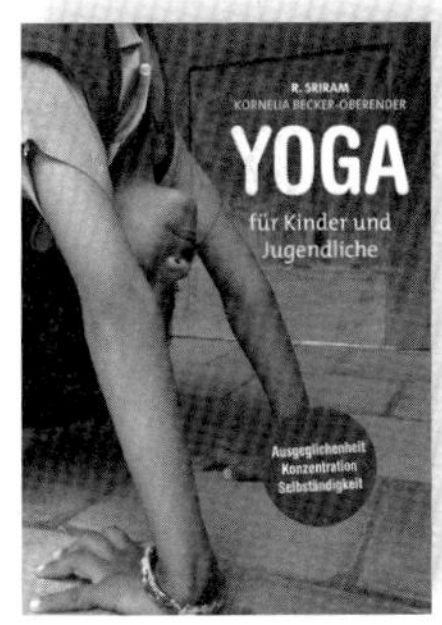

Klappenbroschur, 224 Seiten, 80 farbige
Abbildungen, 18 Übungssequenzen,
ISBN 978-3-86616-337-9

Yoga ist eine wunderbare Möglichkeit, Kinder und Jugendliche an den achtsamen und bewussten Umgang mit ihrem Körper, ihrem Atem und ihrem Geist heranzuführen. Es eröffnet neue Räume für eine rundum gesunde Entwicklung. Ganz wesentlich, damit junge Menschen den Reichtum des Yoga erfahren können, ist eine an Alter und Entwicklung orientierte Praxisvermittlung. Dieses Buch zeigt mit einmaliger Kompetenz, anschaulich und einfühlsam den überragenden pädagogischen Nutzen der Yogapraxis für alle Lebensaspekte junger Menschen in Schule und Elternhaus. Konkrete Übungen, lebendige Reflexionen und feine didaktischen Erläuterungen machen das Buch zu einem unersetzlicher Begleiter für alle, die Yoga als ein Juwel ganzheitlicher Bildung entdecken möchten.

OM

Die Melodie der Liebe
Joseph Bharat Cornell

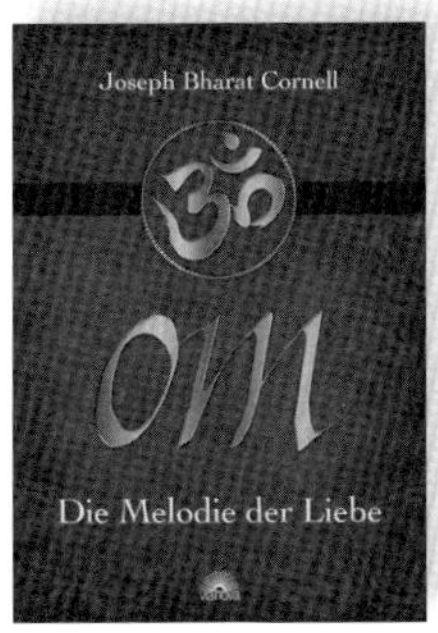

Hardcover, 160 Seiten, 38 Fotos,
ISBN 978-3-86616-323-2

OM ist einer der geheimnisvollsten Klänge der Welt. In ihm, so sagt man, offenbart sich die gesamte göttliche Schöpfungskraft, die kosmische Wahrheit und Liebe des Seins. Joseph Bharat Cornell, langjähriger Schüler von Swami Kriyananda aus der Tradition des weltberühmten Paramahansa Yogananda, beschreibt in diesem Buch, wie man diesen Klang im eigenen Inneren zum Klingen bringen und wie das heilige OM so zu einer direkten Erfahrung des göttlichen Einsseins werden kann. Von der ersten Seite an tief berührend, voller Hingabe, Liebe und Wahrhaftigkeit geschrieben, zieht das Buch seinen Leser sofort in den Bann des göttlichen Bewusstseins und gibt – wohl erstmals in dieser Form – dem ernsthaft Suchenden konkrete Übungen mit auf den Weg, das Wunder des OM selbst zu erfahren.

Gesund durch Yoga

Praktische Übungen aus der Yogatherapie
Dr. med. Peter Poeckh

3. Auflage

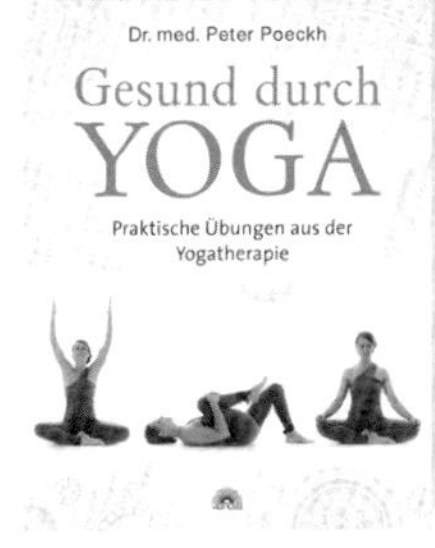

Klappen-Broschur, 160 Seiten, 189 farb. Fotos,
9 Grafiken, ISBN 978-3-86616-303-4

Dieses Buch ist eine Einladung an alle, die die wunderbaren und wohltuenden Wirkungen des Yoga am eigenen Leibe erfahren möchten. Sowohl für Anfänger als auch für Erfahrene bietet es einen fundierten Überblick über das riesige Spektrum der Yogatherapie mit all seinen Aspekten, wie Anatomie, Medizin, Philosophie, Meditation, und insbesondere der großen Bedeutung der Atmung. Besonders eindrücklich sind die klaren Anleitungen der einfachen und zugleich sehr bewährten Übungen mit farbigen Fotos der Yogapositionen sowie die Darstellung verschiedener Yogaübungsprogramme zu körperbezogenen und energetischen Themen. Ein wundervoll erfrischendes Buch aus der gelebten Praxis, das es versteht, die Begeisterung am Yoga zu vermitteln.

Gelassen leben mit Hochsensibilität

Selbstbewusst abgrenzen im Alltag, Zeit für mehr innere Ruhe
Sylvia Harke

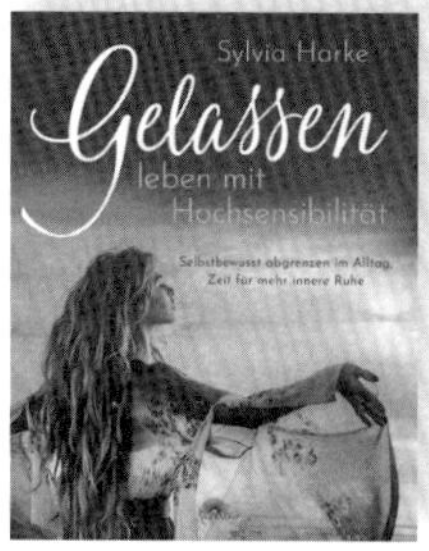

Klappenbroschur, 144 Seiten, 40 farbige Fotos,
ISBN 978-3-86616-468-0

Durch mangelnde Selbstannahme, hohe berufliche und familiäre Anforderungen verlieren viele Hochsensible leicht die eigenen Bedürfnisse aus den Augen. Mit diesem Praxisbuch erhalten hochsensible, hochsensitive und empathische Menschen eine Fülle von praktischen Übungen und heilsamen Ritualen, die ihnen helfen, ihren eigenen Standpunkt im Leben zu finden. Die Bestsellerautorin und Psychologin Sylvia Harke vermittelt praxiserprobte Methoden, um das Selbstvertrauen und die Ich-Kraft zu stärken. Die Leser lernen, mit Stress besser umzugehen, sich abzugrenzen und die eigene Feinfühligkeit als wertvolles Talent zu entdecken. Ein großartiges, mit Liebe gestaltetes, Selbsthilfebuch, das als kreativer Alltagsbegleiter allen feinfühligen Wesen den Weg in ein selbstbestimmtes und befreites Leben bereiten kann.

Das Sterben bewusst annehmen

Wie uns Karens Abschied vom Leben auch Hoffnung schenken kann
Karen Speerstra und Herbert Anderson

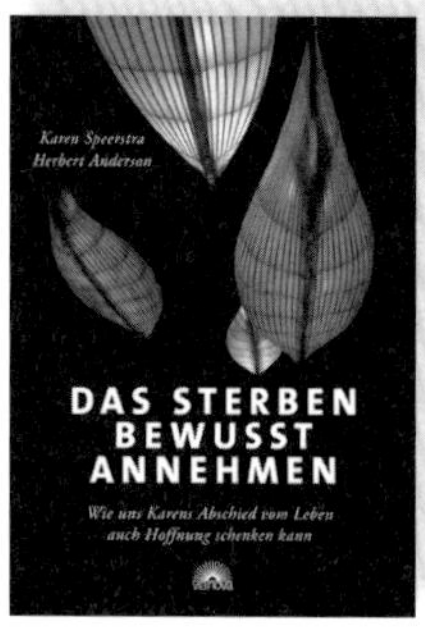

Klappenbroschur, 288 Seiten,
ISBN 978-3-86616-461-1

Wohl selten hat ein Mensch so wahrhaftig und mutig, dabei so konkret und lebendig den Prozess des eigenen Sterbens in all seinen Facetten aufgezeichnet wie Karen Speerstra in diesem, ihrem letzten, so einzigartigen Buch. Nach 10 Jahren Kampf gegen den Krebs bricht sie ihre Behandlung ab, wendet sich ihrem bevorstehenden Tod zu und lässt uns teilhaben an der vielleicht intensivsten Reise, die ein Mensch je antreten kann. Authentisch, offen, ernst und fröhlich schildert sie ihr Erleben, ihre Gedanken, ihre Gefühle. Begleitend vermittelt Co-Autor Herbert Anderson wertvolles Wissen über Palliativmedizin, Hospizpflege und zeitgemäße Sterbebegleitung. Ein einmaliges, ermutigendes Buch, das uns allen zeigt, wie man die letzte Etappe seiner Lebensreise würdevoll und bewusst gestalten kann.

Umarme dein Leben, wie es ist

Nicht das Glück suchen, sondern glücklich sein
Jeff Foster

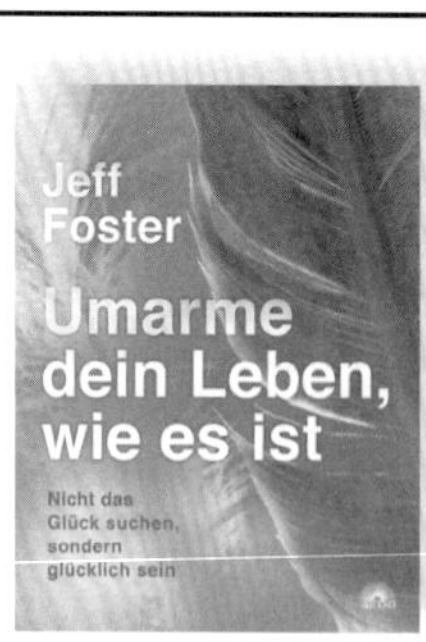

Paperback, 304 Seiten, ISBN 978-3-86616-421-5

Jeff Foster kennt die Wege und Irrwege der spirituellen Suche aus höchst eigener Erfahrung und sendet uns in diesem Buch inspirierende Botschaften aus dem unmittelbaren Erleben des Erwachens: Gedichte, Selbstreflektionen und Aufsätze, in denen jederzeit spürbar ist, wie sehr es ihm ein Herzensanliegen ist zu vermitteln, dass das „Ankommen im Jetzt" viel einfacher ist, als wir alle denken. Kann man wirklich in jedem Moment zur Ruhe kommen, ganz gleich, wie hoch die Wellen schlagen? Ja! Jeff Foster zeigt uns, dass das Geheimnis offen vor uns liegt: Vertraue auf die kreative Lebendigkeit und Intelligenz des eigenen Seins! Umarme dich und dein Leben, ganz gleich, wie es sich gerade gestaltet! Liebevoll, tiefgründig, heiter und poetisch - eine großartige Inspirationsquelle für spirituell Erwachte!

Präsent in der Stille

Wie der Körper Bewusstsein und Liebe vereint
Charles Ridley

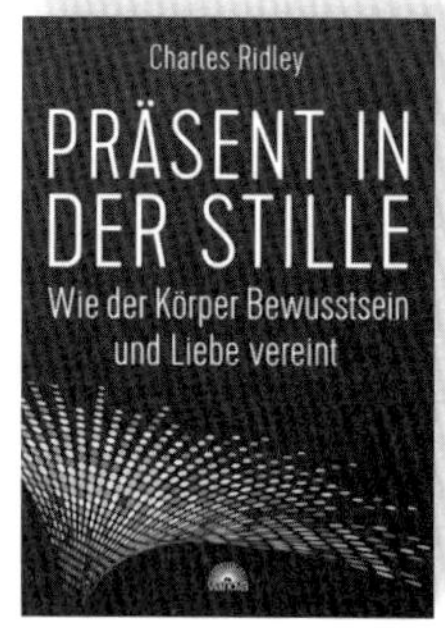

Klappenbroschur, 352 Seiten,
ISBN 978-3-86616-462-8

Mit seinem Ansatz der Dynamic Stillness öffnet Charles Ridley eine neue Tür in der biodynamisch-craniosacralen Arbeit. Dieser Zugang ist nicht mechanisch und nicht medizinisch, sondern stellt eine neutrale, aufmerksame Haltung ins Zentrum. In der präsenten Stille verbinden sich Practitioner und Klient mit dem allumfassenden Atem des Lebens, der Veränderung und Heilung bringt. Der Stillness Touch ist wie ein Geschenk der Liebe, das direkt aus dem Herzfeld kommt und weitergegeben wird. Leicht verständlich führt Charles Ridley in die verschiedenen Ansätze der craniosacralen Arbeit ein – in ihre Anforderungen und ihre Fallstricke. Anhand vieler bewährter Übungen aus seiner Praxis erfahren Sie direkt dieses Körperbewusstsein, das jeden von uns mit dem Atem des Lebens verbindet.

Chronisch krank?

Lebens- und Heilungsberichte über die Wirksamkeit der Energiemedizin mittels psychosomatischer Energetik • PSE
Volkmar Schwabe

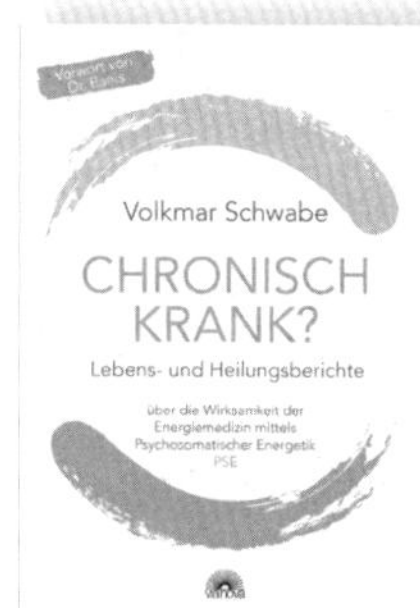

Paperback, 224 Seiten, ISBN 978-3-86616-445-1

In diesem Buch lesen Sie die oft unglaublich erscheinenden und doch vollkommen wahren authentischen Lebensgeschichten ehemals chronisch erkrankter, zumeist verzweifelter Menschen, die durch die ‚Psychosomatische Energetik' (PSE) Heilung fanden. In 15-jähriger Forschungsarbeit aus Elementen der klassischen chinesischen Medizin, des indischen Yoga, des Schamanismus, der modernen Psychoanalyse und der Homöopathie von Dr. med. Reimar Banis entwickelt, wurde die Anwendung des PSE für viele scheinbar unheilbar kranke Menschen zu ihrer ganz persönlichen Lebensrettung. Es sind bewegende Schicksale, berührende authentische Leidens- und Heilgeschichten erzählt von den Betroffenen selbst, die jedem chronisch Erkrankten Hoffnung geben und einen Weg zur ganzheitlichen Gesundung aufzeigen.

Wie Männer zu sich selbst finden

Bewusst leben
John Gray/Arjuna Ardagh

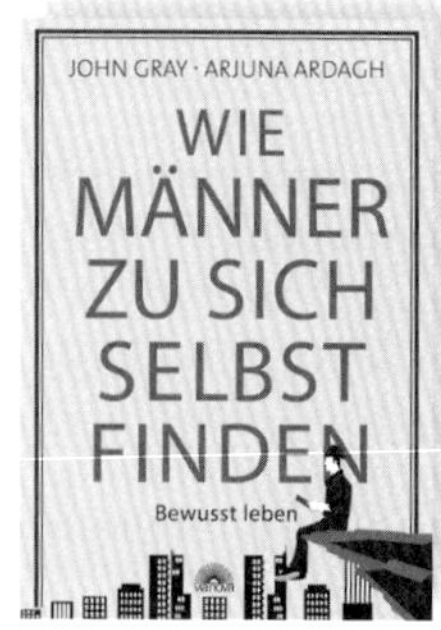

Paperback, 272 Seiten, ISBN 978-3-86616-422-2

Dieses Buch ist deshalb ein so außergewöhnliches Ereignis, weil sich hier zwei herausragende Persönlichkeiten und Bestsellerautoren mit über 60 Jahren gemeinsamer spirituell-therapeutischer Erfahrung zusammengetan haben, um sich mit dem Thema „bewusste Männlichkeit" zu beschäftigen. Entdecken Sie, was die „Mission Mann" im 21. Jahrhundert abseits von Klischees und Rollenspielen bedeuten kann und welcher mutiger Qualitäten es bedarf, um den Herausforderungen im 21. Jahrhundert verantwortlich zu begegnen. Sind Sie bereit, als Mann Ihr volles Potential zu aktivieren, Ihrer wahren Bestimmung zu folgen, mit Ihrer ganzen Kraft, Verletzlichkeit, Liebe und Weisheit? Dann haben Sie mit diesem Buch einen der wohl großartigsten, effektivsten und pragmatischsten Coaching-Ratgeber dieses jungen Jahrhunderts an Ihrer Seite!